孤独症儿童家庭的护理指南

儿童孤独症

诊断与家庭护理

主编　王华

中华医学电子音像出版社
CHINESE MEDICAL MULTIMEDIA PRESS

北　京

图书在版编目（CIP）数据

儿童孤独症诊断与家庭护理 / 王华主编. -- 北京：中华医学电子音像出版社, 2024. 12. -- ISBN 978-7-83005-452-6

Ⅰ. R749.94

中国国家版本馆CIP数据核字第20241VW396号

儿童孤独症诊断与家庭护理
ERTONG GUDUZHENG ZHENDUAN YU JIATING HULI

主　　编：王　华
策划编辑：张　宇　赵文羽
责任编辑：赵文羽
责任印刷：李振坤
出版发行：中华医学电子音像出版社
通信地址：北京市西城区东河沿街69号中华医学会610室
邮　　编：100052
E-Mail：cma-cmc@cma.org.cn
购书热线：010-51322635
经　　销：新华书店
印　　刷：廊坊市佳艺印务有限公司
开　　本：787mm×1092mm　1/16
印　　张：24.25
字　　数：510千字
版　　次：2024年12月第1版　2024年12月第1次印刷
定　　价：108.00元

内容提要

本书是一本面向医疗专业人员、家长和教育工作者的实用书籍，旨在帮助读者全面了解孤独症，掌握早期干预的方法，并应对日常生活中的挑战。书中采用问答形式，内容涵盖孤独症的流行病学、病因和发病机制、临床表现、诊断、治疗与家庭护理等方面。作者强调了早期干预的重要性，并分享了最新的研究成果和实用建议。通过本书，读者不仅能获得孤独症的专业知识，还能增强与临床专业人员的沟通，共同为孤独症患儿提供更好的支持和帮助。本书适合儿科、心理科和精神科医生及相关专业医学生，家长，教育工作者和社会工作者，以及其他希望了解孤独症相关知识的人士阅读。

主编简介

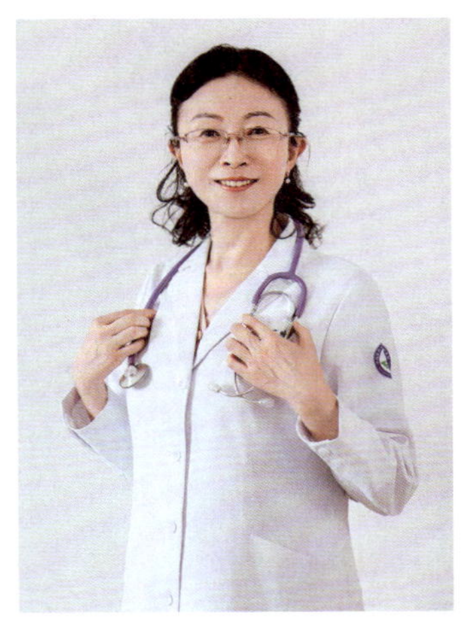

王华，教授，主任医师，博士和硕士研究生导师，中国医科大学附属盛京医院第二小儿神经内科主任，第三届辽宁名医。

现任中国妇幼保健协会儿童疾病和保健分会儿童神经疾病与保健学组副组长、中国中药协会儿童健康与药物研究专业委员会神经精神心理学组副组长、中华医学会儿科学分会罕见病学组委员及神经学组顾问、中国医师协会儿科医师分会儿童神经学组委员、中国抗癫痫协会结节性硬化专业委员会委员、中国微循环学会神经保护与康复专业委员会委员、中华医学会东北三省小儿神经分会主任委员、辽宁省生命科学学会小儿神经系统疾病专业委员会主任委员、辽宁省医学会癫痫与脑电图学组副组长、辽宁省抗癫痫协会副会长、辽宁省中西医结合学会常务委员、辽宁省生命科学学会精神医学与睡眠障碍专业委员会常务委员、辽宁省精神卫生协会孤独症工作委员会副主任委员。

在核心期刊发表论文100余篇，其中SCI文章30余篇，有关研究成果分别获辽宁省科技进步奖二等奖及沈阳市科技进步奖三等奖等。曾主持多项国家自然科学基金、辽宁省自然科学基金等。

编 委 会

主　　编 王　华

副 主 编 霍　亮

编　　者（按姓氏拼音排序）

曹　琳　曹庆隽　丁丹蕊　范玉颖　郭廷宜
官文征　韩依然　黄金影　雷　洁　李　春
李春飞　刘雪雁　柳佳彤　马天启　滕紫藤
汪诗萌　王冀宁　王梓煜　吴　琼　肖雪梅
杨凤华　杨加尉　尤铭洋　于　涛　袁裕钧
张俊梅　赵　骋　赵　贺　赵亚娟　郑　芳
周晓薇

前　言

孤独症在日常生活中并不陌生。人们通过报刊、网络新闻、书籍或电影等多种渠道均可获取相关信息。然而，这些信息的准确性参差不齐，有的可能非常准确，有的则完全不准确。这种信息泛滥反而会使人们对孤独症的理解更加混乱、困难或耗时。对于孤独症，有一句广为人知的谚语，“如果你遇到了一个孤独症患者，你就遇到了一个孤独症患者”，这句话强调了每个孤独症儿童都是独特的。大多数家长都希望了解孤独症的全部事实，无论是正面的，还是负面的。笔者编写本书的目的是希望所有关心孤独症儿童的人能够通过本书获得足够多的知识，从而在理解病情和照顾患儿的过程中更加从容和自信。本书是一本实用指南，而非详尽的文献综述。本书采用问答式风格，可读性强，易于读者理解。通过本书的撰写，笔者也经历了对孤独症理解的彻底改变。随着越来越多研究成果的涌现，孤独症的相关知识和理念也在不断地校准和更新。希望本书能够帮助读者更好地理解孤独症的流行病学、病因、发病机制、临床表现、共病、诊断与鉴别诊断、治疗，并帮助家长和患儿应对日常生活中的各种挑战。

许多儿科同道有这样的经历，在与患儿家长讨论孤独症之前，他们往往已经对孤独症的诊断怀疑了很长时间，但出于各种合理的考虑而犹豫不决，事实上，这对患儿并无益处。儿童的大脑处于快速发育中，越早进行干预，越有可能取得显著的治疗效果。我们不能让孩子们在等待某个人来证实他们的临床怀疑的过程中，错失宝贵的干预时机。

尽管有关孤独症的可靠研究越来越多，但目前尚未找到能够彻底治愈该病的方法。随着研究的不断深入，人们已经学会了如何创造一个能使孤独症儿童的障碍程度降至最低，同时使其潜在技能得到最大限度发展的环境。临床医护工作者对孤独症有更多、更深入的了解，就可以为这些“来自星星的孩子”带来了更多的希望和可能性。为了使孤独症儿童能获得最佳预后，迅速而有效的行动是不可或缺的。希望本书能为您提供朝着这个方向前进所需的知识、信心和动力。同时，本书还致力于促进家长与临床专业人员之间的沟通和协作，增强双方的理解和信任，从而为孤独症儿童提供更加恰当和有效的帮助。

王峰

2024.10.23　于沈阳

目　录

第一章

总　论

1. 什么是孤独症?

孤独症，全称“儿童孤独症”“婴儿孤独症”，又称“自闭症”“孤独性障碍”（autistic disorder）等，是广泛性发育障碍（pervasive developmental disorder，PDD）的代表性疾病。《精神疾病诊断与统计手册》（第4版修订版）（Diagnostic and Statistical Manual of Mental Dosorder，Forth Edition，DSM-Ⅳ-TR）将PDD分为5种，分别是孤独性障碍、雷特综合征（Rett syndrome）、童年瓦解性障碍、阿斯伯格综合征（Asperger syndrome）和未特定的PDD。其中，以孤独性障碍与阿斯伯格综合征较为常见。孤独症的患病率报道不一，一般认为患病率为儿童人口的（2～5）/10 000，男女发病比例为（3～4）：1。孤独症的特征是儿童发病时社会交流和互动的异质性改变，同时伴有重复性、限制性的行为和兴趣，导致功能障碍。作为一种终身的神经发育异常疾病，孤独症会影响一个人与他人沟通和交往的能力。自20世纪60年代最早的流行病学调查以来，已有大量的数据表明，该疾病的患病率比从前认为的要高得多。现在人们认识到，一些孤独症患者虽然能够过上相对正常的生活，但这种疾病可能严重影响他们的生活质量。孤独症对家庭和社会都会产生沉重的负担，在美国和英国，每年都会产生巨额的社会成本，孤独症患者家庭越来越需要得到社会的关注。

2. 孤独症从何而来?

20世纪40年代，临床上首次描述了孤独症。1943年，美国医师Kanner报道了11例患者，并命名为“早期婴儿孤独症”（early infantile autism）。他当时描述这类患者的特征如下：①严重缺乏与他人的情感接触；②怪异的、重复性的仪式性行为；③缄默或语言显著异常；④高水平的视觉-空间技巧或机械记忆能力与在其他方面的学习困难形成对比；⑤聪明、机敏且具有吸引力的外貌表现。Kanner所描述的孤独症特征，如焦虑、强迫性地保持相同和重复的刻板印象，既往均未被报道过。Kanner在诊断孤独症时排除了已知的遗传综合征、脑损伤或严重智力残疾儿童，因为他认为孤独症是一种独特的神经发育障碍。Kanner阐述的孤独症是一种罕见的复杂疾病，在随后的数年里，其患病率估计为每10 000人中有24人。Kanner报道的这类患者被认为是儿童精神分裂症的一个亚型而未受重视。在20世纪40—60年代，又有数位学者描述了与Kanner报道相似的病例，并冠以各种各样的名称。当时的国际及美国精神病分类与诊断标准将这类患者归入“儿童分裂样反应”类别中。孤独症的病因学，当时普遍认为是父母养育方式不当造成了孤独症的发生。Kanner将孤独症患儿的父母描述成一群高学历的、事业心很强但又冷漠无情的人，这一观点在当时似乎很少有异议。

20世纪60—70年代，Rutter的研究指出，孤独症的行为被认为是从出生到童年早期的发育障碍所致则更为合情合理，并将孤独症看作一种躯体性的、与父母养育方式无任何关联的发育障碍。在此时期，Lotter发表了新的孤独症诊断标准，强调把社会交互作用、言语与交流和重复性活动3个方面作为基本标准，并舍弃了Kanner诊断标准中关于“特殊技能和吸引人的外貌”两项。之后，人们在Lotter标准的基础上开展了广泛的流行病学调查研究。现在普遍接受的“孤独症发病率为（4～5）/10 000”是当时最重要的研究成果。

20世纪80年代，关于孤独症的研究进入全新阶段。人们开始抛弃所谓“父母养育方式不当”的病因假说，而从生物学领域探索孤独症的病因，并在临床症状的识别和临床诊断方面将孤独症与精神分裂症彻底分开。Kolvin的研究表明，孤独症同成年精神病性障碍，尤其是成年精神分裂症没有关系。1980年出版的《精神疾病诊断与统计手册》（第3版）（DSM-Ⅲ）首次将童年孤独症视为一种广泛性发育障碍。之后，随着对孤独症研究的深入，人们逐步认识到孤独症是一种在一定遗传因素作用下，受多种环境因子刺激导致的弥漫性中枢神经系统发育障碍性疾病。在此认识的基础上，人们开展了从分子遗传到神经免疫、功能影像、神经解剖和神经化学等多方面的研究，试图从这些研究中找到孤独症的致病原因。但截至目前，仍无任何一种假说能完美地解释孤独症的病因。

3. 什么是孤独症谱系障碍?

孤独症谱系障碍（autism spectrum disorder，ASD）概念的变化可从国际上两大精神疾病和行为障碍分类体系的演变历史中看出，即世界卫生组织（World Health Organization，WHO）出版的《国际疾病分类》（*International Classification of Diseases*，ICD）和美国精神疾病学会（American Psychiatric Association，APA）出版的《精神疾

病诊断与统计手册》(DSM)。第1版ICD中并未包含孤独症；在第8版ICD(1967年)中，孤独症仅作为精神分裂症的一种形式被提及；而在第9版ICD中被列在“儿童期精神病”的标题下。第10版ICD(1992年)，以及DSM第3版(1980年)、第3版修订版(1987年)、第4版(1994年)均采取了现代观点，即存在孤独症谱系障碍，这些都是发育障碍，而非“精神病”。在两大分类体系中使用的名称是“广泛性发育障碍”(pervasive developmental disorder)。孤独症的特征是社交性语言、社交障碍、刻板行为或动作。而孤独症谱系障碍是DMS-Ⅴ创建的一个涵盖性的诊断，其中包括之前几个单独的病症：孤独症、阿斯伯格综合征和儿童分裂障碍，其用来描述一组早期出现的社会沟通缺陷和重复的感觉运动行为，这些行为与遗传因素及其他原因有关。然而，国外大多数家长不喜欢这一术语，认为这一术语令人困惑。他们倾向使用“孤独症谱系障碍”。近年来，孤独症谱系障碍已经从一种狭义的、罕见的儿童期发病疾病，发展成为一种被广泛提及和研究的终身疾病，其被认为是非常普遍和多样化的疾病，是早期大脑发育和神经重组改变的结果。

4. 孤独症谱系障碍有哪些分类?

目前，针对孤独症谱系障碍广泛使用的诊断分类标准主要有APA编写的DSM及WHO出版的ICD两大评估系统，两者都是在孤独症谱系障碍的诊断分类和研究领域中有着全球影响的评估工具。我国的《中国精神障碍分类与诊断标准》(*Chinese Classification and Diagnostic Criteria of Mental Disorders*，CCMD)中的孤独症谱系障碍诊断分类标准也是以DSM评估系统为蓝本编纂而成的。

1987年，DSM-Ⅲ-TR提出了“非典型性广泛性发育障碍”(atypical pervasive development disorders)的概念。此外，在DSM-Ⅲ-TR中，几乎与Kanner同时期被提出的阿斯伯格综合征也第一次得以作为一种孤独症谱系障碍的相关亚型出现在DSM系统的广泛性发育障碍诊断分类中。

从DSM-Ⅳ开始，美国APA的DSM诊断分类系统在诊断分类词汇方面尽可能地向WHO的ICD诊断分类系统靠拢，以期实现两大系统孤独症谱系障碍诊断分类标准在使用过程中的通用性。此外，新增童年瓦解性障碍(childhood disintegrative disorder，CDD)、雷特综合征及未特定的广泛性发展障碍(pervasive developmental disorder not otherwise specified，PDD-NOS)三类孤独症谱系障碍相关亚型纳入广泛性发育障碍的分类。2000年出版的DSM-Ⅳ-TR中关于孤独症谱系障碍诊断分类标准的变化并不多，只是在排除症状中新加入了注意缺陷多动障碍(attention-deficit hyperactivity disorder，ADHD)。至此，DSM在经过多年的发展后，最终形成了三大领域12项标准孤独症谱系障碍诊断分类系统。

5. 什么是不典型孤独症?

不典型孤独症（atypical autism），又称“非典型孤独症”，被归类为一种由于非典型神经系统失调导致的发育障碍，其病症包括不正常的社交能力、沟通能力、兴趣和行为模式。不典型孤独症是广泛性发育障碍的一种亚型，其症状不典型（只能部分满足孤独症症状标准）或发病年龄不典型（如在3岁后才出现症状）。不典型孤独症可发生在智力发育接近正常或严重精神发育迟滞的患儿中，多见于男童。其诊断标准参见儿童孤独症，治疗原则与儿童孤独症相同。

6. 什么是广泛性发育障碍?

广泛性发育障碍又称“弥漫性发育障碍”“孤独症谱系障碍”，习惯被简称为“孤独症”“自闭症”，是一组由遗传因素和环境及其他生物学因素共同作用引起的弥漫性神经系统失调导致的发育障碍。其主要表现为社会交往障碍、语言发育障碍、兴趣狭窄和行为方式刻板，是一组起病于婴幼儿期的全面性精神发育障碍，多随年龄发育而有所好转，但核心症状不会消失，为终身疾病。DSM-Ⅳ-TR将广泛性发育障碍归纳为5种，分别是孤独症、雷特综合征、童年瓦解性障碍、阿斯伯格综合征和未特定的广泛性发育障碍，在DSM-Ⅴ中将这5个亚型归纳并统称为孤独症谱系障碍。2015年起，DSM-Ⅴ诊断体系取消了孤独症的分型，而统一命名为孤独症谱系障碍；目前我国仍运用CCMD-3诊断系统，将广泛性发育障碍分型为儿童孤独症、雷特综合征、童年瓦解性障碍、阿斯伯格综合征、非典型孤独症等。广泛性发育障碍患病率为0.62%～0.70%，男性患者比例高于女性，但女性症状比男性严重。不同个体之间症状的严重程度差异较大。精神症状常在5岁以内明显，之后可有缓慢改善，多数患儿伴有精神发育迟滞。

7. 什么是阿斯伯格综合征?

阿斯伯格综合征（Asperger syndrome）是一种神经发育障碍综合征，是孤独症谱系障碍的一个亚型，与异常的社会功能和重复行为有关，但与智力或语言功能下降无关。该病由奥地利精神病学家Asperger于1944年首次提出。阿斯伯格综合征患者在社会交往、语言和非语言交流方面存在困难，并可能表现出行为古怪、刻板和兴趣有限。儿童患者无语言延迟，认知发展也不是以整体延迟为标志，仅出现以某些特定领域的特定损伤为标志，如执行功能。有些患者运动功能较差，表现为动作笨拙。患者的临床表现非常特异，根据年龄和精神疾病的共病不同而表现各异。阿斯伯格综合征通常诊断得比较晚，平均诊断年龄为11岁，部分患者成年发病。男女患者比例为8∶1。

阿斯伯格综合征的临床表现与孤独症特点不同，其主要表现如下。

（1）狭窄的兴趣和重复刻板行为：阿斯伯格综合征患儿的兴趣大部分与一些特殊的才能有关。当他们处于学龄前期或学龄期时，会表现出对某些方面的过分兴趣，如算术、科学知识、阅读、历史、地理等，他们沉迷于此，在谈话和活动时都围绕着这个题目。每过一两年，他们的兴趣就会发生变化，从某个方面转换到另一个方面，但也有一些患儿的爱好一直坚持至成年。阿斯伯格综合征患儿常对周围某些事物或常规非常固执，他们坚持使用同一种方法去做某事，不允许有任何改变，并且不断地重复下去。因此，他们的创造力和想象力也较正常儿童差，他们可能也会对某种事物产生一些新的想法，但这些想法都是有现实基础的，很少是凭空想象出来的。

（2）社会交往困难：阿斯伯格综合征患儿的另一个特征是社交困难，这一点与孤独症也有些差别。孤独症患儿通常回避他人（包括父母）；阿斯伯格综合征患儿则可与父母进行感情交流，并共同分享乐趣。他们有融入社会和交朋友的愿望，但他们似乎不知道如何去沟通，不懂得了解别人的需要和愿望，更不会做出正确的反应，因此，他们经常被别人看成“怪人”，无法被接受和理解。

（3）语言沟通障碍：阿斯伯格综合征患儿的语言发育“正常”，但缺乏技巧，说话非常机械性，说话的音量、语调、变化和速度都是单一和刻板的。他们语言的理解能力有限，当进入高年级时，语言变得更复杂，就会出现更多的问题。因为缺乏谈话技巧，他们倾向将话题转向他们感兴趣的内容，并且不允许别人插话或换话题，导致谈话变得以自我为中心。阿斯伯格综合征患儿通常缺乏幽默感，不懂别人的笑话或双关语，故使谈话显得很乏味。

（4）动作笨拙：阿斯伯格综合征患儿多伴有明显的动作笨拙，包括大肌肉和小肌肉的运动。很多患儿在婴儿期就表现出运动发育的延迟，进入幼儿期后更明显。他们的步态、姿势古怪，操作、手眼协调能力较差，有的甚至写字、画画都受到影响。

（5）合并症：阿斯伯格综合征患儿通常合并一些其他障碍，如抽动障碍、注意缺陷障碍、对立违拗障碍和情绪障碍，一些学龄期患儿会因为交流问题导致较多的攻击行为甚至品行障碍。不同的发育时期可出现不同的合并症，如ADHD多见于年幼的阿斯伯格综合征患儿，而抑郁症状多见于青少年或成年的阿斯伯格综合征患者。

（6）智力水平正常：不少报道认为，阿斯伯格综合征患儿的智力水平在正常范围内甚至高于正常，且高于高功能孤独症患儿，其中言语智商一般高于操作智商，而记忆功能基本完整，与正常儿童无明显差异。

阿斯伯格综合征的诊断要点：无临床意义的言语和认识的一般发育异常；存在相互性社会交往技巧；局限于刻板、重复的不寻常兴趣与活动，显怪癖。其排除诊断主要包括儿童精神分裂症、孤独症和雷特综合征。

8. 孤独症与自闭症有何区别?

孤独症与自闭症并无本质区别，仅是对同一疾病的不同称呼。我国不同地区因命名习惯的不同，产生了对同一疾病的不同称呼。

9. 什么是继发性抽动障碍?

继发性抽动障碍包括：①很多神经科疾病，如亨廷顿病、神经棘红细胞病、扭转痉挛、染色体异常和其他遗传性疾病等都可引起抽动，这些情况属于继发性抽动障碍。与原发性抽动障碍不同，这些继发性抽动障碍伴发其他运动障碍，如舞蹈症、肌张力障碍等。②获得性，包括药物性（左旋多巴、抗精神病药物、抗惊厥药）、外伤性引发的抽动障碍，脑炎、风湿性舞蹈症、皮质纹状体脊髓变性等感染性疾病，发育异常，精神发育异常，孤独症，卒中，累及基底节的变性病（如帕金森病、进行性核上性麻痹），中毒（如一氧化碳中毒）等。

10. 什么是雷特综合征?

雷特综合征是一种发育性神经系统疾病，是孤独症谱系障碍的一个亚型，在美国出生的婴儿中，每11 500个新生儿中就有1人患有这种疾病。在约90%的患者中，雷特综合征的遗传起源可追溯到甲基CpG结合蛋白2的X连接基因*MECP2*的零星功能缺失突变。长期以来，雷特综合征一直被认为是一种后天发育的疾病，其表型只在发育后期和成年期出现。最近的各种证据表明，雷特综合征的表型出现在大脑发育的最初阶段，包括定义神经发生、迁移和模式的发育阶段，以及突触、回路发育和可塑性的阶段。

雷特综合征以运动技能和智力进行性衰退为主要临床特征，起病于婴幼儿期（一般为7～24个月），且只见于女性患者，表现为早期发育正常，随后出现智力发育迟滞和倒退；对周围环境的兴趣减退，人际交流减少；语言理解和表达能力发展停滞并逐渐倒退，最后完全丧失。患者伴有躯体症状，生长发育迟缓；已经获得的手部有目的性运动技能发育停滞，并有倒退，出现无目的的刻板反复手部动作；共济失调性步态，“鸭步”；有“社交性微笑”，注视或凝视他人；有过度换气；多数伴癫痫发作，最后丧失运动能力。

雷特综合征的诊断要点：在出生后7～24个月发病，早期发育正常；已经获得的语言和社会交往技能迅速丧失；已经获得的目的性手部技能丧失，出现无目的的刻板重复手部动作；步态不稳或躯干运动共济失调；对环境反应差，对玩具丧失兴趣，面部时有“社交性微笑”；同时需排除孤独症、神经系统变性疾病、先天代谢性疾病及童年瓦解性障碍。

11. 什么是童年瓦解性障碍?

童年瓦解性障碍（childhood disintegrative disorder，CDD）是一种罕见的孤独症谱系障碍，其病因不明，是3～4岁童年期罕见的精神病性障碍，男女患者比例为1∶1，患者一般2～3岁前发育正常，在正常发育3～4年后起病，逐渐出现明显退化现象，语言交流能力、社会交往能力和社会适应性行为均很快消失，并可伴有大小便失禁。主要临床特征是在发病数月内出现严重的退化和行为瓦解，伴有言语退化，同时出现社会交往、沟通和行为功能主动性方面的特征性异常，但可保留正常的面部表情。晚发性退行性改变常导致严重的智力障碍（intellectual disorder，ID）和孤独症，预后差，部分病例有脑器质性疾病的证据。虽然在CDD和其他形式的孤独症谱系障碍之间存在表型差异，但尚不清楚是否存在神经生物学差异。

CDD的诊断要点：出生后有一段正常发育期；发病后迅速出现明显的已获得的言语、生活与社交技能丧失；丧失对游戏的兴趣及与包括亲人在内的社会交往兴趣，兴奋、无目的活动增加，可有自残行为；无明确的阳性体征；需排除其他疾病，如选择性缄默症、儿童精神分裂症、孤独症、雷特综合征及癔症性失语。

12. 儿童运动发育里程碑中的粗大运动是指哪些?

运动行为是儿童成长的一个重要方向。WHO多中心生长参考标准研究提供了一个用于评估儿童的粗大运动成长的工具。运动成长通常以儿童达到相应里程碑的时间作为评估标准。在依据时间实现评估的基础上，采用纵向对比不同运动能力的方式以帮助人们更好地了解儿童成长的规律和进度。这是第一个在多个国家，在成长上不受健康、经济、环境等因素限制的一群儿童中，采用标准工具描述粗大运动成长的纵向研究。WHO儿童运动成长标准工具包括坐直、站立（有支撑）、爬行（用手和膝盖）、行走（有支撑）、站立（无支撑）、行走（无支撑）6个粗大运动成长里程碑。

0～3岁是婴幼儿精神运动发育的高峰期，无精神运动发育异常足月儿的粗大运动可在2岁时发育基本完善，具体内容如下。

（1）1个月的大动作：俯卧时能够抬头片刻。

（2）2个月的大动作：俯卧时能够抬头离床面45°。

（3）3个月的大动作：俯卧时能够抬头离床面90°，头能竖直且平稳，仰卧转侧卧、俯卧时前臂能够撑起。

（4）4个月的大动作：成人扶着幼儿的腋下和髋部时，幼儿能够坐着。

（5）5个月的大动作：扶住幼儿的腋下能够站立。

（6）6个月的大动作：能够独坐片刻和扶着站立。

（7）7个月的大动作：能够独坐自如和扶着站立。

（8）8个月的大动作：能够自己坐起、躺下和匍匐前进。

（9）9个月的大动作：扶双手能够走路和双手扶墙站起。

（10）10个月的大动作：扶物体能够走几步。

（11）11个月的大动作：能够扶物体行走和独立站稳。

（12）12个月的大动作：能够独自走步。

（13）16个月的大动作：能够牵成人的手上下楼梯。

（14）24个月的大动作：走路已经非常平稳，能够快跑，会用双脚跳，也会向前跳步，还能从矮的台阶上独立跳下，并且站稳。

13. 什么是精细运动技能?

精细运动技能是指个体主要凭借手及手指等部位的小肌肉或小肌肉群的运动，在感知觉、注意等多方面心理活动的配合下完成特定任务的能力。它不仅是个体早期发展的重要方面，而且是个体其他方面发展的重要基础。这种能力的本质是手-眼-脑的协调能力，其对个体适应生存及实现自身发展具有重要意义。对处于发展早期的儿童而言，他们面临多种发展任务（如写字、画画和取物体等），精细运动技能既是这些活动的重要基础，也是评价孩子发展状况的重要指标。

精细运动技能是儿童智能的重要组成部分，是神经系统发育的一个重要指标。精细运动包括手部捏的动作、握的动作、屈的动作、旋转的动作，其他还有托、扭、拧、撕、推、抓、刮、拨、压、挖、弹、鼓掌、夹、穿、抹、拍、摇的动作。早期精细运动技能发育与脑认知发育进程存在时间和空间的重合，早期精细运动技能的顺利发育和有效发展有利于早期脑结构和功能成熟，进而促进认知系统发展。同时，儿童的精细运动技能和学业成绩存在共变关系。可见，精细运动技能的发展对儿童具有重要意义。

14. 什么是社会适应障碍?

适应障碍（adjustment disorder）是因长期存在应激源或困难处境，加上患者的人格缺陷，产生烦恼、抑郁等情感障碍，以及适应不良行为（如退缩、不注意卫生、生活无规律等）和生理功能障碍（如睡眠不好、食欲缺乏等），并使其社会功能受损的一种慢性心因性障碍。社会适应障碍是指由不良心理等因素的作用造成患者无法正常适应社会生活的种种不良状态的总称。程度较浅的称为社会适应不良。患者在明显生活改变或环境变化时产生短期的和轻度的烦恼状态和情绪失调，常有一定程度的行为变化，但并不出现精神病性症状。典型的生活事件包括居丧、离婚、频繁变换工作岗位、迁居、转学、患重病、经济危机、退休等。

社会适应障碍患者通常有一段不平常的生活经历，这些特殊生活经历是患者发病的外在客观因素，也是他们不良心理结构的形成原因。对社会适应障碍患者影响最大的特殊生活经历有两个方面，即早年的生活经历和青春期的特殊遭遇。其中早年的生活经历称为素质性因素，它形成患者的易感性素质；而青春期的特殊遭遇称为促发性因素，它诱导障碍发生。大多数社会适应不良患者的童年阶段处于“不健全”的成长环境中。主要分为3类：①劣质环境，即父母离异或不和、家庭极度贫困或被父母抛弃与虐待；②过分“优越”的环境，即家庭环境十分优越，应有尽有，父母溺爱，一切包办代替，孩子与外界缺乏广泛的交际与应有的实践锻炼；③苛求型家庭环境，即父母要求十分严格，缺乏民主，儿童感受不到生活的自由与愉快，父母要求他们一丝不苟、循规蹈矩，稍有不满意就会遭父母打骂与责罚。青春期是一个人心理由幼稚走向成熟的过渡期，也是一个人自我意识形成的关键期。在这个时期，青少年开始注意自我形象的整饰，注意他人的评价。大多数社会适应障碍是在青春期前后发病，可以说青春期是社会适应障碍的“多发期”。许多患者都会诉说在青春期前后曾受到某种特殊刺激的作用，如人际环境不良、学业失败或恋爱失败等。不良的刺激使他们心理失衡，进而引发适应障碍。因此，要预防社会适应障碍的发生，除了要为儿童提供健全的成长环境外，还应加强对青春期阶段青少年的心理疏导与教育工作。

15. 什么是社交障碍?

在各种情景下持续存在的社会交流和社会交往缺陷，不能用一般的发育迟缓解释，符合以下3项：①社会-情感互动缺陷。轻度表现为异常的社交接触和不能进行来回对话；中度表现为缺乏分享性兴趣、情绪和情感，社交应答减少；重度患者完全不能发起社会交往。②用于社会交往的非言语交流行为缺陷。轻度表现为言语和非言语交流整合困难；中度表现为目光接触和肢体语言异常，或在理解和使用非言语交流方面缺陷；重度患者完全缺乏面部表情或手势。③建立或维持与其发育水平相符的人际关系缺陷（与抚养者关系除外）。轻度表现为难以调整自身行为以适应不同社交场景；中度表现为在玩想象性游戏和结交朋友上存在困难；重度患者明显对他人没有兴趣。

流行病学研究发现，只要结合社交、语言及行为异常就可区分社交正常与社交障碍的儿童，社交障碍成为孤独症研究的核心部分（Wing，1981）。这里的社交障碍概念虽与Kanner的概念相似，但其内涵主要是社交行为与意图的理解和使用障碍。20世纪80年代，人们将语言功能障碍作为孤独症的最主要核心缺陷。人们发现，Asperger于1944年介绍的一类与孤独症表现出相似的社交和行为异常，但语言功能并无明显受损的综合征。Asperger认为他所发现的孤独症与Kanner发现的孤独症有着本质的不同，但Wing（1981）认为两者基本相似，他们都有相同的基础性障碍，即双向情感交流障碍，都是缺少理解和使用社会行为规则造成的，他们的差异只是障碍严重程度不同。基于流行病学研究结果，1987年，DSM-Ⅲ-TR对DSM-Ⅲ中的社交和语言方面内容进行了修改，将社交方面“普遍缺乏对他人的反应”改为“社会互动的质性障碍”（qualitative impairment in reciprocal social interaction），将语言方面的“整体的语言发展障碍”改为“言语和非言语交流的质性障碍”（qualitative impairments in verbal and nonverbal communication）。

16. 什么是语言障碍直白?

语言障碍直白是指行为方式、兴趣或活动内容狭隘、重复，至少符合以下2项：①语言、动作或物体运用刻板或重复（如简单刻板动作、回声语言、反复使用物体、怪异语句）；②过分坚持某些常规及言语或非言语的仪式行为，或对改变过分抵抗（如运动性仪式行为、坚持同样的路线或食物、重复提问或对细微变化感到极度痛苦）；③高度狭隘、固定的兴趣，其在强度和关注度上是异常的（如对不寻常的物品强烈依恋或沉迷，过度局限或持续的兴趣）；④对感觉刺激反应过度或反应低下，对环境中的感觉刺激表现出异常兴趣（如对疼痛、热、冷感觉麻木，对某些特定声音或物料表现出负面反应，过多地嗅或触摸某些物体，沉迷于光线或旋转物体）。

美国IDEA（Intelli J，IDEA）被公认为是最好的java语言开发工具之一，其将言语或语言障碍定义为一种交际障碍，即在语言的流利程度、发音及理解他人言语含义方面欠缺，会影响儿童的学业表现。研究表明，人群中5%～10%的人存在言语或语言障碍，几乎所有的孤独症患儿都存在这方面的问题，或表现为接受性言语障碍，或表现为表达性言语障碍，或兼而有之，有一些患儿甚至未曾学会日常交际所需要的语言。语言的缺陷不仅影响患儿的学习教育，还阻碍了他们社会化适应和情感的发展。由于分类标准和分类方法的差异，人们在言语和语言障碍的分类上尚未取得一致意见。

（1）语音方面的问题：与其他语言或言语障碍者一样，孤独症患儿也存在构音障碍和声音障碍。构音障碍指说话时出现的发音和韵律发生改变、歪曲、遗漏和添加的言语异常。此类患儿在一些音素如“s”和“z”以及“f”和“h”上存在困难，说话时以一个音代替另一个音；或者出现遗漏，说话时将某些音素省略，如将“dɑi”念成了“dɑ”，将“shu”念成了“shi”；或者说话时添加了某些音素，如将“fei ji”念成了“hui ji”。声音障碍涉及声音的音值、音调和音量方面的异常。嗓音高低位置错误，语言也不够顺畅，让人感到机械性。他们还会重复过去听到的词或短语，这被称为“延迟性反响语言”（delayed echolalia），但通常这种重复是无意义的。然而，一小部分如能掌握正确的发音，语音还是很准确的。

（2）词汇方面的问题：孤独症患儿的词汇量并不比正常儿童少，但由于理解能力的有限，他们并没有掌握这些词。他们最容易犯的错误是把词语的字母顺序颠倒，例如，听写20个单词，平均有6～8个单词因字母顺序颠倒而写错；其次，他们常忽略介词或连词。孤独症患儿认为能指和所指的任意性关系尤其困难，例如，客厅的椅子称为椅子，其他地方或形状不同的椅子可能就不称为椅子。

（3）句法方面的问题：此类问题尤为严重，可能与孤独症患儿的逻辑思维能力有关。与字母顺序颠倒一样，句子中词的顺序也会颠倒。例如，他们会说“把汽车放进箱子”“用方便面泡水”之类的话。此外，还有句子结构和功能性词语缺省的问题，他们的只字片语就像是幼儿的“电报词语”，缺乏句法功能，别人不能轻易理解他们的言语。正常儿童在这一时期持续时间不会很久，但孤独症患儿似乎很难跨过这个门槛。

（4）语义方面的问题：孤独症患儿经常混淆意义相反的词，例如，当他说“关窗户”时可能是要求将窗户打开。他们对只有一个意义的词的理解问题不大，但对于多义词、同义词或短语的理解更为困难，他们对成组使用的词混淆不清，可能把“冷”说成“雪”，把“晚上”说成“黑暗”。另外，他们对抽象词语的理解也是困难重重，对“你”“我”“他”的称谓很难区分，经常把“我要吃饭”说成“你要吃饭”。

（5）语用方面的问题：人类学习语言的最基本目的是学会“以言行事”。孤独症患儿也一直在努力，他们会尽量说出自己想要的东西，如食品、玩具，但在更高层次的社会人际交往上存在障碍，他们往往不知道如何持续与别人交谈，不能完成语轮的交替。例如，说者“我今天依然咳嗽。”听者“你去看医生了吗？”说者“我得去看我姨妈，她住院了。”孤独症患儿所有的语言问题最终都表现为语用问题，一方面，他们不能把自己的需要和想法表达清楚，他人无法理解他们的言语；另一方面，他们也不能充分理解他人言语中所表达的含义，这样语言问题就表现为社会交往障碍，成为孤独症患儿隔离外部世界最大的屏障。

17. 什么是坎纳三联征?

坎纳三联征（Kanner triad）又称孤独症三联征，包括内向性孤独、言语交流障碍和动作刻板重复。

（1）内向性孤独：拒绝交往，不能与人进行情绪交流，显得极度孤独。拒绝交往的特征性症状是避免被注视，不能与人进行目光接触，对人的反应就像对物一样，甚至对亲人的呼唤也不产生反应，仿佛与己无关，不懂得如何与他人建立友谊关系；不能与他人进行情绪交流，既不会主动去寻求别人的关爱和安抚，也不会体察别人的喜怒哀乐，甚至不喜欢被抚抱和亲吻，即使对父母的爱抚行为也不出现微笑或欢跃反应，对待父母的感情反应如同对待陌生人一样。

（2）言语交流障碍：沉默不语，与人交谈缺乏应对。沉默不语在任何情景下都会出现，如非与人交流思想不可，也倾向用手势和肢体或头部动作表达，使人怀疑其是否为聋哑人。与人交流缺乏应对则表现为不顾他人的感受而自顾自地讲话，且语调平淡，缺乏节奏；也表现为用错词汇，尤其是代名词，故常使人感到不知所云。

（3）动作刻板重复：强迫性地要求保持同样状态，如吃同样的食物、穿同样的衣服、玩同样的游戏、走同样的路线等，显得极端地墨守成规。如果环境发生变化让其随之改变，则会表现出不愉快和拒绝。同时，刻板、反复绕动自己的手指，刻板地摇摆身体等。

18. 什么是刻板行为?

孤独症患者的行为模式具有局限性和重复性。尽管这种刻板怪异的行为模式被定义成孤独症的典型表现，但研究者对其知之甚少。孤独症的刻板行为被定义为“以异乎寻常的投入和专注程度，沉湎于一种或多种僵化的、狭窄的兴趣中；明显刻板地拘泥于某些特定的、无功能性的仪式化、刻板行为，或者重复进行一些怪异的肢体行为；对物品的部件长久着迷”（美国精神病学会，1994）。刻板行为很容易被观察到，孤独症患者及其监护人都会对此感到痛苦。

所有孤独症患儿在社会交往和沟通行为上都呈现出刻板的特点，但具体表现各有不同。肢体动作、声音和语言，都可以成为自我刺激的刻板行为。肢体动作方面的刻板行为包括摇摆、跳跃、拍打胳膊、凝视手指等；声音方面的刻板行为包括发出不寻常的声音和无意义的词句。某些形式的模仿语言（鹦鹉学舌）也可能属于自我刺激。此外，孤独症患儿游戏中更容易出现刻板行为，他们可能会旋转玩弄某个物品，或者捻弄绳子。其他的刻板行为包括把玩具排成一排、强迫性地要求重复看某段录像等。有些患儿的刻板游戏方式更加复杂，如逐字背诵一本书或一段录像的内容。有的患儿总想赢得游戏等。孤独症患儿的沟通模式也会出现刻板的情况，有的患儿只有当暗示或提醒的词句一字不差的情况下才作答，或者是非常执拗地使用同样的词或短语；有的患儿即使知道问题的答案，也会反复提问，或者重复进行自己已经熟悉的对话内容；很多患儿会持续谈及或书写一个自己喜欢的物品或活动；有的患儿会对某个成人或同伴特别感兴趣，在与这个人的互动中反应很快。

重复行为对某些儿童来说是表达快乐的方式，而对其他儿童来说，也可能是表达恐惧和焦虑的方式。恐惧本身也可能导致刻板出现。儿童可能会把一件害怕的事情与一个无关的人或物关联起来，他们的恐惧反应变得刻板起来。自伤行为可能是源于某种恐惧反应，并逐渐成为一种刻板行为。本质上讲，在学习、社交、沟通和行为的每个领域，都会存在可能刻板的因素。

关于刻板行为的起源，一般有以下4种说法。

（1）刻板行为是适应感官刺激的方式：该说法认为刻板行为是儿童适应感官刺激的方式。儿童用刻板行为来消除自己不能承受的、感到不适的视觉、听觉、触觉、运动感觉方面的刺激。他们借助刻板行为把注意力集中在一个感官输入上，从而避免其他的感官刺激。刻板行为也能用来寻求更舒适的感官刺激，因此，他们会重复这些能够带来视觉、听觉、触觉和运动感觉方面愉悦感的刻板行为。

（2）刻板行为是表达焦虑的方式：该说法认为刻板行为是一种在混乱中寻求秩序感的方法，在这种情况下，刻板行为是种表达焦虑的方式。莫利斯于1998年发表的研究表明，大部分的孤独症患儿都存在异常焦虑感。通过访谈家长发现，84%的孤独症患儿表现出严重的焦虑症状。研究结论表明，对难以理解的社会交往信息，孤独症患儿体验到的是一个混乱恐惧的世界，导致了他们的焦虑感。

（3）刻板行为是认知功能受损的表现：该说法认为刻板行为是认知功能缺陷的相关表现。这些异常行为源于孤独症患儿在注意力、信息加工能力、社会交往理解能力和行为控制力方面的困难。孤独症患儿转换注意力和产生新颖行为模式的能力都明显匮乏，使其局限于刻板的行为方式中。

（4）刻板行为是抑制能力差的表现，是一种神经系统的受损：该说法认为刻板行为源于抑制能力差，且具有神经病理依据。也有文献明确表明，孤独症患者的刻板行为和强迫症行为是相似的。

关于孤独症这些行为表现的本质和治疗，相关的研究均比较缺乏。有学者曾经通过对成年孤独症患者的看护人进行访谈，试图识别这些强迫性刻板行为的功能。他们发现，这些行为在缓解焦虑、防止变化发生、维持互动和表达兴奋感等方面起一定的作用，但这些情况在个体间有非常明显的差异。更引人关注的是，在刻板行为被打断时，他们的反应也有明显差异。有的很轻易就被终止了，但有的会变得更加冲动、烦躁。通过研究这些行为转移的难易程度，或许有助于理解这些行为如何受神经驱动。该领域还需要研究者予以更多的关注。

19. 什么是社会-情感互动缺陷?

Seibert等于1982年提出，广义上，任何与人的互动都是社会互动。社会互动是指可以获得或维持他人注意和互动的行为，这些行为的目的或者是娱乐的，或者是为了接近或接触。社会互动作为评估早期社会交流行为的3种主要行为类型之一被提出。这3种主要类型的行为包括共同注意、社会互动和行为管理。

2010年，Mundy等从注意和目的的角度描述了这3种行为。

（1）共同注意：是为了分享对物体或事件的意识，是通过调节同伴对物体或事件的注意来实现的。

（2）社会互动：是将同伴的注意吸引到自己的身上，并维持互动。社会互动在不同年龄阶段的发展水平不同。

1）2个月之前：婴儿没有社会互动的能力。

2）2～7个月：能够识别出人，具体表现为社会性的微笑（虽然此阶段对熟悉的物体也会表现出这样的笑容）。也就是说，区分人与物的能力在这个阶段在逐渐成熟。此时的婴儿喜欢根据自己的意愿与同伴玩互动的发声游戏和手势游戏。

3）8～12个月：这个阶段婴儿能够区分熟悉的人和陌生人。对自己的名字有朝向行为，理解他人是社会刺激的来源，可以通过伴随手势和声音的目光接触来吸引他人的注意和互动。

4）13～21个月：这个阶段的儿童能够使用社会惯例的手势、简单且日常的歌曲发声来发起游戏。物体也被整合到话轮转换（turn-taking）交换的社会游戏中。此阶段的儿童也能够意识到社会习俗，这导致他们会做一些有趣的“戏弄活动”。

5）22个月：产生了假装游戏，可以用其他物品替代需要但缺失的物品。此阶段的儿童也开始理解和使用单词的组合来维持社会互动。

孤独症患儿在多种场合下存在持续的社会交流和社会互动方面的缺陷，其中就包括社会-情感互动缺陷。例如，从异常的社交接触和不能正常进行有来有回的对话到共享兴趣、情绪或情感的减少，不能启动或对社交互动做出回应，可表现为“不理人”“不听指令”“叫名无反应”“无目光对视”“不与人交流/交往”“不分享”“独自玩”“不听话”等，这些均归为社会-情感互动缺陷。

在使用早期社会沟通量表（early social communication scale，ESCS）的研究中，研究者发现孤独症患儿在话轮转换任务的发起上没有表现出与其他儿童的区别，但在话轮转换完成的次数上显著少于智力障碍儿童和正常儿童。有趣的是，在挠痒痒任务上，孤独症患儿给的回应似乎更多。在挠痒痒后，孤独症患儿表现出更多的接近行为，相较于正常儿童也有更多的目光注视。Rutter（1978）认为，孤独症患儿并不抗拒挠痒痒的身体接触，并且可能会享受挠痒痒活动。但这个结论令人怀疑，关于孤独症患者对身体接触的反应是否与普通人不同，还需要进一步研究证实。

1986年，Sigman、Mundy、Sherman和Ungerer等的研究并未在其所定义的社会互动方面发现孤独症患儿的差异。在自然环境下，孤独症患儿与同伴间的社会互动确实存在着一定损伤。孤独症患儿与别人进行交互的时间更少，进行无目的活动的时间更长，且很少玩有规则游戏；在互动发起的质量方面，孤独症患儿高质量互动发起的比例更低；在接收的互动回应的评估方面，孤独症患儿接收的互动回应中，持续进行的互动比例低，1 min内终止的和未得到回应的比例高。

（3）行为管理：其目的是通过他人的帮助来获取物体或完成事件，这个过程也需要调节同伴对物体或事件的注意。

20. 什么是感觉刺激反应异常?

孤独症患儿所有的主要感觉都会受到影响，包括听觉、视觉、触觉和口腔感觉等。感觉处理障碍是指来自外界和本体的感觉处理与整合存在异常，并且影响日常生活的多方面功能，以及对感觉输入的反应过度或反应不足，或者对环境异常敏感。

感觉刺激反应异常是孤独症患儿的一个突出表现，具体表现为以下几个方面。

（1）对声音的反应异常：孤独症患儿可能被当作耳聋。因为别人对他们说话时，他们通常没有反应，对非常响亮的声音也可能不予理会。即使有人在他后面发出很大的响声，他们也可能连眼都不眨。家长有时怀疑孩子是能听得见的，因为他们注意到，孩子会对某些声响立即做出反应，例如，电视中的广告词、撕开巧克力糖纸的声响等。有的孩子可能对某些声音十分迷恋，如摩擦力驱动的玩具发出的声响或钟声等。虽然他们似乎对家长发出的噪声不敏感，却可能对某些声音感到强烈的痛苦，因而捂上耳朵，退缩不前，例如，摩托车的轰鸣、狗的狂吠等，甚至是一些很轻微的声音。不去理会某些声音、痴迷于一些声音、对另一些声音感到苦恼，这3种情况都可能出现在同一个孤独症患儿身上。

这些对声音的古怪反应，尤其是过度敏感，通常会随着儿童年龄的增长越来越不那么明显，并可能会最终消失。

（2）对视觉刺激的反应异常：孤独症患儿对视觉刺激也会显示出同样的问题，可能沉迷于某些视觉刺激，可能对一些视觉刺激不予理会，也可能对一些视觉刺激感到苦恼。其中，迷恋明亮的灯光是最常见的一种表现。

一些孤独症患儿可能会注视移动着的东西，一旦移动停止，就对其失去了兴趣。他们似乎是通过轮廓而非其外表的细节来识别人和物品。这表明，他们很大程度上运用视网膜的边缘神经系统部分来关注运动和轮廓，而不是运用视野的中央部分来获取细节。在正常情况下，人们大多在接近黑暗、无法观察细节的条件下，才会用眼球探测运动的部分。有趣的是，一些孤独症患儿在行走、奔跑，甚至在骑三轮自行车时，似乎并不看他们想去的地方，他们如同置身于日光下，能轻而易举地找到路径。还有些孤独症患儿单独待在黑暗的房间里时，可能不需要开灯就能找到自己想要的东西，也能毫无困难地走来走去。孤独症患儿对视觉刺激反应的这些异常特征，通常会随着年龄的增长而减弱。

（3）对各种近端感觉的反应：近端感觉是指对触觉、味觉，以及对振动、疼痛和温度的感觉，这些感觉都涉及人体的直接接触，区别于有间隔的听觉和视觉。

孤独症患儿对近端感觉的反应也可能出现迷恋、苦恼或漠不关心。他们在探索外界时使用这些感觉的时间似乎比正常人要长得多。他们对人、对物都会去摸一摸、闻一闻。一些孤独症患儿不喜欢被抚摸，甚至会挣脱温柔的抚摸。少数患儿对味道过度敏感，甚至对轻微的气味也会抱怨。一些患儿不喜欢衣物的感觉，尤其是鞋子和袜子。Temple Grandin是一个高功能孤独症成人患者，她在《星星的孩子》（*Emergence: labeled autistic*）一书中写道，“当她还是孩子的时候，一条硬的衬裙，她摸上去就像带刺的铁丝网”。很可能这就是一些幼小的孩子只要有可能就要脱掉衣服，至少脱掉鞋子的原因。

矛盾的是，许多孤独症患儿似乎对冷热漠不关心，他们在夏天可能会穿着冬天的衣服，或者在结冰的天气里穿得很少就跑出去，甚至什么也不穿。孤独症患儿的一个最惊人的表现是对疼痛不关心。有些孩子骨头断了、牙肿了、得了阑尾炎，或是遇到其他疼痛难忍的事情时，根本不会抱怨，表现得就像什么伤痛都没有一样。如果他们受伤，也通常不会寻求安慰。这种忘记疼痛的现象尤其体现在那些反复自伤的孩子身上。

随着年龄的增长，这些反应也会变得不那么明显。一个小时候不理会疼痛的孤独症患儿，在长大一些后可能会变得过度敏感，甚至对轻微的擦伤也会大惊小怪。

（4）食欲与口渴：只吃少数几种食物，这是拒绝改变的表现形式之一。有这方面表现的孤独症患儿，在吃他们想吃的食物时食欲很好；但有些吃得非常少；个别情况下，患儿会拒绝任何食物。没人知道其中的原因，但看上去，那个孩子似乎没有饥饿感。这些患儿的常见表现之一是过度喝水、果汁、茶或其他液体。这种情况可能会成为一个大问题，因为当液体摄入过多时，人会发生呕吐。这种情况似乎并不能用口渴来解释，因为在这些患儿从事喜爱的活动时，喝水的渴求会忘得一干二净。

21. 孤独症患儿有哪些行为问题?

孤独症患儿因为社会交往能力的发育受到障碍，常做出他人难以理解和接受的行为，主要分为以下4类。

（1）自我刺激行为：特征之一是手部或身体其他部位出现重复、刻板的动作，如摆手、摇晃身体、玩手指、拍手、用脚尖走路、无目的地跑来跑去；特征之二是用奇特的方式对待物品，如重复地触摸、拍打、摩擦或用嘴唇碰触、用舌头舔等。发生这些行为时通常并无明显的环境诱因，且与外界刺激没有关系，而是因内在刺激而发生。换句话说，是孤独症患儿因为内在生理需求而寻找刺激的表现。

依不同感觉器官得到的刺激进行分类，可细分为以下几种。

1）视觉刺激行为：表现为头部或眼睛的重复、固定动作上，如将手及某种物品反复在视觉范围内晃动，旋转自己的身体或盯住旋转的物品看。

2）听觉刺激行为：表现在重复、固定地制造出某种声音，如拍打物品，开关录音机、电视机。玩弄自己的声音，如重复无意义的语言，发出噪声，无端地笑、尖叫等。

3）味觉刺激行为：表现为将不能吃的东西放在嘴里咀嚼，如自己的衣服、手指或身体某一部位，玩口水等。

4）嗅觉刺激行为：表现为固执地闻周围的某种物体，如手上的物品、身边的人等。

（2）暴躁性行为：其特征是制造麻烦，以吸引别人的注意。常见表现如下。

1）大声叫喊、哭闹、呜咽、抽泣，有的患儿也会让自己突然摔倒在地、崴脚等。

2）攻击行为：用手、脚或头部攻击周围的人，骂人或说难听的话，或用虐待无生命物体的方式发泄情绪，有时身体呈紧张状。

3）自我伤害行为：击打自己、咬自己、踢自己、撞头、撕扯自己、抓伤自己等，直接或间接地对自己的身体造成伤害。

（3）抗拒性行为：特征之一是拒绝做出与指令相符的事情，如拒绝完全有能力做的事、拒绝回答能够回答的问题、拒绝说能够说的话等；特征之二是做出与指令完全相逆的事情，表现出除正确的反应外，任何错误的反应都可能出现的倾向，例如，不去厕所，偏在有人的地方当众排尿等。有的孩子面对称赞和责备时都无动于衷，实际上却在察言观色，欣赏家人束手无策的表情，这是由于不适当的赏罚刺激造成的负面效果。

（4）其他问题行为：如故做呕吐行为、强迫性行为、厕所不适应行为、吃饭不适应行为等。要想消减孤独症患儿的这些问题行为，首先要学会分辨各种不同问题行为的原因及其所产生的作用（问题行为的功能）。

22. 孤独症患儿有哪些情绪问题?

情绪是指个体因需要是否获得满足而产生的强烈的、具有情境性的态度体验。情绪最重要的表现方式是借助面部表情。孤独症是一种起病于婴幼儿时期的广泛性发育障碍。孤独症患儿在思维、人际关系、语言沟通等方面的发展严重不足，这些常导致哭叫、跳闹、自我伤害、攻击他人等情绪行为的产生。情绪行为不仅严重影响对患儿的教育训练和日常生活，以及日常生活技能的习得，而且可能会危及患儿自身及他人的生命安全。因此，正确认识和处理孤独症患儿的情绪问题是一切教育训练活动的基础。孤独症患儿难以与外界交流或建立联系，也难以主动注意他人的情感，更缺乏与情景相应的情绪表达。在识别他人面部表情、通过面部表情表达恰当情绪方面的障碍直接影响了他们的社会交往，导致病情恶化。孤独症患者的常见情绪行为问题包括焦虑、抑郁、恐怖、强迫、情绪不稳定、易激惹、注意力不集中、多动、冲动、攻击、自伤等。情绪反应、焦虑/抑郁、躯体主诉、社会退缩归为内化性行为；睡眠问题、注意问题、攻击行为归为外化性行为。

23. 什么是联合注意缺陷?

孤独症的联合注意缺陷与其他技能缺陷有紧密联系，在其各类缺陷的表现中居于核心地位。普遍研究认为，孤独症患儿（特别是学龄前的孤独症婴幼儿）普遍存在联合注意缺陷，他们与普通儿童和其他发展障碍儿童相比，很少有共同注意的行为。30%～53%的孤独症谱系障碍患儿存在联合注意缺陷。需要特别指出的是，孤独症婴幼儿的个体差异比较大，同样，他们在联合注意缺陷方面也存在着较大的个体差异。例如，高功能孤独症患儿的注意缺陷主要表现在高层次共同注意上，但低层次共同注意不一定存在缺陷。在无干预的情况下，孤独症患儿联合注意缺陷是确定且持续的，只是程度存在个体差异。

孤独症患儿在联合注意方面的缺陷比较明显，孤独症患儿的联合注意与其多个方面的发展存在相关性或者具有预测作用。主要表现在联合注意与语言能力、社会认知能力、社会互动能力、模仿能力、游戏能力及情绪方面的发展有关。

（1）语言能力发展：无论是正常儿童还是孤独症患儿，联合注意对语言的发展有较好的预测作用。应答性联合注意能力能预测语言接受能力；自发性联合注意能力能预测语言表达能力。例如，成人（特别是父母）给幼儿出示一个苹果（发起共同注意），并命名此物品——苹果。幼儿对苹果加以关注和注意，此过程中幼儿的词汇量得以增加。反过来，幼儿在日常生活中发现新奇的物品（苹果），向成人主动分享出示物品（苹果），成人提供与物品（苹果）一致的语言输入，有助于幼儿语言的学习。联合注意的缺陷可导致语言发展的缺陷。联合注意与语言能力的关系较为密切，对孤独症患儿联合注意的干预能够同时改善其语言能力。

（2）社会认知能力发展：联合注意与2种重要的社会认知能力（假装性游戏和心理理论）关系密切。假装性游戏是指把本来不是B事物的A事物假装是B事物进行游戏（如把皮球当成西瓜）。心理理论是指从他人的角度看问题，并且将复杂的心理状态归因于其他人的能力。这2种能力在孤独症患儿中也存在不同程度的障碍。

（3）社会互动能力发展：有部分研究表明，联合注意的发展会促进社会互动能力的发展，而联合注意的缺陷对社会互动能力的发展产生负面影响，联合注意与社会性能力及亲社会性行为呈正相关。孤独症患儿联合注意行为越频繁，其父母观察到的积极社会行为就越多；相反，联合注意行为较少的孤独症患儿表现出更多干扰性的社会行为。

（4）模仿能力发展：孤独症患儿的应答性联合注意、自发性联合注意、立即模仿和延迟模仿，任意两者之间都呈显著正相关。

（5）游戏能力发展：有部分研究发现，孤独症患儿的联合注意与功能性和象征性游戏显著相关。孤独症患儿应答性联合注意能力越好，功能性游戏能力和象征性游戏能力也越好。也有研究表明，孤独症患儿的应答性联合注意、自发性联合注意和假装性游戏能力，任意两者之间都呈显著正相关。

（6）情绪发展：联合注意与孤独症患儿的情绪有关。积极情绪能促进孤独症患儿的应答性联合注意，而消极情绪会抑制孤独症患儿的应答性联合注意。

24. 什么是象征性游戏缺乏？

象征性游戏能力是通过想象来赋予现实物体、环境及人以新的含义的能力，把一种物体想象成具有另外一种性质或特点的物体。象征性游戏有3种形式，即物体代换、假道具和想象中的物体。象征性游戏能力是人类特有的一种认知能力，体现了人类思维的复杂性。早年就有研究发现，孤独症患儿相比同龄儿童所表现出的象征性游戏行为更少，也更加单调刻板，之后的研究更是发现孤独症谱系障碍患儿的象征性游戏行为水平甚至明显低于智力落后儿童。孤独症患儿以语言交流为主的社会交往或象征游戏及想象性游戏发展迟缓或不正常，缺乏想象力和创造力，模仿能力差，只会将玩具排成一排或分类，对复杂的、新颖的活动模仿能力差，典型表现为象征性游戏缺乏。象征性游戏能力的不足是孤独症谱系障碍患儿特有的缺陷。因此，在对孤独症谱系障碍患儿的评估和干预时，需要格外重视其象征性游戏行为的表现水平。

25. 孤独症的患病率是多少？

从1943年报道至今，人们对孤独症的认识越来越多，孤独症并不罕见。根据美国疾病控制与预防中心（Centers for Disease Control and Prevention，CDC）的数据，2012年，每88个美国儿童中就有1个患有孤独症。2013年国际孤独症组织的报道显示，每150个出生的婴儿中就有1个孤独症患儿，患病率约为6/1000，全球孤独症患者约有6700万人。2014年，美国CDC报告的数据上升到每68个美国儿童中就有1个孤独症患儿。WHO报告孤独症的全球平均患病率为62/10 000（0.62%），相当于每160个儿童中有1个孤独症患儿。2018年，美国CDC的数据为每59个美国儿童中有1个孤独症患儿。这意味着孤独症在美国的发病率从20年前不足万分之一，到十余年前变成了千分之一，到现在不足百分之一，足足上升了上百倍。专家认为，中国儿童孤独症的发病率不会低于1%。从各国报道的情况来看，孤独症的实际患病率可能还要高于这个数据。

26. 为什么不能在儿童出生时诊断孤独症？

无法在儿童出生时就诊断出孤独症的主要原因如下。

（1）1岁以前的儿童可以展现的行为范围有限，对其行为类型和发育状况进行决定性的诊断依据不足，也没有有效的测量仪器。

（2）很大一部分孤独症患儿同时存在智力问题，许多父母因为对智力障碍的担心而忽略了孤独症的诊断。

（3）孤独症的主要问题之一是语言发展有问题，而语言发展问题在儿童不到3岁时是不能完全判明的。

（4）一部分孤独症患儿早期发育与正常儿童相同，直到2～3岁时才显现出孤独症症状。

（5）一部分父母对儿童的身心发展规律缺乏认识，一开始是忽视，后来是不相信，结果往往导致诊断时机被延误。

目前，许多医院对孤独症的诊断知识欠缺，缺乏足够的临床经验，特别是对症状轻微的低龄的孤独症症状确认困难，故出现很多将孤独症误认为是暂时性疾病的情况。

27. 孤独症的患病率有地区差异吗?

为了解中国儿童孤独症患病分布情况，俞蓉蓉等于2011年开展了儿童孤独症的早期筛查和早期干预，全面收集并分析了中国已报道的10个省（自治区、直辖市）132 788例0～14岁儿童的孤独症患病调查数据，共搜集2000—2010年儿童孤独症患病率调查研究文献16篇。结果显示，中国10个省（自治区、直辖市）儿童孤独症患病率为0.28‰～25.00‰；其中，福建省儿童孤独症患病率最低，安徽省铜陵市儿童孤独症患病率最高。132 788例儿童孤独症的总患病率为2.55‰，其中，男、女患病率分别为3.37‰和1.62‰；城市、乡村患病率分别为3.35‰和0.84‰。此研究结果显示，中国儿童孤独症的患病率具有明显的性别差异和地区差异。

28. 孤独症的发病率有性别差异吗?

孤独症的发病有明显的性别差异，男孩的患病率显著高于女孩，一般男女患病比例为（4～6）:1。

由中国科学院心理研究所行为生物学研究室编写的《家庭中父亲角色的重要性》调查报告显示，越来越多的儿童出现各种心理问题，尤其是孤独症谱系障碍，这种大脑发育障碍类疾病的发病率呈现逐年增高趋势。中国科学院心理研究所健康与遗传心理学实验室研究员金锋教授的研究显示，在发达国家中，不到50个男孩当中就有1个患有孤独症，并且男孩的发病率是女孩的4～5倍。美国CDC的调查数据也证实了这一结果。

孤独症男孩多于女孩的原因可能与基因、家庭成长环境相关。有研究显示，孤独症可能与X染色体上某些基因有关，提示男孩可能在心理发育方面需要获得比女孩更多的关爱。目前，对于孤独症的发病原因尚不明确，出现性别差异的原因可能与基因相关，即女孩的语言能力发育可能早于男孩，在语言能力方面有一定优势。

此外，教育可能导致这种差异的出现。传统观点对男孩的教育更注重勇敢、运动、力量等方面，语言能力方面的培养力度相对弱一些，女孩可能在早期语言功能发育的关键时期与父母更加亲密，但家庭教育中的这种差别往往是无意识的。语言功能障碍是孤独症发病的重要因素之一，语言功能发展迟缓、缺乏主动语言等都是孤独症的核心症状。但这一点不是绝对的，因为孤独症的发病既有共性因素，也有个体差异，还可能与个人特定的家庭成长环境有关。

29. 孤独症的发病与季节有关系吗?

在病因学上，研究认为，儿童孤独症与发生于产前、产期、产后的诸多因素有关，包括遗传、染色体、病毒、代谢、用药及妊娠期出血、早产。国外曾有3个研究小组分别在北美、加拿大、瑞典三地进行了儿童孤独症与出生季节相关性的研究。季节影响因地理环境而异。研究结果发现，孤独症儿童出生人数在3月和8月显著增加，且每年危险因素的影响相同。出生季节可能是与遗传因素协同作用引起在某些月份患孤独症儿童出生人数增加的一种危险因素，它反映了环境的病理性影响。与季节有关的可能原因包括高温、营养、维生素缺乏、产科并发症、感染性因素（尤其是病毒感染）。

围产期有不良因素的患儿在春季最多，这与春季出生率高一致。许多研究表明，围产期不良因素往往会对胎儿产生直接的病理损害。围产期损伤本身，或损伤与季节性病理因素共同作用，很容易引起潜隐的脑损伤，遗传性易感者易受影响，使儿童对孤独症易感。有报道显示，在人类的各种缺陷中，约10%由环境因素引起，20%主要由遗传因素导致，其他约70%病因未明，推测可能是环境与遗传因素相互作用的结果。环境因素可以通过改变胚胎的遗传、染色体畸变和基因突变致病，也可直接损害中枢神经系统而致病。风疹病毒感染患儿的症状可在数月或数年后表现出来，并导致孤独症。同样，单纯疱疹病毒、流感病毒、巨细胞病毒都可致患儿中枢神经损害。另外，胚胎的遗传构成特点也决定胚胎对损害因子的易感性，这就是同样条件下出生的婴儿有的患病、有的不患病的原因。对同时具有2项以上损害因素进行统计分析，结果均无显著性差异。仅从妊娠期、围产期损害因素进行分析，孤独症与出生季节的相关性是不完整的；从生物学角度来看，这一结论尚需验证。

30. 哪些方法已被证实对孤独症患儿康复教育有效?

美国国家孤独症中心2009年公布的报道显示，目前有11种治疗方法经科学研究证明对孤独症患儿有效，包括前因包（antecedent package）、行为包（behavioral package）、幼儿综合行为治疗（comprehensive behavior treatment for young children）、联合注意干预示范（modeling）、自然教学（naturalistic teaching schedule）、同伴训练（peer training package）、关键反应训练（pivotal response treatment）、行事历（schedule）、自我行为管理（self-management）和以故事为基础的干预模式（story-based intervention package）。以上都是在应用行为分析（applied behavior analysis，ABA）基础上建立的康复教育方法。一些国内家长比较熟知的方法，包括图片交流方法、孤独症儿童和沟通弱能儿童的治疗和教育、地板时光和感觉统合治疗等均未包括在这11种方法中，因此，建议家长在选择方法时注意分辨。

第二章

病因和发病机制篇

1. 孤独症谱系障碍发病相关因素有哪些？

孤独症谱系障碍（autism spectrum disorder，ASD）是一组以社交沟通障碍、兴趣或活动范围狭窄及重复刻板行为为主要特征的神经发育性障碍。由美国儿童精神病学家Kanner于1943年首先报道。近年来，随着对ASD病因研究的深入，以及相关研究报道的增多，现趋向认为ASD是多个因素共同作用的结果，主要包括生物因素（缺氧及新生儿疾病、早产儿、低出生体重、药物、毒物、父母高龄、炎症、免疫、胃肠道功能障碍）、社会环境因素及遗传因素。

ASD是一类由多因素导致的综合征，而非单一疾病。儿童孤独症起病年龄早，症状特殊，尚无有效的治疗方法，预后严重，故引起了极大关注和广泛研究。迄今为止，儿童孤独症的病因和发病机制尚不清楚。近年来，越来越多的证据显示生物学因素在儿童孤独症发病中的作用。现主要从染色体和基因、母亲妊娠期情况、家庭环境等方面讨论ASD相关的发病因素。

（1）染色体和基因：ASD患者有基因异质性，包括X连锁异常、脆性X染色体、常染色体支配障碍、结节性硬化。ASD的遗传模式为多基因遗传，涉及3～5个基因，可能由2～10个基因共同控制，3～6个上位性基因位点相互作用诱导ASD。Ritvo等早在1985年推测该病可能是常染色体隐性遗传，但也存在其他遗传模式，尚待深入探讨。但目前的多数研究不支持ASD遵循孟德尔的单基因遗传模式。ASD具有家族性，存在家族聚集现象，家族中即使无同样的患者，也可发现存在类似的认知功能缺陷者。Santangelo等于1999年进行的双生子研究发现，同卵双生比异卵双生共患ASD的概率更高，为60%～70%；同胞间再患ASD的概率为3%～5%，远超出正常人群。

（2）母亲妊娠期情况及家庭环境：在研究ASD的危险因素中发现，男童、早产、不良分娩史、生后5 min Apgar评分＜7分、先天畸形、胎儿臀位、低体重儿、胎龄＜35周、小于胎龄儿、产程持续时间不到1 h、产程中并发症及产后出血发生率与

ASD密切相关。研究发现，母亲妊娠早期每天吸烟、双亲年龄大（母亲＞30岁，父亲＞35岁）与ASD的发生有关。就双亲年龄来说，父亲年龄在40岁以上，经过校正其他因素（出生年月、社会经济地位、母亲年龄）之后，其子女患ASD的风险要比父亲年龄在30岁以下者高5.75倍，提示父亲高龄是ASD的危险因素之一。经过校正之后，母亲年龄与子女ASD的发生无关联。孕妇的身体健康与否也与其后代智力障碍的发生密切相关。妊娠前后叶酸的摄入在儿童ASD的病因学和严重程度方面起一定的作用。

ASD患儿父母的个性及心理特征具有一定遗传性，有研究显示，ASD患儿的父母较正常儿童父母存在精神分裂症的比例更高，常因精神障碍入院治疗；而ASD患儿的母亲比父亲存在更多的抑郁问题和人格障碍。经病例对照研究发现，ASD患儿的母亲患精神障碍和人格障碍的比例高于正常组儿童的母亲。ASD患儿社交缺陷/发育迟缓与父母精神紧张、亲子关系存在问题有关联。机体调控障碍与母亲精神异常有关，而具体行为异常则与父亲精神异常相关。

在社交技巧和交流能力方面，ASD患儿亲代中的异常分值高于正常对照亲代，在细节注意、注意转换及想象力等方面无差异。磁共振成像发现，ASD患儿及其父母的大脑颞叶，特别是海马和杏仁核的大小结构存在异常，提示亲代中存在海马异常性可能是ASD发病的遗传基础，可见ASD在亲代中存在易患精神障碍的病理基础。

社会经济地位包括母亲受教育程度和双亲经济收入。近年的研究发现，ASD患儿的家庭收入少于正常儿童的家庭，经济收入较低与ASD发生有关。母亲受教育程度与儿童ASD未见关联。

在ASD患儿中存在氧化应激和甲基化受损，这可能由患儿暴露于硫黄代谢中所产生的毒性物质所致，且在这些患儿中，较常出现基因多态性反作用于硫黄代谢、甲基化、解毒作用、多巴胺信号转导和神经元网络的形成，提出ASD的“氧化-还原甲基化”假说，认为环境因素启动遗传易感个体发生氧化应激，进而导致磷脂甲基化和神经学上受损，与ASD的发生密切相关。此外，儿童血浆中5-羟色胺浓度、新生儿高胆红素血症等因素与ASD的关联得到越来越多的关注。随着社会和经济的发展，人们对这一疾病的认识普遍提高，社会各阶层也开始关注儿童的行为及性格。对于异质性疾病，应从多种危险因素进行综合研究，找出相关性，以便采取有效的预防措施。

2. 孤独症谱系障碍的发病机制有哪些?

神经生物学研究已经发现，ASD不是特定脑区的局部损伤，而是发育早期脑部整体组织结构异常。ASD最常见的神经解剖学特征是婴幼儿早期大脑体积过度增长。与正常发育的儿童相比，ASD患儿的大脑更早出现加速发育，从而导致神经网络连接的改变。ASD患儿普遍表现出整体大脑神经元连接不足，以及特定脑区（如额叶和枕叶）局部连接过度的模式。此外，神经发育机制相关基因在孤独症中表达下降，而参与免疫过程的基因表达上调，从而引起突触发生异常，以及兴奋性和抑制性神经元比例失衡，进一步影响神经网络连接的发育。

（1）遗传在ASD发病机制中的重要作用：2016年发表的一项双胎研究荟萃分析指出，尽管非遗传因素很重要，但64%～91%的ASD风险是由遗传因素引起的。同胞研究表明，在家里率先出生的同胞儿童被确诊为ASD后，后续出生的同胞儿童ASD的患病率为7%～20%，并且有2个ASD同胞的家庭年幼同胞患病率进一步增高。此外，男孩的ASD患病风险是女孩的3～4倍。20世纪70年代以后，随着核型检测和荧光原位杂交（fluorescence in situ hybridization，FISH）的发展，人们得以第一次了解ASD的遗传异质性。染色体微阵列分析技术（chromosomal microarray analysis，CMA）包括阵列比较基因组杂交（array comparative genomic hybridization，aCGH）和单核苷酸多态性（single nucleotide polymorphism，SNP）基因分型的发展，使人们可以同时在整个基因组范围内进行检测，并且可以在更精细的水平上发现异常。近年来，全外显子组测序（whole exome sequencing，WES）和全基因组测序（whole genome sequencing，WGS）进一步推动了寻找新的ASD罕见变异的研究工作。目前，在寻找ASD发育相关变异方面已经取得巨大的进展。人们已在上千个不同基因中发现了与ASD相关的变异，其中大多是罕见变异，涵盖了单个碱基对的改变从单核苷酸变异（single nucleotide variant，SNV）到上千个乃至数百万个碱基对的拷贝数变异（copy number variant，CNV）的丢失或增加。许多研究表明，在ASD个体中，除亲本变异外，新生变异的发生率也有所增高。例如，新生CNV的发生率是非ASD同胞的4倍，而新的功能缺失突变是非ASD同胞的2倍。据统计，所有罕见变异，无论是新生的还是遗传的，与10%～30%的ASD均有因果关系。常见变异也会增加ASD的风险（虽然单个常见变异所带来的风险增加非常微弱）。综合统计显示，所有常见遗传变异对ASD病因的影响为15%～50%。事实上，尽管有大量证据支持ASD中常见变异的主要作用，但新生的罕见变异通常会给个体带来比常见变异更高的风险，也更有助于人们发现新的ASD风险基因。ASD的遗传复杂性很高、风险基因很多，富集分析表明，与ASD密切相关的基因在大脑发育、神经元活动、信号转导和转录调控等方面发挥重要作用。突触功能、翻译和Wnt信号通路通常是受不同ASD相关基因突变影响的3条主要细胞信号通路。这些风险基因汇集在共同分子通路上有助于解释遗传背景有差异的ASD个体为何会表现出相似的行为特征。

（2）转化遗传风险为分子和环路机制：目前人们普遍认为，大脑环路和功能缺陷是

ASD和几乎所有神经发育障碍的基础。受影响脑环路的特异性及其差异性发育可以决定临床表型和疾病进展的呈现。ASD的症状和表征通常出现在3岁之前，而这个阶段是社交、情感和认知技能迅速发展的时期，这一时期与大脑结构的形成和发育相关，包括新神经元的产生、树突生长、突触发生、神经环路形成和经验依赖性重塑等。已知许多与ASD相关的基因在突触形成和神经元连接中起重要作用。

1）*FMR*1基因：脆性X综合征（fragile X syndrome，FXS）是继发性智力残疾的最常见形式，约占所有孤独症患者的3%。人*FMR*1基因编码FXS智力迟钝蛋白，其定位于神经元的胞体和树突，通过与mRNA结合从而调节蛋白质合成，主要起转录抑制因子的作用。FXS患者死后，对其脑组织的研究发现树突棘发育异常，观察到多个皮质区域中神经元顶端和基底树突上的树突棘增加，*FMR*1基因编码蛋白功能的丧失可能导致树突棘发育不良或清除受损。*FMR*1基因编码的蛋白能塑造皮质环路，其中许多环路与ASD的病因相关。

2）*MECP*2基因：雷特综合征是另一种被研究的比较充分的单基因神经发育障碍疾病，其具有ASD特征和突触功能缺陷。*MECP*2基因编码甲基胞嘧啶结合蛋白（MeCP2），后者作为数千个基因的转录抑制因子，是成体神经元功能所必需的。人*MECP*2基因突变可引起不同脑病理变化相关的广谱神经精神病，多数为雷特综合征。雷特综合征患者表现为皮质微小功能柱体积减小、皮质锥体神经元树突分支减少和胞体缩小、额叶皮质神经元中的树突棘更短且更稀疏。*MECP*2突变小鼠的突触可塑性降低并受损，表现为AKT/mTOR信号转导减少。*MECP*2的缺乏改变了E/I平衡，从而影响局部功能性的皮质环路，在培养的海马神经元中导致自发兴奋性突触后电流和突触数量减少。ASD、FXS和雷特综合征之间的表型重叠很好地说明了突触功能改变可能是ASD病理生理学的基础。另外，有很多已知基因的变异可以增强ASD的易感性。Simons Foundation数据库已收录了＞1000个ASD风险基因，但每一种基因变异均不超过ASD病例的1%。

对一些高度可重复的基因，研究较多的是*SHANK*基因、*NLGN*和*NRXN*基因、*UBE3A*基因。

3）*SHANK*基因：包含SHANK1/2/3的SH3含锚蛋白结构域蛋白（SHANK）家族是突触后致密区（postsynaptic density，PSD）的核心组成，与PSD95的结合蛋白SAPAP及Homer等突触后蛋白相互作用。*SHANK*3突变引起多种神经学表型，在ASD患者中已经报道了*SHANK*3的点突变、缺失和染色体易位等。*SHANK*3的截断突变破坏了树突棘的形态和生长锥的运动性，而*R12C*和*R300C*点突变导致树突棘的诱导和成熟受损。海马神经元中*SHANK*3的敲减导致树突棘数量减少。小鼠的*SHANK3B*突变模型表现出多种神经功能缺陷，包括强迫性和重复性行为增加、社会互动和社会新颖性缺失、焦虑和自残行为增加，这些行为表现与皮质纹状体环路缺陷相关。ASD患者中还有其他

*SHANK*2突变，反映*SHANK*2突变的小鼠品系已经构建出来，用于研究与ASD相关的其他不同罕见突变。

4）*NLGN*和*NRXN*基因：neurexins和neuroligins是跨突触的细胞黏附分子，负责组织相邻的突触前、后的分化。有3种人种*Neurexin*基因（*NRXN*1、*NRXN*2、*NRXN*3），每个基因在2个独立启动子的控制下产生转录物，分别形成较长的α-neurexins和较短的β-neurexins。相比之下，neuroligins由4个人类基因（*NLGN*1、*NLGN*2、*NLGN*3和*NLGN*4*X*）编码，并且也经历可变剪接。Neurexins与neuroligins之间的结合将SHANK3募集到突触后位点并稳定突触连接，从而促进兴奋性突触形成和突触传递。在ASD患者中已经发现了*NRXN*1和X连锁的*NLGN*3和*NLGN*4*X*基因的突变。*NRXN*1启动子和外显子15缺失者显示出畸形特征、认知障碍和孤独症特征。电生理记录发现*NRXN*突变小鼠的突触功能受损，包括自发和诱发的神经递质释放减少。*NRXN*1、*NRXN*2和*NRXN*3全部缺失会导致胚胎致死性和N-甲基-D-天冬氨酸受体（N-methyl-D-aspartate receptor，NMDAR）功能受损。因此，neurexins对于正确的突触环路的形成和功能至关重要。目前，已经在ASD患者中鉴定出*NLGN*3和*NLGN*4*X*中的错义和无义突变，含有*R452C*点突变的小鼠表现出抑制性突触传递的增强和社交互动受损，但兴奋性突触传递没有明显缺陷。

5）*UBE*3*A*基因：人*UBE*3*A*基因编码E3泛素连接酶E6-AP。由于父本*UBE*3*A*等位基因的遗传印迹，单独的母体*UBE*3*A*等位基因突变会导致UBE3A蛋白在神经元中完全丧失功能。这种突变会导致快乐木偶综合征（又称“天使综合征”“安格曼综合征”），其特征是运动功能障碍、严重的智力障碍、言语障碍、癫痫发作和ASD的高诊断率。已有报道*UBE*3*A*突变小鼠中特定的突触和神经元存在缺陷。*UBE*3*A*母体缺陷小鼠在海马CA1区的突触可塑性受损，通过调节磷酸化位点Thr305的突变而增加Ca^{2+}-钙调蛋白依赖性蛋白激酶Ⅱ（Ca^{2+}/calmodulin-dependent protein kinase Ⅱ，CaMK Ⅱ）的活性可以挽救这种缺陷。在*UBE*3*A*母体缺陷小鼠的视觉皮质中，树突棘密度和兴奋性突触的强度降低。然而，这些小鼠表现出抑制性神经传递的明显减少，破坏E/I的平衡，这种异常的E/I平衡可以解释经验依赖性视皮质可塑性的缺陷。

3. 遗传因素在孤独症谱系障碍的发病机制中有哪些作用?

人们认为，遗传/基因组、表观遗传和环境等多种因素会影响ASD的发展，其中表观遗传机制包括DNA甲基化、染色质结构和长非编码 RNA等。ASD是一种遗传性强烈且极其复杂的疾病，通过病例研究所得证据支持染色体疾病、常见基因变异的增殖效应和罕见单基因突变等效应在ASD致病中的作用。目前，ASD的致病机制尚未明确，但双胞胎研究中同卵双胞胎ASD患病率具有显著增高趋势，这也说明了ASD具有一定遗传倾向。研究表明，ASD由于遗传和生物因素表现出强烈的男性性别偏向，由于男性的X染色体半合子性质，母系遗传的ASD风险性变异易发生于男性子代。以孤独症相关的*NLGN*4基因为例，通过对比发现，虽然位于X染色体（*NLGN4X*）和Y染色体（*NLGN4Y*）上的*NLGN*4基因编码97%相同的蛋白质，但NLGN4Y蛋白不会移动到大脑表面，从而无法维持突触功能。因此，一旦*NLGN4X*基因发生突变，女性另一个相同的*X*基因通常可以弥补缺失功能，而男性由于其X染色体半合子性质，突变后可能引起ASD。

4. 孤独症谱系障碍的常见致病基因有哪些?

目前，常见的ASD致病基因主要包括以下几类。

（1）导致突触异常的基因

1）*SYNGAP*1：*SYNGAP*1通过指导在突触中发挥关键作用的蛋白质合成进而影响突触结构功能。在携带该基因变异的患者中，有超过1/2的患者被诊断为ASD，他们中的大多数还伴有发育迟缓、癫痫、智力障碍等症状。

2）*MEF*2*C*：*MEF*2*C*的条件敲除将损害海马齿状颗粒细胞与其他细胞间的突触传递，还影响神经元树突的形成。此外，*MEF*2*C*敲除后，海马齿状颗粒细胞的结构和功能异常导致社交互动和社交新颖性识别缺陷，这是孤独症行为的关键特征。

（2）与钠通道及其锚蛋白支架功能障碍相关的基因：主要包括编码钠通道Na（V）1.2的*SCN*2*A*和编码锚蛋白-B的*ANK*2。

1）*SCN*2*A*：该基因缺陷会损害新皮质锥体细胞的树突兴奋性和突触功能，但Na（V）1.2如何锚定在树突区域内尚不清楚。

2）*AKN*2：锚蛋白-B对于Na（V）1.2锚定到新皮质神经元树突膜至关重要，*ANK*2缺陷也会导致突触缺陷的后果。

（3）与基因表达调控的表观遗传学相关基因

1）*MECP*2：编码甲基-CpG结合蛋白2。该基因的额外拷贝会导致一种以智力障碍和孤独症表型为特征的神经发育障碍——*MECP*2重复综合征。

2）*SETD*5：编码包含SET结构域的组蛋白甲基转移酶，其单倍体不足已被确定为智力障碍和ASD的原因；与此同时，其编码的蛋白也参与了成人大脑的突触结构和功能形成。

3）*ASH*1*L*：作为ASD相关基因，其富含突触蛋白和表观遗传调节因子。虽然这些染色质调节剂如何建立ASD特征仍然未知，但相关研究已经证明，*ASH*1*L*的单倍体不足会引起孤独症样行为。

5. 孤独症谱系障碍预后相关因素有哪些？

ASD的预后受到多方面因素的影响，包括干预方式、个体自身状况及家庭中亲子关系等。

（1）干预方式对预后的影响：选择恰当的、具有循证支持的教育干预方式将对ASD的预后带来积极影响。但不论选择定向干预还是综合干预模式，都应尽早开始干预。大量研究显示，开始接受干预的年龄将直接影响ASD患儿最终的干预效果，越早进行干预，获得良好预后的可能性越高。

（2）个体自身状况对预后的影响：研究显示，个体自身的认知能力（智商）、症状程度、是否存在共患病、自我意识等因素能在一定程度上预测ASD病程的发展。Kanner等对1089例有语言能力的ASD青少年进行调查，结果发现，在智商、症状程度、年龄这些因素中，智商对于ASD患者适应性行为的影响最大；多层次回归分析显示，智商对预测个体适应性行为的贡献大于年龄和症状程度之和。当以工作情况、人际状况和自理能力3个方面作为预后评价指标时，Eaves等也发现了类似的结果。他们对76例在学龄期被诊断为ASD的青年（24～34岁）进行追踪调查，结果发现，言语智商（verbal intelligence quotient，VIQ）是预测ASD预后效果最好的指标，并且使用儿童期的VIQ作为预测指标要优于成人期。在Ben-Itzchak等的研究中发现，只有高认知水平的ASD儿童可将学到的社交技能顺利转移到日常生活中。然而，当以症状程度作为预后的评价指标时，智商对ASD预后的影响不大。Ben-Itzchak等发现，虽然智商和ASD症状程度相关，但智商高低和干预后ASD症状的改变无显著相关性。

在对ASD症状程度与预后的关系研究中，Fein等发现最佳结果的出现与患者的社交能力密切相关，社交能力越好则越容易出现最佳结果；沟通能力及刻板行为水平则与患者是否最终表现出最佳结果无显著相关性。

ASD患者常共患其他疾病，其中约22%的ASD患者共患癫痫，16%的ASD患者共患另一种精神疾病，如强迫症、情感障碍、注意缺陷，还有50%以上的ASD患儿共患睡眠障碍。研究者对共患病对ASD预后的影响进行了长程纵向探究，结果发现，使用文兰适应行为量表对个体适应性行为进行评估，并据此作为预后评价指标时，共患癫痫、精神疾病或睡眠障碍的ASD患儿的预后效果显著差于无共患疾病的患儿。

部分ASD患者存在自我意识困难，如在社交情境下难以对自己进行观察，甚至在自传体式的记忆中存在自我察觉困难。2012年，Verhoeven等对现实生活行为的自我意识与ASD预后的关系进行探究，他们发现，ASD患者自我意识的高低与社交技能的提升存在显著相关，自我意识越高的ASD患者，其干预后社交技能提升越明显。

（3）家庭环境对预后的影响：研究者发现，ASD青少年和成人的母亲平均每日体验的压力是正常人母亲的3倍。如果父母不能控制好这些压力，则将增加家庭中负性情绪的表达，从而促使ASD患者问题行为增加，长此以往，还将导致ASD症状程度加剧；反之，如果能够营造温暖和积极的家庭氛围，则能促使ASD患者表现出更多良好的适应性行为。Smith等对149例ASD青少年和家庭互动状况进行了调查，他们采用5 min谈话样本编码亲子关系的质量（如根据父母对孩子的表扬次数等判定亲子关系质量）。结果发现，亲子关系质量与ASD患者的社交症状及刻板行为的发展显著相关。

以上研究提示，个体内外部的多种相关因素都可能影响ASD的预后，应根据具体情况对个体的预后状况进行预测。此外，除采用具有循证医学支持的干预方法尽早进行干预外，还应积极改善ASD自身症状（如采用一些物理方法促进儿童的睡眠、对共患病进行治疗等），并且致力于提高ASD家庭的亲子关系，从而改善ASD患儿的预后。

6. 孤独症谱系障碍患儿发病的家庭环境因素有哪些?

ASD患儿异常行为的发现及就诊受多种因素影响，各因素之间可能存在复杂的相互关系。有研究发现，在贫困，以及失业率、无文凭、移民和单亲家庭比例高地区的儿童患ASD的概率更高。有研究显示，儿童由父母以外的人担任主要抚养人、母亲职业为非专业技术人员、家庭娱乐性低可能是ASD的危险因素；儿童以祖父母、外祖父母及保姆为主要抚养人，其获得情感交流、积极互动的机会相对较少，这样不利于儿童社交能力和亲子情感的建立。家庭人均月收入3000元以上、母亲文化程度为高中及以上、家庭矛盾性低可能为其保护因素。另有研究发现，父母文化程度、教育态度、家庭关系、主要抚养人是儿童ASD早期就诊的影响因素（$P < 0.05$），提示家庭环境与ASD患儿能否早期就诊关系密切，其中父母文化程度高、父母教育态度一致、家庭关系和谐、父母为主要抚养人有利于ASD患儿的早期就诊。有研究表明，儿童异常行为的发现与其监护人自身素质及家庭关系等有一定关系，文化程度高的监护人往往能够更早地发现儿童异常行为并寻求专业帮助。改善家庭氛围、培养良好的家庭教养方式对儿童ASD的预防、诊疗和康复有积极的作用。

7. 自主神经系统对孤独症有何影响?

虽然大多数研究者一致认为，中枢神经系统的基础性异常是导致孤独症的原因之一，但孤独症的确切致病因素目前尚不清晰。很多研究者认为，孤独症是由先天缺陷导致婴儿感觉认知功能（处理输入刺激并与世界联系的能力）受损所引起的。最近另一种观点指出，孤独症患儿的心理缺陷主要是由其社会依恋方面受损和交流失败导致的，其根本问题来自杏仁核的功能受损。杏仁核是一个杏仁形状的神经组织，用于调节自主神经系统和内分泌系统的活动。无论涉及哪些生理机制和大脑结构，已有证据表明，遗传缺陷及放射性物质或其他环境因素对发育中的婴儿所造成的伤害都是重要的致病因素。

8. 心理因素与孤独症发病有何关系?

近年来的最新研究提示，关于孤独症的发病机制有2种理论学说，即心理理论学说和感情认知障碍学说。心理理论学说认为，孤独症患儿的人际关系障碍主要是对他人的感情和心理的理解能力缺陷，导致社会交往障碍，对人如同对待无生命的物体。感情认知障碍学说则认为，孤独症患儿的知觉障碍是不能理解他人的感情，因此，人际的感知障碍是孤独症的本质性障碍。淋巴细胞、辅助性T细胞、B细胞和自然杀伤细胞减少、活性降低，抗脑抗体减少，导致孤独症患儿存在免疫功能异常。有研究显示，母亲的抗体直接对抗胎儿的神经组织，可能是中枢神经损害引起孤独症的原因之一。关于家庭、社会心理因素的系统研究已证明，社会阶层较低、单亲家庭、幼年创伤都易引发ASD，孤独症好发于脑力劳动者家庭，患者多有内向性格和强迫性行为。家庭矛盾早期亲子关系由主动变为冷漠可为诱因。婴儿期受冷遇、怨罚、责打、强迫与母亲分离等心理因素可诱发疾病。近年来的研究发现，儿童孤独症可发生在任何社会阶层的家庭中。

有一项关于ASD发病影响因素的研究，通过对比分析ASD患儿和正常儿童的健康影响因素差异，探索儿童ASD的发病因素。该研究对2014年5月至2015年5月辽宁省锦州市妇婴医院诊治的196例ASD儿童和体检正常的非ASD儿童，填写自拟健康影响因素调查问卷并进行病例对照回顾性研究，对比分析两组儿童发育指标及影响因素差异。结果显示，母亲妊娠期情绪急躁易怒（$\beta=1.966$，$OR=7.144$）、精神刺激（$\beta=2.067$，$OR=7.902$）是重要影响因素。ASD的发生目前大多认为遗传起主导作用，但并未发现特异性的遗传基因，因此，ASD的发病仍处于不断探索过程。该研究发现，母亲年龄越大则子女患ASD的风险越高，与国外研究基本一致。妊娠期情绪急躁是患病危险因素，孕妇情绪剧烈变化直接影响胎儿的感知发育，通过血液中激素水平变化而间接影响腹中胎儿的羊水环境。

9. 孤独症谱系障碍与注射疫苗有关吗?

既往有学者提出，ASD的发病与接种麻疹、风疹、腮腺炎三联疫苗（MMR疫苗）

有关的观点，推测ASD的发病是减毒活疫苗直接和/或间接作用致“肠道通透性变化”，使儿童肠道吸收对大脑发育有害的大分子物质，或是MMR疫苗中含硫汞保存剂引起敏感个体慢性汞中毒导致大脑发育障碍。2011年，美国医学研究所（Institute of Medicine，IOM）报道8种预防接种的疫苗是安全的。2013年，美国CDC的一项研究随访500 000例儿童7年，未发现MMR疫苗与ASD发病有关，得出结论，疫苗不是ASD的致病因素。没有证据表明MMR疫苗、含有硫汞的疫苗，或重复接种疫苗会导致ASD。

10. 孤独症与神经递质有何关系?

对孤独症患儿神经递质异常的研究主要集中于谷氨酸（glutamic acid，Glu）、γ-氨基丁酸（γ-aminobutyric acid，GABA）、多巴胺（dopamine，DA）、5-羟色胺（5-hydroxytryptamine，5-HT）和催产素。神经递质是在突触传递中担当信使的重要化学物质，其类型、分布和含量的不同会对人类的思维、情感和行为产生影响。兴奋性神经递质和抑制性神经递质之间的平衡关系对维持脑功能的正常发挥重要作用，兴奋性与抑制性神经递质失衡可能会导致多种神经、精神疾病的发生。早在2001年，Hussman就提出了神经递质失衡学说，其研究发现，Glu兴奋性神经递质和GABA抑制性神经递质系统的失衡与孤独症发病密切相关。

（1）5-羟色胺：1/3的孤独症患儿都有高5-羟色胺血症，其临床意义尚不清楚。但研究证明，前额叶皮质脑区与认知功能有密切关系，5-HT的神经元广泛分布于前脑，5-HT受体则广泛分布于大脑皮质、边缘系统及海马旁回等区域，参与大脑的多种认知功能，提示5-HT功能失调可能在孤独症的病因中起到不可低估的作用。研究还发现，部分孤独症患儿的外周血和尿中5-HT浓度升高，但随着临床症状的改善，血中的5-HT水平下降，进而提出了孤独症5-HT假说，提示能降低5-HT水平的药物可能对某些孤独症有临床治疗作用。

（2）多巴胺：专家推测，孤独症患儿的多动与刻板行为可能与中枢神经系统多巴胺功能亢进有关。这一假说的研究并未发现脑脊液中多巴胺的代谢产物高香草酸的浓度升高。但是，多巴胺D_2受体拮抗剂氟哌啶醇可被应用于临床治疗中。

（3）内源性阿片类物质：孤独症患儿的行为与阿片类物质成瘾者的行为类似，如成瘾者在中毒时表现为社交退缩、对疼痛反应迟钝；在戒断时表现为对刺激过敏、焦虑、心情不定。孤独症患儿也有类似表现。据此，有学者提出孤独症阿片类物质假说，认为孤独症患儿体内间歇性产生大量脑啡肽和内啡肽可能是病因之一，同时也是临床使用阿片类物质拮抗剂治疗孤独症的理论依据。

11. 孤独症与多巴胺有何关系?

越来越多的证据表明，孤独症可以在奖赏处理障碍的框架内概念化。孤独症社会动机理论认为，与人互动的动机减少和社交互动带来的愉悦感降低，可能使典型社会发展脱轨，并导致孤独症核心社交沟通缺陷的出现。神经炎症可能会破坏中脑边缘的多巴胺系统发育，这对社会奖励处理系统的最佳功能至关重要。这种神经炎症引起的中脑边缘多巴胺系统功能紊乱已在母亲免疫激活啮齿类动物模型中得到证实，该模型的后代表现出异常的多巴胺系统皮质功能，以及孤独症模型系统的行为特征。临床前的发现也得到孤独症患者中脑边缘神经炎反应增加的临床证据的支持。

中脑皮质多巴胺系统是负责奖赏处理行为的主要神经网络，包括奖赏方法、奖赏接收和基于奖赏的学习。奖赏处理由腹侧被盖区（ventral tegmental area，VTA）向纹状体、眶额皮质（orbitofrontal cortex，OFC）、腹内侧前额叶皮质（ventromedical prefrontal cortex，vmPFC）和前扣带回皮质（anterior cingulate cortex，ACC）发出的致密多巴胺能投射介导，形成对奖赏大小和概率敏感的中边缘多巴胺通路。奖赏-预测多巴胺暴发起源于VTA发送信号到纹状体，包括伏隔核（nucleus accumbens，NAc）。中脑皮质多巴胺系统的功能可以通过多种方法来评估，包括多巴胺水平、多巴胺代谢物和前体浓度，以及多巴胺受体结合活性。调节奖赏处理的神经回路进化（至少部分进化），以促进社会归属和依恋。中脑边缘多巴胺系统的提高可调节对社会和非社会刺激的反应，NAc的多巴胺传递调节社会游戏行为。在处理非社会奖励的过程中，社会互动会激活同样活跃的中脑边缘网络。中脑边缘回路的功能奖励刺激与高价值、激励显著性和动机相关。因此，奖励机制可能有助于编码和巩固社会经验的积极记忆，促进孤独症患者社会能力的恢复。

12. 孤独症与免疫系统有何关系?

研究显示，孤独症患儿自身免疫性疾病发生率较高，T细胞亚群也与正常人群有差别，这提示孤独症患儿存在免疫系统异常。免疫分子在大脑的发育过程中起着至关重要的作用，母亲妊娠期感染与后代孤独症的发病风险密切相关，推测可能与病原体感染导致母亲免疫系统激活有关。近年来提出一种假说，即“妊娠期间的炎症事件（如对感染的反应）可能导致神经发育关键阶段的一些免疫分子不正确表达，从而导致诸如孤独症等神经发育障碍的发生”。这个假说被Paul Patterson博士在动物实验中得到验证。小鼠妊娠期间被病毒感染或注射病毒，可对其后代免疫和神经系统造成显著和持续的功能障碍。除感染因素外，毒素暴露、母体应激和母体肥胖等也会影响炎症或免疫途径，最终导致神经回路异常发育和孤独症样行为。

孤独症患儿中疱疹、单纯性脑炎和巨细胞病毒感染的概率较高，这提示胎儿期中枢神经系统的感染可诱发孤独症。研究还发现，孤独症家族中患自身免疫缺陷病的成员多于对照组，免疫功能失调在本病中具有致病作用。另有研究表明，部分孤独症患儿T细胞（尤其是辅助性T细胞）及B细胞数量减少，抑制诱导T细胞缺乏，极可能导致婴儿期易受病毒感染，致使中枢神经系统感染而诱发孤独症，但有待进一步证实。

13. 孤独症有家族性特征吗?

1991年，美国约翰斯·霍普金斯大学医学院的Folstein和Piven报道孤独症的单卵双生子同病率为82%，双卵双生子同病率为10%。流行病学调查也确认孤独症同胞患病率为3%～5%，远高于一般群体，存在家族聚集现象。家族成员中即使无孤独症，也存在类似的认知功能缺陷患者，如语言发育迟滞、精神发育迟滞、学习障碍、精神障碍和性格内向等。患者中较高的癫痫患病率提示孤独症存在生物学或遗传性病因。近年来，各国关于孤独症的研究集中在寻找孤独症相关的候选基因（candidate gene），如一些常见和罕见的新发基因突变，以及染色体5p、7q、16p、15q部位的CNV，以及*FOXP*2、*CNTNAP*2、*PTEN*、*SHANK*3、*NLGN*等基因存在可重复的异常发现，包括以往发现的*FMR*1、*MECP*2基因等，可解释20%～30%的孤独症病因；剩余的70%～80%孤独症病例尚未确定异常基因。近年来，环境因素在孤独症发病中的作用也受到重视。表观遗传学认为，孤独症等复杂神经精神疾病可能不存在DNA水平的突变或异常，目前某些环境因素可能导致基因调控发育编程（developmental programming）水平异常（主要是甲基化或组蛋白作用），致DNA表达异常，从而产生神经系统发育障碍，临床表现为孤独症。另外，环境因素在孤独症发病过程可能起重要作用。

14. 孤独症会遗传吗?

近年来，越来越多的人类遗传学和分子生物学研究表明，遗传在孤独症发病过程中起非常重要的作用。有些学者提出，孤独症是以遗传倾向性为基础的认知障碍表现之一，轻者为学习障碍，而严重者为孤独症。一些由遗传因素引起的疾病，如结节性硬化症、苯丙酮尿症、脆性X综合征等患者伴有孤独症的不少见。Rutter等研究发现，孤独症的同胞患病率为2%～3%，高于一般人群50～100倍。August等研究发现，孤独症患儿的同胞中患有其他认知障碍（包括孤独症、精神发育迟滞、语言发育障碍、学习障碍）的比例高达6%～24%。但需要注意的是，如果一个疾病是基因传递的则必定会有家族聚集，但若某病是家族聚集并不能说明它一定是基因传递。家族不仅是基因遗传单位，也是对人类行为模式有巨大影响的环境和文化因素塑造单位。然而，对家族遗传性的证明是认识基因因素在该病的发病中是否起重要作用的关键步骤。目前，人们对孤独症的遗传方式尚不清楚，Bailey等通过分离分析研究，估计孤独症的遗传度为90%。截至目前，已有数百个基因显示与孤独症相关联，染色体分析、候选基因策略、关联分析、全基因组测序和全外显子组测序表明孤独症的遗传基础具有明显异质性，多基因遗传模式可能影响孤独症的症状表现。

15. 饮食对孤独症有何影响?

孤独症患儿常伴有胃肠功能紊乱症状，如腹泻、便秘、胃肠胀气等。食物不耐受是指某些特定种类的食物或营养物质引发的机体异常反应，可导致腹痛、腹泻和腹胀等胃肠道症状的发生。常见的不耐受食物主要包括牛奶、洋葱、豆类、甘蓝和小麦等，而孤独症患儿中食物抗体的阳性率更高。食物不耐受可增加孤独症患儿的肠道通透性，可使肠道内某些毒素和大分子异常代谢产物（如未被彻底消化的多肽片段）更易于透过肠黏膜屏障进入体内，影响机体免疫系统和神经递质的功能，进而可能引发孤独症患儿的异常行为。禁食不耐受食物可在一定程度上缓解部分孤独症患儿的相关症状，并改善患儿胃肠道、兴奋、挑食症状，改善孤独症患儿的临床症状。

出生后4个月内非母乳喂养是孤独症发生的危险因素。出生后母乳喂养且持续时间长可降低孤独症的发生率。母乳喂养的儿童可以从母体获得免疫球蛋白（immunoglobulin A，IgA）和其他激素类物质，从而提高儿童的免疫功能，降低感染风险。另外，母乳中的一些成分，如长链多不饱和脂肪酸、氨基酸、维生素及微量元素等，有利于儿童大脑的发育。母乳喂养过程中，母亲与儿童亲近接触和交流沟通的机会较多，在哺乳时很自然地增加了对儿童的爱抚。也有研究表明，母乳喂养可提高孤独症患儿及有孤独症倾向儿童的认知能力，从而降低孤独症样行为的发生风险。

16. 双生子会共同患孤独症吗?

双生子分为2类，一类是同卵双生（monozygotic twins，MZ），即由1个受精卵变异分裂，发育成2个婴儿，他们的性别、遗传因子相同，其孤独症同病率为36%；另一类是双卵双生（dizygotic twins，DZ），是由2个受精卵分别发育成2个婴儿，他们的遗传因子与父母相同，其同病率为0。同病率可说明遗传程度。同卵双生的双生子遗传基因完全相同，理论上同病率应该为100%，而实际上只有36%～91%，其差异必然是受其他因素影响。有学者提出，孤独症有遗传成分，但生后环境因素也起重要作用，双卵双生同病率理论上为0，但可能由于环境影响等，也会有一定共同患病的概率。综上所述，双生子可能会一起患孤独症，但并不一定会一起患孤独症。

17. 孤独症的脑部病理改变有哪些？

孤独症患儿出生时头围正常或轻度缩小，但在数月后，相对于正常婴儿，59%的孤独症患儿的头围迅速增长，超过正常婴儿的2个标准差甚至更多。这是脑过早发育的表现之一，是灰质和白质的过度增长，主要表现在前额叶、颞叶和扣带回皮质的过度增长。孤独症患儿双眼眶的间距增加也从一个方面体现出额叶发育异常。正常儿童额叶部分在2～9岁增长48%，孤独症患儿则只增长10%，而这个时期恰好是锥体神经细胞、突触和髓鞘形成的复杂时期。这种快速生长很可能影响神经突触的发育，而这些神经突触及髓鞘都与高级命令相关。

病理解剖发现，部分孤独症患儿的小脑、海马和杏仁核有细胞结构变化，脑萎缩性改变，但病例数很少，这些病理改变意义尚不明确。也有学者发现，孤独症患儿的颞中回有局限性病理改变和小脑浦肯野细胞减少，深部小脑灰质核神经元减少，而海马、杏仁核、嗅皮质及乳头体的神经致密神经元数量增多，这些发现是否具有特异性尚不确定。

18. 孤独症与神经器质性疾病有何关系？

儿童孤独症的病因和病理机制至今仍不明确，可能涉及多方面因素，如遗传因素、神经生物学因素、脑器质性因素、孕产期疾病、感染及免疫等因素。脑器质性因素是孤独症的可疑因素之一。国外有研究发现，很多孤独症患儿有过器质性脑病史，如脑膜炎、脑炎、铅中毒脑病、先天性风疹、脑瘫、巨细胞病毒感染、弓形虫病、严重脑出血等，这些患儿在检查中发现有多种神经系统异常体征，如肌张力增强或减低、动作笨拙、舞蹈样动作、病理反射、肌阵挛、姿势和步态异常、颤抖和斜视等，这些都是基底神经节（大脑半球深部的神经核）功能失调的征象。有些学者认为，孤独症是由出生时病毒感染引起的基底节功能失调导致的，此说法尚有待证实。

19. 孤独症患儿一定有神经系统器质性损伤吗？

少数孤独症患儿CT检查发现显著异常，如两侧大脑半球不对称、脑室扩大、脑体积增大等。有些研究还发现大脑半球偏侧优势化倒转、脑室扩大，但多数患儿无此表象。孤独症与神经系统异常可能有关系，但不具有特异性，并非所有孤独症患儿均具有上述神经系统异常。引起孤独症的原因众多，除神经系统器质性损伤外，还有遗传因素、神经生物学因素、孕产期疾病、感染及免疫等因素，因此，孤独症患儿不一定有神经系统器质性损伤。

20. 孤独症与微量元素有何关系?

血液中的微量元素改变与孤独症的发病或孤独症异常行为加重有一定关系。孤独症患儿常有血锌、镁、铁、钙离子含量降低，血铅、汞、铜离子含量升高的表现。锌与体内200多种酶有关，缺锌会导致DNA、RNA聚合酶等含锌酶缺乏，使神经细胞中DNA、RNA的含量减少而影响细胞分裂增殖，从而影响儿童发育；此外，缺锌可使海马的γ-氨基丁酸（GABA）水平下降，中枢神经递质功能失调。铜与锌是相互的拮抗剂，铜过量干扰锌离子的平衡，阻碍肾上腺皮质激素的产生，从而降低免疫系统功能。研究发现，孤独症患者去甲肾上腺素水平增加，低锌、高铜引起中枢神经递质功能失调可能是引发孤独症情绪和行为症状的可能机制。铁、钙等大脑微量元素缺乏或吸收障碍导致神经细胞在增殖分化过程中出现异常；铅、汞排泄障碍导致其在体内含量过高从而干扰神经递质正常代谢，出现大脑皮质异常放电，可能导致脑损伤。

21. 孤独症与感染有何关系?

大量资料显示，孤独症的形成与患儿母亲妊娠期感染及免疫异常有关。目前已知的相关病原体有风疹病毒、单纯疱疹病毒、梅毒螺旋体病毒、水痘-带状疱疹病毒等。母亲妊娠期病毒感染引起个体免疫缺陷，损害中枢神经系统发育，被部分学者认为是孤独症发病的重要生物学因素之一。病毒的持续性感染可使病毒在宿主体内持续潜伏数年甚至终身，从而导致免疫耐受，不能产生抗病毒免疫应答，故无法清除病毒感染，从而导致神经发育障碍，是病毒感染导致孤独症的重要原因。孤独症患儿的血液和脑脊液中存在一种异乎寻常的抗体，是否由于风疹病毒、流行性感冒病毒或其他病原体感染尚不清楚，仍需深入研究。

Binstock报道孤独症的免疫特征为非典型感染和核移细胞计数，相关特征为脑代谢减退和脑血灌注不足，其中一些患者有1种或数种病原菌长期慢性活动，有非典型亚临床感染症状。这些发现支持多数孤独症患者源自单核细胞内的病原体感染假设，病原体有麻疹病毒、巨细胞病毒、人类疱疹病毒-6型和鼠疫耶尔森菌等。因此，免疫损伤和非典型亚临床感染可能与孤独症发病有关，是预防治疗的突破口。

22. 孤独症与脑电图改变有何关系?

国内研究显示，30%～80%的孤独症患儿合并脑电图异常，多数表现为全导高-极高幅δ、θ波阵发性出现，以额区、中央区、顶区及颞区显著。大脑慢波的活动与更多的原始动机（如饥饿）、无意识活动及感觉编码相关联。Peter等观察到孤独症患者组大脑内长程连接数量和短程连接数量之间的比例显著低于正常人，尤其是涉及认知、语言、情感及运动的额叶、颞叶、杏仁核和小脑区域，其联系纤维的结构完整性广泛受到损害，并且这些结构异常已被证明与孤独症的核心症状有所关联，说明这些早期发育的结构异常可能是其功能障碍的结构基础。孤独症患儿出现以前头部显著增强的大脑慢波活动，这提示其具有较差的对原始动机的控制能力，并较难实现对外界刺激有意识的注意。

有国外学者报道，孤独症异常脑电图60%为棘波，但未见特异性波形，大部分是突发性异常脑电图，其中以棘波或尖波最常见，占61%。国内外文献报道孤独症患儿共患癫痫的比例为11.5%～38.3%，癫痫患儿中也有约21.0%共患ASD，提示癫痫可能为孤独症的共患疾病。王晨阳等报道80例儿童孤独症的脑电图分析，其中57例正常，23例异常，异常率为28.75%，明显高于同龄正常儿童，说明孤独症患儿有脑功能障碍。

23. 孤独症与脑干功能有何关系?

目前的研究发现，孤独症患儿存在脑结构和功能异常。在脑结构研究方面，部分孤独症患儿存在小脑发育不良、脑干缩小、杏仁核缩小、胼胝体缩小、海马缩小、扣带回缩小、大脑体积增大、侧脑室增大、尾状核体积增大。MRI矢状正中线扫描发现，孤独症患儿与对照组相比，第四脑室明显扩大，并且整个脑干明显缩小；MRI冠状位扫描显示孤独症患儿小脑明显缩小、第四脑室明显扩大。孤独症患儿的听性脑干反应（auditory brainstem response，ABR）存在异常，尤其是脑干传导时间延长，提示脑干功能障碍导致信息向大脑传递通路损害可能是造成孤独症患儿在认知、社会及语言能力等方面异常发育的原因之一。

24. 孤独症与围产期异常有何关系?

有学者认为，若存在胎儿期和围产期脑损伤，孤独症症状会于生后不久出现；若在出生以后的婴幼儿期发生脑感染或损伤，则可能经过一段正常发育以后才会出现孤独症症状。大量研究认为，早产是引起孤独症发病的危险因素之一，因为早产儿更容易出现各种认知障碍或行为异常。目前认为，剖宫产可导致新生儿呼吸窘迫综合征和新生儿黄疸，有学者认为剖宫产也增加了母婴心理压力或手术本身直接损伤胎儿，是孤独症发生的危险因素。新生儿期低出生体重、新生儿缺氧或窒息、新生儿黄疸等均被认为是孤独症的危险因素，但发病机制尚不明确。儿童孤独症与围产期危险因素有较大关系，其中围产期主要危险因素及其联系强度依次为先兆流产、遗传史、妊娠期病毒性感冒、早产、难产、妊娠期服药史、新生儿缺氧或窒息、新生儿黄疸。通过加强围产期保健，可以使其中多项危险因素得以减少，从而降低儿童孤独症的发生风险。

25. 孤独症与母亲妊娠期精神状态有关系吗?

母亲妊娠期心理应激和精神状态也是孤独症的重要风险因素。虽然学界一直强调精神疾病是多基因遗传性疾病，但心理应激在精神疾病病因学中的作用正逐渐受到临床医师和研究者的重视。有研究报道，孤独症患儿的母亲在妊娠期经历家庭不和及精神疾病的比例要显著高于对照组。目前认为，妊娠期心理应激是导致后代出现严重躯体、心理、行为和发育性异常的潜在风险因子。Beversdorf等进行的一项研究调查了188例孤独症患儿、92例唐氏综合征患儿和212例健康对照儿童的母亲在妊娠期经历心理应激的情况。结果显示，几乎在整个妊娠周期里，孤独症组母亲经历的应激数都显著高于对照组。即使在控制应激严重程度后，这种差异仍存在，并且妊娠第21 ～ 32周的差异最为显著。这一结果提示，如果母亲在妊娠第21 ～ 32周遭受严重的心理性应激，其孩子患孤独症的风险可能显著增加。母亲妊娠期心理应激和精神状态对后代的影响机制可能与促肾上腺皮质素释放素（corticotropin releasing hormone，CRH）、肥大细胞和细胞因子（如IL-6）密切相关。心理应激通常会导致下丘脑分泌CRH，并调节下丘脑-垂体-肾上腺轴（hypothalamic-pituitary-adrenal axis，HPA）。目前已知CRH在妊娠期炎症反应中具有免疫调节作用，很多细胞因子（如IL-1和IL-6）会引发胎盘组织分泌CRH。当发生宫内感染时，CRH会刺激外周血单核细胞分泌能渗透至胎膜和胎盘的IL-6等细胞因子。不仅如此，心理应激还会促使肥大细胞分泌细胞因子（如IL-6），而这些细胞因子会增加血-脑屏障的通透性。虽然目前尚无研究调查孤独症患者血-脑屏障的完整性，但一些大脑炎症性疾病（如多发性硬化症，该病患者会出现孤独症样行为）患者在出现临床症状之前，其血-脑屏障的完整性就已遭到破坏。急性应激会使炎症状态恶化，肥大细胞会参与这一过程，并且肥大细胞还会调节血-脑屏障的通透性，使胎儿的脑组织更易因炎性反应而受到损害。不仅如此，CRH还会增加人类结肠组织的肠道通透性，已有研究发现CRH与肠道炎症相关。在免疫反应早期，CRH会激活肥大细胞，使其释放多种促炎性细胞因子。循环系统中升高的CRH会单独或与其他分子一起，直接或通过激活免疫细胞（如肥大细胞）以破坏肠血-脑屏障，导致肠道内的神经毒性分子直接进入胎儿大脑，产生大脑炎症反应，损害大脑的结构和功能，从而导致孤独症。综上所述，母亲妊娠期心理应激与多种促炎性细胞因子的产生密切相关，且两者可相互促进。妊娠期心理应激和促炎性细胞因子均能刺激CRH的分泌，CRH可直接或通过炎症介质影响胎儿大脑，使孤独症发病的风险增加。

26. 孤独症发病与亲子间压力有关系吗?

孤独症与父母的性格、文化程度、职业、家庭经济地位、教育方法等无关，但良好的家庭气氛、和睦的双亲关系对孤独症患儿的培养教育、促进其社会化有积极的作用；相反，不良的家庭环境对孤独症患儿的预后不利。家庭环境不良与教养方式不当会使患儿的情绪和行为障碍及品行障碍的发生率明显增高，使孤独症患儿的沟通与交往障碍更加突出，预后亦相应受到影响。

27. 孤独症与母亲妊娠期感染有关系吗?

多项研究显示，儿童孤独症发病与许多妊娠期感染因素有关，以病毒感染为主，除风疹病毒、巨细胞病毒、水痘-带状疱疹病毒、单纯疱疹病毒外，还有梅毒螺旋体、弓形虫等。妊娠期病毒感染损害了患儿中枢神经发育，产生孤独症表现。李素水的研究发现，孤独症的围产期危险因素明显多于正常对照组，以病毒性感冒、难产、胎儿缺氧或窒息较为显著，提示孤独症的发病与围产期危险因素有关。分析原因，在母亲妊娠前3个月时正值胎儿大脑发育阶段，此时病毒感染易导致胎儿大脑发育异常而引起孤独症。妊娠期细菌/病毒感染会激活母体的免疫系统，导致多种炎症因子发生显著改变，从而影响胎儿的正常发育。细菌或病毒可作为抗原刺激B细胞，使B细胞活化并增殖分化成浆细胞或记忆B细胞，浆细胞能分泌抗体（如IgG）。微生物感染后，机体产生多种细胞因子，如γ干扰素（interferon-γ，IFN-γ）、白介素（包括IL-4、IL-5等）、肿瘤坏死因子（tumor necrosis factor，TNF），这些细胞因子通过与白细胞表面的受体结合而将其激活，从而引发炎症反应。妊娠期细菌/病毒感染所致的异常炎症反应很可能通过氧化应激这一途径来导致后代孤独症患病风险增加。因此，母亲妊娠期感染与后代孤独症的发病有一定相关性。

28. 孤独症与母亲妊娠期接受辐射有关系吗？

自20世纪80年代至今，射频辐射源，如双向无线电、便携式电话或手机，已经在环境中普遍存在。调查显示，1998—2007年，全球无线技术的使用量从2亿人次增加到30亿人次，而在这个时间范围内孤独症的病例数增长也加快。已知一些暴露于射频辐射的不利影响包括DNA损伤、染色体畸变、胎儿畸形、认知损伤、记忆缺陷、脑电图改变、血-脑屏障通透性增加、细胞内钙外流和细胞增殖等。鉴于辐射对健康的负面影响，应减少电磁辐射的暴露，特别是在脆弱群体中。妊娠期女性暴露于射频辐射设备时，胚胎和胎儿损伤概率增高，孤独症的患病风险也相应增加。研究人员明确指出，胚胎或胎儿应远离射频辐射。应避免妊娠期暴露于射频辐射的原因包括：①羊水可能不能长时间完全保护胚胎或胎儿；②骨盆结构促进射频辐射向深部穿透，辐射可被发育中的胚胎或胎儿吸收；③孤独症的发病被证实与暴露于神经毒性有关重金属（如汞）有关，而辐射能破坏细胞的运输和完整性，并在细胞中捕获重金属，从而导致重金属毒性症状。人们发现遗传易感个体面临更大的易患病风险，这可能与某些个体缺乏较好的重金属排泄能力有关。因此，母亲妊娠期应尽量减少辐射接触，这样有利于胎儿健康，减少孤独症的发生。

29. 孤独症与社会活动有何关系？

孤独症的特点是社会交流沟通困难，行为、兴趣或活动受到限制，呈现重复刻板行为。其中社会交往障碍是核心症状，妨碍了孤独症患儿进行社会活动及社会适应。主要表现在无法通过目光注视、面部表情、身体姿势等技能与人沟通互动，难以与家人建立健康的依恋关系，同伴交往中缺乏交流、合作及分享，难以发展出良好的友谊等。然而，社会活动是人类生存的基本需求，人类对他人的依恋和与他人交往是从出生即开始的，在完成社会化过程后，其大部分行为才能适应社会规范，具有较好的社会适应能力。人在社会生活中与周围的人发生各种互动对其社会生活有十分重要的作用，孤独症患儿亦是如此。50%～70%的孤独症儿童在成年后依然存在社会适应不良、生活不能自理等问题，给社会和家庭带来沉重的负担。因此，如何改善孤独症患儿的社交能力、增加其社会活动是孤独症康复的一大难题，也是必须解决的问题。

30. 孤独症与家庭环境有何关系？

家庭环境分物质环境和精神环境两个方面，其中精神环境居主要地位，是儿童心理行为发育最主要、最直接的环境，包括教养方式、家庭关系、父母行为、家长文化素质及家庭不幸的生活事件等。良好的家庭精神环境、和睦的双亲关系，对孤独症患儿的培养教育及促进其社会化有积极作用；而不良的家庭精神环境，如父母不和、分居、离异、家庭氛围紧张等因素，通常对患儿有不利影响。研究发现，孤独症患儿的家属经常表露愤怒和攻击情绪，遇到困难互相讽刺、埋怨，缺少相互之间的支持和帮助，较少参加娱乐文化等活动，均会形成不良的家庭环境。自Kanner于1943年首次提出“婴儿孤独症”以来，其病因就一直是备受关注的问题。早期曾认为，父母教育不当导致儿童焦虑和心理问题，是引起孤独症的重要病因学因素，家庭因素对发病有一定的作用。有报道称，多数孤独症患儿的父母具有孤僻冷漠、不合群、不善交际、要求完美、亲子关系疏远、缺乏同情心的个性特征。但近年的研究已推翻了这一观点。尽管如此，并不是说家庭环境与教养方式对孤独症不重要。良好的家庭氛围，和睦的双亲关系，家庭知识性、组织性、控制性，是孤独症发生的保护因素。相反，家庭矛盾性、父亲掩饰程度、母亲内向等不良的家庭环境会导致孤独症患儿预后不良，是孤独症发生的危险因素。家庭环境不良与教养方式不当会使儿童的情绪和行为障碍及品行障碍的发生率明显增高，使孤独症患儿的沟通与交流障碍更加突出，预后也相应受到影响。父母对该疾病现实的困惑、无奈与对患儿未来的担忧，可能会影响正常的家庭生活，是造成家庭环境不良氛围的主要原因。这种不良氛围既不利于患儿的康复治疗，使患儿容易出现多动、情绪不稳定等行为问题，也严重影响父母的生活质量。综上所述，孤独症患儿的父母需注意克服自身可能出现的不良的、激进的个性特点，改善教育方式，调整健康的生活方式和对待儿童康复治疗的心态，创造自然和谐的家庭氛围；父母在保证孤独症患儿康复的同时，也为其创造良好的心理健康环境，减少在环境因素上对其造成的伤害。医务人员在关注孤独症患儿的同时，也应重视家庭环境及父母的人格特征，并及时给出针对性和个体化的干预，保证孤独症患儿及其家庭健康、有序的生活。

31. 孤独症与父母职业和文化程度有关系吗?

最初所见的孤独症患儿父母大多为中等以上文化程度，家庭经济条件较好，多从事高知职业，这个可能与其知识水平、识别患病能力、求医的迫切程度、经济状况及交通条件有关。孤独症的首次提出者Kanner的最初印象也认为，“孤独症患儿的父母都比较聪明，家庭经济和社会地位比较高”等，但这与他只是根据到他诊所就诊的人员来判断有关，存在严重的偏倚，如果进行严格、全面的社区调查则不会出现这些问题。现如今，进行全面调查的结果已证明孤独症的患病与父母的文化程度、职业等无关。母亲高学历是孤独症患儿早期诊断的积极影响因素。Zuckerman等发现，受教育程度较低的父母可能比其他父母更无法理解自己孩子的病情，也不太相信自己有能力改善孩子的病情；而高学历父母对孤独症的认知程度高，故诊断时间早，家庭中母亲和孩子接触的时间通常比父亲多，故高学历母亲更容易发现孩子异常。另外，发现父母文化程度较高的孤独症患儿家庭，父母心理健康状况方面相对较好，生活质量、社会功能、躯体功能等均相对较高。父母作为患儿的主要照顾者，其心理健康直接关系着患儿的康复水平，因此，有效改善孤独症患儿家长的心理健康有利于患儿的治疗及预后。

32. 孤独症与父母性格有关系吗？

研究表明，90%的孤独症发病取决于父母的基因，父母的性格及家族精神病史都对孤独症的发病有一定影响。父母的性格既作为遗传因素，同时也在家庭生活中作为环境因素对孩子的身心健康发展产生重要影响。孤独症患儿的父母可表现出较多的焦虑、冲动、孤僻、退缩、过度敏感等特质，且这些特质呈聚集性出现在孤独症的多个家族成员中，其中部分特质可能导致孤独症的易患性。早先Kanner认为，孤独症患儿的父母都比较冷淡、离群索居、冷酷无情和“冰箱样”，但后来某些精神分析学家认为除了家庭引起的心理创伤以外，孤独症患儿体质脆弱、易受伤害是重要因素，患儿容易因受到创伤而产生退缩。研究显示，孤独症患儿的父母大多存在较为内向和高神经质（情绪稳定性差）的人格特征，患儿母亲这种特征更为明显。由于婴儿与母亲之间的某种病理性沟通形式，婴儿为了避免其中不可忍受的痛苦而做出绝望的挣扎，即儿童早期发生的“全面与外界隔离”。目前，孤独症是由父母教养方面问题导致的说法已经不被使用，因为这种说法会给父母造成罪恶感和内疚感，不利于父母以积极的态度配合医务和教育工作者对患儿的康复治疗。因此，父母的性格对孤独症的发病有一定影响，但不是主要因素。除发病受到影响外，患儿父母性格中的P因素及N因素，情绪因素中的躯体化症状、强迫症状、敌对症状、抑郁症状及焦虑症状也会对孤独症的筛查及诊断产生一定影响。

33. 孤独症谱系障碍合并注意缺陷多动障碍的发病原因是什么？

ASD和注意缺陷多动障碍（attention deficit hyperactivity disorder，ADHD）常合并发病，ASD共患ADHD的概率为30%～80%，而ADHD共患ASD的概率为20%～50%。国外研究报道，ADHD症状也是孤独症常伴的非特异临床表现之一，78%的孤独症患儿存在ADHD症状，高功能孤独症患儿常先被诊断为ADHD。符合ADHD症状的患儿通常具有更加严重的孤独症核心症状，存在更多的精神病理现象和社会交往障碍，而

ADHD症状本身又会加重患儿的学习和适应功能障碍。大量研究表明，ASD和ADHD均有部分遗传性病因，50%～72%的遗传因素在ASD和ADHD之间重叠。有多个候选基因与ADHD和ASD症状相关，但全基因组的关联研究尚未得到具有统计学意义的发现。其原因可能是由于ADHD和ASD均是具有极大异质性的多基因疾病，识别潜在遗传因素十分困难。除此之外，ADHD和ASD患者的胼胝体和左额叶灰质的体积也有所减少，并存在功能改变，如背外侧额叶、纹状体、丘脑和顶叶上区的低活化等。

34. 孤独症患儿为什么会患癫痫?

儿童神经发育障碍性疾病是由于多种遗传性或获得性病因影响大脑多能区，包括认知、运动、社会适应能力、行为等的慢性发育性脑功能障碍性疾病。孤独症和癫痫均属于儿童神经发育障碍性疾病。孤独症患儿常共患癫痫，原因如下。

（1）儿童神经发育障碍性疾病有共同的生物学背景，如*CDKL5*和*SCN2A*基因突变患儿可以共患孤独症、癫痫等多种神经精神疾病。

（2）癫痫儿童的心理健康问题发生率明显高于正常儿童，容易共患孤独症。

（3）基于人群的序列研究显示，精神疾病家族史与孤独症共患癫痫相关。

（4）围产期不利因素也在其中发挥作用。既往研究显示，母亲妊娠期病毒感染可能与2种障碍共患相关。基于人群的序列研究显示，较低的母亲妊娠年龄、较低的出生体重和较低的Apgar评分与孤独症共患癫痫相关，这种关联在智力障碍，尤其是女性智力障碍者中更加明显。

（5）患儿是否共患癫痫还与孤独症症状的严重程度及是否共患智力障碍有关，孤独症特征越严重，共患癫痫的风险越高。同时，共患智力障碍的孤独症患儿较无智力障碍的孤独症患儿有更高的癫痫发生风险，而且随智力障碍程度加重，癫痫共患率增高。

（6）孤独症患儿血抗体水平升高，可直接影响神经发育，提示其血-脑屏障功能损伤。

（7）很多研究发现，肥大细胞在固有免疫和适应性免疫，以及炎症反应中发挥重要作用，来自小肠或脑内的物质可能触发肥大细胞选择性地释放损害肠道屏障和血-脑屏障的许多介质（如IL-6等），与孤独症的病理学机制有关。此外，肥大细胞与IL-6也与癫痫发作的病理学机制有关。因此，孤独症伴发癫痫的病理机制是各种刺激因素如变应原、非免疫激活物（如CRH、神经营养因子、汞、线粒体DNA）激发肥大细胞释放某些促炎性细胞因子或分子（如IL-6、肿瘤坏死因子、线粒体DNA等），改变了血-脑屏障的通透性，脑局部出现神经炎性病灶产生癫痫的位点，导致癫痫发作。

35. 孤独症与患儿精神因素有关系吗?

孤独症与患儿的精神因素有关，儿童的心灵较为脆弱，当遭遇家庭不和睦或不完整、社会现象刺激、父母滥施体罚等不良事件影响了患儿的精神状态时，儿童容易患上精神疾病，如孤独症等。但孤独症主要是由基因和染色体异常、神经组件过度连接、大脑功能区域的连接不足、脑损伤、环境因素等引起的，患儿精神因素作用较小。不良的家庭环境主要是指父母不和、分居、离异、家庭气氛紧张等因素。教养不当包括过分保护、溺爱、惩罚及母爱剥夺等。自1943年首次提出“婴儿孤独症”以来，孤独症的病因问题就一直备受关注。半个世纪以来，医学界进行了大量研究，早期曾认为父母教养不当导致儿童焦虑和心理问题是引起孤独症的重要病因学因素，也有人认为家庭因素对发病有一定作用。据报道，多数孤独症患儿的父母具有孤僻冷漠、不合群、不善交际、要求完美、亲子关系疏远、缺乏同情心等个性特征，但近年来的系统研究已推翻了这一观点。尽管如此，良好的家庭气氛、和睦的双亲关系对孤独症患儿的培养教育、促进其社会化有积极作用。相反，不良的家庭环境对孤独症患儿的预后不利。家庭环境不良与教养方式不当使情绪和行为障碍，以及品行障碍的发生率明显增高，使孤独症患儿的沟通与交往障碍更加突出，预后亦相应受到影响。

36. 孤独症是精神病吗?

对于精神病，公众理解与专业视角有很大区别，可以理解为精神类疾病有广义（精神病学研究对象）和狭义（公众认为的精神病）之分。广义精神疾病属于精神病学科研究的范畴，包括所有类别的精神障碍。精神障碍是指大脑功能活动发生紊乱，导致认知、情感、行为和意志等精神活动不同程度障碍的总称，包括精神分裂症、躁狂抑郁性精神障碍、更年期精神障碍、偏执性精神障碍及各种器质性病变伴发的精神障碍（如阿尔茨海默病）等。精神病学研究范围十分广泛，精神分裂症、双相情感障碍、抑郁症、焦虑症、强迫症、酒精依赖、药物依赖、进食障碍、失眠症等都属于精神障碍，发育障碍、智力落后（属于精神发育迟滞）和各种能力及品行障碍也属于现代精神病学的研究范畴。大众所认为的狭义精神疾病主要是精神分裂症（大众说的“疯子”），这是一类严重的精神障碍，占比非常低，而且只要按时服药则通常不会有行为和情绪问题，完全可以与普通人一样上学、工作和生活。实际上，任何人都可能会有精神疾病，精神疾病与感冒发热一样普遍，但为什么人们希望撇清自己与精神病的关系呢？主要是因为人们（包括精神病患者本人及其家属）对精神疾病的病耻感而导致的。

目前，孤独症还没有统一、权威的定义。我国仍沿用《中国精神障碍分类与诊断标准》(*Chinese Classification and Diagnostic Criteria of Mental Disorders 2nd edition*, CCMD-2)将精神障碍分为10大类，其中包括儿童孤独症。迄今为止，人们对孤独症的起因还处于探索阶段，其可能是大脑的某个部位先天受损而导致的社会交往行为异常。儿童孤独症患者主要表现为人际关系障碍、对旁人缺乏感情反应、无同情心、离群、怪癖行为等，有时较胆怯但对惊吓无动于衷，喜欢保持固定的生活方式和环境；语言有严重缺陷，智力发育障碍，精神迟滞，对外界事物漠不关心，对某种东西或某一事物特别感兴趣等。孤独症是发生在儿童早期的心理发育障碍性疾病，对儿童正常的身心发育影响极大，属于精神病的范畴。

37. 性激素与脑损伤有何关系?

性激素对脑损伤具有保护作用。目前，人们对于雌激素、孕激素的研究较多，具体机制如下。

(1)雌激素对细胞膜液态镶嵌结构具有影响。用荧光方法研究发现，雌激素及其替代物可通过非基因机制来影响细胞膜液态镶嵌结构，使细胞膜融合活动及细胞膜流动性降低，从而发挥脑神经保护作用。

(2)雌激素使细胞外乳酸增加并进入细胞内，减少了兴奋性氨基酸所致的脑损伤，从而发挥脑保护作用。

(3)雌激素可在不影响血压的情况下使脑皮质血流增加，从而发挥脑保护作用。这是脑损伤后女性结果好于男性的关键，雌激素这一作用可能与一氧化氮合酶活性增加有关。

(4)研究发现，雌激素、孕激素具有良好的抗氧化作用。雌激素可保持脑血管的自动调节功能，减少神经毒素的产生，提供细胞营养等作用。孕激素则通过抑制毒素分泌及稳定细胞膜，减少过氧化物的损害，从而发挥神经保护作用。

(5)雌激素受体基因与*BCL2*基因表达密切相关。雌激素受体基因表达增加时，抗细胞凋亡基因*BCL2*也表达增加。

(6)雌激素具有促进脑神经细胞再生的作用。

38. 孤独症患儿的染色体有哪些异常?

2008年，在多伦多国际会议中心举办的孤独症大会上，儿童精神系教授Peter Shotmari解释了遗传因素在孤独症成因中的作用。主要有3种遗传机制与孤独症有关，约7%的孤独症主要由染色体异常导致，其染色体断裂或混乱引起的异常非常严重，在光学显微镜上即可看到。近年来的研究提及染色体核型分析异常在孤独症病因中的构成比为5%，且多为拷贝数异常，涉及片段包括1q21、3q29、7q11.23、15q11.2～q13.1、15q12、15q13、16p11、17q12、22q11.2和Xq；其中多为局部的基因组区段重复，如15号染色体长臂端区段（15q11～q13）异常，该区段有GABA受体基因组之一的*GABRB*3基因和导致快乐木偶综合征的*UBE3A*基因的重复。有研究用蛋白质结构解析法进行分析，但由于研究团队所采用的染色体解析方法不统一，加之孤独症患者存在明显的遗传异质性，结果存在差异；但其中7号染色体长臂端（7q）得到肯定，该区域被称为孤独症易感区1，尤其是7q22～q32区段最为明显，与之相连的区段存在与“语言”脑神经形成相关联的基因群；此外，2q、3q25～q27、6q14～q21、7q31～q36等区段也多次被提及。

39. 蛋白质组学在孤独症谱系障碍研究中有何作用?

蛋白质组学是从整体角度分析细胞内蛋白质组成的动态变化、表达水平和修饰状态，了解蛋白质间相互作用，揭示蛋白质功能与细胞活动的规律。通过蛋白质组学技术可以分析组织中蛋白表达和修饰的差异、分离疾病分子标志物，该项技术已在各种疾病的研究和诊断中广泛应用，特别是在儿童发育紊乱疾病领域，蛋白质组学技术在ASD方面的研究也具有极大的潜力。应用ASD患者脑组织进行蛋白质组学分析，可以发现一些与脑发育相关的蛋白。例如，胆固醇既与神经系统发育相关，又与ASD相关。通过对ASD患者脑组织进行蛋白双向凝胶电泳分析发现，*GLO*1在419号氨基酸位点发生突变（C419A），随后进行*GLO*1基因序列分析，发现该突变在ASD患者中明显比正常人群高，证明该突变能显著降低*GLO*1的活性。也可应用ASD患者脑脊液进行蛋白质组学研究，但相关报道极少，脑脊液对于ASD的研究价值有待发掘。相对而言，应用ASD的血清进行蛋白质组学分析的研究较多，ASD可能会导致患者血液中蛋白质、多肽、神经递质等组分和活性发生变化。因此，通过检测血液中蛋白质和多肽等物质的异常变化，可以发现ASD与这种变化之间的关系。虽然目前尚未从血液中找到确切的ASD生物学标志物，但ASD能导致血液中的蛋白组分改变是肯定的，特别是免疫系统相关蛋白。蛋白质是生命活动的执行者，ASD的临床表现可能是由于相关蛋白发生了改变而产生的，如突变导致蛋白质、氨基酸序列改变，基因调控区突变导致蛋白表达量发生变化，或者蛋白质被异常修饰等，使用蛋白质组学技术可能发现这些变化。

40. 孤独症谱系障碍患儿的脑-肠轴有何改变?

脑-肠轴是肠与脑之间一个复杂的、双向的生理通信网络系统，是神经发育网络的一部分，并参与多种神经精神疾病（包括ASD）的发病。胃肠道症状，如腹痛、腹胀、腹泻、便秘是ASD患者常见的并发症。有研究证实，与对照组相比，ASD患者肠道微生物有改变，存在肠道菌群失调。肠道微生物能产生毒素，通过脑-肠轴与中枢神经系统相互作用，影响人类的认知和情绪，并且越来越多的证据证实脑-肠轴参与了ASD的发病。

ASD发病的一个潜在因素是其肠道通透性增加，即所谓“肠漏”。ASD动物模型实验揭示其胃肠屏障存在缺陷，可能由于ASD个体Claudin（CLDN）家族蛋白CLDN-5、CLDN-12、CLDN-3和MMP-9增加，而其肠道密切相关成分如CLDN-1、OCLN、TRIC减少，导致肠道屏障和血-脑屏障受损，导致毒素和细菌产物进入血流，从而影响脑功能。

ASD患者胃肠功能紊乱可能与肠道微生物改变有关。若干独立研究进一步确认了ASD与一些微生物（包括不同种类的细菌和念珠菌）的过度生长有关。ASD患儿常存在厚壁菌门密度增加，拟杆菌门、变形杆菌门密度降低；梭菌属、萨特菌属、胃球菌属较健康对照组显著增加，其中萨特菌属具有调控黏膜代谢和胃肠上皮完整性的作用。ASD胃肠功能紊乱还可能与肠道生态失调有关，肠道生态失调主要表现为以肠道炎症和胃肠功能改变为特点的脑-肠轴可见的基因表型破坏。

41. 孤独症谱系障碍患儿的代谢病筛查有何异常?

遗传代谢病患者常共患ASD，但ASD共病遗传代谢病的比例并不高，其代谢病筛查常表现为正常，故对于ASD患儿的代谢病筛查不应盲目进行。绝大多数与ASD相关的遗传代谢病患儿也同时具有阳性家族史或既往史，或表现出其他临床症状，提示其可能患有遗传代谢病。这些临床症状包括共济失调、肌张力异常、小头畸形、癫痫和智力障碍等，这些症状有时可以提示与ASD共患的已知疾病，从而提示下一步应该进行哪些检查，而不是盲目地对所有ASD患儿进行遗传代谢病筛查。而在罕见的情况下，ASD作为一个孤立的临床表现出现在少数遗传代谢病的早期（如未经治疗的苯丙酮尿症、糖原贮积症Ⅲ型、尿素循环障碍等）。经验证明，对外观正常且适度言语损害的高功能ASD患儿进行代谢筛查的收益极小。选择性代谢病检测要想获得收益，应在临床发现具有提示性、启发性的情况下进行，如具有嗜睡、周期性呕吐、早期发作性癫痫、畸形特征和智力障碍等提示遗传代谢病的临床表现。

42. 食物过敏对孤独症谱系障碍有何影响?

食物过敏为食物蛋白引起的异常或过强的免疫反应，可由IgE或非IgE介导。食物过敏的症状多样，可累及包括口腔、皮肤、气道、消化道等多个器官，是引起严重过敏反应的最常见因素之一。人群调查和住院调查均显示，食物过敏及食物过敏诱导的过敏症在过去十年不断增加，且与支气管哮喘和变应性鼻炎相比，食物过敏流行性的增长更为明显。母亲妊娠期生活方式和感染、营养失调、环境污染、社会经济水平、母亲教育水平、维生素D缺乏及过敏等均被报道作为环境因素参与了ASD的发生。流行病学调查发现,ASD与食物过敏的发病率在最近数十年均有明显增长，提示两者可能存在关联。目前研究显示，ASD患儿较正常儿童更易产生胃肠道症状，且这些症状与孤独症行为的严重程度密切相关。规避某些食物，如麦麸蛋白、谷蛋白等，不仅能缓解胃肠道症状，还能提高ASD患儿的认知水平。

食物过敏作为一种常见的引起胃肠道反应的原因，与ASD关系密切。一项关于儿童健康的国家调查结果显示，ASD患儿的父母描述他们的孩子和正常儿童相比有更多过敏症状，其中以食物过敏最为常见。de Theije等也认为，食物过敏会引起孤独症样行为。有研究指出，ASD患儿中有食物过敏者所获得的刻板行为分数较高。可见ASD患儿常合并食物过敏，并且食物过敏可能会进一步加重ASD症状，而规避某些食物（如谷蛋白）能够缓解部分ASD患儿的认知和行为。目前已有文献指出，食物过敏是ASD的危险因素之一，并可能在其病理生理机制中扮演着重要的角色。

43. 家庭养育方式对孤独症谱系障碍有何影响?

有研究显示，父母对男孩的管教较为严厉、干涉较多；对女孩则是倾注了更多的温暖和理解，较少采用惩罚措施，保护意愿强烈。父母采用不同的教养方式可能与男孩和女孩不同的性格特征有关。男孩大多较为调皮，女孩大多较为温顺。来自城市的ASD患儿父母教养方式中干涉、偏爱等因子明显高于农村患儿父母。国内有研究显示，父母的温情和理解与ASD患儿行为特征及下属各因子呈显著正相关。父亲惩罚严厉、过分干涉，母亲过度干涉、保护与患儿的语言呈显著负相关；父母的拒绝、否认与患儿躯体运动、生活活动能力呈显著正相关；父母偏爱、父亲过度保护与患儿躯体运动、生活活动能力呈显著负相关。以上结果说明，父母采用温情和理解等积极的教养方式，有利于ASD患儿良好行为的形成，有助于培养ASD患儿的感受行为与社交能力；而父母采用偏爱、惩罚、过分干预等消极教养方式将抑制患儿的正常行为，直接影响患儿的语言、运动和自理能力。父母作为儿童成长过程中最重要的角色，对儿童的心理和生理健康起决定性作用，父母的教养方式直接影响着儿童的态度和行为。ASD患儿在成长发育的不同阶段会出现不同的问题，父母作为孩子最亲密的接触者，如果在教育过程中能够尊重孩子，出现问题能及时进行交流，注重对孩子沟通与人际交往等能力的培养，能够带动良好亲子互动的家庭氛围，有利于患儿康复。如果父母在教育过程中以个人意愿为中心，不能及时调整教育方式，不仅会影响自己的心理健康，还会加重孩子的异常行为。因此，医护人员应利用多种传媒途径为ASD患儿父母提供疾病相关信息，指导患儿父母采取正确的教养方式，培养患儿正常行为能力，指导其积极参与患儿的康复，提高治疗与康复效果。

有研究指出，儿童社交情感功能与父母家庭教育呈正相关。生活在不良家庭养育环境下（如苛责、暴力、忽视等）的患儿更易出现行为问题，而孩子与父母之间加强情感交流可以降低这种风险。另有文献报道，父母频繁吵架、离异、家庭关系紧张是儿童产生心理行为问题的危险因素。国内研究显示，无视孩子或过多干涉孩子的生活，以及频繁惩罚孩子、家庭气氛差、家庭给予孩子社会适应机会少是ASD发生的危险因素。

44. 孤独症谱系障碍患儿的脑结构有哪些异常?

神经生物学研究发现，ASD不是特定脑区的局部损伤，而是发育早期脑部整体组织结构异常。ASD最常见的神经解剖学特征就是婴幼儿早期大脑体积过度增长。与正常发育的儿童相比，ASD患儿大脑更早出现加速发育，从而导致神经网络连接的改变。ASD患儿普遍表现出整体大脑神经元连接不足，以及特定脑区（如额叶和枕叶）局部连接过度模式。此外，神经发育机制相关基因在ASD中表达下降，而参与免疫过程的基因表达上调，从而引起突触发生异常、兴奋性和抑制性神经元比例失衡，并进一步影响神经网络连接发育。

近年来，随着诊断标准的更新，ASD发病率也有所上升。近期研究发现，世界范围内的ASD发病率为0.1‰～7.0‰；其中针对我国ASD发病率的研究发现，ASD发病率为10.8‰。一项在美国学龄期儿童中进行的流行病学研究发现，ASD发病率为4.1‰；同时在一项针对4～6岁学龄前期儿童的研究中发现，ASD发病率为9.3‰。通过对我国上海地区的学龄前期及学龄期儿童进行大样本筛查发现，ASD发病率为2.59‰。对确诊ASD的部分儿童进行头部MRI检查发现，ASD患儿脑结构异常检出率为55%，其中最常见的异常类型包括单侧或双侧脑室扩大（80%），以及单侧或双侧额颞脑沟加深（30%）。该项研究中，73例完成头部MRI的ASD患儿，有40例（55%）存在脑结构异常；40例ASD患儿中共发现5个部位病变，其中单侧或双侧脑室扩大者32例（80%），包括17例单纯性病变，3例合并单侧或双侧额颞脑沟加深、双侧侧脑室白质信号降低，3例合并单侧或双侧额颞脑沟加深，2例合并大小脑延髓池，2例合并双侧额颞脑沟加深、颅后窝蛛网膜囊肿，1例合并双侧颞叶海马区、右侧枕叶多发软化，1例合并中线占位考虑脂肪瘤、双侧额颞脑沟加深，1例合并脑室后角后方点状异常，1例合并基底节小腔隙灶，1例合并蛛网膜囊肿；单侧或双侧额颞脑沟加深者12例（30%），包括3例单纯性病变，3例合并单侧或双侧脑室扩大、双侧侧脑室白质信号降低，3例合并单侧或双侧脑室扩大，1例合并双侧脑室扩大、双侧侧脑室后角白质信号降低、颅后窝蛛网膜囊肿，1例合并中线占位考虑脂肪瘤、双侧脑室扩大，1例合并颅后窝蛛网膜囊肿、双侧脑室扩大；双侧侧脑室白质信号降低者5例（12%），包括3例合并单侧或双侧脑室扩大、单侧或双侧额颞脑沟加深，1例为单纯性病变，1例合并双侧脑室扩大、双侧额颞脑沟加深、蛛网膜囊肿；脑室周围白质软化者1例，为单纯性病变；小脑扁桃体位置偏低者1例，为单纯性病变；胼胝体部分缺如者1例，为单纯性病变。与正常儿童相比，ASD患儿双侧侧脑室白质信号降低、单侧或双侧额颞脑沟加深比例差异有统计学意义（$P<0.05$），余脑结构异常差异无统计学意义（$P>0.05$）。

45. 环境污染与孤独症谱系障碍发病有关系吗?

随着社会工业化发展，环境污染带来的各种风险已突显，食品安全、垃圾处理、大气污染等问题也给胎儿和生长发育中的儿童造成很大影响。尽管联合国及各国政府已积极采取各种措施，但仍存在汽车柴油尾气大量排放，部分工厂、企业、日化品厂生产的商品所含毒性物质不在政府严格监管之内等现象，长此以往，对人类，特别是对儿童健康造成严重威胁。目前，有关ASD形成环境作用机制的研究显示，ASD发生可能与神经毒性物质有关。神经毒性物质可直接破坏神经系统的发育，同时也可引起免疫失调、脂质代谢异常、线粒体功能紊乱，从而导致神经发育异常。3岁前是大脑神经系统发育成熟的关键时期，因此，ASD大多在婴幼儿期起病。

目前，针对环境污染与ASD相关性的研究是国外学者探讨的热点，多数研究结论支持环境污染是ASD发病的危险因素。除以上因素外，某些化学工业制剂，如燃料工业常用的喹啉衍生物、用于合成橡胶及塑料的苯乙烯、胶片制剂二氯甲烷等物质也可能是ASD发病的危险因素。ASD并非单一因素性疾病，大量文献报道，ASD是基因与环境共同作用的结果，环境可改变致病基因的表观学形态，影响大脑神经系统发育，与ASD发病率呈相关性。因此，妊娠期女性及婴幼儿应尽量避免或减少接触可能的环境污染因素，以降低ASD的发生率。对环境危险因素的研究不仅可明确环境因素与ASD之间的联系，还可为预防ASD及采取有效治疗措施提供依据。环境污染是全世界普遍问题，且对人类健康危害巨大，因此，未来这方面的研究仍有待进一步开展。

46. 孤独症谱系障碍发病中免疫因素发挥何种作用?

（1）母体免疫激活：小胶质细胞及其产生的免疫分子，如细胞因子和趋化因子是大脑正常发育的关键。目前有假说认为，女性在妊娠期发生炎症反应，可能在胎儿神经发育的关键阶段扰乱免疫分子的正常表达，从而增加孩子患ASD等神经发育障碍性疾病的风险。Paul Patterson博士等向妊娠小鼠注射病毒或使其感染病毒，发现小鼠后代的免疫和神经系统功能受到显著影响，这一动物研究表明，母体免疫激活与子代患ASD有关联。Bilbo等进一步研究发现，在这种多次暴露的母体免疫激活模型中，TLR/IL-1/炎症小体通路存在持续的启动或敏化作用，可能会导致ASD相关行为缺陷。除感染外，毒素暴露、母亲压力和肥胖也会影响炎症或免疫途径。

（2）子代免疫紊乱：Masi等分析了743例ASD和592例健康对照者的19种细胞因子后发现，ASD患者IL-1β（$P<0.001$）、IL-6（$P=0.03$）、IL-8（$P=0.04$）、γ干扰素（IFN-γ）（$P=0.02$）、嗜酸性粒细胞趋化因子（$P=0.01$）和单核细胞趋化蛋白-1（$P<0.05$）的浓度显著高于健康对照组，而转化生长因子（TGF）-β1的浓度显著低于健康对照组（$P<0.001$）。ASD与免疫状态的改变、氧化应激的增加及以大脑不同部位的小胶质细胞激活为特征的活跃神经炎症过程有关。

47. 孤独症谱系障碍患儿有哪些神经生化学异常?

目前ASD的病因仍不明确，越来越多的研究表明，生物学因素在ASD的发病中发挥重要作用。目前有文献报道，ASD患儿的神经生化学异常包括5-HT水平降低、多巴胺异常、内啡肽过多、蛛网膜下腔脑脊液增加、褪黑素减少及免疫系统功能紊乱，其中认为ASD患者社会认知障碍与前、后扣带回5-HT结合率降低有关，重复和/或强迫行为、兴趣狭窄与丘脑5-HT结合率降低有关。多巴胺转运体功能异常可能会增加患ASD及相关神经精神疾病的风险。针对部分患者脑脊液和尿中多巴胺主要代谢产物高香草酸升高的情况，推测其与疾病严重程度有关。内啡肽过多会导致社交退缩、行为异常及感觉迟钝，提示ASD患儿体内内啡肽过多。褪黑素是一种产生于松果体的内源性神经激素，由色氨酸通过代谢中间体合成。ASD患者夜间褪黑素浓度降低。ASD与免疫系统功能紊乱有关，ASD患者存在免疫细胞异常，免疫反应激活导致自然杀伤细胞数量增多，活化B细胞和T细胞增多，这些细胞相互作用，打破对自身蛋白的免疫耐受，引起自身免疫反应，进而产生自身抗体。一些细胞因子参与ASD的形成，如粒细胞-巨噬细胞集落刺激因子（granulocyte-macrophage colony stimulating factor，GM-CSF）、IFN-γ、IL-1β、IL-2、IL-4、IL-5、IL-6、IL-8、TNF-α、TNF-13等。

48. 孤独症的神经心理机制是怎样的?

神经心理机制是基于神经心理学及影像学等研究结果提出的儿童孤独症3种认知缺陷理论，分别是心理缺陷理论、中央信息整合缺陷理论和执行功能紊乱理论。

（1）心理理论是个人识别他人心理状态（需要、信念、愿望和情绪等），并由此对他人的行为做出因果性的解释和预测能力。该能力在社会认知、社会交互、想象和交流中具有重要作用。儿童孤独症的心理缺陷理论是Baron-Cohen等于1985年提出的，被广泛用于儿童孤独症的症状解释和相关研究的开展中。研究结果显示，孤独症患儿在识别他人面孔和表情方面存在显著缺陷，在心理理论任务的诸多方面存在异常。孤独症患儿在归因自己和他人的心理状态上存在困难。

（2）中央信息整合能力是指人类大脑具有将各种局部或细节信息进行有机整合，形成整体并综合处理的倾向。中央信息整合缺陷理论由Firth于1989年首次提出，是指个体关注细节而非整体，缺乏将各个局部信息整合成整体并综合处理的能力。孤独症患儿有中央信息整合能力缺陷，在信息加工过程中注意细节加工，忽略整体意义或情境的意义。

（3）执行功能是指个体在实现某一特定目标时，以灵活、优化的方式控制多种认知加工过程以协同操作的认知神经机制，包括疏远当前情景、抑制不适反应、计划行为顺序、操作监控和反馈、转移注意方向、灵敏性或伴随抑制控制的工作记忆等，它是一个涵盖广泛的高级认知过程的总称。国外研究显示，孤独症患儿从一个分类原则转换到另一个分类原则时存在困难，思维灵活性存在缺陷-抑制控制能力弱和计划能力弱等。虽然孤独症患儿存在上述缺陷，但相关研究尚不够充分，其机制仍旧不明确；此外，这些缺陷也并非孤独症所特有，故还需要大量研究进行论证。

49. 孤独症的生物学机制是怎样的?

孤独症的发病机制目前尚不清楚，从一些研究中总结出与其发病有关的机制有以下几个方面。

（1）孤独症患儿血铅水平增高，铅可通过血-脑屏障进入中枢神经系统而影响其功能，从而增加孤独症患病风险。

（2）孤独症患儿血液里镁和锌离子含量降低，且锌/铜比值较正常儿童低。锌与体内200多种酶相关，介导上调金属硫蛋白（metallothionein，*MT*）基因的表达。低表达的锌可能会致使神经细胞中DNA、RNA的含量减少从而影响细胞增殖，并且可能会改变*MT*的神经保护系统功能，最终引起中枢神经递质功能失调而导致孤独症。

（3）神经影像学技术中模式分类结合功能磁共振成像技术分析孤独症患者和正常人的全脑功能连接，发现在孤独症患者静息状态下全脑功能连接异常，这种连接异常的判别指标与其智商（intelligence quotient，IQ）值显著性相关。这些异常广泛分布于大脑的各个区域，并呈现出局部内连接减弱、长连接增强的趋势。

（4）磁共振成像研究发现，孤独症患者的大脑总体积，顶叶、颞叶及小脑半球的体积增加，杏仁核、海马及胼胝体的体积缩小。

（5）遗传因素是孤独症重要致病因素之一。Ronald等对双生子患孤独症的统计研究表明，同卵双生患病率是30%～90%，而双卵双生患病率为0～5%。

（6）孤独症的发病与母亲妊娠期的心理应激有关。妊娠期心理应激与多种炎症细胞因子的产生密切相关，且两者相互促进。妊娠期心理应激和炎症细胞因子都能刺激CRH的分泌，CRH直接或通过炎症介质影响胎儿大脑，增加孤独症的发病风险。

50. 喂养方式与孤独症发病有关系吗？

孤独症患儿人工喂养的比例明显高于健康儿童。我国学者戴旭芳对37例孤独症患儿的喂养情况进行了调查统计分析，结果发现，孤独症患儿以人工喂养为主，而母乳中所含各种营养物质的比例适宜，并且含有婴儿大脑发育所必需的氨基酸，这些物质对婴儿早期的神经系统发育起非常重要的作用。另外，母乳喂养能够增加母子之间的感情交流，有利于婴幼儿的社会心理和适应性的发育。与健康儿童相比，孤独症患儿母乳喂养的比例明显较低，推测喂养方式与孤独症发病有一定关系。

早在1989年，Vogela等就已经提出母亲按照儿童性别来进行哺育方式的选择，对儿童孤独症的发生存在一定影响。有研究显示，婴儿在出生后第1周断奶，其患孤独症的概率远高于正常母乳喂养儿童。在喂养方式的选择方面，4个月内持续采用纯母乳喂养的儿童其孤独症阳性率仅为2.2%，纯配方喂养和混合喂养的儿童其孤独症阳性率却可达到3.5%，显然母乳喂养对降低孤独症发生的概率具有直接影响力。孤独症患儿出现孤独症病症与其在婴儿期家长喂养方式和喂养辅料的选择密切相关。

51. 中国人群儿童孤独症的危险因素有哪些？

近年来，我国针对儿童孤独症危险因素的研究引起诸多学者的关注，但研究结果并不一致。有研究综合近11年关于中国人群儿童孤独症危险因素的病例对照研究结果，运用荟萃分析方法，筛选中国人群儿童孤独症的主要危险因素。研究结果显示，遗传史、新生儿黄疸、新生儿缺氧窒息、孕周异常、先兆流产、妊娠期服药史、妊娠期被动吸烟、妊娠期疾病史、母亲性格内向、父亲性格内向为儿童孤独症的危险因素。目前，多数研究认为，儿童孤独症有重要的遗传基础作用，孤独症的发病主要取决于父母的基因、父母的性格及家族精神病史。有研究提示，遗传因素对儿童孤独症的影响占20%～30%，但尚未发现特异性的基因。此外，父母性格作为遗传因素，同时也是家庭生活中的环境因素，对儿童身心健康发展同样起重要作用。国内研究结果表明，新生儿黄疸增加孤独症的发病概率。国外Maimburg等研究显示，新生儿黄疸是孤独症发病的危险因素，当血清胆红素水平＞300 μmol/L时，罹患孤独症的概率显著增高。还有研究表明，新生儿缺氧窒息与孤独症的发病相关，其原因可能是缺氧增加多巴胺的活性，使孤独症患儿的多巴胺过度激活。此外，脑组织对缺氧的敏感性高，缺氧可能造成神经系统损伤，进而升高孤独症的发病率。国内于红等的研究表明，母亲有先兆流产史的新生儿在早期发生孤独症的风险显著增加，具体机制尚需进一步研究。另有研究表明，先兆流产常表现为妊娠期阴道出血，而阴道出血会造成胎儿缺氧，进而对大脑神经系统发育造成不良影响，升高孤独症的发病率。母亲妊娠期疾病史和服药史可能升高儿童孤独症的发病率。Atladottir等的研究表明，母亲妊娠期前3个月流行性感冒病毒感染可使子代孤独症发病率提高3倍。Brown的研究发现，孤独症患儿母亲妊娠中期体内IL-4、IL-5和IFN-γ水平显著升高，羊水中肿瘤坏死基因和TNF-α水平显著提升。Parker 等对丹麦10 000多例孤独症患者的研究表明，母亲妊娠期病毒感染与孤独症的发病存在显著关联。Gardener等的研究显示，使用精神科药物使孤独症的发病率提高68%，妊娠期使用大量激素的母亲产下孤独症患儿的风险甚至大于有精神障碍的母亲。孕周异常（＜35周或＞41周）是孤独症发病的危险因素，孕周＜35周患孤独症概率是正常儿童的4倍，其原因可能是早产新生儿并发症较多，影响儿童早期脑发育，从而引起神经系统发育异常，增加儿童孤独症的发病风险。Tran等的研究显示，母亲妊娠期吸烟或被动吸烟是导致胎儿发育障碍的最主要原因。苏媛媛等的研究显示，母亲妊娠期被动吸烟组子代孤独症患病率是对照组的3.53倍。尼古丁代谢产物可铁宁是烟草烟雾接触的敏感指标，随着孕妇被动吸烟量的增加，脐带血的可铁宁含量不断增加，从而影响胎儿的正常发育。

52. 父母体重与子代孤独症谱系障碍有关系吗？

有研究显示，母亲妊娠期或孕前超重/肥胖，以及妊娠期增重过多可增加子代罹患ASD的风险。2016年，Wang对母亲妊娠期体重指数（body mass index，BMI）与子代ASD的关联研究进行荟萃分析，结果显示，母亲妊娠期超重或肥胖其子代发生ASD的风险较妊娠期正常母亲的子代分别增加了1.28和1.36倍，BMI每增加约5 kg/m^2，子代发生ASD的风险增加16%。还有学者发现，相较于母亲，父亲肥胖可显著增加子代发生ASD的风险。但目前大部分相关研究报道集中于欧美国家，并且增加风险的程度及关键时间窗（孕前肥胖还是妊娠期增重过度）结论并不一致。

2018年，邱婷等的研究发现，ASD组母亲孕前即存在父母超重和肥胖的检出率均高于正常对照组，其中父亲超重和肥胖检出率两组间差异有统计学意义。该结果表明，相较于正常对照组儿童，ASD组母亲孕前父母超重和肥胖的情况更加严重，但该研究并未发现母亲妊娠期增重对子代发生ASD的影响，也未发现母亲孕前超重/肥胖与子代ASD患病的关系。Bilder等发现，母亲妊娠期增重可增加子代ASD发生的风险。加拿大的一项研究发现，母亲妊娠期体重＞90 kg是子代发生ASD的独立风险因素。国内研究表明，母亲孕前高BMI组其子代患孤独症的风险是正常BMI组的3.7倍，但该研究采用的超重诊断标准及ASD诊断标准与Bilder的研究有所不同。相对于母亲，父亲BMI对子代ASD影响的研究较少。Surén等发现，相较于母亲，父亲超重或肥胖对子代发生ASD的影响更大。为了降低子代ASD的患病风险，在母亲妊娠前，父亲的体重也需要控制在正常范围。目前其影响机制尚不明确。Surén等还认为，肥胖的父亲与子代ASD之间可能存在2种基因关联：①突变的基因从肥胖父亲遗传给了子代，引起ASD的发生，16p11.2区域的基因突变同时与ASD和肥胖相关；②在表观遗传学方面，肥胖可引起基因的DNA甲基化，从而影响子代的神经系统发育，但目前具体影响机制尚无定论。

53. 维生素A与学龄前孤独症谱系障碍儿童症状有关系吗?

ASD的发病原因十分复杂，包括环境、基因和生物因素等。营养素作为一个重要的环境因子，对ASD的作用不可忽视。营养素在中枢神经系统中发挥重要作用，它们可以刺激神经细胞的发育、迁移和分化。必需的维生素和矿物质通过多种细胞的生化反应维持着人类健康。维生素A是调节包括生长发育在内的重要生理过程的关键因子，其与学龄前ASD患儿的症状存在相关性。视黄酸（维生素A的活性代谢产物）可以参与中枢神经系统细胞的增殖和分化，调节突触可塑性。维生素A缺乏不仅影响海马的突触可塑性，还影响空间学习记忆能力，并可通过抑制海马神经元钙离子的活性损伤认知功能。有研究表明，ASD患儿的维生素A水平明显低于正常儿童。维生素A主要影响适应性和语言，维生素A缺乏会影响ASD患儿的神经发育，导致感觉障碍、社会退缩及日常生活能力落后。长期多种营养素缺乏可影响ASD的认知功能。因此，维生素A缺乏会增加学龄前儿童罹患ASD的风险。

54. 母亲自身免疫性疾病与子代孤独症谱系障碍有关系吗？

ASD患病率呈逐年上升趋势，目前最新研究表明，ASD的患病率约为1/44，且该病患病率和致残率高，已成为世界重大公共卫生问题。其具体病因尚未完全明确。有研究发现，母亲妊娠期患自身免疫性疾病后，一些细胞因子和自身抗体可能通过垂直传播或加重缺氧性脑病，进而引起其子代患ASD的风险大大增加，尤其是糖尿病、系统性红斑狼疮、类风湿关节炎、甲状腺相关疾病4类常见自身免疫病；此外，母亲患溃疡性结肠炎、干燥综合征、抗磷脂综合征、风湿热等自身免疫性疾病，其子代患ASD的概率也会增高。其机制主要表现在免疫、神经、炎症及基因特异性等方面。因此，妊娠期患自身免疫性疾病的母亲，其子代应尽早进行ASD筛查，以便早期发现、早期诊断、早期治疗；此外，应进行更多关于机制的探讨，以期为ASD的诊疗提供新的策略和方向。

55. 孤独症谱系障碍儿童睡眠障碍的发生机制是怎样的？

ASD患儿的内在生物学问题造成大脑神经元通路异常，使其更易出现睡眠问题，发生机制可能涉及蓝斑去甲肾上腺素通路异常及GABA、5-HT、褪黑素等神经递质系统异常。ASD患儿合并其他精神疾病的概率很高，若合并焦虑症、抑郁症等情绪障碍及注意缺陷多动障碍则更易导致复杂的睡眠紊乱，这类合并症的药物治疗也可能引发睡眠问题。此外，ASD患儿常伴有一些共病，如胃肠道功能障碍、咳嗽、支气管哮喘、湿疹、龋齿、牙龈炎、头痛、癫痫发作、耳部炎症等造成的不适感也可能导致睡眠问题。

ASD患儿睡眠障碍的发病机制目前暂不明确，可能与睡眠调控机制异常、自身核心症状、共病、躯体器质性病变、营养状况及用药等诸多因素有关。

（1）睡眠觉醒调控异常：ASD患儿在快速眼动睡眠（rapid eye movement sleep，REM）期可见纺锤状脑电波，以及仅在早产儿和3～8个月婴儿中特有的脑电活动，且缺少正常儿童REM期的慢波活动和REM暴发活动，提示ASD患儿存在睡眠脑电波构成和成熟度的异常。而ASD患儿在REM期肌肉活动增加，并可出现周期性肢体运动综合征（periodic limb movement syndrome，PLMS）和快速眼动睡眠行为障碍（rapid eye movement sleep behavior disorder，RBD），提示ASD患儿可能在睡眠觉醒调控的相关因素上存在异常，如单胺类通路、神经递质和突触等，以及患儿神经系统组分的异常发育。

（2）昼夜节律相关的基因突变：现已知的人体昼夜节律的调节基因包括*PER*1、*PER*2、*PER*3、*TIMELESS*、*NPAS*2、*CRY*1、*CRY*2等。研究发现，部分ASD患儿存在上述基因突变；某些可同时影响神经系统发育和睡眠的基因突变，如*NRXN*1、*SHANK*3，亦可导致ASD患儿出现睡眠问题。

（3）褪黑素代谢异常：褪黑素是分泌于松果体的内源性神经激素，参与机体的昼夜节律、季节性睡眠节律调节，协助突触的可塑性形成、免疫功能等。ASD患儿的褪黑素合成通路、受体调控区域存在基因突变（如*ASMT*、*CYP*1*A*2、*MTNR*1*A*、*MTNR*1*B*等），这些突变可导致褪黑素昼夜节律延迟、分泌高峰降低。褪黑素昼夜节律延迟与ASD患儿睡眠潜伏期延长相关，褪黑素分泌高峰降低可能与夜醒相关。

（4）其他因素：ASD患儿常因社交障碍、刻板重复行为而养成不良的睡眠习惯，且难以从活动或兴奋状态转换成入睡的平静状态，无法理解父母对其睡眠的期望，故常出现睡眠问题。ASD患儿常共患躯体或精神疾病，如胃肠道功能紊乱，可表现为便秘、胃食管反流、癫痫、抑郁、焦虑、强迫、感觉敏感、情绪调控不良等，这些共病可影响患儿睡眠。很多ASD患儿对食物的味道、质地等有异常偏好，故多有挑食、偏食等不良饮食习惯，且很多患儿会接受限制性因素治疗，导致其易出现营养元素缺乏，特别是铁元素。铁缺乏可能导致不宁腿综合征和周期性肢体运动障碍的发生，进而影响睡眠。ASD患儿常接受抗精神病、抗抑郁、抗癫痫等药物治疗，这些药物本身也可影响睡眠。

第三章

临床表现篇

1. 孤独症的核心症状有哪些？

孤独症主要表现为社会交往障碍、语言交流障碍、兴趣狭窄和刻板重复的行为障碍、认知缺陷、感知觉障碍等，其中社会交往障碍、语言交流障碍、兴趣狭窄和刻板重复的行为障碍是孤独症的三大核心症状。

（1）社会交往障碍：具体表现为婴儿期回避目光接触，对人的声音缺乏兴趣和反应，没有期待被抱起的姿势或被抱起时身体僵硬、不愿与人贴近。在幼儿期，患儿仍回避目光接触，呼之无反应，对父母不产生依恋，缺乏与同龄儿童交往或玩耍的兴趣，不会以适当的方式与同龄儿童交往，不能与同龄儿童建立伙伴关系，不会与他人分享快乐，遇到不愉快的事情或受到伤害时也不会向他人寻求安慰。学龄期后，随着年龄的增长及病情改善，患儿对父母、同学可能变得友好而有感情，但仍明显缺乏主动与人交往的兴趣和行为。

（2）语言交流障碍：具体表现为患儿常以哭或尖叫表示他们的不舒适或需要；年龄稍大的患儿可能会拉着大人的手走向他想要的东西，但缺乏相应的面部表情，表情也常显得漠然，很少用点头、摇头、摆手等动作来表达自己的意愿。同时，他们的语言理解力差，语言发育迟缓或不发育，语言的语法结构、人称代词常用错，语调、语速、节律、重音等也存在异常。

（3）兴趣狭窄和刻板重复的行为障碍：具体表现为患儿对一般儿童所喜爱的玩具和游戏缺乏兴趣，而对一些通常不作为玩具的物品特别感兴趣，如车轮、瓶盖等圆的、可旋转的东西；有些患儿还对塑料瓶、木棍等非生命物体产生依恋行为。患儿的行为方式也常很刻板，如常用同一种方式做事或玩玩具，要求物品放在固定位置，出门非要走同一条路线，长时间内只吃少数几种食物等；常会出现刻板重复的动作和奇特怪异的行为，如重复蹦跳、将手放在眼前凝视、用脚尖走路等。

2. 孤独症的首发症状有哪些?

孤独症的首发症状多以社会交往障碍和语言交流障碍为主。

（1）以社会交往障碍为首发症状：患儿在婴儿期就可表现出对人脸缺乏兴趣，更多注意一些没有生命力的物品，常目光空洞、注意力涣散，不能建立良好的眼神交流，回避目光接触；不能与父母建立良好的依恋关系，对父母的声音缺乏反应，父母的离开通常不会引起他们的注意，父母回来时也不会表现出激动的情绪，没有亲昵的行为和要求（如他们不会伸手求父母的拥抱）。在学龄期前，孤独症患儿常缺乏有效的交会性注意。交会性注意是指儿童调整自己的注意焦点，使他人和自己的注意力汇聚在同一对象上的能力，是人对周围的人、事、物的注意的分配。在他们需要某个东西时，不会用眼神或姿势（如用手指指出）来表达，而是直接将大人带到物品旁边或站在所需物品旁边通过大哭来表达自己的愿望。正常儿童在1岁半左右就能进行象征性游戏。象征性游戏是指将知觉到事物用替代物进行表达的游戏形式，如将搭建的积木当成房屋、火车等。孤独症患儿一般只会进行刻板游戏，不能进行象征性游戏，而且对需要合作的游戏缺乏兴趣，不愿参与集体游戏。孤独症患儿在生活中也不能遵守社会规则，不能与同龄儿童建立良好的友谊。

（2）以语言交流障碍为首发症状：患儿主要表现在以下两个方面。

1）表现为语言交流障碍，常有刻板、重复及模仿言语（不会灵活运用语言），代词错用（分不清你、我、他/她等代词的实际意义），自言自语；患儿也常伴有语言发育落后，有的甚至表现为语言发育倒退，如在6个月大时就能开口说“爸爸”“妈妈”等叠词，在2岁时逐渐不会说话。

2）表现为语言理解障碍。孤独症患儿的听力通常正常，但主要表现为不能注意到他人说话，也不能听懂别人说话的实际意义。临床上很多家长因为患儿不能对自己的名字做出反应而到医院就诊。

3. 孤独症通常在几岁发病?

孤独症曾经被认为是从出生就呈现出来的，故将其命名为“婴儿孤独症”。之后人们发现，在生后1～2年看上去发育正常的儿童也逐渐观察到同样的症状。研究表明，儿童罹患孤独症后，在其出生后13～14个月时即可出现相应的临床表现，甚者在出生后8个月即可出现症状。ICD-10和DSM-Ⅳ标准都规定，典型孤独症在3岁前发病，3岁后出现此种行为模式为非典型孤独症。阿斯伯格综合征患儿3岁前在语言和适应性技能方面发展正常。在对孤独症行为首次出现的年龄进行分类方面可能还存在各种问题，家长通常等到孩子2～3岁时才认识到他的行为异常。

4. 如何早期识别孤独症?

（1）从社会性及人际关系障碍来看：孤独症患儿不会注视人脸，也不会对人微笑，眼睛不正视搂抱他的人，对他人的逗弄与亲近没有反应，对父母没有像正常孩子一样的依恋行为。不懂得与人主动交流，遇到困难或感觉身体不舒服通常也会显得无动于衷或不知道该如何寻求帮助。对周围发生的一切漠不关心，喜欢独来独往，不与小朋友一起玩耍；不懂如何玩玩具，不遵守游戏规则，只以自己独特的方式玩耍，对一些不是玩具的物件十分迷恋，特别喜欢做单调、重复的动作；对物品摆放的位置十分敏感，不喜欢任何形式的变化。

（2）从言语及沟通障碍来看：孤独症患儿对语言的理解比较困难，也没有与人沟通的欲望。到了该学说话的年龄仍没有学说话的迹象。部分患儿语言发育明显迟缓，对别人的问话常没有回应。常用词不当，分不清你、我、他，或者反复说着同样的句子，语言生涩、呆板，很少有沟通与交流的性质，让人不知所云。

（3）从认知与知觉障碍来看：孤独症患儿对游戏、玩具等不感兴趣，对另外某些事物则表现出特别的偏好，如车轮、锅、碗、瓢、盆等圆形物体，生活习惯一成不变。难以理解各种概念，不懂得如何自由组合、灵活运用各种概念。大多智力低下，但也有些患儿对数字、日期、地名、路线等的记忆超常；对音乐十分敏感，能很快地掌握钢琴、电子琴等乐器的演奏技巧。对声音、光线、味道、疼痛等感觉容易走两个极端，或过于敏感，或过于迟钝；对某种感觉有特别偏好，或对某种感觉反应激烈。

5. 孤独症患儿的脑功能有哪些特征?

大量研究表明，孤独症是一种神经发展性疾病，存在大脑多处区域受损。孤独症患儿在早期发展中出现神经组织异常，引起与社会化和沟通相关的神经连接和路径的变化，大脑皮质存在异常连接和异常突触。孤独症是一种神经同步化疾病（大脑区域内部和区域之间的功能断开），许多研究报道了孤独症患者自发脑电波改变。但由于这种疾病的复杂性，被破坏而引起孤独症发病的潜在神经回路和神经机制尚未知。目前，将观察量表和访谈量表相结合作为孤独症诊断的“金标准”。大量的研究正在试图解释孤独症的神经生物学基础。孤独症患儿涉及多脑区功能异常，包括与情感、认知和行为等相关的区域，这可能与孤独症的核心症状相关。与正常发展儿童相比，孤独症患儿大脑整体功能不佳，能力水平整体偏低，信息加工能力明显不足；且思维主动适应性减弱，易出现注意力不集中。孤独症患儿的脑功能弱于正常儿童，尤其左前脑、右前脑和右后脑的差异最为明显。

孤独症患儿的额叶代谢功能发育延迟。在处理表情时，左杏仁核和左眶额皮质激活减慢；在进行语音知觉时存在不同的脑激活形式，且存在异常皮质处理。孤独症患儿早期镜像神经元系统功能不良，突触树突的发育异常与孤独症有密切关系；一些新的基因证据还显示突触部分变异可能是引发孤独症的重要原因。

6. 听力障碍患儿合并孤独症有哪些表现?

听力障碍人群由于听觉受限，可能存在语言、认知、沟通、个性等方面的问题。听力障碍常合并语言障碍、精神发育迟滞、广泛性发育障碍、注意缺陷多动障碍等，约40%的听力障碍患儿合并其他障碍，其中约1.9%为孤独症。

（1）听力障碍合并孤独症患儿在听力障碍方面的表现：表现为不同程度的听力损失，大多为重度和极重度听力障碍。Gallaudet大学的研究显示，611例听力障碍合并孤独症患儿中90%以上是极重度听力障碍。Meinzen-Derr等的研究显示，听力障碍合并孤独症患儿中轻度听力障碍约占17%，中度听力障碍约占8%，重度听力障碍约占67%，单侧听力障碍约占8%。Roper等的研究显示，听力障碍合并孤独症患儿全部为重度和极重度听力障碍，平均听力损失105 dB。大部分患者在听力补偿或重建后，或因孤独症症状的影响，无法与同龄儿童一样准确完成听力测试，因此，听力损失的补偿效果欠佳。

（2）听力障碍合并孤独症患儿在孤独症方面的表现：可出现不同程度的社会交往障碍、交流障碍症状、狭窄兴趣和刻板行为。其中社交障碍是合并者最突出的表现，也是与单纯听力障碍患儿最核心的鉴别症状。与听力障碍和孤独症都存在其他的合并障碍相同，听力障碍合并孤独症仍可能同时合并其他障碍。Gallaudet大学的研究显示，在611例听力障碍合并孤独症患儿中，同时合并低视力（5.6%）、发育障碍（9.2%）、学习障碍（3.4%）、骨损伤（4.1%）、注意缺陷多动障碍（6.9%）、精神发育迟滞（15.5%）等均高于单纯听力障碍患儿。

7. 孤独症患儿的胃肠功能有哪些改变?

胃肠道功能障碍（gastrointestinal disorder，GID）是孤独症患儿常见的躯体症状。肠道被称为“第二大脑”，研究发现脑-肠互动可影响感觉、认知及神经发育，GID可能与孤独症分型、严重程度及发病机制有关。

目前，国外很多研究报道孤独症患儿胃肠道症状的发生率较高。McElhanon等纳入多篇研究报道进行荟萃分析发现，孤独症患儿组胃肠道症状明显高于正常对照组，其中腹泻、便秘、腹痛的发生率明显高于对照组。Buie等纳入多篇研究报道进行综述发现，孤独症患儿最常见的胃肠道症状是慢性便秘、腹痛（伴或不伴腹泻）、大便失禁。国内相关研究较少，李素水等调查了60例孤独症患儿后发现，孤独症患儿GID的发生率为43.33%，显著高于正常组（13.33%），其中以慢性便秘、腹泻及粪便恶臭最为显著。姚雪等调查了110例孤独症患儿后发现，孤独症患儿胃肠道症状总检出率（44.5%）高于正常儿童（24.5%），最常见的症状依次是便秘、腹胀、腹泻、腹痛。朱江等的研究发现，孤独症患儿胃肠道症状总检出率为49.4%，明显高于正常儿童（25.7%），胃肠道症状检出率从高到低依次为便秘、粪便恶臭、腹泻和恶心呕吐；胃肠道症状总检出率与前述研究基本一致，且第一位症状均为便秘，其他症状则大同小异。

8. 孤独症早期未能被发现或诊断的原因有哪些?

孤独症患儿的临床表现个体差异性非常明显。新生儿或3岁以下幼儿，其生理性和病理性行为特征难以完全区分。研究者发现，当儿童出现以下危险信号时应警惕孤独症的可能：儿童6个月时仍没有兴高采烈的表情，眼睛很少注视人；9个月时不能感受到亲人的面部表情；10个月时听到自己的名字仍没有反应；12个月后仍不会牙牙学语、不会用手势交流和动作模仿；16个月时仍没有任何语言表达，呼名不应或反应少；18个月后不会用手指物，缺乏或没有与他人分享的乐趣；24个月后仍不能自发地说出短句。家长对孤独症的认识不足，常认识不到上述异常行为；即使发现上述异常行为，有的并未引起家长足够的重视。有研究表明，父亲学历高、发现异常行为年龄早、有定期体检、以语言障碍为主要原因就诊、以社交障碍为主要原因就诊、患儿家长认为2岁前会发病的孤独症患儿更易获得早期诊断。

9. 不同程度孤独症的临床表现有哪些?

孤独症可根据症状严重程度分为一级（轻度）、二级（中度）和三级（重度），具体见表3-1。

表3-1　不同程度孤独症的临床表现

分级	社会交往	兴趣狭窄和刻板重复的行为
一级（轻度） 需要帮助	个体在社会情感方面有缺陷，如在社交活动和与同龄人交往中表现出困难。他们有语言能力，但在使用语言方面有障碍，可以说出完整句子，但无法进行正常的你来我往的对话，不能与别人分享兴趣爱好和情感，引发社会性互动有困难，对他人发起的社会性互动不能成功做出回应等。他们试图交友的方式十分怪异且通常不成功	例行公事的仪式和重复刻板缺乏灵活性的行为，干扰其正常生活。个体难以从一个活动转换到另一个活动，组织和计划方面的障碍也影响其独立性。如果别人试图打断他们的固化行为，他们会抵抗
二级（中度） 需要高强度的帮助	个体在语言和非语言沟通技巧方面存在显而易见的缺陷。他们自己不太可能发起社会性交往，对别人发起的互动没反应或反应异常，眼神交流和身体语言表现异常，缺乏对手势和表情的理解与使用，整体看起来十分冷漠，难以与人沟通。即使有额外的支持，他们的社会障碍也很明显，难以与同伴进行适当的交流。只说简单的句子，社会性交往只局限于狭窄的特殊兴趣，有明显怪异的非言语交流	对于外界观察者来说，重复行为和例行公事的仪式干扰个体的日常生活，包括过渡困难和不能适应变化等。他们坚持僵化的思维模式，遵守同样的做事顺序，如仪式化的打招呼方式、需要每天走同一条路或吃同样的食物等。当这些模式被打断时，他们会感到痛苦
三级（重度） 需要非常高强度的帮助	个体的语言和非语言交流技能的严重缺陷造成了严重的功能损害。他们极少主动发起社会互动，对他人的社交意愿也极少回应。他们可能使用最低限度的语言，即使在有社交行为时，也是用不寻常的方式来满足其需求，并仅对非常直接的社交举动做出反应	行为刻板、适应变化极度困难、其他局限性重复行为明显干扰个体各方面的正常功能。刻板和重复的行为影响个体生活的方方面面。例如，行为不灵活、对变化和转变极为抵触、遵循限制性很高的惯例或固定仪式等。专注于非常局限且执着的特殊兴趣

10. 孤独症患儿是否会出现智力倒退?

在孤独症患儿中，有部分患儿在开始的1～2年发育基本正常，之后因突然发生语言、交往、行为方面的倒退而起病；或者早期发育正常，随后先前获得的已使用超过3个月的技能部分或全部丢失，称为倒退性孤独症。虽然孤独症患儿的智力水平表现很不一致，少数患儿在正常范围，大多数患儿则表现为不同程度的智力障碍。国内、外研究均表明，对孤独症患儿进行智力测验，发现约50%的孤独症患儿为中度以上的智力缺陷（智商＜50），25%为轻度智力缺陷（智商为50～69），25%智力正常（智商＞70），智力正常的孤独症被称为高功能孤独症。现阶段暂无相关研究报道孤独症患儿出现智力倒退的案例，目前研究表明，倒退型与非倒退型孤独症在年龄、性别、种族、智商、头围增长率、严重程度及胃肠道症状方面无明显差异。

11. 孤独症患儿是否会出现语言倒退？

孤独症患儿语言倒退表现为出生后曾有正常或接近正常的语言发育，发病后语言能力逐渐消失。伴有语言倒退的孤独症患儿，其早期语言发育相对较好但病后语言损害较重，提示可能有特殊的生物学病因。患儿很少，甚至完全不会使用语言进行正常的人际交流，常以哭或尖叫表示他们的不舒适或需要身体语言表示（如点头、摇头、手势），面部表情变化明显比正常同龄儿童少。患儿通常不会主动与人交谈，不会维持或提出话题，或者只会反复纠缠同一话题，对别人的反应毫不在意。他们常不会使用代词或错用代词。有些患儿则表现为自言自语或哼哼唧唧，讲出的话怪声怪气，语言单调平淡，缺乏抑扬顿挫和感情。此外，患儿还可能有模仿言语或刻板重复言语，如模仿别人刚说过的话或几天前从电视里听到的话等。Michael报道孤独症患儿语言倒退的发生率为20%～49%，而郭兰婷报道该发生率为22%。刘军对53例孤独症患儿进行研究，发现有23例患儿出现语言倒退，发生率为43.3%。有研究表明，约1/3倒退型孤独症患儿发病前常有生活事件诱发，诱发的前三位生活事件为主要照护者改变、生病及家庭冲突。

12. 阿斯伯格综合征的主要症状有哪些？

阿斯伯格综合征（Asperger syndrome）最早由儿科医师Hans Asperger于1944年提出；1981年英国儿童精神病学家Loma Wing通过描述该障碍的临床特征，将其命名为阿斯伯格综合征。阿斯伯格综合征是孤独症谱系障碍（autism spectrum disorder，ASD）的一个常见亚型，其主要特征是社会交往障碍及重复或刻板行为，患儿一般无明显语言和认知方面的滞后或障碍，但具有非语言交流障碍。大部分阿斯伯格综合征患儿智力水平在正常范围内。阿斯伯格综合征患儿主要具备以下4个主要症状。

（1）人际交往困难：阿斯伯格综合征患儿通常是离群孤立的。与常见孤独症患儿的表现区别在于孤独症患儿是退缩的，对周围人不感兴趣，不主动与伙伴建立关系；而阿斯伯格综合征患儿渴望与其他人建立关系，但通常以一些异常或奇怪的举动去接触别人，通常以自我为中心进行“演说”，内容大多是关于他们的一些嗜好或一些与众不同的、范围狭窄的话题。

（2）语言交流困难：尽管阿斯伯格综合征患者的语言发育是正常的且表达流畅，但其语言沟通技能上有3个特征。①虽然患者的词态变化和语调并不像孤独症那样单调和刻板，但言语的韵律性较差；②言语经常是离题和带有偶然性的，给人一种松散和缺乏内在联系的感觉；③患者交流方式的最典型特征是冗长的表达方式。

（3）行为模式刻板仪式化，兴趣爱好局限特殊：表现为固执地保持日常活动的程序，如上学必须走相同的路线、在固定的时间睡觉等，一旦这些刻板的日常行为被改变，患者会表现为焦虑不安、烦躁。

（4）笨拙动作：除以上提到的表现外，还有一个症状可作为阿斯伯格综合征患者的相关表现而非诊断依据，即运动发育延迟和运动笨拙。阿斯伯格综合征患者可能会有运动技能发展落后的个人史，如比同龄人更晚学会骑自行车、接球、开罐头等。

13. 雷特综合征的临床表现有哪些?

雷特综合征（Rett syndrome）首次被认为是一种严重影响儿童精神运动发育的非神经系统退化性疾病，在1966年由Andreas Rett首次提出；直到20世纪80年代，Bengt Hagberg的进一步研究才使其得到国际医学领域的广泛关注。雷特综合征男童罕见，女童患病率为1/ 15 000 ～ 1/ 10 000，发病率超过苯丙酮尿症，成为继唐氏综合征（Down syndrome）之后的引起女童精神发育迟滞的重要原因，且临床表型的严重程度具有显著异质性。

（1）典型雷特综合征：表现为女童发病，胎儿期及围产期患儿无异常，出生后6 ～ 18个月患儿的体格及精神运动发育可基本正常或呈轻微异常，如翻身、竖颈延迟；随后，其体格发育明显减慢且精神运动显著倒退，患儿可丧失已获得的精细运动和粗大运动技能，出现进行性加重的认知功能障碍、手刻板性运动、社交困难、孤独症样行为等症状，并常伴共济失调和惊厥发作。

临床常将典型雷特综合征分为4期：Ⅰ期为出生前和出生后早期（多为6 ～ 18个月），持续数月，症状轻微且无特异性，视频监测可发现全身运动能力下降、四肢躯干重复样动作和无目的的自发运动。Ⅱ期为1 ～ 3岁或4岁，持续数周至数月，多为1年，患儿生长缓慢，肌张力降低，精神运动发育停滞或倒退，15%的患儿会出现惊厥发作。临床多在此期诊断雷特综合征。Ⅲ期起始于2 ～ 10岁，持续数年至数十年。这一阶段患儿的社交能力有一定程度恢复，但神经肌肉功能继续恶化，肌肉明显僵硬，出现典型的手刻板动作，多数患儿有惊厥发作。Ⅳ期主要表现为运动功能严重衰退，患儿发生肢体萎缩和骨骼畸形，完全依赖轮椅移动。Ⅳ期分2型，Ⅳa型患者原有行走能力在该期丧失；Ⅳb型患者从未建立行走能力，可直接从Ⅱ期发展而来，临床症状更为严重。

（2）非典型雷特综合征：表型多样，临床症状，尤其是粗大运动功能障碍常较典型雷特综合征轻。目前研究较充分的有以下5种表型。

1）顿挫型雷特综合征：最常见（80%），精神运动发育障碍症状较轻且发展缓慢，手运动功能部分保存，主要表现为手精细运动障碍，其诊断绝大多数需在8～10岁才能确立。

2）先天型雷特综合征：出生时即出现典型雷特综合征症状，但极少出现精神运动发育进行性衰退，部分患儿手运动功能会随着年龄增加而部分恢复。

3）晚期衰退型雷特综合征：临床症状与典型雷特综合征相似，但出现时间晚，多在学龄前期或学龄期早期出现。

4）语言保存型雷特综合征：疾病过程类似于典型雷特综合征，出现手部刻板样动作，但语言功能可有部分恢复，极少出现进行性脊柱侧凸和惊厥发作。

5）早发型雷特综合征：在生后6个月内出现临床症状，多发惊厥发作。

14. 不同年龄孤独症患儿有哪些核心症状?

孤独症的主要表现为社会交往障碍、语言发育及沟通交流障碍、兴趣及行为方面的障碍，称为孤独症的三大核心症状（又称孤独症三联征）。但不同年龄阶段孤独症患儿的症状表现也有所不同。

婴儿孤独症是发生在儿童早期的以同外界接触（包括父母）障碍为其特征的发育性障碍，主要表现为社会交往、语言、动作行为、注意力和感知等多种心理功能发育偏离或发育迟缓。由于早期社交需求不高，因此，社交障碍表现并不明显，主要在精神及生理发育方面有一些细微的不同。孤独症婴儿对人的面部几乎没有兴趣，缺乏目光对视，很少有直接交流的表达方式，如生动的面部表情、发声、姿势表达，缺乏与其他小朋友交往的兴趣；对于一个物体有高度关注度，可能是一条线，也可能是一种颜色。

大部分孤独症患儿在出生后1～2岁开始出现明显症状。在1岁以后（可被观察到明显症状的年龄），患儿可出现与其他同龄儿童明显不同的表现，语言发育延迟及语言理解力异常经常成为患儿就诊的主要症状，许多患儿在18个月时缺乏语言交流且存在社交困难。首发年龄是1～2岁已作为广泛性发育障碍与其他疾病及归属于广泛性发育障碍的疾病之间鉴别的重要指标。Kanner在1943年提出，孤独症在出生后很短时间内发病；也有研究表明，部分患儿在出生后数月，甚至几岁前有相应的正常发育期，之后才被观察到孤独症症状。按照DSM-Ⅲ诊断标准提示，大部分患者在1～2岁被识别。

部分儿童在早期达不到孤独症的诊断标准，后来表现出明显的社交障碍。患儿可能存在少量有意义的语言，然后出现数月或数年完全没有言语表达的情况。与语言障碍同时或相继出现的是社交障碍。这部分行为表现尽管并非普遍性，但其是孤独症的特征性表现。

在年龄大于2岁或更年长一些，尤其是已经具备语言、运动、社交能力的患儿身上，会存在语言、运动或物体运用刻板或重复表现。例如，过分坚持某些动作或语言，对不感兴趣的改变过分抵抗，坚持一个路线或对一种食物的偏爱，并表现出对于细微变化的极度痛苦；高度狭隘的兴趣，对一件不寻常物品的强烈依恋和沉迷；对感觉刺激呈现反应过度或反应低下，对环境刺激表现出异常的兴趣，对疼痛、冷热感的负面反应，过多地闻或触摸某样物品，沉迷于一种如直线、方形的物体。

15. 孤独症患儿如何与父母交流?

语言表达障碍是孤独症患儿父母最常关注的初始症状，也是孤独症的核心症状。家庭治疗的核心是给予语言、行为、社交等方面的训练，创造一个良好的环境。在这一过程中，母亲的态度起到了关键性作用，父母的逃避、焦虑会带来诸多负面因素。

首先需要评估患儿的实际能力水平，根据每个孩子的不同特点，实行不同的引导方案。母亲在家庭中设置家庭游戏，有意识地引导孩子积极参与，设定不同的社交情景，让孩子在模仿中提高社交能力；逐步学习简单的社交语言，如你好、再见等。根据孤独症回合式教学方案，可以将一句话分解成词语，一个词语一个词语地复述，引导孩子开口练习日常物体的表达。对一些简单的指令做出分解，完成后需要及时有效地给予孩子奖励；每完成一个指令，都需要这种奖励。在引导孩子完成一个任务时，提供的帮助要逐渐减少，引导孩子逐渐独自完成一项任务。理解语言/听指令中含一步指令（如拍拍手），两步指令（如拍拍小手、抱娃娃）等；语言表达中包含说“要”或“不要”，回答常识问题等；认知中包含相配颜色、属性的认识等；社会交往中包含认出熟人，讲出情感等；游戏中包含假装游戏，寻找一个放在特定场所的东西等。父母先用手势吸引孩子的注意力，引导孩子一起做一个简单动作，在其完成后需给予奖励，并在任务之间有间歇。

16. 孤独症患儿的眼神对疾病诊断有何意义?

孤独症患儿在婴儿期表现为反应力差，与人之间的交流与正常婴儿相比欠缺。孤独症患儿无眼神交流或仅有较少的眼神交流，他们不使用眼神、手指指示、展示等动作来向他人分享其关注的人或事物，对他人的眼神、手指指示、展示等动作没有反应，缺乏玩过家家等的社会互动游戏等。孤独症患儿常东张西望、眼神飘忽，很难长时间集中注意力。

在儿童期，缺乏专注力会造成患儿眼神涣散，对某种事物产生强烈兴趣感的患儿会表现出很专注的眼神。因此，眼神有助于孤独症的诊断，但其不能作为诊断孤独症的依据，因为一些疾病可能呈现与孤独症患儿相似的眼神状态。例如，儿童期精神分裂症患儿的眼神可表现为涣散，或者对某种事物过度专注。此病多发于少年期，发病前有正常的发育阶段，病程可有间歇期发作，临床主要以幻觉、妄想、思维障碍及语言不连贯为主要特征；此外，该病的男女患病率无明显差异，也可与孤独症进行鉴别。

17. 孤独症患儿的微笑与认生情况如何?

孤独症患儿在婴儿期即可表现出许多特异性症状，如不认生、没有社交微笑、常无缘无故地微笑、没有目光对视，对环境反应淡漠及叫其名字没有反应等是孤独症患儿在婴儿期的特征性行为。他们不会对成年人的微笑、拥抱和抚摸回以微笑，亲吻他们时也不会引起他们快乐的反应。

孤独症患儿在不感兴趣的事物上呈现出强烈的反抗情绪，而也有一些患儿会沉浸在自己的世界里，微笑的产生大多是源自自身对于某样事物的迷恋。目前，由于人们对孤独症康复的关注度越来越高，也有一些早期接受训练的患儿可产生反应性微笑，即对固定环境下的抚养人或指导老师产生配合动作。认生的产生大多是由于情感发育的不完善，由于孤独症患儿大多发育迟缓，其与外界的沟通会减少从而导致他们对社会环境产生陌生感。环境的改变会给孤独症患儿带来压力，导致其出现不寻常的动作。因此，在孤独症患儿的训练过程中，强调环境的重要性。

18. 孤独症患儿的情感依恋情况如何?

应用陌生情景法测定孤独症患儿依恋性质的分析显示，超过50%的孤独症患儿可形成安全型的亲子依恋关系。

由于孤独症患儿存在社交缺陷、语言障碍、刻板行为，尤其在社交互动性沟通、情感表达和认知等方面有明显困难，会影响亲子安全型依恋的建成。研究表明，孤独症患儿的安全型依恋比例远低于不安全型依恋。孤独症患儿的亲子依恋关系与性别、年龄无关，即依恋关系不会随着年龄增长而逐步好转。

在群体中接受训练的患儿，越早期接受训练，越容易形成安全型依恋。在影响情感依恋的因素中，家庭气氛是其中非常重要的一部分，家庭气氛越好，孤独症患儿产生安全型依恋的可能性越大。抚养人的安抚、宽容和一对一的支持，可以促进彼此之间的感情交流，有助于改善孤独症患儿的情感表达障碍和语言障碍，帮助其适应周围的环境，从而可以通过依恋关系人来适应陌生的社会环境。

19. 孤独症患儿的社会性注意情况如何？

社会性注意指的是心理活动对一定对象的指向和集中，是选择或解码他人社会信息的过程。社会性注意有两大类型分别是面孔偏向与加工。在日常社交和人际交往过程中，社会性注意发挥了重要作用。

孤独症是一类以社交沟通障碍为主的神经发育障碍。大量研究表明，孤独症患儿在发展早期就表现出异常的视觉社会性注意及生理反应，并可作为早期筛查和干预效果评估的着眼点之一。无论条件竞争与否，孤独症患儿社会性注意觉察和加工模式均正常。在竞争条件下，孤独症患儿对社会性信息的加工弱于同龄正常儿童，其社会性注意缺陷可能源于他们对干扰的抑制能力较弱。孤独症患儿对社会性信息的皮电反应无法习惯化，生理上的高唤醒可能阻碍其社交能力的发展。社会性注意是更高级的社会认知过程（如情绪的识别、他人内心状态的识别等）的初级阶段。孤独症患儿的核心症状——社交障碍可能源于其社会性注意的缺陷。孤独症患儿的社会性注意与正常发展儿童相比存在明显差异，他们对面孔缺少足够的兴趣，对以面孔为主的社会信息偏向注意不足，存在联合注意缺陷，很少对成人的逗笑做出反应。

20. 游戏对孤独症患儿有何意义？

目前，针对孤独症患儿的干预和治疗主要包括游戏疗法、认知行为疗法、音乐疗法、舞蹈疗法、绘画疗法及其他治疗方法（如针灸疗法）。在上述治疗方法中，游戏疗法应用最为广泛。游戏疗法是以游戏作为沟通和交流的媒介矫正儿童心理行为障碍的一种治疗方法。儿童游戏对于帮助孤独症患儿链接社会、接触真实的社会环境有十分重要的意义。

在婴幼儿时期，游戏是最容易被接受，也是婴幼儿最喜欢的活动，同样也算是他们表达自己需求和观察学习的方式之一。游戏疗法可以促进儿童身心健康发展，锻炼粗大运动、精细动作及身体的协调能力。儿童需要调动不同的肢体和肌肉来完成游戏；游戏还可以调动感官，通过游戏中的场景及相互之间的合作，让患儿与他人进行交往互动，培养其社会适应能力。在游戏中，运用规则还可以帮助患儿适应社会规则，处理内心的矛盾冲突，在游戏中形成简单的人际关系，引导患儿进行简单的交流。

21. 孤独症患儿如何进行象征性游戏?

象征性游戏中最具代表性的就是沙盘游戏。在沙盘游戏中，沙具是静态的，具有象征性意义，而孤独症患儿对于象征性语言保持着一种天生的理解能力。沙子也可以是流动的，流动的沙子和固态的沙具给患儿带来动态的活动和静态的安宁。在沙盘的构建过程中，可以达到心理的动态和静态的和谐平衡，使他们更容易在沙盘游戏中无意识地触及自身内心更深一层的问题，平衡矛盾，逐步达到矫正行为和治愈心灵的效果。

孤独症患儿在进行功能性游戏方面常有发育迟缓，对象征性游戏和社会互动的装扮游戏则有明显缺陷。与普通儿童丰富多彩的游戏方式相比，孤独症患儿的游戏行为可能令人惊讶。虽然每个孤独症患儿的游戏行为千差万别，但总有一些本质上的特点。象征性游戏的发展缺陷是孤独症的核心症状之一（美国精神病学会，1994），孤独症患儿的游戏行为缺乏自然的灵活性和创造性，时常出现各种刻板的、重复持续的游戏方式；同时，也普遍存在自我刺激性质的肢体刻板行为和用刻板的方式把玩一个或多个物品的现象。其他比较常见的表现还包括简单重复玩耍，或是相对精细但刻板的玩法，如重复翻书、开关电视、重复看一个电影片段等。虽然这些游戏看起来与成熟的象征性游戏相似，但并没有灵活性和想象力。孤独症患儿在象征性游戏方面存在本质差异。孤独症患儿在自由玩耍时会把玩物品，也有功能性的动作，但极少甚至没有自发的象征性游戏。即便有象征性游戏，一般也局限于物品替换。在物品的属性真实可感的情况下，加上其他场景暗示，孤独症患儿能够做出物品替换的游戏行为；但若需要在没有外部提示的情况下自发地产生象征性游戏（如想象），他们就无法做到了。也有些证据表明，孤独症患儿在有额外提示和场景线索支持的情况下，也能理解象征性动作，融入象征性游戏中。即便如此，他们也难以把这些能力泛化到其他新的游戏中。这些研究凸显了孤独症患儿在独自游戏中单调的本质。他们的游戏行为重复而特异，难以切换到一个新的游戏主题，不太能灵活创造新的游戏方式，经常沉湎于现场环境驱动的游戏行为中。

22. 孤独症患儿如何进行集体游戏?

早期的社交行为，如共同注意、分享物品操作、模仿是同伴间互动的基础。很多孤独症患儿都存在眼神接触异常、转换注意力困难、模仿能力低下和刻板使用物品的现象，因此，大部分同伴互动行为对他们来说十分困难。有些孤独症患儿回避同伴互动，对同伴的邀请不做回应。在他们独自玩耍时，对他人试图介入或打断他们的刻板玩要表现出强烈的抵触。有些孤独症患儿虽然能被动与同伴一起玩，但也无法主动发起互动。1996年，Wing等认为，虽然有些孤独症患儿能够发起同伴交往，但他们采用的方式异常笨拙，他们试图发起同伴交往的努力会因沟通能力和社交理解能力的缺陷进一步受到影响；他们试图交往的努力往往被同伴误解，而且他们也难以理解同伴的意图，因此，得不到同伴的积极回应。后来有不同的学者将孤独症患儿和普通学龄前儿童在自然状态下发起的社交行为进行了比较，结果发现，他们在一些关键的社交行为上存在明显差异，如对同伴的亲近程度、对社交请求的接受程度、对同伴的回应程度和加入同伴中的意愿等。1995年，Hauck等将孤独症患儿与智力发展迟缓儿童进行了对比分析，结果发现，两者在同伴互动方面存在显著的质和量的差异。孤独症患儿发起的主动交往只有智力发展迟缓儿童的1/3，并且他们发起的主动交往常为例行公事式的。这个结论与1990年Stone等的一项研究结论一致。他们发现，孤独症患儿在非结构化的自然场景中发起同伴互动行为和沟通行为的比例较低。以上研究都表明，孤独症患儿的语言能力和理解情感线索的能力影响了他们与同伴互动的能力。

孤独症患儿与成人之间的互动行为，相比与同伴之间的互动行为，也存在显著的不同。研究者认为，这是因为成人的行为更具可预测性，有利于沟通；而同伴一般不太能适应孤独症患儿的沟通方式。Fera等于1980年报道在同伴游戏中，当游戏的流程可预测时，孤独症患儿的社交回应程度就提高了；当游戏不可预测时，他们的行为就容易紊乱。在提高孤独症患儿同伴关系方面，比较常见的方法是同伴介入和采取特定的同伴协助。主动发起互动和对同伴做出回应频率偏低的孤独症患儿，同伴介入的方式在提高他们社会互动方面是有成效的。这种方式强调教会普通同伴理解孤独症患儿的沟通意愿，主动发起互动并对他们做出回应，与他们维持互动过程。罗伊斯给介入的同伴讲授孤独症的常识，让他们参与到角色扮演的活动中，这有效地提高了孤独症患儿的同伴互动能力。他鼓励这些同伴向孤独症患儿发起并努力维持互动过程，也教会他们如何应对孤独症患儿可能出现的问题行为（但在实际的社会情境中，他们并没有被这么训练过）。结果表明，孤独症患儿同伴互动的质量有了明显提高，特别是对同伴的回应和持续互动的能力明显提高，但孤独症患儿本身的主动发起并无明显提高。当同伴在改善沟通互动及维持互动方面接受过一些基本培训之后，将会给孤独症患儿带来可喜的变化。孤独症患儿同伴互动方面的发展模式与他们的认知受损直接相关，因为没有比社交游戏这样的场景更需要儿童有能力灵活地整合和发出信息了。快速、易变的社会互动需要很高的信息加工能力，这就给孤独症患儿提出了巨大的挑战。孤独症患儿对社会交往和情感信息的理解能力、模仿能力、游戏能力和理解他人想法的能力都有缺陷，这大大影响了他们的同伴互动能力。孤独症患儿的认知是否具有灵活性、是否具备核心社交与沟通能力，决定了他们在社会活动中能具有多大的灵活性。

23. 孤独症患儿如何与其他儿童相互合作?

孤独症患儿对于合作游戏缺乏兴趣，常拒绝参加集体游戏；即使勉强参加，也仅充当被动角色，跟在别的儿童后面跑来跑去，被别的儿童指挥来指挥去，而不理解游戏的意义。他们缺乏想象力、创造力，不会在游戏中扮演角色，如当司机、当妈妈，不理解物体的象征性意义（如用一排小椅子当火车），也不会模仿成人活动（如上车要买票等）。他们不懂得要遵守游戏规则，被警察抓住了也没有沮丧之感。在玩躲猫猫时，让他们躲起来，但躲了一会就大摇大摆地走出来；让他们当找人的角色时只会茫然地转来转去，或者找着找着就做其他事去了。因此，无法和别的孩子融为一体。

患有孤独症的男孩在合作时多数是理性的，在很大程度上是为了最大限度地获得共同利益（而不是自私地追求最高的个人回报），但他们没有做出牺牲自己的选择。孤独症患儿会做出理性的合作选择，但当这种选择不会对自己或他人造成伤害时，他们可能会比一般发育中的儿童做出更多的利己选择。尽管孤独症患儿可以完成一些合作任务，但他们的合作方式与一般儿童不同。他们表现出更少的合作伙伴导向行为和更少的尝试重新吸引合作伙伴。他们常会出现不协调的凝视和声音表达或指向。孤独症患儿在多大程度上能够参与共同注意和模仿，这可能解释他们在这个发育阶段时，合作性联合行动的独特差异。

24. 孤独症患儿的社会规则意识如何?

孤独症患儿不能遵守社会规则。一般发育中的儿童通过家长的教育后会明白哪些事可以做、哪些事不能做，具有初步遵守社会道德规范的能力；进入幼儿园之后，逐渐懂得遵守集体规则和纪律，能克服自己的欲望，不去做集体、社会不允许的事情。但孤独症患儿由于不能理解语言及周围环境，不懂得评价自己的行为，没有“对”与“错”的概念，故不会控制、约束自己的行为，他们不听从家长、老师的安排，随意做自己想做、习惯做的事情。

孤独症患儿区分道德和社会违法行为的能力是基于认知考虑而不是情感移情，他们可能会比正常儿童更严格地判断违反社会常规规范的行为，并将其视为违反道德的行为。与发育迟缓儿童相比，孤独症患儿更加难以从离散的物理奖赏中学习抽象规则。他们对于规则的学习需要通过提供更具体的强化方式来促进，这表明他们在形成概念联系方面存在潜在困难。在儿童后期，学习有关社会刺激的抽象规则仍具有挑战性。孤独症患儿在学习、应用和灵活运用抽象规则方面表现出困难。一旦成功掌握了一条规则，他们可能很难学习和运用相互冲突的规则。对于孤独症患儿来说，规则学习能力较差可能是一个长期存在的问题，尤其是认知和适应能力低下的患儿。4～6岁的孤独症患儿在学习带有分离的身体奖赏的规则时，相对发育迟缓儿童表现较差；但在6岁时，当奖励是偶然的口头表扬时，患儿能够更好地学习相同的规则；到9岁时，他们在非社会条件下偶然刺激的情况下学习规则的能力已经赶上了智力和时间上匹配的同龄人。孤独症患儿可以了解社会规则，但在道德推理过程中应用这些规则的灵活性低于一般发育中的儿童。

25. 孤独症患儿在幼儿园的表现如何?

孤独症患儿进入幼儿园后，常对幼儿园的规则、老师的要求置若罔闻。他们不理解规则，不懂得约束自己的言行。例如，老师在上课，大多数儿童都能坐着听课，而孤独症患儿常离开位子，独自做自己的动作，如转圈圈、敲打东西等，甚至跑出教室；老师让大家画水果，在示教后，大部分儿童都能按老师的要求画出苹果的形状，孤独症患儿却只在纸上乱涂乱画，或画自己喜欢、习惯画的东西。他们对集体活动不感兴趣，不能理解和学会老师教授的知识。

孤独症患儿与他们的同学相比，在学校的朋友更少，友谊互惠更少，社交网络更少。他们不是积极排斥，而是可能会成为被忽视的孩子，通常被班上其他孩子视为“潜在的玩伴”。

26. 孤独症患儿如何与其他儿童互动?

正常儿童2～5岁开始有社交需要，伙伴关系开始形成，但孤独症患儿不能建立伙伴关系。他们对周围环境和别人的活动不感兴趣。当视野里出现另一名儿童时，他们从不去注视、探究，漠然处之；无论其他小朋友玩得如何开心，也不能引起他们的兴趣，他们没有加入的愿望，常独自玩耍，自顾自地迷恋自己感兴趣的事物，如漫无目的地走来走去。有时他们也会走近其他小朋友，但他们不懂得如何在交往中对人做出反应，常是简单地抓、拉他人，有时出现攻击性行为，如打、咬、踢等，因此别人不愿意和他们玩。

尽管与孤独症患儿的互动需要非患病玩伴做出一些改变，但这种互动绝对是由儿童控制的，而不是由成人控制的。事实上，互动的重复性、非语言性、面向对象和相对慢节奏的质量在很多方面都与幼儿和学龄前儿童之间游戏的描述相似。孤独症患儿可以在没有直接教学的情况下从与非患病同龄儿童的接触中学习，他们可以概括独处游戏中的收益，注意和容忍一个同龄儿童与其他玩伴（新的非患病儿童或其他孤独症患儿）之间互动的接近性。在大多数情况下，同龄玩伴在改善行为质量以满足孤独症患儿的认知和交流需求方面会比年龄较小的正常儿童更为成功。反过来，孤独症患儿对这些玩伴的反应率很高，当这些玩伴接近时，他们不会立即离开，但大多数孤独症患儿还是会避免一些物体的非言语行为和接受他人给其提供物体。同龄玩伴在数量上也不同于年幼的无障碍玩伴。同一年龄段的儿童会对他们的孤独症玩伴做出反应，并比年幼儿童更频繁地与他们进行互动。非患病玩伴发起的次数越多，孤独症患儿发起的次数就越多。此外，孤独症患儿参与互动似乎需要最少数量的适当“质量”的主动启动。

27. 孤独症的社交行为有哪些类型?

（1）冷漠型：这是孤独症的典型表现。孤独症患儿不去寻找友谊，如果别人和他们交往，他们对别人的问话和招呼都没有反应，也不理睬别人的友好示意，不参加别人的游戏。虽然也跟着上课，但对老师的提问不予回答。

（2）被动型：这类患儿并不回避社会交往，但缺乏正常儿童那种自然的社交技能，故反应不确切，显得生硬、刻板。

（3）主动但奇特型：常见于高功能孤独症或阿斯伯格综合征患儿。他们有交往的愿望，有些会积极交往，但与人接近的方式奇特、怪异且不适宜，如重复问一些问题；与人交谈时，他们把内容集中在他们自己狭窄的兴趣方面，例如，不管别人爱不爱听，一直跟别人大谈历史学知识或探讨毫无实际意义的命题，如“古时候的人会不会活到现在”？而对别人的兴趣、感觉毫无回应。他们不善于察言观色，包括别人不感兴趣或不耐烦的神情。当别人想插话表达自己的想法时，他们不给别人插话的机会，仍自顾自地说自己的，这种交谈难以继续下去。有时他们会不适宜地触摸交谈者，并采用与众不同的身体姿势、手势和表情。

28. 孤独症患儿的语言障碍有哪些类型?

（1）完全无语言：此类孤独症患儿虽然发音器官并未受太大损伤，可以正常叫喊、哭泣、发出怪声，但他们不会说话，连简单的词语也不会，而且具有非常怪异的动作，他们会不由自主地摇晃身体，且不与他人目光接触，会对某一种单一形式非常迷恋。由于他们无法理解他人的话语，无法表达自己的需要，因此，他们通常用哭喊、手势或僵硬的肢体动作等表达自己的需求。别人无法正确理解时，他们会哭闹、尖叫等，表现出极端情绪，甚至出现危险的刻板的自伤行为。此类患儿可进一步分为2类。

1）终生默默不语类：是指从未出现过语言现象的孤独症患儿。这类患儿在成长过程中不会说话，也不会听话，不会用非语言动作行为来表达诉求，想要什么东西就自己去拿，拿不到就开始哭喊尖叫。这类患儿程度较严重，社交功能严重受损，智力认知缺陷严重或言语存在严重损坏。

2）语言退化类，是指患儿最开始出现过简单的语言、语声或一直重复一个音，如“爸爸、妈妈、奶奶、水、抱抱”等，但随着年龄的增长缓慢消失。语言退化是孤独症语言发育障碍导致的显著特征之一。语言发育障碍是一种语言功能全面损害。这会导致患儿有过语言发展，但发育到3岁以后就部分或完全丧失了已有语言。语言缺乏会导致认知功能受损，进而严重影响患儿的非言语型交流。

（2）部分有语言：此类在孤独症患儿中占比最高。此类患儿可能存在构音障碍、声音障碍、声调障碍、语畅异常、语言声调节奏障碍、语意障碍或词汇障碍等。他们容易混淆相反意义的词，如不能区分左右。他们在积累新词方面受到很大限制，对多义词、同义词或短语理解有一定难度，对成组使用的词汇混淆不清，如可能把“冷”说成“雪”，把“晚上”说成“黑暗”等。部分患儿仅能理解字面意义，无法理解字面背后的类比、比喻或幽默的含义。他们无法理解开玩笑、撒谎、幽默等。这会影响他们的正常交流活动。

（3）有语言但无交流意图：此类患儿存在语言，甚至语言能力非常发达，但遗憾的是，他们的语言并非以与人交际为目的。他们说出的话并不是为了与他人进行正常交流，有的患儿会一直自言自语、不知所云；有的患儿在交流中只会机械性地说出自己想要说的语言，完全不顾说话情景与表达意图。他们运用语言的过程更像是在寻找自己说话的快乐，或者是仅为了满足自己说话的需求，并没有说话的意图和目的。

29. 孤独症患儿的语言交流障碍有哪些表现？

（1）语言表达障碍

1）刻板、重复及模仿言语：模仿是正常儿童行为和语言学习的基本形式之一，随着语言的丰富，逐渐能够灵活运用而不再模仿。但一些孤独症患儿无法迈过模仿这一步。根据模仿发生的时间不同可分为即刻模仿或延迟模仿，并且这种模仿常有重复性、刻板性，他们一旦开始就反复讲不停，直至有另外的刺激分心才停止。

2）代词用错：孤独症患儿由于语言理解障碍，加上社会交往障碍，不能借助语言从社会、人际关系的交往活动中形成主客体的关系和相应代词的概念，一个很明显的表现就是代词运用错误和混淆。如自己想要吃饼干时，说“他要饼干”等。

3）不善于描述和表达：孤独症患儿有了语言后，表现为不能用语言描述和表达，常是话语简短，呈电报式语言。如他们想喝水，会把自己的水杯放在茶几上，向着墙壁喊“水”。另外，由于孤独症患儿整天沉浸在自己的世界中，对周围事物漠不关心，缺乏观察力，不知道周围发生的事情，因此，他们不能描述一件事物的来龙去脉。

4）语音、语调、语速的异常：孤独症患儿的语言特点是说话没有语音、节律的变化，语气平淡，没有抑扬顿挫和感情色彩，在社交活动中不能自如地运用语言。表现为语言单调、平淡、重音不对，缺乏节奏变化，没有韵律且难以控制说话的音量，产生一种“特别的声调”“怪声怪气”，类似于机器人的说话方式。

（2）语言理解障碍：孤独症患儿的听觉感受器官完好，听力基本正常，会对忽然发出的巨响做出眨眼、惊跳等反应，但他们不能理解语言刺激信号的意义，既不能够注意大人说话，也无法听懂大人说话的意思。孤独症患儿的一个突出特征是，在1岁时叫他的名字毫无反应，对于大人的话不理睬，使母亲怀疑他是个“聋子”。语言能力损害不严重的患儿在自己家里或辅以手势时，可以简单理解指令；而在陌生环境中，如不辅以手势时则难以理解。他们不能分辨简单的含有介词短语的指令，如“把球放在盒子上”和“把球放在盒子里”；不能同时执行2个以上的命令；难以理解一些含义微妙的语言，如幽默语或双关语。

（3）缺乏实际意义的语言交流：孤独症患儿语言障碍的核心是语言运用能力的损害，他们不能理解语言语境及其社交用途。这种障碍在婴儿期表现为不注意伙伴发声，与人无交流。在有了语言交流后，他们说话时会只自顾自地说，眼睛不看对方，也不在意对方是否听懂，不管对方是否回答。他们不能理解周围环境或别人正在谈论的主题，常不恰当地把一些词语衔接在一起，如“奶奶把握青春年华”；加上代词错用、模仿言语等问题，使语句支离破碎，让人听不懂。有的患儿具有相当的词汇量，但他们不会将词汇、语句用来与人进行正常的语言交流。作为听者，他们不注意别人正在谈论的主题，缺乏相应的理解和应答，有时突然冒出一句与正在交谈话题无关的内容，使人觉得莫名其妙。他们不会主动与人交谈，不会提出话题和维持话题，给人的感觉似乎他是在某人面前说话而不是在与某人对话，失去了语言交谈的意义。

（4）自语及乱语：由于前述种种语言障碍，孤独症患儿既不能理解别人的语言，又不善于表达自己的思想情感，更缺乏社会性语言交流的能力，他整天封闭在自我世界中。临床上表现为喃喃自语或大声乱语，别人不知所云。

30. 正常儿童的语言发育有哪些特点？

语言发育经过语言前阶段和语言阶段。会话的能力是先理解后表达，先名词、动词，后代名词、形容词、介词、助词。2岁能理解约400个字，3岁能理解约1000个字，4岁能理解约1600个字。1.5岁以后词汇量迅速增加，2～3岁时词汇量增加更快，5～6岁时逐渐减慢。语言发育受生物因素和环境影响，个体差异很大。

语言发育进程中不同的阶段有各自的特点。

（1）语言前期（发音与学语，0～12个月）：婴儿表达语言继理解语言而发展，一般须经过3～4个月。婴儿视觉、触觉、体位感觉等与听觉联系，开始理解一些日常用品的名称，如被子、电灯等；成人对婴儿发音及时、恰当地应答，多次反复，使婴儿逐渐理解其语音的含义。语音由于词义的联系被储存于记忆中。当语言具有特殊含义时，听觉中枢与发音中枢间建立联系通路，婴儿可有意发音，即出现最初的口头语言。3～4个月婴儿反复咿呀作声；8个月时，发音已有辅音和元音的组合；12个月时会用一个字，同时用姿势表示意思，如挥手表示再见。当婴儿说出第一个有意义的字时，意味着婴儿真正开始用语言与人交往。

（2）初语言期：幼儿使用词语表达已知的事物，可以用简单的词语与他人交流，但此时是以自我为中心的。12～18个月幼儿词汇量增加到20个；18～24个月时词汇量骤增进入词语爆发期，并且出现2个词语组合。如果幼儿对某一事物十分熟悉，交流中能基本按照规律组合词语，出现短句；当词汇量增加到数百个，模仿能力增加，交流中的话题增多，灵活性较好。24～36个月幼儿词汇量明显增多，用词恰当，并且能用特殊方式表达自己的情绪、希望、兴趣等，能在交流中应用已学词汇，如能表达自己的意图和事物的数量。3岁儿童能说出自己的姓名、年龄、性别，认识常见的物品、图画，遵循连续2～3个指令。

（3）语言期：学龄前儿童开始出现更复杂的语言形式，能使用介词、代词、条件句、连接词。儿童会更为熟练地表达自己的意图，可以在不同情况下使用恰当的语言进行交流。学龄前儿童会讲故事，遵循3个以上的连续命令，懂得期待未来发生的事；对"谁""何处""什么"的问题能够做出应答，但难以回答"怎样""为什么"等问题，喜欢问为什么。4岁儿童即使在陌生人面前说话也清晰易懂，表达复杂事情时出现说话不流利，常被父母误认为是"口吃"。

31. 孤独症患儿为何会重复言语？

重复言语是指在交流互动中，患儿回答问题所用的词语要么重复对方的语言，要么重复之前所听过的词语或短语、短句。重复言语障碍、刻板地回答问题是孤独症患儿语言的典型特征，在孤独症群体中属于正常现象。孤独症患儿的重复言语有如下特点。

（1）一旦开始就反复讲个不停：例如，某患儿经常自言自语说"海南椰岛鹿龟酒……"，不厌其烦，直至另一个刺激分心才停止。

（2）不理解语言的意义：不把语言当表达工具，而是当作自娱自乐的方式。

（3）有时重复言语是为了满足患儿的需求：例如，某患儿在上课时碰了老师一下，老师假装哭泣，看孩子会有什么反应，旁边的老师提醒他说“对不起，我错了，请原谅我”。于是他重复了一遍，老师立马就笑了。过一会儿他又说“对不起，我错了，请原谅我”，过一会儿他又重复了一遍。这可能是患儿在第一次说出这句话之后明显感觉到老师的情绪变化，他认为这句话能让老师高兴，但并不知道这句话的具体含义。通过反复这句话从中找到自己的满足感，或想要看到老师的笑脸。

32. 孤独症患儿为何会模仿言语？

一部分孤独症患儿会重复别人说过的词语，尤其是重复一个句子的最后一个词或后面几个词，可是只能原样模仿其语音和语调。这种词语的重复可能对他们并无意义。这种空洞的、鹦鹉学舌式的随声附和，称为模仿言语（echolalia）。有些患儿会重复以前听过的短语或词语，这种情况称为延迟模仿言语。

在表达想得到想要的东西的某些场合，这样的短语可能使用得很恰当。因为他们是在确切模仿说话者的词语，所以会把代词颠倒了。例如，他们想要一杯果汁时，会说成带问句音调的“你要果汁吗？”因为这是人们在给他们果汁时，他们听到过多次的句子。在特定的情境中，患儿可能总是使用同一短语或句子，因为这正是他们第一次在这个情境中听到的，短语或与该情境的联系可能完全是任意的。Kanner曾举过一个例子：有一个男孩，每当他看到任何看上去像带盖长柄锅的东西时，总是说“彼得，吃的人”（Peter eater），因为他的母亲某次在锅掉到地上时，曾反复吟诵“彼得，彼得，吃南瓜的人”（Peter，Peter，pumpkin eater）。虽然父母通常能够理解孩子重复该短语的原因，但对陌生人来说，这种特异使用词语的方式听上去非常古怪。有的患儿永远不会跨过模仿言语的阶段；有的患儿则能够取得进步，进入下一阶段，开始说出他们自己创造的词语或短语。起初他们会给自己想要的东西起名字，如“糖果”“饮料”“冰激凌”等；在数月或数年之后，他们可能会继续使用一些自创的短语，但说得很费劲，且往往语法或词义上都有错误。

33. 孤独症患儿如何理解代词“你、我、他”？

在正常儿童的语言发育中，最早出现的是名词。随着认识和接触交流范围的不断扩大，以及生活经验的积累增加，儿童的词汇量不断扩大，3岁前后出现代词，但此时对代词的理解和运用还有相当大的难度。代词的理解运用，首先要求儿童有自我意识，能够比较明确地认识和区分主体、客体关系，以及说话者、听者和第三者的关系，代词即是对这些不同关系概括的反映。其次，代词的运用具有明显相对性，代词所指的对象和含义随语言环境和交流角色的变化而变化。从不同谈话人的角度理解，代词所指的对象、含义不同，并且要从“自我”角色进行角色转换，如把说话人所说的“我的”转换成从自己的角度“你的”，从第三者的角度转成“他的”，才能够正确理解。这需要一定的智力和认识水平，正常发育的4～5岁儿童在语言环境变化时，偶尔也会出现代词应用错误。

孤独症患儿由于语言理解障碍及社交障碍，无法借助语言，从社会、人际关系的交往活动中形成主客体关系和相应代词的概念，因此，会出现代词运用的错误和混淆。如自己想要吃饼干时，说“他要饼干”；想要妈妈带他出门，说“我听话妈妈带你去”。有时患儿会自创名词代表他自己才能理解的含义，如把一切旋转的东西叫成“车车”；想离开医师的诊室时说“要睡觉了，蜜蜂”等。这种用词、语言的错误，加之表达不流畅、口齿不清，使人很难理解其意。因此，尽管患儿具有相当的词汇量，却无法与人进行正常沟通。想要在一些具体实践中训练他，可以选择沟通目标的“脚手架式教学”如下：教孩子说“卫生间”代替原来说的“嘘嘘”（教一个新词汇）；教孩子递给老师一张卫生间的图片代替原来说的“拉臭”（改变沟通的形式）；教孩子先说“卫生间”，然后才允许他进入卫生间，代替原先他已经进入卫生间后才说这个词（改变功能，从说出名称到提出要求）；教孩子对其他人说“卫生间”，代替原先的只对老师说（改变他要求上厕所的情境）。

34. 孤独症患儿为何会语言匮乏?

会说话的孤独症患儿同样也难以运用语言来满足自己的社会需要，难以增进与他人的交往。典型的表现是他们普遍存在对话技能差的问题，如不停地提问，或者滔滔不绝地长篇大论等。人们始终认为，所有通用的原则在实践中都必须创造性地、因人而异地加以运用，包括可以运用非传统的教学方式。我们经常可以见到一些能说话、会说话的孤独症患儿，他们有的总是“鹦鹉学舌”式说话，总是重复你的话，当你问：“你叫什么名字？”他会回应：“你叫什么名字？”我们如同在山谷自言自语，听到的总是回声。有的孩子总是漫无目的地重复一些字音、词语或者句子，可能是“848484848484……”，可能是“蓝月亮洗手液、蓝月亮洗手液……”，也可能是“吃饼干、喝果汁，吃饼干、喝果汁……”。有的孩子总是滔滔不绝地说一些与现状无关的话题：“你几岁？住在哪儿？你家车牌几号？你是男孩子还是女孩？”“我坐14路车上动物园，我吃全聚德烤鸭……”，乍听起来他们说话似乎没问题，但当他完全不管你的反应又转向其他人重复这些话题，或者对你一遍又一遍重复这些话题时，你是否也很疑惑，他们能说话、会说话，甚至说得很流畅、很通顺，可到底出了什么问题呢？实际上，孤独症患儿的语音、语法基本没有问题，所以他们能“鹦鹉学舌”，能“漫无目的”或者“口若悬河”地说话，他们的问题出在语义理解和语言运用上。他们的交流基本都是单方面的，语言内容是重复的和以自我为中心的，他们不能理解他人的心理状态，如知识状态和意图等，所以，他们不明白自己和别人在说什么、为什么要说这些，以及什么话应该在什么时候说。这表明，心理理论和言语能力有一定相关性，一定的言语能力是心理理论发展的基础。

35. 孤独症患儿如何理解和讲解故事?

很多孤独症患儿能够识字和阅读，但阅读理解较为困难。开始学习阅读理解的时候，需要先让其关注非常具体的事实，如人物的姓名、居住的城市或参加的活动（如打高尔夫球）等。这些事实对于孩子来说相对容易理解；然后，发展到教育更文学性的段落和更抽象的概念。例如，当他们读到“吉米吃了鸡蛋和培根”时，可能无法回答“吉米在吃早饭、午饭还是晚饭？”这一问题。此时要教育孩子把问题分解，然后在大脑中扫描出有用的信息帮助其理解。例如，面对这种问题，正常儿童需要在脑中搜索常见的早饭、午饭和晚饭的不同食谱的图像，而关于一个鸡蛋和培根的图像更符合早饭这个归类，而不是午饭和晚饭。孤独症患儿不会很快学会更抽象的概念和联系，他们需要在大脑记忆库中储存越来越多的信息，然后才能成功归类和抽象化。这些数据都来源于具体生活体验，所以，老师和父母需要给孩子大量的机会去重复泛化一个概念或内容。当老师反复用不同的故事来说明同一个概念的时候，他们才能慢慢掌握。

36. 孤独症患儿如何用语言描述和表达?

孤独症患儿有了语言发育后，会表现为不能用语言描述和表达，常常话语简短、呈电报式。例如，某患儿想喝水，他把自己的水杯放在茶几上，向着墙壁喊“水”。有一位叫张小明的患儿在幼儿园被老师罚站，回家后自言自语说“张小明，罚站了”。家长问他高兴还是伤心，患儿用模仿的声调说“小明高兴”“小明伤心”，听起来毫无情感色彩，就好像是上课随着老师念单词。另外，由于孤独症患儿整天沉浸在自己的世界中，对周围的事物漠不关心，缺乏观察力，因此他们无法描述一件事的来龙去脉。例如，正常小朋友从幼儿园回来后，会向家长描述一天的见闻、老师布置的要求等；但孤独症患儿回家后，对父母的询问往往是一问三不知，无法讲述幼儿园或学校中发生的事情。

以往研究认为，孤独症患儿要求性注意指向相对正常，表白性注意指向明显缺陷，别人很难从他的目光中判断他的精神状况。近年来的研究发现，患儿的要求性注意指向也有缺陷。当他们需要某种东西时，通常抓着大人的手放在所要的物品上，或者站在所要的东西旁边哭闹，而不会指着这个东西表示要。对待人和对待物体一样，在要求性注意指向过程中没有伴随相互协调的情感表现。这种交会性注意缺陷在年龄小、智力低下的儿童中也会出现，但持续时间不久；而孤独症患儿这方面的损害会持续到学龄期以后，被认为是孤独症早期的、特异性的表现。

37. 孤独症患儿为何会发音异常?

孤独症患儿说话没有语音、节律的变化，语气平淡，没有抑扬顿挫、情感色彩，在社交活动中不能自如地运用语言。表现为语言单调、平淡、重音不对，缺乏节奏变化，没有韵律且难于控制说话的音量，产生一种“特别的声调”或“怪声怪气”，类似于电视节目中机器人的说话方式。孤独症患儿发音异常有以下特征。

（1）语速快：一口气说完3～10个字，不断句。很多孤独症患儿说话极快，说话过程几乎不换气，语速快得堪比“rap”，有的时候根本听不清他们在说什么。

（2）声调异常：很多患儿说话声调以阴平（第一声）和去声（第四声）为主，而阳平（第二声）和上声（第三声）说得比较少。容易把这些音节错误发音：河马（hé mǎ √hè mà ×）、椅子（yǐ zǐ √ yì zì×）、贝壳（bèi ké√bèi kè×）、喝水（hē shuǐ √hè shuì×）。我们会发现，相较于单独发一个字的音节，连续地发阴平或去声的词语时气流会比较短促。

（3）气息音较差：把“p”音发成“b”音，把“ji”音说成“di”音。一说到气息音就没气息，只有声带发声。

38. 孤独症患儿的语言理解能力如何?

孤独症患儿的语言理解能力明显受损，常听不懂指令，不会表达自己的需要和感受，很少提问，对别人的话也缺乏反应。并非他们总拒绝听从别人的指导，而是他们听不懂别人在说什么。例如，当父母在隔壁房间里向患儿喊话时，他们实际听到的只是“*&^%$#*@，宝贝！ *&%S#@”。其实，如果能走到孩子身边，吸引他的注意力，然后用平缓的语言说：“宝贝，把书放到桌子上去，该吃饭了。”就可以了。这样的指导才能明确地告诉孩子“你想让我做什么”，并且告诉孩子“接下来会发生什么”，那么他们就会很听话了。如果父母说“嘿，你必须悬崖勒马！”这会令他们很困惑，不知道父母其实是在表示“别再乱跑了”。如果父母说“淋成了落汤鸡”，他们会真的跑去四周寻找，看看有没有一只鸡，不如直接告诉他们“这雨太大了”。诸如成语、双关语、玩弄细节的语言游戏、推论、比喻、典故和反讽，这些太不具象的东西，与他们绝缘。孤独症患儿对语言的理解表达能力低下，无法理解稍微复杂一点的句子，不会用手势表示“再见”，不会理解和运用面部表情、动作、姿态及音调等与人交往。他们缺乏想象力和社会性模拟，不能像正常儿童一样去用玩具“做饭”“开火车”“造房子”。有的患儿语言刻板，代词错用，如将“我要”说成“你要”。

39. 孤独症患儿不同环境下的语言如何解读?

语言障碍是孤独症患儿的重要特征之一，但同一时期患儿的语言表现也不是一成不变的。在某些情境下，患儿可能表现的是叫声等无功能语言；而有些情境下，患儿可能出现少量有功能性语言的表达。孤独症患儿语言表现与语境因素存在一定的关联，兴趣、奖励和各种提示等语境条件下更容易有功能性语言的出现。

40. 孤独症患儿对名字的反应如何?

孤独症幼儿叫名反应得分及反应率均较非孤独症幼儿低，与近期一项前瞻性研究结果一致。孤独症幼儿在9个月时就更易表现出对叫名无反应，这种现象到24个月时仍存在。整体来看，孤独症幼儿在叫名反应的各个层面均较正常发育幼儿差，而发育迟缓幼儿仅在反应率层面落后于正常发育幼儿，这可能与孤独症幼儿自身社会动机缺乏及社会认知能力落后有关。此外，孤独症幼儿异常的视觉注意模式、对社会性刺激注意较少及听觉空间注意异常，均会影响其在叫名反应中的表现。孤独症患儿常对声音缺乏反应，但有的患儿对某些声音特别敏感，如对摩托车的轰鸣声、狗叫声、吸尘器的轰鸣声、波涛声感到特别苦恼，会用手捂住耳朵或畏缩不前，或受到惊吓；有的患儿听见令他不舒服的声音就非常烦躁、发脾气，或采取摔东西、倒地打滚等方式表达他的不适。例如，一听见有人唱他不喜欢听的歌就抓、咬他人；听见别人哭就手捂耳朵，十分恐惧。

整体来看，孤独症幼儿在叫名反应方面与发育迟缓幼儿及正常发育幼儿均存在明显差异。根据儿童早期在叫名反应情境中的行为特征可较好地对孤独症进行预测。叫名反应作为一项早期行为指标，在2岁左右时对孤独症患儿进行评估仍具有鉴别意义。儿童早期的叫名反应特征应作为早期筛查的内容进行纵向监测。

41. 孤独症患儿构音障碍有何特点?

构音障碍是口语的语音障碍，而词义和语法正常。构音障碍患者具有进行语言交流所必需的语言符号系统，具有语言的功能和语言的接受能力，仅在语言输出的最后阶段即运动性语言形成的阶段，因肌肉麻痹等而不能形成清晰的语言。构音障碍语言损害的程度与神经肌肉受损的程度一致。语言相关肌肉运动的速度、力量、范围、方向和协调性是患者语言是否清晰的关键。如果该肌群严重受损，则不能产生任何可被理解的语音，这种障碍称为“呐吃”或“口吃”。

孤独症患儿构音障碍特点表现为语音、语调、语速的异常。为使语言更好地表达思想，人们常通过声调的高低、速度的快慢，以及语言的强弱、长短、停顿、节律来表达说话时的情感、态度和所要强调的重点，也可表示说话人的状态，如疲劳、兴奋、自信、沮丧等。同一语言，用不同的声调可表达不同的意思，如用升调表示提问，用降调表示命令和请求。语音的强弱取决于声波的振幅，幼儿最初不会小声说话，之后才学会在必要时小声说话，并逐渐学会区分大声说话和叫喊，学会用适当的语音表达。语速由发音动作持续的时间决定，发音动作持续时间长，则语音长，速度慢；反之，语音短，速度快。说话时的速度通常通过语句中部分词语的延长或停顿来表示。通过语音、语速的上述变化，使语言的表达力更为丰富。孤独症患儿则会出现相应障碍。

42. 孤独症患儿对成人指令的反应如何?

孤独症患儿存在语言敏感和理解能力的障碍，故对成人的指令不作反应。对于他们来说，人们说话的声音好像是某些嘈杂的声音或者某些东西的响声一样，似乎与他们毫无关系，对他们毫无意义。心理测验发现，复述有意义的句子和同样长度的无意义的字符串，对孤独症患儿的难度是一样的，都是死记硬背的机械记忆；而对于正常发育儿童，前者要容易得多。这表明孤独症患儿对语言缺乏正常的敏感性与感受、理解能力。许多研究表明，这一问题不是出在对声音的听觉感受能力上，而是出在对语言信息的综合加工和对语言信息含义的理解上。

孤独症患儿听觉感受器官完好，听力正常，但不能注意并正确理解父母语言刺激信号的意义，既不能注意听别人说话，也听不懂别人指令的意思。他们通常难以留意父母或老师的指令，因为当时他们的注意力可能正完全集中于某个其认为更有趣、更重要的细节上。他们的关注点往往会快速从一个感受转移到另外一个感受上，这种转移常为视觉性。听觉刺激也很容易令其分心，还可能被自己内心的认知过程分心。对不断涌来的来自外部的刺激及来自内心的思想，他们极难抓住重点去理解和筛选。有的患儿可以继续注意下去，不断做出反应和探索，把各种感受都当成新鲜的刺激，让自己兴奋起来；另一些在应对不断涌来的信息时，会屏蔽掉周围庞杂的刺激，只在极为有限的范围内专注于某些特定事物。

孤独症患儿难以执行成人（以家长为例）指令反应的原因有3种：①儿童“听不到”家长的指令，即他们无法将家长的声音从环境中分辨出。如果是此种情况则需要通过将自己的声音和强化物进行配对，增加患儿对家长声音的敏感性。②患儿听不懂家长发出的指令。例如，家长发出“把苹果拿过来”的指令，患儿可能无法从果盘摆放的多种水果中辨别出哪个是苹果，可能不理解什么是“拿过来”，这时就需要家长对患儿进行区分练习的训练，帮他们区分不同的物品和动作。③患儿做不到，即患儿已经接收并分辨出家长的指令，但他们缺乏执行能力，也就是人们所说的“教学依从”。如果是这种情况，家长应当对患儿进行教学依从的训练，增加他们对指令的执行。

43. 孤独症患儿是否存在有意义的语言交流?

很多孤独症患儿也有语言，他们的清晰度和语调也没问题，但他们大部分的语言都具备以下几个特征：①主动性差；②句式简单，语言内容质量差；③只跟特定的人说。孤独症患儿绝大多数语言发育迟缓，有的甚至丧失语言能力。患儿语言障碍的核心是语言运用能力的损害，他们不能理解语言情境及其社交用途。这种障碍在婴儿期就表现出不注意伙伴的发声、与人无交流。在有了语言交流后，他们在说话时，只是自顾自地说，眼睛不看着对方，不在意对方是否听懂，也不管对方是否回答；他们不能理解周围环境或别人正在讨论的主题；他们不会主动与人交谈，不会提出话题和维持话题，似乎是在人面前说话而不是与人对话，使语言失去了交谈的意义。孤独症患儿缺乏口语能力或语言缺乏功能性。他们在从一个话题向另一个话题转变时，很难改变自己注意的焦点；在与多人同时交流时，很难保持一个同样的交流话题；常因其反复及刻板性行为，影响与他人交流；在交谈过程中，很难与交谈者保持视线的接触。

44. 孤独症患儿的语言运用能力损害有何特点?

孤独症患儿常表现为语言发育较同龄正常儿童晚，有些甚至不发育。流行病学研究发现，约50%的孤独症患儿终身保持缄默，从不使用语言作为交流工具，仅以手势或其他形式表达自己的要求；也有的患儿在2～3岁前出现语言功能，之后又逐渐减少甚至完全丧失。语言发展具有一定的规律性，但孤独症患儿语言发展明显滞后于同龄正常儿童，且个体差异较大。

（1）语法方面：一部分孤独症患儿的语法发展遵循正常同龄儿童相似的发展轨迹，但语法发展相对延迟；另一部分则不能遵循正常发展轨迹，表现为某些语法结构或规则的缺失。

（2）音韵方面：孤独症患儿表现为构音时存在音位的替代、歪曲、遗漏、添加等现象，语言节律十分机械，说话的重音、语调单一，无抑扬顿挫之感也是此类患儿常见的语言韵律问题。这是因为孤独症患儿在韵律的感知和产生方面与正常同龄儿童之间有显著性差异。

（3）语义方面：孤独症患儿可以理解词语字面上的含义，但难以理解其隐含的意义，无法理解字面背后的类比、比喻或幽默的含义。这可能与孤独症患儿的语义理解依赖视觉有关，与正常儿童的语义理解模式有显著性差异。

（4）语用方面：孤独症患儿对时态概念、认知状态词汇、心理词汇及情绪情感词汇存在特定的理解障碍，这直接影响其对句子和语篇的理解。尽管部分患儿的语法、音韵和语义能力接近正常儿童水平，但在真实的社会情境中，他们无法有效理解和运用语言，语用能力仍表现出明显的障碍。即使是高功能孤独症患儿也存在语用问题。孤独症患儿语用方面的障碍主要表现为言语行为、会话技能和语言编辑能力3个方面存在困难。

孤独症患儿在与母亲对话过程中，能意识到并试图修复交流中断，运用重复、替代等修正策略回应要求。在叙事方面，他们的叙事语言表达显著不连贯，较少运用故事大意连贯地组织叙事，表述故事的中心思想时存在障碍，在标识情感与解释行动时倾向简单化。

45. 孤独症患儿会是话痨吗?

话痨是一个汉语词语，是形容一个人的话多得没完没了。事实上，虽然大部分孤独症患儿有语言障碍，但这并不是他们没有说话的能力和欲望，甚至有话痨型的患者，他们的表达能力完全没有问题。不说话的患儿也不是因为不想理你，而是他们真的不会表达。

语言的最终目的是用来互动交流。举个简单的例子，鹦鹉也会说话，如“你好”“恭喜发财”等，但这仅是模仿，并非自己意愿的表达。孤独症患儿都是机械地背诵，就像鹦鹉学舌一样，交流能力非常有限。他们也会喜欢热闹。当一群人聚在一起时，他们也喜欢站在中间蹦蹦跳跳，唱着自己新学的歌谣。但是，如果仔细观察就会发现，患儿不管大家听不听、看不看，只要自己开心就好，跟其他人毫无互动；而正常的

“喜欢展示自我”的孩子会在意大家对自己的评价。

46. 孤独症患儿为何喜欢自言自语?

自言自语是孤独症患儿的语言特点之一。自言自语无会话对象，也不需要别人做出反应，属于无交际功能的语言，并不是真正意义上的语言。孤独症患儿的自言自语是一种远离他人的封闭状态。他们可以连贯性地讲述自己经历的事情，或者讲述自己想象的情境。这种语言与现实情境没有关系，他们也不需要别人回答。成人可以利用这种自言自语与孩子进行对话，一方面可以锻炼孩子连贯性讲述的能力，另一方面可以发展孩子的想象力。

自言自语有3种情况：①没有具体内容，只有声音，孩子不能意识到自己的发音和内容本身。这是原始状态的自言自语，更接近于一种异常行为，大多发生在孩子无事可做的时候。②语句虽然有具体内容，但只是一种特定场合或特定情绪下的机械性重复。③语句有具体内容，孩子知道自己在说什么。这是孩子思维活动的外化。

在有些孤独症患儿身上还可以看到一种高级的自言自语。他们的这种重复刻板的模仿言语，大多是因为他们不理解语言的意义，不把语言当作表达工具，而是当作自娱自乐的方式，是刻板行为的一种表现。孤独症患儿由于多种语言障碍，既不能很好地理解别人的语言，也不善于表达自己的思想感情，更缺乏社会性语言交流的能力，临床上常表现为自言自语或大声乱语。

47. 孤独症患儿的非语言沟通能力如何?

非语言沟通是指用手势、姿势和面部表情来表达自己的愿望和诉求。孤独症患儿非语言交流能力的受损表现在他们不能理解别人的姿势和面部表情的意义；有的即使懂得别人姿势的含义，也不会运用姿势、表情与人进行交往。他们会以尖叫或哭闹表示不适或需要，拉着家长的手走向他们想要的东西，一旦拿到后就不再理人。他们的面部缺乏表情，也不用身体语言如点头、摇头、摆手等表示意图和喜怒哀乐。他们不会自己注视某物并吸引他人的注意；在与人说话时，无社交性的面部表情，如微笑、注视等。说话时无点头、摇头、摆手的动作，很少用手势、姿势来协助表达自己的意愿。低语言或无语言能力的孤独症患儿由于无法通过正确、清晰的语言来表达需求，常出现异常行为，这是他们表达与沟通的一种方式。

孤独症患儿非语言沟通障碍主要表现在以下3个方面。

（1）共同注意机制受到损害：共同注意机制是指儿童调整自己注意的焦点，使自己和成人的注意力汇聚在同一对象上的能力，是对周围的人、物、事的注意分配。研究者早期所做的针对孤独症患儿非语言沟通能力研究中发现，孤独症患儿的共同注意机制受到损伤。近年来，研究者通过采用自然观察法、实验对照法等研究方法，对学龄前孤独症患儿的共同注意发起行为展开了大量的研究，结果一致表明，他们在发起共同注意行为上存在显著缺陷。对于共同注意机制损伤和非语言沟通障碍之间的关系，张俊芝和杨晓玲等所做的孤独症患儿的教育与康复训练研究显示，共同注意机制的损害可能是心理理论缺陷的早期标志，而心理理论能力（指个体对自己或他人的信念、愿望、意图等心理状态的认识和理解，并借此对他人的心理和行为进行解释和推理的能力）的损伤是孤独症患儿语言、交往和社会功能缺陷的原因。

（2）情绪表达与调节能力不足：情绪反应不敏感、冷漠是孤独症患儿最明显的特征之一。他们经常会逃避与他人眼神的正面接触；在与他人的语言和肢体接触方面，大多数孤独症患儿也表现得十分被动，甚至不愿和自己的父母亲近。对于新奇、罕见的事物，他们缺乏应有的兴趣和好奇心；有时还会表现出极不适宜的情感和情绪反应。例如，他们会在愉快的场合哭泣或在悲伤的场合大笑等。许多研究显示，大多数孤独症患儿不仅情绪表达困难且难以被理解，即使少数患儿表现出自己的情绪，大部分的情绪也是负向的、消极的。另外，孤独症患儿在情绪调节能力方面也存在明显的缺陷。他们的情绪极不稳定，稍遇到不顺心的事就很容易哭闹、尖叫，有时还会产生在普通人看来莫名其妙、可能与幻觉有关的焦虑，甚至发生攻击性行为；他们不善于调节自己的情绪。

（3）社会互动与情感分享困难：孤独症患儿极少与他人甚至自己的父母和其他亲人进行有意义、功能性的社会互动。有研究显示，年龄较小或能力较差的孤独症患儿，在高层次的要求或社会互动等能力上似乎有更明显的障碍。Mundy等曾以纵向研究法追踪其在1986年所做试验中的受试对象，结果发现，在13个月之后，发展年龄在19个月以下的孤独症患儿与配对及控制组相比，在高层次的社会互动和要求能力上仍显著低于其他两组。此外，孤独症患儿在情感分享上也存在明显的障碍。生长发育正常的儿童在6个月以后对父母或其他亲人的依恋感会逐渐发展，但孤独症患儿的依恋感很晚才会出现，有的甚至没有。他们一般很少主动表现出与他人身体接触的渴望，部分触觉迟钝的患儿则常过度地触摸自己或他人的身体部位，但这种过度行为通常被普通人群视为是不适当的。大多数孤独症患儿很少通过发起体触行为来表达情感上的沟通需求，从而导致其与他人（包括父母在内）的情感分享上存在明显不足。

48. 孤独症患儿的情感表达能力如何?

孤独症患儿与他人的情感交流是有障碍的，他们的感情比较简单、原始、平淡，缺少细微的变化，很少会发出微笑，面部表情不丰富。当要求得不到满足时，他们常会发脾气、哭闹。他们不会注意别人的情感变化，也不管别人在做什么，不会察言观色。对父母的喜怒哀乐及疾病很少有情感反应。他们不能受到别人情感的感染，产生感情上的共鸣；长大后，也难以发展如同情、怜悯、悲伤、悔恨之类的高级社会化情感。述情障碍（alexithymia）是指处理情感信息的能力障碍，是一种内感受障碍，即对身体内部状态的感知能力受损，表现为难以识别和描述自己的情绪。述情障碍是一个具有自身遗传和神经认知基础的独立人格结构，而不是其他临床疾病的特征或症状。正常人群中述情障碍的发生率为10%，在孤独症谱系障碍和其他精神疾病（包括焦虑、抑郁和饮食失调）中均可观察到高发生率的述情障碍。述情障碍是造成孤独症患儿情感障碍的原因之一。

49. 孤独症患儿的智力水平有问题吗?

孤独症患儿的智力水平表现很不一致，少数患儿在正常范围，但大部分患儿表现为不同程度的智力缺陷。许多患儿不能顺利地进行智力测验，在临床上，有时只能根据患儿的临床表现大体上评估他们智力受损水平。国内外的研究资料表明，在对孤独症患儿进行详细的智力测验后归类他们的智力水平，50%的患儿为中度以上的智力缺陷（智商＜50），25%为轻度智力缺陷（智商为50～69），25%智力正常（智商＞70）。智力正常者被称为高功能孤独症。有智力障碍的孤独症患儿，他们的智力发展与正常儿童不同，有的患儿2～3岁以前智力正常，在此以后才出现智力低下。智力与社会交往能力、智力内部各能力之间明显不均衡。例如，有些患儿测得的智商很低，而从他们的语言能力来判断，智力的损害要轻得多；有的患儿不会说话，但某些操作能力可能接近正常水平；有些患儿其他能力很低，以致不能接受智力测验，但排列图形或背数测验的成绩达到正常水平。另外，使用智力测验与适应行为量表2种方法评定出的智力受损程度通常不一致。国内有学者研究发现，在能够接受智力测验的孤独症患儿中，智力测验评定的智商等级明显高于生活适应能力评定的水平，这说明高功能孤独症患儿的智力处于正常或接近正常水平，他们的生活适应能力却存在明显的障碍。

50. 正常儿童的智力发育规律是怎样的?

智力是一个人的各种认知能力的综合，包括观察能力、注意力、记忆力、思维能力和想象能力，其核心是抽象思维能力。智力也可以说是人们利用以往的知识解决新问题的能力，是一种适应环境的能力。正常儿童在出生半年后就有智力的活动，此时的智力是伴随婴儿的直觉行动思维的出现而出现，在性质上与成年时期不同，属于感知运动性智力；到1岁半以后，随着语言的发展，智力的发展加速；到4岁时测得的智商与儿童后期的智商高度相关，智力水平也达到了成年期较高智力的一半；10岁以后智力缓慢发展；23～25岁智力停止发展，达到一生的较高水平。

正常儿童智力发育的一般规律如下。

（1）智力发育的阶段性：人脑的发育存在不匀速性和阶段性，导致智力发育也存在明显的阶段性。智力是多项能力的总和，各项能力又有各自不同的发育规律。例如，语言发育是先有一个缓慢积累发育过程，至2～3岁时进入快速发育阶段；运动发育是经历了站、扶之后，1岁左右开始走路，至3岁才能手脚协调运动等。这些能力发育的阶段性自然对智力发育产生相应的影响。

（2）各种能力的协调性：智力是多种能力的综合，各种能力能否协调发育会影响智力发育的水平。观察力、记忆力、想象力、思维力及运动能力是相互联系、相互制约、相互依赖的，如果某一种能力落后明显，则其综合能力一定会受到影响。

（3）智力发育的时效性：构成智力的各种能力均有各自最佳发育时期，一旦最佳发育期受影响，这些能力的发育就会明显落后，其最终表现为智力发育具有时效性。例如，“印度狼孩”与人类隔绝至7～8岁，虽然经过教育，4年后可以说话，但其智力只能达到1岁左右水平，原因是最佳的智力发育时期已经错过。

（4）智力发育的可干预性：智力水平很大程度上是由先天因素决定的，但社会环境也是智力发育的外部条件。没有土壤和阳光，再好的种子也长不成大树。一些先天条件不足的儿童，经过后天有效干预，可尽可能地减小先天条件不足的影响。

51. 孤独症患儿智力不平衡发育有何表现?

孤独症患儿的智力与社交能力之间、智力内部各能力之间具有明显不均衡性。例如，有的患儿从语言能力来判断，其损害较轻，但智力测验成绩很低；有的患儿不会说话，但某些操作能力可能接近或超过正常水平。一般来说，孤独症患儿操作智商较言语智商高，在运用机械记忆和视觉空间能力来完成的项目中成绩较好，而在靠把握意义的能力来完成的项目中成绩相对较差。在各分量表中，理解得分最差，其次是常识。孤独症患儿在对事物的抽象、理解、形成概念的能力发育等方面障碍较重。有的患儿可表现为某些项目根本无法测验，另一些项目却能达到正常水平，即峰能力和谷能力。但与正常儿童相比，孤独症患儿的峰能力仍偏低。

智力正常的孤独症称为高功能孤独症。有智力障碍的孤独症患儿，其智力发展与正常儿童不同，有的患儿2～3岁以前智力正常，在此之后才出现智力下降。智力与社交能力、智力内部各能力之间明显不均衡。

52. 孤独症患儿会有“白痴天才”表现吗?

智力是人类的特性之一，简单地说，智力就是成功地进行心智活动的能力，它涉及记忆力、推理力、创造力及其他心智能力。在表现形式上，有的人记忆强，但创造力差；有的人不善于抽象推理，但只要粗略地看一下图纸，就能做出一个复杂的小橱柜。有的人对周围的环境毫不关心，沉湎于幻想，致使感情或表情、行动、意志的表达、学习等方面表现很差；但另一方面，这种人对于自己感兴趣的事又异常敏锐，显示出天才的能力，心理学上会将这类人称为“白痴天才”。像这样具有特殊才能的人，在孤独症患者中约占10%。

在学业方面，有些孤独症患儿会出现不寻常的能力，即在普遍低下的基础上出现某一方面的功能特别活跃，甚至具有超出正常人的一些特殊能力。例如，部分患儿呈现高识字能力，自幼很会认字，但不一定理解字义和文意。高功能孤独症患儿常保留较好的数学能力；部分高功能孤独症患者具有超乎常人的历法、数学、音乐、美术等方面的能力，而被称为“白痴天才”。“白痴天才”表现为以下几个方面：①特殊的机械记忆能力；②特殊的计算能力；③特殊的基本技能；④高超的专业知识。一些孤独症患儿表现出一种特殊能力，称为“岛状才能”。此种智力特点可能与孤独症患儿脑中涉及某些内容记忆的神经结构的功能得到超常发展有关。遗憾的是，这些“天才特征”通常是患儿自娱自乐的工具，他们无法通过学习丰富、发展自己的才能，也无法与人交流、沟通。因此，这种能力大多无社会价值，通常在2～3年后有不同程度的下降甚至消失。

53. 阿斯伯格综合征与高功能孤独症有何关系?

阿斯伯格综合征属于孤独症谱系障碍或广泛性发育障碍，具有与孤独症相同的社交障碍、局限的兴趣、重复及刻板的活动方式。阿斯伯格综合征与孤独症的区别在于此病没有明显的语言和智能障碍。高功能孤独症属于孤独症的一种特殊表现形式，区别于学者综合征，与阿斯伯格综合征相似，但与阿斯伯格不属于同一疾病。孤独症属于广泛性发育障碍，而高功能孤独症属于孤独症的高功能人群，智商高于其他孤独症患者，甚至远超正常人。高功能孤独症的症状与阿斯伯格综合征极其相似，但也有不同，例如：①阿斯伯格综合征患者对交友持主动态度，而高功能孤独症患者属于自我封闭；②在语言方面，阿斯伯格综合征患者无明显障碍，而高功能孤独症患者存在比较明显的语言障碍；③在运动方面，阿斯伯格综合征患者与高功能孤独症患者有明显差别。

阿斯伯格综合征的临床特点是全部兴趣和活动均具有孤独症的典型特点，但在语言和认知方面没有全面迟滞。高功能孤独症为智商＞70的孤独症患者。两者的共同特点是缺乏抽象思维能力及按先后次序处理问题的能力。不同点在于，阿斯伯格综合征患者有较高的语言智商和总智商，但运动技能笨拙，且家族史明显；高功能孤独症患者有明显的语言损害。

54. 正常儿童的注意力发展规律是怎样的？

心理学家研究发现，注意不是独立的心理过程，而是感觉、知觉、记忆、思维等心理过程的一种共同特征。它分为有意注意和无意注意。无意注意是指没有预定目的，也不需要意志努力的注意；有意注意是有目的且需要意志控制的注意。总的来说，3岁前儿童以无意注意为主，但同时也是由无意注意向有意注意发展的关键时期，其发展规律如下。

（1）新生儿：宝宝具备一定的注意能力，在觉醒状态时可因周围环境中巨响、强光等刺激而产生无条件的定向反射。探究反应和被动注意占优势，主要依赖外界刺激物的客观属性，新奇而强烈、有吸引力的刺激可引发探究反应。

（2）2～4个月：由于条件反射的出现，宝宝已能比较集中地注意人的脸和声音；看到色彩鲜艳的图像时，能比较安静地注视片刻，但时间很短。除强烈的外界刺激外，凡是能直接满足宝宝需要或与满足需要相关的事物都能引起他们的注意，如奶瓶、妈妈等。

（3）5～6个月：宝宝能比较持久地注意一个物体，但注意极不稳定，对一个现象只能保持几秒的集中注意。

（4）7～8个月：宝宝开始对周围色彩鲜明、发出声响、能活动的物体产生较稳定的注意，这是有意注意的萌芽。

（5）1岁左右：有意注意开始出现，但这种处于萌芽阶段的有意注意极不稳定，此时，宝宝能凝视成人手中的表超过15 s。

（6）2岁左右：由于活动能力的提高和生活范围的扩大，宝宝开始对周围更多的事物产生兴趣。这个时期宝宝的有意注意有所发展，逐渐能按照成人提出的要求完成一些简单任务。

（7）3岁左右：开始对周围新鲜事物表现出更多的兴趣，能集中15 ～ 20 min做一件事。有意注意进一步发展，但还是以无意注意为主。

3岁以前，儿童的注意基本上都是不随意的，其发生依赖客体本身的吸引力和物理性质、强度；直到5岁左右，随着儿童经验的积累、兴趣的产生、感知觉能力和语言作为内部调节功能的发展，才逐渐发展到有意识、有目的的主动注意。

55. 孤独症患儿的注意力有问题吗?

孤独症患儿早期具有注意指向缺陷的特异性改变，这也是后期心理推理缺陷的前驱症状。部分学龄期患儿在学校学习时表现出明显注意力不集中，注意保持时间短暂。这种注意力不集中是因为他们不理解老师讲授的内容，对于学习不感兴趣，对于他们自己感兴趣的事物则能长时间的专注。

56. 孤独症患儿的心理推测能力有问题吗?

心理推测能力是指个体对自己或他人的信念、意图和愿望等心理状态的认识和理解，并借助这种认识来解释和预测他人心理和行为的一种能力。孤独症患儿不能形成“错误信念”的判断，在要求描述他们自己时，不会使用与人的心理状态有关的任何词汇，不能区分心理现象与物理实体；不能理解人类大脑的社会心理功能，“心理推测”发展处于空白状况。然而，在完成一些数学和几何图形任务时，他们的表现与同龄组正常儿童并无较大差异。儿童心理推测能力需要通过概念转换而获得，这使他们具有对自己和他人内心世界的判断能力，孤独症患儿没有经历（概念转换）这一重要发育阶段，表现出心理推测能力低下，这也是其社交障碍的本质原因。

57. 儿童心理推测能力的影响因素有哪些?

孤独症患儿的核心缺陷有3种理论取向，即心理推测能力取向、执行功能取向及中央统合取向，这3种理论取向既相关又相互独立。心理推测能力可更好解释孤独症患儿的表征性游戏发展迟缓、社交障碍及沟通障碍。其影响因素包括以下几个方面：①家庭背景、父母职业、受教育水平；②家庭言语交流方式，父母较多地用心理状态语言来应答儿童有助于儿童对错误信念的理解；③象征性游戏，儿童参与象征性游戏的次数与儿童理解他人的情感和信念相关，儿童和父母、兄弟姐妹之间的象征性游戏是心理推测理论发展的动因；④语言发展；⑤认知执行功能；⑥社会交往能力；⑦记忆力、想象力、注意力等。

58. 孤独症患儿的感知觉有异常吗?

感知觉是心理活动中较低级的形式，出现早、发展快，许多感知觉在婴幼儿期已达到成人水平。儿童在出生后，最早出现的是皮肤觉（包括触觉、痛觉、温觉）、嗅觉和味觉。听觉反应在新生儿期就存在。孤独症患儿的感知觉异常主要表现在听觉、视觉和痛觉等方面，可表现为感觉迟钝或过敏，以及特殊感觉偏好。其中以听觉和视觉反应异常最为常见，见于绝大多数患儿；其次为痛觉反应迟钝，其发生率为36.5%；嗅觉异常行为发生率为18.3%；触觉及味觉异常行为相对较少见。大多数孤独症患儿存在对刺激感觉异常。

（1）感觉迟钝：感觉迟钝是指对疼痛或刺激若无其事。孤独症患儿的听觉反应异常突出表现为对语言声音反应迟钝，例如，即使大声叫其名字或对其讲话，患儿仍无反应，因此常让人以为其可能存在听觉障碍。痛觉反应迟钝是除视、听觉反应异常外患儿较常见的感觉异常行为，也以重症患儿多见。自伤行为则仅见于重症患儿，表明重症患儿较轻、中度患儿具有相对严重的痛觉反应障碍。

有的患儿视觉辨别能力差，分不清大小、颜色或位置等特征，有时对身边的人好像没看见一样，或者只注意看对方的手或身体的某一部位；有的对冷热、疼痛不敏感，不知寒冷或炎热，对疼痛刺激反应迟钝，扎针时不觉得疼，摔倒时擦破皮肤也无任何反应。因为患儿对疼痛感觉迟钝，故反复自伤也无痛苦表示，但无法忍受触和痒。

（2）感觉过敏：感觉过敏是指对外界一般的刺激出现感觉增强的现象，如听到突然的声音就会吓一跳或捂上耳朵；看到光线突然变化时惊恐或烦躁不安；有的患儿对光线过敏，正常光线下斜眼、闭眼皱眉等；有的患儿对轻微瘙痒即无法忍受；有的患儿对某些特殊声音敏感，如汽车轰鸣、动物叫声、机械运转声音等，经常会以发脾气、摔东西等方式表达不适；有的对其感兴趣的声音极为敏感，即使声音很小也有反应，如电视广告声音、音乐及其喜欢的食物名称等。可见，患儿对声音的反应具有“选择性”，主要表现为对交流性语言声音反应障碍，有的文献称此现象为“听觉过滤”。听觉过敏还表现为患儿对生活中某些常见的声音（如汽车马达声、铃声甚至朗诵课文的声音）或音量耐受差，会难以忍受地捂耳朵，而这些声音或音量对于一般人来说并无特殊。少数患儿则对一些物体发出的声音有特殊兴趣，但此症状仅见于重症患儿。许多孤独症患儿喜欢反复开关电灯，或者特别爱看电视广告，但对一般儿童喜欢的电视节目不感兴趣，表明患儿对于变化快速的电视画面或闪烁的灯光有特殊兴趣，而对于节目的整体情节没有兴趣。

（3）感觉偏好：孤独症患儿感知觉的发展出现异常，有的会表现为“感觉偏好”。例如，在婴儿阶段，他们喜爱光滑的木片、塑料及柔软的毛皮感；有的对某些声响感到强烈的兴趣，如弹簧驱动的玩具或敲钟发出的声音；有的喜欢汽车刹车时的尖叫声，通常会冲到汽车面前去使汽车猛地刹车，从而产生一种对于他们来说是愉快的噪声；有的对灯光或任何发光和闪烁的东西有强烈兴趣。孤独症患儿不同于常人的感觉偏好还表现为喜欢光滑的木板、墙面、皮毛等，喜欢嗅闻一些特殊气味，对特殊声音有强烈兴趣，对闪烁的灯光迷恋等；有的患儿特别耐受苦味、咸味或甜味；有的平衡能力特别强；有的长时间旋转不头晕。有的患儿常以摩擦、拍打、撞头、咬硬东西、摇晃或旋转身体，甚至抓抠疼痛发炎的伤口或用其他方式自伤自残来引起自身感觉；有的小孩则出现“感觉厌恶”，如对响亮的噪声和明亮的灯光很敏感，会产生某些恐惧，如害怕飞机、火车、摩托车的响声，害怕狗叫，害怕闪光灯等。

59. 孤独症患儿有哪些行为问题?

孤独症患儿在激惹状态下会产生一系列严重的行为问题，如自残或攻击性行为，对自己或他人造成严重伤害。此类患儿攻击行为表现为对他人进行如打、踢、咬、扔东西等；除此之外，他们还可能出现撞头、打自己、拔头发等自伤行为，严重者可导致不可逆的损伤或死亡。一般而言，孤独症患儿表现出问题行为的主要原因有以下几类：①引起注意，获得活动的机会或得到喜欢的东西（玩具、物品、食物）；②逃避令其感到厌恶的交往、任务或活动；③获得某些感觉刺激；④自动终止或减弱厌恶性刺激。近年来的研究发现，影响孤独症患儿易激惹等行为的主要因素包括患儿的躯体状况、缺乏功能性沟通、心理社会压力大、不良的强化模式及伴发的情绪精神障碍等。孤独症患儿行为障碍总的特征是刻板、重复及一些奇特的行为方式，例如，日常生活习惯的刻板化，如不愿改变日常生活习惯；拒绝探索新事物；过分专注某些事物，如对一些特殊物品产生依恋行为，着迷于单调、重复的事物，对物体的非功能特征感兴趣；行为和情绪异常，如刻板重复的动作；多动、冲动行为，强迫行为；不寻常的情感反应。

60. 孤独症患儿有哪些情绪问题?

孤独症患儿普遍存在情绪问题，主要为易激惹，常在愤怒、受挫或痛苦时爆发，这种突发状态常被认为是“发脾气”“暴怒”。孤独症患儿的情感活动比较原始、单调，常呈现情感平淡，或与环境不相称的情感过分或不恰当。最突出的表现是与社会需要相联系的情感异常，负性情绪明显而正性情绪反应缺乏。他们不仅缺乏与周围人的情感交流和微笑，对于自己的要求和需要是否感到满足及产生的情感反应也表现得贫乏、粗糙。随着年龄的增长，他们不能与其他人建立情感联系；不关心周围的人，也没有被别人爱的欲望；不会做出各种努力以获得别人的关心和爱护，不会根据别人的反应来调整自己的情绪反应；很难与人分享喜悦和痛苦，不能与周围环境产生情感共鸣。他们的情感反应很少，因此，也带有“自闭”的特征。

61. 为什么孤独症大多在3岁后被发现？

虽然有一些孤独症筛查工具在婴幼儿期可以应用，但由于缺乏标准化的评判标准，因此，孤独症的早期识别有一定困难。这是因为：①一般婴幼儿早期症状不甚明显，没有长期细致的观察难以识别；②没有丰富经验的医师很难从有相似症状的其他发展障碍中鉴别出孤独症；③婴幼儿的发展并不稳定，每个孤独症患儿症状出现的时间、表现形式、严重程度等都不同。以上因素均加大了孤独症早期诊断的难度。孤独症起病在3岁之前，诊断所罗列的三大行为特征，实际上在14个月时就已广泛表现。大多数家长对孤独症患儿的异常表现能够较早地识别，但相比专业的筛查或诊断评估则显得不够全面，对语言及社交异常相对识别率较高，而对重复刻板行为识别的比例相对较低。其原因一方面可能因为家长对语言发育规律及相关时间节点的了解程度更高，因此更加敏感；另一方面则可能与孤独症刻板症状本身的发生、发展过程有关，即有些刻板行为的发展在早期不明显，使家长难以及时识别。大多数家长在儿童18个月时已感到某些不对劲的地方，但常在3岁以后才就医，所以临床上3岁之前确诊的患儿非常少。孤独症患儿的早期诊断有一定难度。我国目前儿童保健及普通儿科医师中对孤独症的认识不足，存在漏诊现象。加强孤独症知识的宣传普及，提高大众和初级保健机构人员对孤独症的认知是当前专业人员共同的责任。

62. 孤独症评估的常用量表有哪些？

孤独症评估常用量表包括儿童孤独症评定量表（childhood autism rating scale，CARS）、孤独症行为评定量表（autism behavior checklist，ABC）、克氏孤独症行为评定量表（Clancy autism behavior scale，CABS）。CARS、ABC及CABS均是较好的辅助诊断孤独症的评估工具。在灵敏度、特异度一致率、阳性预测值及阴性预测值方面，CARS优于ABC，而ABC又优于CABS。

CARS是一种孤独症诊断评估量表，虽优于ABC与CABS，但英国孤独症专家Berney认为，在孤独症的日常诊断工作中，仍需要制定更简便、更好的量表，如

CARS。但因其评估需要一定的场所及工具，并且评定需具有儿童精神疾病专业知识人员进行，故临床使用受到一定限制。

ABC与CABS均为孤独症筛查量表，其使用方便，费时不多，不受场地及设备限制，只需了解患儿情况的家属填写，并可异地进行评估，特别适用于基层医院及儿童保健机构。但由于家属的理解能力不同，评分结果可能与实际情况稍有偏差，故分值在筛查线附近及以上的患儿，最好到具有资质的小儿神经科进一步检查，以防漏诊和误诊。此外，还有孤独症行为综合平度量表和剖析图（ABCCP）、孤独症治疗评定量表（ATEC）、孤独症儿童心理教育评核第3版（PEP-3）。

63. 为什么孤独症量表对孤独症的评估很重要?

孤独症量表是量化心理现象的一种测评工具，可以对心理现象进行观察，并对观察结果进行数量化分析跟评价。能够客观、全面地根据外在行为对心理现象进行定量。CARS是较好的辅助诊断孤独症的评估工具，灵敏度、特异度一致率、阳性预测值及阴性预测值都较好。还有其他各种筛查量表和评估量表，均能有效地对孤独症进行准确的筛查、诊断和评估，具有重要意义。

64. 孤独症自评量表与他评量表有什么差别?

自评量表是由被测试者自己根据量表中的各项内容及问题，选择答案做出判断。如患儿年龄小，不能自己回答问题，可由其家长或抚养人回答。他评量表是由受过专业培训的专业人员基于对被测试者的观察进行定量评价。他评量表测试的针对性更强，结果的分析较复杂，可以更好地帮助医师对患儿的问题进行评估。

65. 孤独症患儿有哪些常见的口腔疾病?

孤独症患儿常有龋齿、牙周病、错颌畸形、磨牙症、牙体损伤等。

（1）龋齿：孤独症患儿口腔习惯不良，加之偏好甜、黏的食物，有口含食物的习惯，患龋齿风险大。

（2）牙周病：由于对牙周探针容忍度的差异，患者的牙周状况很难准确评估。总体而言，他们的口腔卫生较差。许多患者在青少年时期仍需父母辅助进行日常口腔护理，患牙周疾病的风险较高。

（3）错颌畸形：部分孤独症的相关并发疾病（如脆性X综合征等）可能导致颌面部

畸形，且自残行为及吐舌、咬唇、咬颌等不良口腔习惯均可增加发病率。孤独症患者常伴有中度至重度的错颌畸形。

（4）磨牙症：考虑与其刻板重复习惯相关。

（5）牙体损伤：孤独症患儿的自残行为及不良口腔习惯均增加口腔软、硬组织损伤的风险。除此之外，还有味觉障碍、胃肠反流造成的釉质腐蚀及药物引起的口干症等。

66. 孤独症患儿的睡眠障碍有什么特点?

孤独症患儿常共患睡眠障碍，表现为睡眠潜伏期延长、夜间觉醒更频繁、睡眠效率降低。在孤独症患儿睡眠障碍中，最常见的类型是行为性失眠（behavioural insomnia）和与孤独症症状本身有关的失眠。入睡和维持睡眠障碍（睡不着、睡不安稳、易醒）最多见。

行为性失眠常由不适当行为引起，如入睡过程中需要安抚，夜间频繁醒来和早起后仍需要父母安抚才能再入睡。有研究表明，孤独症患儿入睡时间达1 h以上，夜睡过程中易醒，觉醒可持续2～3 h，其间可笑、说、喊、起床、于房间内独自玩耍。一部分孤独症患儿睡眠中醒来并未叫醒父母，这有别于发育正常但有睡眠相关障碍的儿童（后者醒后常哭喊、召唤父母）。孤独症患儿社交功能损害可能与此有关，其不会发出沟通信号，也不善于表达需求，以致父母并不知晓其醒来。

感知觉异常也可引起孤独症患儿的睡眠障碍。此外，睡行症、梦魇、遗尿、呼吸暂停、昼夜睡眠节律障碍、焦虑相关睡眠紊乱、入睡过程中重复行为和哭泣、晨起头痛、白天嗜睡等症状也有报道。近年来，有研究报道孤独症更倾向出现异态睡眠，如Liu等证实孤独症患儿中有54%抗拒睡觉、56%失眠、53%异态状态、25%睡眠呼吸障碍、45%早醒、31%白天嗜睡，且对于某个孤独症患儿而言，睡眠紊乱常多种同时存在且相互影响。

有睡眠问题的孤独症患儿，其孤独症征象更明显。Schreck等通过患儿父母调查探讨睡眠障碍与孤独症症状间关系发现，睡眠障碍能预测孤独症症状，如每晚睡眠时间少可预测孤独症总得分与社交技巧缺乏，每晚睡眠时间少且夜晚哭喊可预测刻板行为，对卧室环境刺激过于敏感且夜间哭喊可预测交流问题，对卧室环境刺激敏感可预测较少的发育顺序紊乱。

67. 儿童期孤独症的预警指标有哪些?

扶养人离开或回来无反应；逗弄时不会回应笑；与人无目光对视；不会发出“yi-yi/yɑ -yɑ”的声音；不会区分生人和熟人；莫名其妙地笑；对他人讲话不感兴趣或似

乎未听见；与周围环境缺少交往；不能接受简单指令；不参与集体游戏或活动；拒绝模仿他人动作、表情或声音；不与他人分享兴趣与情感；1岁前就会说有意义的语言但又逐渐消失；呼唤其名字时，只是答应，却不回头；被拥抱时无相应的姿势；缺乏示指指物；缺乏分享；缺乏炫耀；缺乏参照注视；对所指物品没有注意；不听指令；不关注周围小朋友；不能寻求安慰；不能理解点头表示同意、摇头表示不同意；不会说话；不能理解大人的话；刻板身体动作；刻板操作物体；踮脚走路；斜眼看物；对声音敏感；玩玩具单一；缺乏假想性游戏；缺乏社交性游戏等。

68. 高功能孤独症患儿的智力有哪些特征?

高功能孤独症患儿在言语习得能力、语言的概念形成和同化，以及与言语相关的抽象、思维、概括能力方面较正常儿童差，这也可以解释为高功能孤独症患儿在语言发育过程中存在落后情况；至学龄期，即使总智商在正常范围内，这种语言障碍表现也持续存在。知觉推理指数主要用于评价被试者的流体推理能力、空间知觉、视觉组织和推理能力，高功能孤独症患儿与正常儿童在视觉信息加工方面的能力相当。唐春等使用修订韦氏儿童智力量表（Chinese Wechsler intelligence scale for children，C-WISC）考察高功能孤独症患儿智力特点，结果表明，高功能孤独症患儿的操作智商超过言语智商，高功能孤独症患儿的智力水平低于正常，且智力发展不平衡。林力孜等使用WISC-Ⅳ对高功能孤独症患儿进行智力结构及特征的分析，结果显示，孤独症患儿的智力水平虽在正常范围，但普遍低于正常儿童，分析表明高功能孤独症患儿具有工作记忆优势和加工速度劣势共存的特点，其群体智力结构有待进一步建模分析。

69. 孤独症患儿的家庭功能有哪些特点?

孤独症患儿的家庭功能包含6个方面，即问题解决、沟通、角色、情感反应、情感介入、行为控制。

（1）问题解决：孤独症患儿的家庭功能低于正常儿童家庭。这可能是因为孤独症病因尚未明确，且目前的医疗技术水平还不可能完全治愈，这让许多患儿家长不知如何帮助患儿；加之患儿表现出的一系列问题，如睡眠紊乱、癫痫发作、喂养和如厕训练困难、刻板行为及自伤、易激惹尖叫、社交及情感交流缺失、缺乏目光对视、不懂得分享、不依恋父母、对父母的关爱往往无动于衷等，绝大多数照顾者感到手足无措、无法胜任，在问题解决方面存在诸多困扰。

（2）沟通：孤独症患儿家庭的沟通功能较正常儿童家庭弱。这可能与孤独症患儿存在语言沟通障碍、人际社交受损有关。患儿照顾者需付出更多的时间和精力教养患儿，忙于处理患儿的问题，从而导致照顾者之间没有太多的时间和精力进行沟通和交流，导致家庭沟通功能障碍。

（3）角色：孤独症患儿家庭角色功能比正常儿童家庭弱。这可能是由于患儿疾病原因，照顾者无法完成家庭分配的某些角色。家庭以照顾患儿为中心，家长过多侧重照顾者的角色，往往容易忽视自己作为妻子或丈夫等其他角色。

（4）情感反应：孤独症患儿家庭的情感反应能力比正常儿童家庭差。其原因主要包括以下几个方面。①很多家长刚开始对孤独症的病因缺乏了解或了解不足，将孩子患上孤独症归咎为自身原因，从而感到自责和内疚；②目前孤独症还不可能完全治愈，这让许多患儿家长难以接受；③康复训练长期不见效果或效果不明显导致家长对康复失去信心；④担心孩子的未来及养老安置问题。

（5）情感介入：孤独症患儿家庭情感介入功能较正常儿童家庭差。其原因主要有以下两个方面。①孤独症患儿大多对他人的关爱没有回应；②患儿照顾者过分集中注意力在患儿身上，而对家庭其他成员缺少情感介入。

（6）行为控制：行为控制是指一个家庭的行为方式。研究发现，孤独症患儿家庭行为控制能力较正常儿童家庭差，这也与孤独症本身疾病特征有关。照顾者无法理解孤独症患儿的世界，患儿亦无法按照正常行为规则和要求行事。同时，有的患儿照顾者可能会为了防止患儿走失而对其过分保护；或因患儿在公共场合的特异行为造成尴尬，而刻板地限制和约束其到户外活动。相关部门要帮助照顾者掌握照顾患儿的技能，同时加大知识宣教力度，为孤独症家庭提供更多的关怀和包容。

70. 小于24个月的孤独症患儿有哪些行为特征?

小于24个月孤独症患儿的行为特征包括：①眼神凝视或注视转移；②感知觉异常，存在触觉回避；③低频率的眼神接触和无社会性意义微笑；④存在较少的模仿他人的行为倾向，同时在与他人的沟通线索中也存在较低的敏感度和回应度；⑤婴儿期的重复和刻板行为；⑥语言发育落后；⑦不听指令、独自玩耍及无互动；⑧踮脚走路、特殊才能、能力倒退、饮食睡眠障碍及情绪控制障碍等。

71. 孤独症婴幼儿为什么回避目光接触?

孤独症感官刺激经过感觉汇入杏仁核，杏仁核将各种刺激感受储存并且界定情绪反应，传达至调节情绪的边缘系统，接着到达自主神经系统，最后到达动作系统发生反应，此过程中杏仁核扮演创造情绪图谱的重要角色。Oberman等的研究发现，孤独症婴幼儿因感觉输入的皮质区与杏仁核之间的连线改变或是边缘系统与调节行为的额叶之间联结异常，从而使情绪图谱扭曲，导致许多高危孤独症婴幼儿会回避眼神接触或对琐碎的细节表现出异常关注等现象。

72. 孤独症患儿有哪些眼动特征？

孤独症患儿对社交性信息不敏感表现在其对人的眼睛有目光回避倾向。使用眼动技术研究，孤独症患儿在观看人物面孔的图片或视频时，注视眼部及面部区域的时间较少。孤独症患儿在通过观察整个环境获取信息时，首先要保持稳定的视觉注意力及对关键信息区域的注意力分配。患儿首次观察时间显著高于正常儿童，在首个注视点的注视时间、注视点的持续时间、注视点个数统计、总访问时间均显著低于正常儿童，患儿对场景观看的整体视觉注意力较差。在社交性刺激物领域方面，患儿在以上指标上的表现更差，表明孤独症患儿对社交性信息存在视觉注意缺陷。

局限性刺激作用在孤独症患儿视觉注意力分配上起关键作用，其改变了患儿视觉注意分配模式。患儿对局限性刺激表现出较高的视觉敏感度，在场景中会优先注意到局限性刺激物，对于局限性刺激物的察觉时间短、注视加工时间长，更注意刺激物特征的局部细节。这一特征使得对局限性兴趣的高动机占据了获取社交信息的发展输入，可能加重社交障碍。

73. 孤独症患儿的运动能力有哪些异常？

孤独症患儿存在本体感觉失调，走路姿势奇怪，步伐沉重。其主要表现为双上肢、双下肢、上下肢或左右侧肢体间的协调障碍。患儿膝关节屈曲的时相减少，单侧足跟触地时髋关节过度屈曲，并且骨盆常过度前倾，上肢缺乏交替摆动等。水平跳跃时，患儿不能协调其上下肢运动，没有上肢的摆动或有错误的摆动（摆动不是用于蓄力以完成跳跃的动作），患儿还可能存在手运动控制障碍和手眼协调障碍。在婴幼儿期，可能表现在换手、伸手取物、投物入杯子等活动上；在学龄前期和学龄期，则更明显地影响其日常生活活动。

74. 孤独症谱系障碍患者视线线索注意定向障碍有何特点？

视线方向是一种非常有力的社会性线索。有研究证实，即使视线方向对目标位置没有任何预测作用，仍可诱导观察者将注意快速转移到视线所指示的方向上，这一现象被称为“视线线索提示效应”（gaze cueing effect，GCE）。早期研究结果显示，ASD患者在较为简单的Posner范式中的视线线索注意定向能力完好；然而临床观察研究表明，ASD患者在自然情境中不能追随他人视线看向目标物体。这可能是简单实验情境与复杂自然情境之间存在较大差异所致。近年来，为了提高实验的生态效度，研究者引入新的影响变量，选取新的测量指标，进一步探讨ASD患者的视线线索注意定向行为。此类研究发现，ASD患者在较为复杂的Posner范式中存在视线线索注意定向障碍。研究者推测，这可能是由于该群体不能理解视线线索所蕴含的社会性意义，以一种加工非社会性信息的补偿机制对其物理方向属性进行加工。具体表现如下。

（1）缺乏线索预测效应：在线索不具备预测性时，ASD患者和正常发育者在一致条件下的反应时均显著少于不一致条件下的反应时，表现出典型的线索一致效应。然而，在线索目标一致条件下，正常发育组表现出了典型的线索预测效应，即可预测条件下反应时显著短于不可预测条件下反应时，而ASD组未表现出此效应。这说明ASD患者的反射性注意定向能力完好，而自主性注意定向能力受损。研究者认为这可能是由于ASD患者不能理解视线线索蕴含的社会性意义，因此不能主动地对视线线索进行自上而下的有意注意加工，进而减少反应时。

（2）缺乏社会性加工优势效应：当存在非社会性竞争线索时，ASD患者未能将视线线索视为更重要的线索而优先选择，无效非社会性线索对ASD患者的干扰更大。与非社会性线索相比，ASD患者对社会性线索的价值评估不高。

（3）缺乏社会性背景促进效应：对正常发育组而言，视线和人声都是社会性刺激，两者之间的社会背景关联性促进了线索效应。而ASD患者由于缺乏对视线蕴含的社会性意义的理解，进而缺乏对两者之间社会背景关联性的理解，导致该群体未表现出此效应。正常发育者更多利用社会背景信息对视线蕴含的潜在心理状态进行推断，因而在面孔和视线朝向目标物体的条件下，他们认为对方注意到值得关注的事情而将注意力自动转向他人视线方向，而在身体、面孔和视线均指向目标物体的条件下他们推断对方只是身体方位转换而已。ASD患者则可能基于视线的方向性信息进行加工，因而在方向性信息最为显著的条件下，即身体、面孔和视线均朝向目标物体的条件下，才显示出更大的线索效应。

（4）缺乏侧向加工优势效应：视线线索的侧向加工优势效应是指视线线索指向右侧时诱发GCE效应，而指向左侧时无GCE效应。鉴于简单Posner范式未考察视线方向的影响作用，当研究者引入线索指向变量考察ASD患者的视线线索注意定向行为时发现，该群体缺乏视线线索的侧向加工优势效应。

（5）缺乏返回抑制效应：返回抑制效应（inhibition of return，IOR）是指在较长刺激呈现同步条件下被试者对线索化目标的反应反而慢于对非线索化目标的反应。探究ASD患者是否存在IOR效应的研究发现，在非社会性线索条件下，ASD和正常发育被试者均表现出典型的IOR效应；在社会性线索条件下，正常发育者仍表现出IOR效应，而ASD患者的IOR效应消失。

第四章

共 病 篇

1. 孤独症谱系障碍共病是什么?

共病又称共患病、同病或合病，由美国耶鲁大学临床流行病学专家Feinstein于1970年首次提出，系指同一个体同时存在2种或多种且相互难分主次、缺乏必然因果关联关系的疾病。临床上共患病的概念主要用于研究精神病学领域的“一人多病”现象。近年来，人们对孤独症谱系障碍（autism spectrum disorder，ASD）的认识逐步提高，越来越多的ASD被诊断，其共病却常被当成ASD疾病本身症状而被忽略，而ASD的治疗及预后又与其共患病情况息息相关。

ASD儿童除核心症状外，常合并其他行为及精神症状。主要包括非特异性疾病、特异性疾病、行为和运动失调疾病及行为和情绪症状问题。ASD共患非特异性疾病包括智力障碍、言语/语言障碍、癫痫。ASD共患特异性疾病包括结节性硬化症、雷特综合征、快乐木偶综合征、唐氏综合征、脆性X综合征及默比乌斯综合征等。ASD共患行为和运动控制失调包括注意缺陷多动障碍、Tourette综合征、焦虑障碍、易怒和问题行为、喂养和胃肠道问题，以及学习障碍、睡眠问题等其他行为和情绪问题。

ASD共病的共患率各不相同。有研究表明，50%～70%的ASD患者共患智力障碍，妊娠期间免疫平衡的改变可能导致发育中的儿童神经发育轨迹改变，最终导致ASD共患智力障碍的发生。37%的ASD患儿会发生癫痫，且智力越低，发生癫痫的概率越高。结节性硬化症婴儿早期多表现视觉和精细动作发展延迟，90%结节性硬化症患者共患神经精神疾病，其中以ASD最常见，患病率可达40.5%；ASD患儿中结节性硬化症的患病率为6.5%。ASD患儿中，注意缺陷多动障碍与ASD共患率可达59%，ASD患儿平均诊断年龄接近2.5岁，ASD共患注意缺陷多动障碍患儿诊断年龄则达到6岁以上。在ASD患儿中普遍存在喂养问题，其发生率可达46%～89%，主要表现为食物的选择性、拒绝饮食及破坏性进餐行为。

2. 孤独症谱系障碍共患智力障碍有哪些临床特征?

智力障碍（intellectual disability，ID）是由于各种原因导致的在18岁之前出现的智力明显落后，同时伴有社会适应行为的明显缺陷。目前对于ID是作为ASD本身的症状之一还是相关联的障碍，仍存在争议。50%～70%的ASD患者共患ID，妊娠期间免疫平衡的改变可能导致发育中的儿童神经发育轨迹改变，最终导致ASD共患ID的发生。有研究表明，ASD未合并ID患儿心理健康问题发生率低于ASD合并ID患儿，社交技能在这种差异中起着重要作用，提示以社交技能为目标可能是改善ASD患儿心理健康的一种方法。

3. 孤独症谱系障碍患言语/语言障碍有哪些临床特征?

大多数ASD患儿首次就诊原因是言语/语言障碍，既往将“语义-语用障碍”和“非语言学习障碍”与高功能ASD相区分存在较大争议性，《精神障碍诊断与统计手册》（第5版）（*Diagnostic and Statistical Manual of Mental Disorders 5th edition*，DSM-Ⅴ）已将言语/语言障碍从ASD的核心症状中剔除。研究资料及临床经验显示，ASD患儿除了语用障碍外，还可能合并语言理解性能力差、大量无意义或重复刻板言语、语调异常及构音障碍等言语/语言障碍。ASD患儿语义和语用障碍尤其突出，可表现为言语不符合场景、语言流畅度异常、语调异常、答非所问及语法错误等。低功能ASD患儿通常没有语言表达，这并非由语言障碍引起，而可能是此类患儿对沟通时语意的不理解造成的。

4. 孤独症谱系障碍共患癫痫有哪些临床特征?

随着对ASD认识的深入，研究者开展了从分子遗传到神经免疫、功能影像、神经解剖和神经化学等多方面的研究，逐渐明确了神经系统异常是ASD发病的主要原因之一。癫痫与癫痫样脑电图异常在ASD患者中的高发生率，促使越来越多的研究者开始探讨ASD与癫痫的相关性。有研究认为，13%～30%的ASD患儿会发生癫痫。另外，癫痫患儿未来患ASD的风险显著高于健康对照组，且ASD在癫痫患者的兄弟姐妹及后代中较正常人更常见，这表明ASD与癫痫可能有共同的发病机制，包括基因转录调控、细胞生长及突触发育等。ASD患儿癫痫发病存在2个高峰，即儿童早期（2～5岁）和青春期2个阶段，且ASD患儿智力发育水平与癫痫发病风险呈负相关，即智力越低，癫痫发病风险越高，且癫痫的治疗越困难；而ASD症状越重，预后越差。语言发育障碍也是ASD共患癫痫的风险因素。部分ASD共患癫痫患儿的癫痫发作不典型，易与重复性行为、刻板动作等非癫痫动作相混淆，需注意鉴别。ASD患儿一旦出现惊厥发作，应立即进行脑电图检测；如确诊癫痫，应立即就诊于儿童神经内科给予抗癫痫药物治疗。癫痫发作控制好，可改善其预后，提高生活质量。

5. 孤独症谱系障碍患儿共患癫痫的易发时期是几岁?

ASD患儿患癫痫的风险明显高于普通人群。ASD患儿共患癫痫的发病年龄可从婴儿期到成人期，但更多起病于5岁之前和10岁之后，呈双峰年龄分布，存在学龄前和青春期2个起病高峰，分别为3.2岁和16.7岁。国外研究显示，10岁及以上ASD患儿患癫痫的危险性是低龄儿童的2.35倍，癫痫发作通常与较大年龄、较低的认知水平和较差的适应性及语言功能相关。国内研究发现，ASD患儿首次癫痫发作多发生于1岁前。目前对易患癫痫的ASD患儿的年龄尚无明确界定。有研究表明，2～3岁的ASD患儿多显现出语言和行为退化，同时伴有癫痫样发作。另有病例对照研究显示，ASD患儿癫痫的发病年龄并不存在特异性。

6. 孤独症谱系障碍患儿共患癫痫的易感因素有哪些?

ASD共患癫痫是较为常见的临床现象。既往研究结果显示，2%～46%的孤独症或ASD患者共患癫痫；从儿童期随访到青少年或成人的研究中，22%～38%的孤独症患者共患癫痫。ASD患儿癫痫共患率受多种因素影响。有荟萃分析显示，女性孤独症患儿更易罹患癫痫，男、女性孤独症患儿癫痫共患率分别为18.5%、34.5%；共患智力障碍的孤独症患儿也有更高的癫痫发生风险，共患智力障碍组和无智力障碍组癫痫共患率分别为21.5%和8.0%；罹患严重智力障碍和运动障碍的孤独症患儿癫痫共患率更高（42%）。此外，随着智力障碍程度加重，孤独症患儿癫痫共患率增高。在智商（intelligence quotient，IQ）≥70、50≤IQ＜70、IQ＜50的孤独症患儿中，癫痫共患率分别为9%、27%、34%。存在遗传或神经综合征的孤独症患儿，癫痫共患率显著增高（61%）。孤独症特征越严重，共患癫痫的风险越高。其他研究显示，运动障碍、严重语言障碍、发育退行与孤独症患儿共患癫痫相关，但研究结果并不一致。总之，与未共患癫痫的ASD患儿相比，共患癫痫者特征表现为智力发育障碍更为常见、低功能ASD发病率高、发育倒退更为常见、ASD治疗更加困难。

ASD和癫痫均是病因及发病机制非常复杂的疾病，但共患原因和机制尚未完全明确。目前研究显示，ASD和癫痫可能具有复杂的相互作用和共同的病理生理学基础，与两者共患相关的易感因素包括遗传因素、神经生物因素、环境因素及其他因素等。

（1）遗传因素：遗传因素在癫痫与ASD的发病中均起重要作用。文献已报道，*SCN1A*、*PCDH19*、*MBD5*、*SCN2A*、*CASK*、*TSC1*、*TSC2*、*FMR1*、*PTEN*、*CDKL5*、*FOXG1*和*MECP2*基因突变既可导致癫痫表型，也可出现ASD表型。研究显示，大部分与ASD相关的基因与癫痫的发生有关，所以很多研究通过探索癫痫和ASD共存的一些遗传性综合征来寻找其共同的病因和病理生理机制，如Dravet综合征、脆性X综合征、雷特综合征、结节性硬化症、唐氏综合征、快乐木偶综合征、Prader-Willi综合征等。在结节性硬化症患者中，96%患癫痫，40%～50%符合ASD或广泛性发育障碍的诊断标准。其他研究也显示，在伴遗传或神经综合征的ASD患者中，癫痫共患率明显高于无遗传或神经综合征的ASD患儿。另外，基于人群的序列研究显示，精神疾病家族史与ASD共患癫痫相关。

（2）神经生物因素：杏仁核、海马、左内侧前额叶皮质、右侧眶额叶皮质异常与ASD的社交障碍密切相关。小脑病变是ASD中枢性统合不足的神经病理基础，与患儿的兴趣狭窄和特殊才能相关。大脑额叶成熟延迟导致ASD患儿额叶的局部脑血流明显降低，与患儿的刻板和重复性行为密切相关，而这些脑区的异常均与癫痫发作密切相关。研究发现，部分神经递质（如谷氨酸、γ-氨基丁酸等）的异常与癫痫共患ASD密切相关。

（3）环境因素：过敏、环境和/或压力触发导致的肥大细胞活化可能导致局灶性血-脑屏障的破坏和神经炎症发生，从而导致ASD患儿发生癫痫。

（4）其他因素：围产期不利因素、性别等。母亲妊娠期病毒感染可能与2种障碍共患相关；较低的母亲妊娠年龄、较低的出生体重和Apgar评分与ASD共患癫痫相关，这种关联在智力障碍，尤其是女性智力障碍者中更加明显。有学者提出，女性ASD患儿更易罹患智力障碍，共患癫痫的风险增加。

研究显示，癫痫和ASD存在共同的影响神经发育的遗传学基础，如哺乳动物雷帕霉素靶蛋白（mammalian target of rapamycin，mTOR）通路中的*DEPDC5*、*NPRL3*、*MTOR*基因与癫痫和ASD均相关；癫痫和ASD患儿同时存在钠离子通道*SCN1A*基因变异；*NRXN1*错义突变与ASD、癫痫和智力障碍均相关等。这些研究结果提示，可能有一些共同的遗传基础导致的神经发育障碍，导致癫痫和ASD共患。

7. 孤独症谱系障碍患儿共患癫痫的危险因素有哪些?

（1）智力障碍：智力障碍是ASD患儿共患癫痫的明确危险因素。癫痫患者智力障碍发生率明显高于普通人群，ASD患儿智力障碍发生率也高于普通人群，而智力障碍在

ASD共患癫痫患儿中的发生率明显高于前两者，故有研究假设是智力障碍启动了ASD与癫痫的相互联系。上述论断主要基于三者具有可能的共同途径，相关病理生理机制文献中主要提出两点，并且不相互排斥。首先，两者共同的通路，如兴奋/抑制失衡；其次原发性癫痫可能影响突触的可塑性和大脑皮质的连接，反过来引起脑发育延迟和行为障碍。

（2）年龄：年龄在ASD共患癫痫的发生、发展中可作为一项独立的危险因素。文献报道，ASD患儿共患癫痫的首发年龄有2个高峰，一个是早发（2岁以前），一个是青春期。80.9%的患儿癫痫发生在18岁以前，早期发生的癫痫可引起突触重塑异常，进而导致大脑发育过程的兴奋/抑制系统失衡，最终出现ASD表现及癫痫。青春期是青少年身体和心理迅速发育成熟的时期，同时也是ASD患儿发生癫痫的高峰年龄之一，越来越多的学者开始研究探讨青少年时期ASD与癫痫的相关性。Viscidi等的横断面研究显示，ASD共患癫痫的平均患病率为12%，到青春期癫痫患病率达到26%。近期大量研究发现，ASD共患癫痫的患病率在10岁以上儿童中是最高的，且癫痫的风险持续至成年。

（3）结节性硬化症：一项研究发现，结节性硬化症患者出现ASD的风险高达50%，出现癫痫的风险高达80%。有多中心研究追踪出生3～36个月的结节性硬化症患儿，从综合行为评估（侧重认知和社会沟通技能）、病史与事件相关的脑电图等方面分析，95%的患儿诊断癫痫时为24个月龄，55%的患儿达到ASD诊断标准并具有相应临床表现。出生12个月时，ASD患儿表现为言语和非言语智商明显降低。研究表明，ASD合并癫痫的高危婴儿，出生后第1年的发育延迟对诊断ASD具有重要价值。

8. 孤独症谱系障碍患儿出现癫痫临床发作类型有哪些?

ASD患儿可以共患各种类型癫痫，较大样本研究均显示部分性发作更为常见。Jokianta等报道，在一个基于人群的ASD研究中，73%的共患癫痫类型为部分性发作。另有研究显示，在可获得完整治疗史的ASD共患癫痫患者中，超过50%的为难治性癫痫，明显多于普通人群难治性癫痫发生率；同时，女性患者有更高的难治性癫痫发生风险；智力障碍越重，癫痫也越易反复发作。在无明确病因的ASD共患癫痫患儿中，智商≥55的有75%为癫痫偶尔发作，25%为癫痫反复发作；智商＜55的有75%为癫痫反复发作，25%为癫痫偶尔发作。在与其他遗传或神经综合征相关的ASD共患癫痫患儿中，91%为癫痫反复发作。与未共患ASD的癫痫患儿相比，共患ASD的癫痫特征表现为局灶性发作多见、难治性癫痫发生率高，以及精神发育迟滞、运动发育问题和行为症状更多见，且有更多睡眠问题，包括醒后难以继续入睡和早醒。

9. 孤独症谱系障碍患儿出现癫痫性电持续状态多见吗?

国内有研究显示，30%～80%的ASD患儿合并脑电图（electroencephalogram，EEG）异常。近年来国外报道显示，ASD患儿的EEG异常中约7%可见为睡眠中癫痫性电持续状态（electrical status epilepticus during sleep，ESES），阵发性异常主要为局灶或多灶性癫痫样放电，局灶性异常主要存在颞区（46%）和额区（18%）。ESES为一种特殊的EEG现象，是指由睡眠诱发的接近持续的棘慢波发放，为一种发作间期而非发作期EEG。Patry等首次描述此现象，并提出以慢波睡眠期棘慢波指数≥85%为判断ESES的标准。ESES长期存在可造成高级皮质功能受损，且持续存在时间与远期神经心理损伤程度密切相关。约1/3的ASD患儿出现在以前语言和社交基础上出现倒退，称为孤独症样癫痫样倒退，当癫痫和EEG改善后，常伴语言和行为的改善。彭镜等研究发现，经甲泼尼龙治疗后，随着ESES现象得到控制，患儿的ASD症状明显改善，提示ASD患儿的ESES现象与临床症状密切相关，EEG检查在临床ASD的治疗中具有重要作用。

10. 孤独症谱系障碍患儿脑电图有哪些特征?

既往研究显示，ASD患儿EEG异常率为4%～61%，多数患儿的癫痫样放电为局灶性，部位多样，颞叶、中央颞区癫痫样放电更为常见。还有研究显示，进行夜间EEG监测时，61%的ASD患者存在癫痫样放电。对于不伴有结节性硬化症等重要神经系统疾病的孤独症或不典型孤独症患者，未共患癫痫组有18%存在EEG癫痫样放电，共患癫痫组有68%在癫痫发作前有EEG癫痫样放电。癫痫样放电预示着少年期的癫痫发作。虽然EEG被认为是所有临床或疑似癫痫发作患儿的重要诊断标准，但是否应对所有EEG异常而无临床癫痫样表现的ASD患儿进行治疗仍存在争议。有学者认为，ASD患儿的临床下放电更多代表脑功能异常，且提示ASD可能与癫痫存在部分共通的发病机制。

ASD共患癫痫可表现出各种类型的癫痫发作，包括复杂部分性发作、不典型失神、强直阵挛性发作、肌阵挛发作等。ASD患儿EEG显示癫痫样放电率远高于正常儿童。ASD患儿共患癫痫的癫痫样放电类型包括局灶性、多灶性或广泛性癫痫样放电。正常儿童约5%出现EEG癫痫样放电。一项研究表明，ASD共患癫痫的发病率为35%；在ASD共患癫痫患儿中，EEG癫痫样放电率为95%；而在65%不伴癫痫发作的ASD患儿中，EEG癫痫样放电率为50%，ASD患儿EEG总的癫痫样放电率高达66%。正常儿童癫痫样放电部位以中央顶区为主，占46%；枕区次之，占23%；颞区及额区各约占16%。而

ASD患儿各部位癫痫样放电所占比例显著不同，额叶为77%，中央顶区为15%，枕区为6%，颞叶为2%。相较而言，ASD患儿额区癫痫样放电所占比例较正常儿童高约5倍，其他部位所占比例则相应低至1/8～1/3，并且ASD患儿优势半球额、颞区放电较非优势半球显著增多。同时有研究发现，伴有EEG癫痫样放电的ASD患儿更易出现发育倒退和重复刻板行为，提示EEG癫痫样放电可引起特定的认知、语言和行为障碍。因此，对于出现发育倒退、行为刻板的ASD患儿，应注意其EEG癫痫样放电情况及共患癫痫的可能。

11. 孤独症谱系障碍患儿常共患哪些癫痫性脑病?

ASD和癫痫共患是较为常见的临床现象。伦诺克斯-加斯托综合征（Lennox-Gastaut syndrome）是小儿癫痫性脑病的一种，其特点为具有多种发作形式（主要为强直、失张力及不典型失神，少数患者有肌阵挛发作）、认知和行为障碍、EEG为发作性快波及＜2.5Hz的弥漫性棘慢复合波。70%的患儿可以找到病因，无论是出生前、围产期及产后，均有多种原因可引起本病，如宫内感染或出生后感染、缺氧缺血性脑病、外伤、各种代谢病、先天性脑发育障碍等。1/3的患儿找不到明确病因，也没有明确的遗传因素。该病多在3～5岁起病，男孩多于女孩。临床有多种类型的癫痫发作，其中强直性发作对该病最具特异性；其他常见不典型失神、失张力和肌阵挛发作，发作时常跌倒致伤；也可伴强直阵挛性发作及局部性发作。发作频繁，部分患儿有癫痫持续状态，主要表现不典型失神发作持续状态，意识混浊持续数天或数周。该病患儿80%～90%有智力发育障碍，可见认知障碍、思维缓慢、言语不清、注意力缺陷、学习不能及行为异常等。其中，行为异常可表现为多动、攻击性、孤独症样行为。

雷特综合征患者的人际交流减少，语言的理解和表达能力发育停滞，与孤独症相似。但雷特综合征患者主要为女性，起病后心理发育完全停滞，然后逐渐倒退，并有共济失调、肌张力异常、生长发育迟滞等躯体症状和体征。

12. 孤独症谱系障碍共患结节性硬化症有哪些临床特征?

结节性硬化症（tuberous sclerosis complex，TSC）是一种显性遗传疾病，患者出现癫痫、智力低下及在鼻子两侧出现皮脂腺瘤，身体出现白斑，脑及肾脏中长结节。TSC患者中罹患ASD者达17%～61%，而ASD患者中1%～14%患有TSC。TSC婴儿早期多表现出视觉和精细动作发展延迟。90%的TSC患者共患神经精神疾病，其中以ASD最为常见，患病率可达40.5%，目前尚无ASD儿童中TSC发生率统计。TSC患儿发生

ASD的高危因素与患儿是否有癫痫、婴儿痉挛症、15号染色体上的*TSC*2基因突变有关。另有研究表明，TSC的结节位置（尤其是额颞叶结节）与ASD发生有关。此外，ASD还可共患雷特综合征、快乐木偶综合征、唐氏综合征、脆性X综合征及默比乌斯综合征等特异性疾病，需要与共患TSC相互鉴别。

13. 注意缺陷多动障碍是什么?

注意缺陷多动障碍（attention deficit and hyperactive disorder，ADHD）的患病率远高于精神分裂症，通常于12岁之前起病，症状持续至少6个月，特征性地表现为以下2组症状。

（1）注意缺陷：儿童存在下述症状中的6个，17岁以上的青少年和成人存在此组症状中的5个，则为注意缺陷。①无法密切关注细节；②难以维持注意力；③当别人对其讲话时，显得心不在焉；④经常不遵从指示导致无法完成任务；⑤难以组织任务和活动；⑥回避或厌恶需要精神上持续努力的任务；⑦经常丢失物品；⑧容易被外界刺激分神；⑨在日常生活中经常忘记事情。

（2）多动-冲动：儿童存在下述症状中的6个，17岁以上的青少年和成人存在此组症状中的5个，则为多动-冲动。①手脚动个不停或扭动；②经常在需要坐好时离开座位；③经常在不恰当的场合来回跑动；④无法安静地从事休闲活动；⑤经常看似“忙个不停”；⑥讲话过多；⑦无法按顺序交谈或接别人的话；⑧难以排队等待；⑨经常打断或干扰他人。

诊断ADHD要求，无论上述哪组症状都必须出现在2个以上的场所，防止患者隐瞒症状或过度诊断。通常来说，患者起病年龄越小，病情越重。90%的患者随着年龄的增长，症状会逐渐减轻，但不能完全治愈。ADHD患者的临床表现有所不同，有些患者以注意缺陷为主，有些患者以多动-冲动为主，有些则两组症状都存在，因而预后效果差异很大。这些症状会引起有临床意义的痛苦或功能损害。

ADHD被认为是一种常见的儿童精神疾病，具有很强的遗传、神经生物学和神经化学基础。其特征是注意力不集中和/或多动、冲动，这些症状可显著影响患者的各种行为和表现。儿童患者常有不同程度的学习困难，但智力正常或接近正常，有时出现动作不协调、性格或其他行为的异常。ADHD通常起病于6岁以前，学龄前症状明显。其诊断要依赖详细的病史，包括从父母、老师处获得的资料；然后进行体格检查，所查神经系统体征对排除某些神经系统疾病有积极意义；精神状况检查要着重语言发育情况、智力粗查等以排除相应发育问题。

14. 孤独症谱系障碍共患注意缺陷多动障碍有哪些临床特征?

ADHD的核心症状为注意力缺陷和多动冲动，ADHD患儿共病和功能损害的发生率高，其中以混合型ADHD为主。ADHD的核心症状严重性也会影响共病和功能损害的发生，其症状可持续至成年期。ASD与ADHD有共有的基因位点和受影响的脑区域。在面部和注视方向的神经生理反应方面，ASD患儿主要表现在凝视处理和神经特化方面有特殊异常，ADHD患儿则在早期视觉注意阶段表现出异常。根据DSM-Ⅴ，ASD不再是ADHD的排除条件，患者可以接受ADHD和ASD的双重诊断。2018年英国国家健康与临床优化研究所（National Institute for Health and Clinical Excellence，NICE）指南将患有ASD等神经发育障碍儿童列为ADHD的高发人群。在ASD患儿中，ADHD与ASD共患率可达59%，ASD患儿平均诊断年龄接近2.5岁，而ASD共患ADHD患儿诊断年龄达到6岁以上。这说明当ASD患儿共患ADHD时，往往会发生诊断延迟，延误了最佳干预时期。对于部分此类患儿，ADHD症状的影响甚至超过ASD。因此，识别ASD患儿是否共患ADHD对治疗和预后有着重要意义。

临床上为确定ASD患儿是否共患ADHD及其严重性，可以使用神经心理评估量表评估ADHD的临床表现。常用的ADHD评估量表有SNAP-Ⅳ（Swanson，Nolan and Pelham-Ⅳ rating scales）和Connors量表儿童版（the children version of the Connors ADHD scale，CAARS）。此外，还有Connors父母问卷和教师问卷，通过回顾性调查问卷收集来自父母、教师提供的行为信息。

15. 孤独症患儿并发注意缺陷多动障碍有哪些临床特点?

ADHD好发于儿童时期，学龄期儿童发病率最高。本病属于神经发育障碍综合征之一，病因十分复杂，多由遗传、心理、社会、家庭等因素共同作用所致，出现问题并非由单一原因造成。为此，除了要重视患儿本身的问题，还应对其家长心理健康状况进行研究。从过去文献报道中可以看出，ADHD患儿伴ASD的概率较高，占ADHD患儿的20% ～ 30%。这类患儿除有一般ADHD患儿的行为问题外，还有社交行为问题，甚至存在语言沟通、社交知觉、环境适应力等方面的缺陷，但国内这方面的研究较少。

ASD共患ADHD患者，除同时符合ASD及ADHD的诊断条件外，比单纯ASD或ADHD患者具有更严重的表现。研究发现，ASD患者ADHD评定量表得分高者具有更多的不良行为及攻击性，并且他们在社会问题分量表和性格孤僻分量表中的得分明显高于ADHD评定量表得分低者，且易发生行为控制问题、焦虑/抑郁障碍、回避反应等。

另外，有研究认为，ADHD的症状可能对ASD患者抑制缺失有一定的影响，而共病患者在信息处理能力和选择性注意及工作记忆上与单纯型患者无明显差异。

16. 孤独症与注意缺陷多动障碍患病年龄有何关系？

孤独症与ADHD患儿早期症状大多不显著，很难准确判断发病时间。有研究报道，30% ～ 50%的孤独症患儿在1岁之前被发现有异常表现，80% ～ 90%的患儿在24个月时被发现异常，但正式诊断一般在3岁左右。ADHD大多在3岁左右出现可察觉的症状，但多数在7 ～ 10岁被诊断。有研究比对现患孤独症患儿与ADHD患儿发现，孤独症共患ADHD患儿的平均年龄（8.28岁）高于孤独症的平均年龄（7.11岁），低于ADHD的平均年龄（8.54岁），但差异并无统计学意义。

17. 孤独症共患注意缺陷多动障碍对适应行为有何影响？

适应行为是指个体适应社会环境的有效性和水平，即个体独立处理日常生活与承担社会责任，达到其年龄和所处社会文化条件所期望的程度。在关于智力落后的研究中，人们发现智力测验不能充分反映儿童在后天环境下个体对社会需求所能达到的水平，还应结合适应行为的表现水平进行综合评价。目前，适应行为研究日益受到重视并越来越为人们所接受，适应行为的评定也已成为筛查特殊儿童的重要指标。

孤独症是一种儿童期全面发育性障碍，以交往障碍、语言障碍、刻板怪异的行为方式和兴趣为典型特征。在诊断、评估孤独症儿童时，一般从行为表现、智力水平、适应行为3个方面进行评量，其中适应行为的评估是重要手段。在教育领域，人们着重以行为评量和训练为主要方法，其中适应行为的发展水平和发展状况是非常重要的评量指标，也是训练的重要内容。可以预见，适应行为研究在孤独症的筛查、诊断、教育训练中有着广阔的应用和研究前景。

共患ADHD的孤独症是否对患儿适应行为有影响，目前在不同研究中仍存在争议。有研究报道指出，共患ADHD的孤独症患儿在日常生活技能方面较单一孤独症患儿有更严重的损伤。但也有队列对照试验表明，共患ADHD的孤独症患儿比单一ADHD患儿及空白对照组中的正常儿童在沟通技巧、日常生活技能、社交技能、运动技能等适应行为方面存在落后，但与单一孤独症患儿相比无统计学差异。推测这些领域的损害可能是由于与孤独症表型相关的神经认知缺陷的增加，其特征是执行功能、组织和计划技能方面存在困难。

18. 孤独症谱系障碍共患发声和多种运动联合抽动障碍有哪些临床特征?

Tourette综合征（Tourette syndrome，TS）是发声和多种运动联合抽动障碍（又称抽动症）中病情相对严重的类型，主要表现为不自主、多发运动抽动和发声抽动的共同出现。ASD患儿中TS的患病率为6.5%。此外，ASD患儿还可能共患紧张性运动障碍、发育性协调障碍等疾病。TS抽动特征是患者能自动地抑制抽动，这是区别于其他不自主运动如舞蹈症、肌张力不全、手足徐动症、肌阵挛和阵发性运动过多障碍等的特征。抽动的另一个特征是患者的精神或体力活动集中在某件事物时（如玩游戏机、弹琴或打球），抽动消失或减轻。另外，抽动特征有暗示性，也因紧张、兴奋、烦恼、疲劳和受热等因素而加重和恶化。经历一段时间的紧张后，在松弛时，抽动会增多，如放学回家时。抽动于睡眠时消失。

19. 孤独症患儿出现抽动障碍有哪些临床表现?

有研究报道，6.5%～8.1%的孤独症患儿伴有抽动障碍，17%的抽动障碍患儿符合DSM-Ⅳ孤独症诊断标准中3条或3条以上症状条目。另有研究报道了12例伴有可逆的孤独症行为的早发抽动秽语综合征男性患儿。这些患儿有正常的妊娠、分娩和1岁前发育史，1～2岁时开始出现各种能力的倒退和孤独症行为，同时或稍后出现多种简单或复杂的发声和运动抽动，其父母也大多有抽动障碍史。经过教育指导等干预，患儿发育逐渐恢复正常，达到正常或边缘智力水平，孤独症行为也逐渐消失，但抽动症状仍持续存在，并符合抽动秽语综合征的诊断。儿童孤独症与抽动障碍的病因尚不明确，家族史调查表明孤独症患儿的抽动症状与遗传因素有关。

20. 孤独症患儿出现抽动障碍后对原发病有何影响?

抽动障碍是好发于儿童和青少年时期的神经行为障碍，表现为不自主、快速、刻板的肌肉运动和发生样抽动，常伴有强迫、冲动及多动等行为和情绪障碍。抽动障碍起病年龄多见于4～12岁，男童明显多发于女童。学龄期高功能孤独症患儿中，24.1%终身及现患抽动障碍，高功能孤独症患儿发生抽动障碍的比例显著高于低功能孤独症患儿。近年来，抽动障碍的患病率有增高趋势，而且伴发的行为症状复杂多样。孤独症共患抽动障碍为患儿带来心理困扰，影响患儿的社会适应能力，对其身心造成巨大影响。

21. 孤独症谱系障碍共患焦虑障碍有哪些临床特征?

某些ASD患儿，特别是对感觉刺激过度反应的患儿，他们的问题主要在于容易感到焦虑、害怕，且始终认为会有某些不好的事情发生。ASD患儿早期由于认知和理解表达能力有限，会对一些无法理解的事情表现出焦虑，他们对未预计到、未经历过、未计划过、未准备过的变化的畏惧和抗拒导致焦虑、恐惧。

ASD患儿发生焦虑障碍多可持续至青春期。高功能ASD共患焦虑障碍、广泛性焦虑障碍、对立违抗障碍比例均高于低功能ASD，说明共患焦虑障碍多见于高功能ASD患儿，常表现为刻板动作增加等行为改变。ASD患儿自主表达能力受限，且焦虑障碍与ASD部分症状重叠表现，增加了ASD患儿的交流障碍诊断困难。ASD患儿遭受挫折或痛苦时更易于脾气爆发，攻击和自伤等问题行为也高于其他人群。他们常会因为自己的感觉而过度负荷，而且对自己的情绪有很强的反应。他们需要获得肯定，以尝试调整过度负荷的感觉。

22. 孤独症患儿常出现哪些心理行为异常?

近年来，认知科学家和神经心理学家非常关注从认知缺损角度来研究孤独症（Frith et al，1991），其中心理理论缺失假说（the theory of mind deficit hypothesis）得到了较为广泛的认同。心智理论（theory of mind，ToM）是指个体理解自我和他人的愿望、意图和信念等心理状态，并依此对行为做出解释和预测的能力。其具有2种性质，一是不能被直接观察到，二是可以用于推断他人的行为。

Baron Cohen等运用意外地点任务对孤独症、唐氏综合征和正常儿童的心理理论进行了测试，首次用心理理论缺失来解释孤独症症状，为孤独症的3个典型特征（社会性障碍、交流障碍和想象障碍）提供了统一的解释：①孤独症的社会性障碍是因为孤独症患儿无法根据潜在的心理状态来解释复杂的社会行为而造成的；②交流障碍是由于孤独症患儿不能认识到他人的心理状态和自己不同，从而缺乏交流动机；③想象障碍是假装游戏，需要表征和现实并不一致的心理状态，需要理解他人信念的表征过程，智力损伤也就导致了想象障碍。

孤独症患儿常见心理行为异常包括抑郁、焦虑、恐惧、易怒、强迫症等，其中抑郁和焦虑最为常见。近年来，心理因素是导致孤独症患儿言语、交往和社会功能缺陷的原因之一，这一结果越来越被人们所接受和认识。孤独症患儿在言语、感知、认知理解、注意、智力、情感方面均存在明显的缺陷，心理学家称之为“心智理论”缺陷。对心智理论的掌握，是一个人认识理解世界、与他人交往的认知基础，因此，认为这是孤独症患儿日常行为、学习技能及社会交往活动方面存在明显困难的重要原因之一。

23. 孤独症患儿易共患精神分裂症吗?

孤独症患儿共患精神分裂症的概率较高，为12%～17%；在儿童期，30%～50%的精神分裂症状早于孤独症状出现。也有部分共病患儿表现出显著的孤独症表型，精神病症状则不那么显著。孤独症共患精神分裂症的主要表现为思维、情感、行为等多方面障碍，精神活动与环境不协调，孤僻、社会退缩、怪异行为和行为障碍；绝大多数患儿存在幻觉，特别是听幻觉和视幻觉障碍；思维回答表现为联想松弛、非逻辑性思维、非血统妄想；自言自语，还可以出现自笑、怪异行为、怪异装扮等。

24. 如何识别儿童抑郁症?

儿童抑郁症是以抑郁情绪为主要表现的儿童心境障碍，多发生于8岁以上的儿童和青少年，但也可见发生在8岁之前的学龄初期和学龄前期。抑郁症发生的平均病程约9个月，症状大多数在15～18个月后可基本缓解，少数也可在3个月内缓解。抑郁发作间期，患儿社会功能受损，影响正常生活、学习和人际交往，感到痛苦而又无法摆脱。

儿童抑郁症的临床表现主要是情绪抑郁，以及伴随的躯体症状和行为问题。其中躯体症状和行为问题在儿童抑郁症中通常被称为抑郁症状群。

情绪抑郁的表现是情绪低落，无愉快感。在抑郁情绪影响下，患儿自我评价低，自认为笨、丑，自暴自弃；对玩耍和日常活动兴趣缺失，精力减退、疲倦；可反复出现死亡的念头和企图自杀行为。情绪低落可有晨重晚轻的节律变化。

躯体症状的表现是失眠、头痛、头晕、胃痛、胸闷、气促、遗尿、食欲减退、体重减轻等，且患儿年龄越小，躯体症状越多。

行为问题的表现是多动、反抗、冲动、不守纪律、捣乱、打架、逃学、与同伴关系不良、学习成绩下降等，但不会达到反社会性品行障碍的严重程度，且患儿年龄越大，行为问题越明显。

25. 不同年龄段儿童抑郁症有哪些表现?

抑郁症是孤独症患儿较常见的情感障碍性疾病，早期识别对疾病的诊治十分重要，不同的年龄段各有特点。

（1）3～5岁学龄前儿童：主要表现为明显对游戏失去兴趣，在游戏中不断有自卑、自责、自残和自杀表现。

（2）6～8岁儿童：主要有躯体化症状，如腹痛、头痛、不舒服等；其他有痛哭流涕、大声喊叫、无法解释的激惹和冲动。

（3）9～12岁儿童：更多出现空虚、无聊、自信心低下、自责自罪、无助无望、离家出走、恐惧死亡。

（4）12～18岁青少年：更多出现冲动、易激惹、行为改变、鲁莽而不计后果、学习成绩下降、食欲改变和拒绝上学。

26. 孤独症患儿合并抑郁症的概率有多少?

起病于儿童或青少年期的儿童抑郁症属于儿童青少年情感性障碍范畴，是以持久的、显著的情绪异常（高涨或低落）为基本症状的一种精神疾病。表现为长期抑郁伴有言语思维和行为改变；在缓解期间精神活动正常，有反复发作的倾向。关于孤独症患儿共患抑郁症的概率，不同研究差距较大，为12%～70%，较单纯患儿童抑郁症的概率明显升高（单纯儿童抑郁症患病率0.1%～23.0%）。一般来说，年龄越小，患病率越低，重型抑郁症也少见。少年重型抑郁症终身患病率为15%～20%。

27. 儿童焦虑症有哪些类型?

儿童焦虑症是较常见的情绪障碍，是一组以恐惧不安为主的情绪体验，并可通过躯体症状表现出来，如无指向性的恐惧、胆怯、心悸、口干、头痛、腹痛等。儿童焦虑症多见于婴幼儿至青少年时期，应激性变化（如家庭变故、转学、住院等）可能促使该障碍的发生。目前研究认为，儿童焦虑症的产生与儿童的气质、其对主要抚养者的依恋、父母的教养方式等有关，是多种因素相互作用的结果。

焦虑症根据发病原因和症状特征可分为以下3种类型。

（1）分离性焦虑：指当患儿与亲人分离时深感不安而产生的焦虑情绪。

（2）广泛性焦虑：曾称“过度焦虑反应”，表现为对未来过分担心、忧虑和不切实际的烦恼不安。

（3）社交焦虑：指患儿在与他人接触、交往时表现过度的不安、害怕、局促，尤其与陌生人接触时表现出紧张不安和企图回避。

28. 孤独症患儿合并焦虑的概率有多少?

焦虑是孤独症中普遍存在的、所有年龄段都有的问题，包括儿童和青少年。尽管焦虑症并未被列为孤独症的核心症状，但通常将其归入为ASD。ASD患儿可能由于社交、环境、声音、认知等原因而感到焦虑，焦虑也会影响ASD患儿的各方面表现。不同研究中孤独症合并焦虑的概率有较大差异，为8%～56%；而在正常儿童中，焦虑症的发病率为3%～24%。男女患病率差异无统计学意义。焦虑症多发生于儿童晚期和青少年期，其中急性焦虑障碍多发生于青少年期。有些孤独症患儿每天睡觉都是紧紧地握着拳头，或者牢牢抓着家长的手不松，白天经常哭闹，这都是其紧张、焦虑的表现。有报道显示，高达80%的孤独症患儿存在焦虑不安情绪。

29. 孤独症患儿合并焦虑的原因及表现是什么?

焦虑是孤独症的儿童和青少年常合并的精神问题。焦虑障碍多发生于儿童晚期和青少年期，首次急性抑郁、焦虑障碍多发生于青少年期，常表现为刻板动作增加等行为改变。具有以下列特征的孤独症患儿更易共病焦虑抑郁障碍：病耻感、学习问题和易被欺负。原发性焦虑障碍最常表现为社交恐怖症，也可表现为广泛性焦虑障碍、分离焦虑、强迫障碍和特定恐怖症。多数患儿存在2种及以上的焦虑障碍，焦虑的严重性状态直接影响患儿的社会功能。孤独症共患焦虑的概率高可能与其存在感觉高度过敏、社交暗示理解困难、心境调节能力差和交往缺陷等有关。

孤独症患儿可能因社交、环境、声音、认知等原因而感到焦虑，焦虑会影响患儿各方面表现。这些因素往往分为以下5类。

（1）认知障碍：孤独症患儿倾向于通过细节了解世界，这可能是一种很好的技能（如强烈的记忆和对细节的关注）。然而，通过细节了解的世界并不是完整、真实的世界。在这种情况下，当出现意外变化时，他们可能会混淆。这种混乱很快就会导致焦虑。

（2）感官障碍：孤独症患儿难以调整身体感官去适应环境，这可能导致他们高度痛苦。传统的感官包括听觉、视觉、味觉、触觉、嗅觉，这些都可能产生敏感性，但也可以延伸到其他感官，如平衡、温度和疼痛。

（3）沟通障碍：孤独症患儿存在沟通障碍概率很高。如果没有充分适应，他们会在对沟通需要高要求的情况下产生挫败感和焦虑。

（4）社交障碍：社交环境可能会给孤独症患儿带来更多困难。理解社会规则和细微差别的困难会导致他们紧张和焦虑，特别是在大型活动情况中，如生日派对、聚会等。

（5）挫败感：孤独症患儿有很多才能，但他们可能会遇到一些困难，包括精细运动、阅读理解和表达性写作障碍。并不是说这些孩子无法改善或完成这些任务，只是有时他们需要额外的支持和调整，以减少挫折感和焦虑。

30. 孤独症谱系障碍共患易怒和问题行为有哪些临床特征?

由于ASD患儿在思维、人际关系、语言沟通、智力等方面发展严重不足，他们往往会采取尖叫、攻击他人、自我伤害等情绪行为来表达需求。ASD患儿的初级保健医师常遇到此类患儿的易怒（指遇到愤怒、挫折或悲伤时，出现声音或行为上的爆发）和问题行为（自伤或对他人的攻击行为，以及对财产损害行为），易怒和问题行为常同时发生。相较于正常发育儿童，易怒等精神健康问题和问题行为发生率在ASD患儿中更为普遍，其在综合护理及家庭医疗模式中占据重要位置。因此，ASD患儿的初级保健医师应根据患儿不同情况制订个体化治疗计划，并与患儿父母、老师及其他看护者合作，实施治疗计划。

31. 正常发育儿童有哪些常见的行为问题?

当儿童的行为与其所处的社会文化背景不相适应时称为行为问题。儿童在发育过程中出现行为问题较为常见，对儿童身心健康的影响很大。近年来的调查资料表明，我国儿童的行为问题检出率为8.3% ～ 12.9%。儿童行为问题表现在日常生活中，容易被家长忽略，或被过分严重估计。因此，区别正常的和异常的儿童行为非常必要，目前有多种衡量儿童行为的量表可用于帮助区分儿童的异常行为问题。

儿童的行为问题一般可分为以下几类：①生物功能行为问题，如遗尿、多梦、睡眠不足、夜惊、厌食、挑食等；②运动行为问题，如儿童习惯性交叉擦腿综合征、咬指甲、吸吮手指、咬或吸唇、活动过多等；③社会行为问题，如破坏、偷窃、说谎、攻击等；④性格行为问题，如屏气发作、惊恐、害羞、忧郁、社会退缩、交往不良、违拗、易激动、烦躁、胆怯、过分依赖、过分敏感、嫉妒、发脾气等；⑤语言问题，如语言发育落后、口吃等。

儿童的异常行为问题是指在严重程度和持续时间上都超过了相应年龄所允许的正常范围的异常行为，主要包括注意缺陷多动障碍、品行障碍、儿童情绪障碍3类，可分为内向性行为问题和外向性行为问题。常见的内向性行为问题有抑郁、幼稚、焦虑、分裂样、退缩、躯体主诉、社交不良、强迫；常见的外向性行为问题有多动、攻击和违纪、残忍、性问题。不同年龄儿童所表现出的行为问题不尽相同，男孩多以外向性行为问题为主，女孩则以内向性问题较为突出。多种因素与儿童行为问题的检出率相关，如出生时罹患疾病越多、越重，异常行为表现也越多越复杂。家庭结构、家庭和睦性、父母受教育水平及父母对儿童的期待与儿童各种行为问题的发生均密不可分。

32. 孤独症患儿有哪些常见和少见的行为问题？

孤独症患儿有三大障碍，行为障碍（包括行为模式、兴趣、活动的局限、重复、机械模仿）是其中之一；同时，他们在输入和输出信息方面也存在障碍，他们不能正确理解别人的语言，也不能准确、完整地表达自己的愿望，甚至经常用常人无法理解的行为动作表现出来。例如，有的患儿在空旷的屋子里跑来跑去；有的不停抖动自己的手指，敲击所有暴露在环境中的东西（哪怕是路人身上的包），有的患儿无论年纪多大，只要他高兴就会不停地不分场合跳高，有的干脆把自己的衣服脱光，有水就跳进去。在这种情况下，别人无法理解他想干什么，常见的反应就是粗暴制止，还有的家长会忽视，久而久之，问题越来越多、越来越严重，从而导致多种严重的异常行为问题。

孤独症患儿不仅存在社会交往障碍、言语交流障碍、重复刻板行为和兴趣狭隘核心症状，还常伴有其他行为问题，常见的有幼稚、焦虑、恐怖、强迫、情绪不稳定、注意力不集中、多动、冲动等；22.5%的孤独症患儿存在攻击行为；另外，自伤也是孤独症患儿常见的行为问题。不同性别、年龄孤独症患儿的行为症状有不同特点，男童以社交问题为主，女童以多动较为突出；较小年龄患儿以多动行为较普遍，较大年龄患儿则表现为敌意、残忍。18.1%的孤独症幼儿存在较多的躯体主诉，仅3.5%的正常儿童存在躯体主诉。孤独症患儿较少见的行为问题主要有自杀倾向和强迫行为。

33. 孤独症患儿常出现哪些自伤行为？

自伤行为包括各种重复性和有节奏的行为，这些行为发生时并无明显的故意自杀意图，但可能对自己造成重大伤害风险。孤独症患儿的自伤行为较普通儿童的自伤行为有所不同，需要结合患儿自身特点进行定义。孤独症患儿的自伤行为就是其在无自杀意图的情况下，具有一定心理或生理需求时有意或无意伤害自己身体组织的行为，如摇摆或旋转，撞头、戳眼睛、不自主地咬伤自己、拔掉自己头发、重复击打自己也很常见。由于孤独症患儿常出现异常感觉或控制能力异常，其应对正常水平的刺激也会有困难。他们很容易觉得不堪重负或感到不够刺激，他们认为自我刺激或自我伤害可帮助其进行压力的管理。自伤行为也可能与具有特定的功能相关，包括沟通（如表达疼痛或不适）、社会互动（如吸引注意）、自我调节。智商与当前的自伤行为呈正相关。

孤独症患儿常见的自我刺激或自伤行为包括：①头部，不断地摇头、点头、转头、抓头发等；②脸部，盯视、痴笑、伸舌、玩口水、添物、扭转嘴唇、牙齿发出声音、用手贴口部及耳部、玩弄舌头等；③手部，扭转手指、部分手指不停晃动、将手指做成其他形状、摆动双手、双手手指对敲、用手敲身体某部位等；④身体，向前或向后不断摇晃、左右摇动身体、旋转身体、激烈跳动、紧抱身体、扭转双手置于耳后、怪异跳动或跑动等；⑤其他，如尖叫、闻自己或他人身体的气味、呆望天空、强迫性写笔记、大量时间的计算等。

34. 孤独症患儿出现自伤行为有哪些常见诱因?

相较于普通儿童，易怒等精神健康问题和问题行为发生率在孤独症儿童中更为普遍，感情表达障碍、抑郁、焦虑、感觉异常是孤独症患儿常见的自残行为诱因。

自残是指人对自身肢体和精神的伤害。一般来说，对精神的伤害难以觉察，因此，如果不特别指明，自残仅仅是指对肢体的伤害。自残的最极端情况就是自杀，据了解，孩子自残的原因包括学习压力，父母离异或家庭生活不幸，受别人影响觉得好奇等。在自残的孩子中，约30%的人会有自杀的念头或者是设想过各种自杀的场景。通常，自残的动机有以下几种。①调节情绪：当个人有太多负面情绪，包括对外界愤怒、强烈的焦虑或挫折感，就可能把自残当成应对压力的方式。②自我惩罚：当无法达到自己或他人的期望时，会用自残来惩罚自己。③影响人际：以自残行为控制他人或吸引关心。④抵抗压力：面临巨大的心理压力，变得麻木，通过自残行为让自己感觉痛楚，重新获得活着的感觉。⑤抵抗自杀：在尝试自杀前，如果以自残来减轻某部分负面情绪，就可能远离自杀。⑥追求刺激：遇到有相同境况或自残行为的人时，用自残行为一同追求快感，并借以建立同伴认同。

35. 孤独症共患攻击性行为有哪些临床特征?

攻击性行为是指任何形式的、有目的地伤害另一生物体而为该生物体所不愿接受的行为。具有下述特征：①是有意的伤害行为；②仅限于对生物体的伤害，对非生物体的伤害仅是一种情绪发泄；③被害者不愿接受。攻击性行为的极端形式称为暴力行为，可造成严重伤害或危及生命。

攻击性行为不是孤独症的核心症状，也不是一种精神障碍，但经常与孤独症共患，其发病率约为68%，由于其破坏性强、危险性大，给患者及其家庭造成严重影响。孤独症青少年的攻击、暴力行为是非孤独症者的1.4倍，约20%的孤独症青少年出现中至重度的攻击性行为，主要为语言攻击、身体攻击、突发脾气和破坏等。攻击性行为的发生与多种因素相关，孤独症患儿缺乏功能性沟通技巧，社会适应能力差，遇到问题时，难以客观分析，缺乏应对技巧、缺乏情绪调控，故可能会以攻击性行为作为解决问题的手段；与正常同龄儿童相比，孤独症患儿存在更多的共病，常难以用语言描述，可能导致其情绪波动，攻击等行为随之增多；部分药物对攻击与暴力存在一定影响。

36. 低功能孤独症患儿的适应性行为有哪些临床特征?

孤独症是一组严重的广泛性神经发育障碍性疾病，以社会互动和交流障碍及狭隘兴趣、重复刻板行为为主要特征。这部分患儿在社会适应能力上不同程度地落后于正常发育儿童；尤其是低功能孤独症患儿的适应性行为，不仅较正常同龄儿童差，甚至低于高功能孤独症患儿。他们对周围环境和常规改变缺乏关注、适应性差，注意力更容易分散。这部分患儿对社交性刺激反应不敏感，对非社交性刺激却很敏感。在遵守社会规则、增进关系、维护关系、遵从习俗、利他性、行为的宜人性和愉悦性方面均较为落后，所以在交往中很难表现出友好积极的行为。在合作行为和对痛苦的反应上表现较差，难以做到宽容大度、温和友善。

不同年龄段低功能孤独症患儿的适应性行为有不同特点。复旦大学附属儿科医院张颖等的研究发现，无论对于小年龄组还是大年龄组孤独症患儿，适应性行为最差的2个领域都是社会化和日常生活技能，其中社会化稍差于日常生活技能，其次是沟通技能；表现较好的则是运动技能，这也符合人们的常识，即孤独症患儿的运动技能通常较好，而日常生活技能、社交互动和沟通能力较差。国外学者研究显示，典型孤独症患儿适应性行为表现最差的领域是社会化，其次是沟通；表现较好的则是运动技能和日常生活技能。也有研究显示，社会化和日常生活技能是最差的领域，沟通是相对表现较好的领域，最好的则是运动技能。总体来说，国外研究均显示孤独症患儿适应性行为表现最好的领域是运动技能，最差的则是社会化，在日常生活技能和沟通领域上的表现存在差异。

国外研究还显示，适应性行为会随着年龄发生变化；并且随着年龄的增加，适应性能力的缺陷会越来越明显。国内研究发现，孤独症患儿年龄越大，其沟通、社会化和日常生活技能领域的缺陷越明显，较正常儿童落后的程度越大。尽管大年龄组患儿运动技能领域的标准分落后于小年龄组，但两组比较结果差异无统计学意义，说明相对于其他领域，低功能孤独症患儿运动发育的落后程度受年龄的影响最小。儿童适应性行为早期发展较为缓慢，随着年龄的增长，正常儿童的适应性行为快速发展，而孤独症患儿发展缓慢，因此，二者之间的差距越来越大。正常人群的标准分均值为100，两组低功能孤独症患儿的标准分均明显低于正常儿童，且大年龄组的标准分明显低于小年龄组，说明低功能孤独症患儿的适应障碍更明显，并且年龄越大，适应障碍越严重。为了提高孤独症患儿的适应性能力，对其进行适应性行为的干预显得尤为重要，并且需长期干预。在孤独症患儿成长的过程中，家长、老师要着重从社会化、日常生活技能和沟通这3个领域对其进行训练，提高患儿的社会适应能力。例如，在幼儿期应重点训练其社交互动，在此基础上，加强认知和语言沟通能力；在日常生活中锻炼患儿进食、保持个人卫生等生活自理能力；在学龄前期和学龄期，加强患儿的交友、游戏、遵守规则等能力的训练，而不应把训练重点放在大运动和精细运动的干预上。当然，也需要根据不同患儿的特点来制定个性化的训练目标和方案，提高患儿的社会适应能力，改善预后。

37. 孤独症患儿的重复刻板行为有哪些临床特征?

重复刻板行为是孤独症患儿的核心症状之一。主要表现为经常性反复性地看自己的手、手部做各种怪异动作、玩弄手指、看灯、看向一个固定的方向、无意义挥手、摇摆身体、重复言语、原地转圈、反复上下楼梯、将东西搬上搬下、踮脚尖走路、反复摆放玩具、模仿别人说话等；坚持常规或仪式化的语言，如仪式化的问候，去某个地方走相同的路线而不变通，固定物品的摆放位置稍有变化就大吵大闹、极端痛苦；甚至有的患儿每天吃同样的食物，物体摆放次序不能改变，看见厕所一定要小便，固执己见等。此外，孤独症患儿的兴趣局限，常专注某种或多种形式，如旋转的电扇、固定的乐曲、广告词、天气预报等，在兴趣的强度和注意力集中程度上有异常；会固执地执行某些特殊的、无意义的常规行为或仪式行为。

38. 孤独症谱系障碍共患喂养和胃肠道问题有哪些临床特征?

在ASD患儿中普遍存在喂养问题，其发生率可达46%～89%，主要表现为食物的选择性、拒绝饮食及破坏性进餐行为。ASD患儿通常存在不同程度的挑食行为及进食困难表现，对食物的选择性较为突出，尤其对于食物的颜色、性状、质地等存在异常偏好，如大多数ASD患儿偏爱面食、奶类、冷饮等，不喜欢吃肉、蔬菜、水果等。患儿父母的喂养习惯与其刻板行为及感知觉有关，喂养问题可能导致患儿营养和生长发育不良。

ASD患儿的胃肠道疾病共患率为9%～70%。极端的饮食行为使ASD患儿胃肠道症状明显，包括胃肠道功能失调、腹胀、腹痛、便秘和肠易激综合征等。ASD患儿的食谱狭窄与他们对事物在新环境或新形式上的抗拒有关，也相当于一种刻板行为。胃肠道功能障碍对其他精神共病也有一定影响，胃肠道问题可加重ASD患儿的焦虑症状。长期的饮食结构异常可导致必需的微量元素缺乏，影响患儿的生长发育，也可加重他们的某些症状，并因此形成恶性循环。因此，ASD患儿合并胃肠道症状应积极通过纠正其饮食偏好习惯、常规补充益生菌等方式改善其胃肠微生态，纠正其胃肠功能紊乱，从而促进患儿的生长发育，改善患儿的行为表现。菌群失调可能是ASD疾病引起的原因和疾病导致的结果，ASD患儿出现胃肠问题远高于正常发育儿童，主要表现为便秘、腹痛、嗳气和粪便恶臭。

39. 孤独症谱系障碍共患学习障碍有哪些临床特征?

医学界对ASD的认识仍在不断发展。最初人们认为，只要教会孩子恰当的语言表达，ASD的症状就会自然消失；后来发现，超过50%的ASD患儿存在明显的学习障碍，是比较严重的神经发育障碍疾病。

学习障碍是指神经心理功能异常而显现出注意、记忆、理解、推理、表达、知觉或知觉动作协调等能力有显著问题，导致在听、说、读、写、算等学习上有显著困难者，包括阅读困难、书写困难、数学困难等。学习障碍在ASD患儿中的主要表现是存在学业上的困难，可能是疾病本身导致，也可能与共患ADHD或其他精神病理状态有关，学习障碍也是ASD的共病之一。高功能ASD患儿上学比例高于低功能ASD患儿。

40. 孤独症患儿合并学习困难有哪些原因?

欧美国家医学统计显示，每6个人之中就有1个会受到不同程度的学习困难所影响。美国国家卫生研究院（National Institutes of Health，NIH）定义，学习困难归因于神经系统，特征是辨认字的正确性及流畅度有困难，以及无法拼写，语言的拼音组成有困难。这里所讲的“学习困难”一般是指由于有读写障碍、ADHD及阿斯伯格综合征等症状所导致的学习能力低、注意力不集中、肢体协调不佳，以致缺乏社交能力等的具体表现；是智力基本正常的学龄期儿童学业成绩明显落后的一类综合征；是指适当学习机会的学龄期儿童，由环境、心理和素质等方面的问题，导致学习技能的获得或发展出现障碍。表现为经常性的学业成绩不良或因此而留级。狭义的学习困难儿童一般无智力缺陷，智商在70以上。学习困难的概念源于教育学，最初关注的是儿童的智力问题。孤独症患儿合并学习困难的原因可能有以下几方面。

（1）疾病本身：孤独症患儿认知能力不均衡，70%以上都伴有智能不足的现象，尤其是理解和想象能力差；语言社交障碍导致患儿表达能力差，部分孤独症患儿语法缺失，只能以字词表达需求，表现为典型的“电报式”言语；对大部分的刺激反应微弱或没有反应，难以与人建立良好的互动。

（2）共存ADHD：ADHD的核心症状是注意力不集中、活动过度和多动冲动，ADHD儿童共病和功能损害发生率高，以混合型ADHD为主，其症状可持续至成年期。

（3）存在其他精神病理状态：例如，高功能孤独症患儿的上学比例高于低功能孤独症患儿。

41. 孤独症谱系障碍共患睡眠障碍有哪些临床特征?

儿童睡眠障碍一般发生在2～12岁的儿童身上，睡眠障碍是指在睡眠过程中出现的各种影响睡眠的异常表现。它可以由身体某系统的功能失调引起，也可由疾病引起，能直接影响儿童的睡眠结构、睡眠质量及睡眠后复原程度。

ASD患儿的睡眠障碍是值得关注的问题。睡眠障碍见于40%～80%的ASD患儿，包括入睡困难、失眠、睡眠过多或过少、睡眠结构紊乱相关的异态睡眠及睡眠性呼吸障碍等问题，50%的ASD患儿至少存在1种睡眠问题。睡眠问题，特别是阻塞性睡眠呼吸暂停综合征在ASD学龄前儿童中比学龄期儿童中更常见。ASD是一种神经发育障碍性疾病，可能会有运动迟缓、运动姿势控制不协调、肌张力低表现，而咽部肌张力低及咽部运动控制障碍可能导致此类患儿罹患阻塞性睡眠呼吸暂停综合征。此外，ASD患儿失眠的发生率也较同龄正常儿童高，可能与ASD患儿行为因素、神经化学因素（如褪黑素水平异常）及精神因素（如焦虑）等相关。行为问题影响睡眠，而睡眠问题加重行为问题；ASD学龄期儿童睡眠问题合并焦虑等又会导致学习障碍。

睡眠障碍可加重ASD患儿的社交行为、刻板行为、认知行为障碍症状，引起家长的焦虑、抑郁；睡眠问题对ASD患儿家长及主要监护人的影响甚至超过ASD本身的社交缺陷所带来的影响。ASD患儿合并睡眠障碍可通过行为干预及药物治疗来改善，其中，褪黑激素作为药物治疗ASD患儿的睡眠问题效果显著，通常在行为干预效果不理想时使用。

42. 孤独症患儿的睡眠障碍有哪些常见的临床表现?

睡眠障碍是孤独症患儿的常见共病，不仅可能加重患儿自身的某些核心症状，还可能影响康复训练效果。孤独症患儿睡眠障碍的确切发生机制目前暂未明确，可能与睡眠调控机制异常、孤独症核心症状、共病、躯体器质性病变、营养状况及用药等因素有关。目前孤独症患儿的睡眠障碍暂无有效治疗手段，家长培训联合行为干预是目前推荐的具有循证支持的干预方式。

孤独症患儿常出现睡眠障碍，不同文献报道其出现概率为38%～94%，相较于正常儿童明显升高。孤独症患儿常见的睡眠障碍表现包括就寝习惯差、入睡潜伏期长、睡眠持续时间短、夜醒、异态睡眠、睡眠呼吸障碍及白天嗜睡等，不同年龄段特点不同；学龄前期患儿夜醒后哭闹和白天疲倦较突出，学龄期患儿则睡眠焦虑更加明显。越来越多的证据表明，睡眠问题会加剧孤独症患儿的社交沟通问题及重复刻板行为。一项针对193例孤独症患儿的研究中发现，存在睡眠不良的孤独症患儿具有更差的适应能力，并会出现更多的行为问题。出现睡眠障碍的孤独症患儿在社交认知、沟通、动机等方面也表现较差。

43. 孤独症谱系障碍患儿共患视觉障碍的眼科疾病有哪些?

基于OLDW（Optum Labs Data Warehouse）中的人群数据研究发现，ASD患儿的眼科疾病诊断风险增加。针对ASD患者的眼科表现研究发现，其共患眼科疾病可包括弱视、斜视、远视、散光、视神经病变、眼球震颤、早产儿视网膜病变等，其中最常见的是折射性缺陷和研究运动障碍。研究发现，与正常个体相比，ASD患者双眼竞争的神经动力学存在显著变化，包括视觉竞争率降低和视觉活动度非典型感知，且对镜像对称图像的敏感度降低。Alina Spiegel等的研究通过让ASD患者与正常人群对照组观看真实和模拟的能够引起双眼竞争的刺激，同时使用脑电图（electroencephalogram，EEG）测量枕叶皮质上稳态视觉诱发电位（steady-state visual evoked potential，SSVEP）收集神经数据得出结论，ASD患者双眼竞争更慢、感觉抑制更少。研究者发现，仅使用神经数据就能够预测ASD症状严重程度并正确对患者的诊断状态进行分类，这证明非典型视觉处理与ASD的神经生物学有关。

44. 孤独症谱系障碍患儿共患的口腔疾病有哪些?

神经发育障碍（neurodevelopmental disorder，NDD）患者常存在口腔健康状况不佳、牙齿异常等问题。随着研究的深入，越来越多的与神经发育相关的基因被发现与口腔健康存在十分紧密的联系，但大多数情况下，与特定基因相关的特定牙齿特征仍未知。与正常个体相比，ASD患儿更易存在流口水、难以获得牙科护理、乳牙龋齿、乳牙晚萌、乳牙和恒牙形成异常、牙龈炎、牙菌斑、磨牙症、前牙覆盖、覆𬌗、反𬌗、开位错𬌗、牙釉质紊乱等问题，其中乳牙龋齿问题最为突出。最新针对ASD相关NDD儿童人群的研究发现并证明了3个新的“NDD相关基因/特异口腔表现”，分别是“*CSNK2A1*/异常乳牙”“*DYRK1A*/乳牙晚萌”“*PPP2R5D*/流口水”。其中，*DYRK1A*与*PPP2R5D*已被证明与ASD存在关联。

45. 孤独症谱系障碍患儿共患的耳科疾病有哪些?

听觉功能障碍作为ASD的常见特征之一，其程度可从耳聋到超敏不等。大量研究表明，大多ASD患者存在听觉脑干反应（auditory brainstem response，ABR）异常。对于ASD患儿，听力困难可能与学业成绩不佳有一定关系，同时，听力问题还可能导致注意力、行为、沟通等方面的问题。ASD患儿在背景噪声中辨别言语时会遇到困难和障碍，表现出非典型噪声语音（speech in noise，SiN）感知，但截至目前，这些损伤的范围尚未被明确定义。通过研究发现，语言能力完整的ASD青少年患者在噪声背景下对言语的辨别感知能力低于正常青少年，可证明ASD的SiN感知与患儿早期语言延迟无关，进一步说明了ASD患儿在一定程度上存在听觉功能障碍。目前，这种言语感知困难的潜在神经机制尚不清楚，通常在发育成熟的个体中，有3个脑血管皮质区域与噪声语音感知尤其相关，分别是左额下回、右岛叶和左顶下小叶。已有研究发现在ASD患者中，左额下回的语音处理能力在噪声环境中显著降低，这对于解释ASD患儿的SiN感知可能具有重要作用。

46. 孤独症共患听力障碍如何识别?

生来就有严重听力障碍的儿童在学会理解及使用口语等方面有许多问题。在年幼时，他们可能在行为方面存在障碍，具有一些会在孤独症患儿身上见到的行为特征。如果他们并非听力障碍兼孤独症，则可以形成社会性依恋，能够使用手势、面部表情、模仿比画，最终能用手语来交流，并能进行装扮游戏。孤独症可能与听力障碍同时发生，在这种病例中必须做出双重诊断，重要的是要确定有孤独症行为的儿童并是否同时是聋童。测试通常很难，家长对孩子在家里的行为观察可能最有助于判定。

不同年龄段孤独症患儿的听力障碍表现不同。在小婴儿阶段，他们对人声，尤其是母亲和抚养者的声音不感兴趣，没有表现出特别的偏好，还存在不注意听的情况。到1岁左右时，听到“不”的指令不能停止正在进行的活动或有明显停顿，仍旧继续自己的动作，不能领会“不”的指令；对别人呼唤自己的名字不敏感，不能将头转向声源或停止正在进行的活动。幼儿期，对他人的呼叫和语言没有反应或反应欠佳。还有一部分孤独症患儿的听力障碍家长不易识别，而因为语言发育障碍到医院就诊时才发现是听力问题。因此，如果患儿在婴儿期少有用“啊”“哦”“呜”“嗷”等声音和音节对母亲做出应答，少有牙牙学语和喃喃自语的声音，在1岁左右时不会用单字或2个字表达自己的意思，就要注意孩子是否在听力上有缺陷，要及时到医院就诊。

47. 孤独症共患创伤后应激障碍患儿有哪些临床表现？

个体遭遇应激生活事件后，应激反应超过一定强度或持续时间超过一定限度，并对个体的社会功能和人际交往产生影响时，即构成应激障碍。中华医学会精神病学分会《中国精神障碍分类与诊断标准》（*Chinese Classification and Diagnostic Criteria of Mental Disorders 3rd edition*，CCMD-3）将应激障碍分为急性应激障碍、创伤后应激障碍及适应障碍。创伤后应激障碍是指经历单独的创伤性事件或一连串创伤性事件之后的结果，其临床症状包括想要逃避意外事件发生或有关意外事件的记忆，以及出现与突发意外事件相关的焦虑、抑郁、愤怒，甚至幻觉反应。

孤独症患儿存在语言发育障碍，在临床处理上也存在很多问题。对于有害刺激，他们会有相对较多的躯体症状。有时会表现出更严重的愤怒和紧张，有更强的攻击性行为，甚至出现自伤。在合并慢性人际交往障碍时，孤独症患儿还可能会出现性格、人格特质的巨大转变，以及对自我和他人的感知及身份认同的重大变化，甚至出现个人情绪调节障碍。对于伴有智力障碍的孤独症患儿，在受到同伴在情感上、躯体上的欺凌后，可以出现非常广泛而持久的创伤后症状体征，包括视听幻觉、退化行为、社交退缩、自伤及攻击行为。因此，要加强对孤独症患儿的保护。易惊是创伤后应激障碍的主要特征之一。已有文章指出，可乐定短期治疗对该病有效。可乐定能减轻创伤后应激障碍患者夸大的惊跳反应失眠、梦魇和其他易惊表现，该药已经用于成人和儿童，纳入研究的儿童年龄最小者为3岁。用于儿童时，该药能改善攻击行为和其他行为紊乱。大多数儿童开始时可以口服0.05 mg，早晨服用；若患儿能够很好地耐受这个剂量，则可以在傍晚加用0.05 mg；一旦病情稳定，每天剂量和服药时间都需要个体化。

48. 孤独症共患情绪障碍患儿有哪些临床表现？

情绪意识是指个体识别和描述自己和他人情感体验的能力。它是情绪智力的重要基础，无论对个体的心理健康还是对个体间的人际交往都具有重要意义。近年来的研究发现，孤独症患儿存在明显情绪问题。情绪障碍是孤独症社交障碍中重要的部分，与缺乏情绪意识、社交认知缺陷及述情障碍等因素有关，表现为不能很好地识别及理解他人及自身的情绪，对他人表达的情绪不能给予适当反应，缺少适当的情绪调节能力及策略，从而使他们不能保持自身积极的情绪状态，只有在熟悉的环境中才能较好地表达自己的情绪。常见的情绪行为问题包括焦虑、抑郁、恐怖、强迫、情绪不稳定、易激惹、注意力不集中、多动、冲动、攻击等。

49. 孤独症共患共情功能障碍患儿有哪些临床表现？

Baron-Cohen在2002年将共情定义为，识别他人情绪和感受（认知成分），并对其做出适当情绪反应（情感成分）的驱力。共情的认知成分相当于心智理论，因此，共情实际上可以看作在心理理论的基础上增添情感反应而形成的。共情是一种动力，个体可以通过共情共享他人的感受、预测他人的行为，是个体分享他人情绪、理解他人想法、意愿和感受的能力。共情商（empathy quotient，EQ）测验可以分别反映共情的认知与情感2种成分的水平，孤独症患者在这2个测验上的得分都低于常人。共情准确性是共情的核心特征，是个体准确地推断他人想法和感受的一种能力。共情功能障碍是一种发展障碍，与童年期创伤性经历有关，并且会导致或表现为人格的病理性改变。无论是沟通交流还是社会交往都需要参照他人的心理状态，若不考虑语言或非语言的心理背景，则个体无法体会到说话者的言外之意；若不理解他人行为的意图，则个体很难对他人做出恰当的反应，进而表现为共情功能障碍。共情功能障碍可能是导致社交障碍和沟通障碍的重要原因。

孤独症患儿在一定程度上不能恰当回应他人的情感体验，Gillberg称之为共情功能障碍，Baron-Cohen则用共情受损来解释孤独症的社会特征。社会交往障碍是孤独症患儿主要表现之一。很多患儿可以进行简单的沟通与交流，但社会理解和社会交往能力较差，不能准确理解他人的想法、感受和推测他人情绪，在情绪理解上存在明显障碍，难以进行正常的社会交往。有研究表明，孤独症患儿在社会理解能力和社会交往功能上的障碍主要由共情缺损导致。孤独症患儿的认知共情和情感共情均存在缺损，共情缺损的孤独症患儿在情绪识别与意图理解上存在很大困难，特别是对一些负性情绪、复杂情绪，以及尴尬、羞愧、内疚等，因此导致孤独症患儿无法与其他人进行正常交流，不能理解对方的心理状态。

50. 孤独症共患认知功能障碍患儿有哪些临床表现？

认知是人脑的高级功能，是人脑接受外界信息，经过加工整理，认识和获取知识的智能加工转换成内在的心理活动，它涉及学习、记忆、语言、视空间、执行、计算、思维、精神、情感、理解判断等一系列随意、心理和社会行为。认知功能由多个认知域组成，包括文字表达能力、抽象思维能力、联想能力、反应速度、空间识别能力、质疑能力、数字记忆能力、观察世界的能力、创造力、注意能力（包括较广泛的注意范围和较稳定的注意能力）、自制能力等很多方面。如果上述某一个认知域发生障碍，就称为该认知域的障碍，如记忆障碍、计算障碍、定向障碍等；若为多个认知域发生障碍，则称为认知功能障碍。认知功能障碍是指上述认知功能中的1项或多项受损，并影响个体的日常或社会能力，与上述学习记忆及思维判断有关的大脑高级智能加工过程出现异常，从而引起严重的学习、记忆障碍，同时伴有失语、失用、失认或失行等改变的病理过程。目前，对于认知功能障碍的评估通常采用神经心理量表来评估研究对象的认知功能，包括简易精神状态检查表、蒙特利尔认知评估量表、画钟测验、提示性回忆测试等。

绝大多数孤独症患儿的认知水平落后于同龄正常儿童，表现为基本技能学习能力差，对事物推理能力及问题解决能力偏离正常，注意力分散，观察能力、分析能力、知觉辨别能力、空间感知能力、创造能力、想象力和动手操作能力均受到不同程度的影响。

孤独症患儿多伴有不同程度的智力缺陷，其整体认知能力和学习能力较同龄儿童差，他们的情景记忆存在选择性损伤，语义记忆能力相对完好，程序性记忆很差。语言沟通障碍最为突出，常是家长带患儿就诊的主要原因。孤独症患儿的面孔识别能力差，对他人的情绪不能很好地识别和理解，在社会认知和时间认知方面也存在严重问题。

华中师范大学心理学院段蕾等认为，孤独症是一种广泛性发育障碍，主要以认知缺陷为主，表现为不同程度的语言障碍、人际交往障碍及一系列重复刻板行为。有关孤独症认知功能障碍的发生机制及其理论解释一直是研究者探讨的热点。在有关伦理解释中，认知理论引人注目，包括执行功能紊乱理论、弱的中央统合理论和心智理论假说。因此，孤独症患儿的认知功能损伤是多方面的，要客观地、从多维角度进行评价。

51. 孤独症共患执行功能障碍患儿有哪些临床特征?

执行功能是指负责高水平活动控制的过程，包括计划、抑制、活动序列的协调和控制、工作记忆、心理灵活性等，这些过程对于保持特定目标并排除干扰达到目标是必需的。一般来说，抑制-转换能力是执行功能的核心成分，威斯康辛卡片分类测验可以考察这项能力。Ozonoff等的研究发现，孤独症患儿的抑制-转换能力有明显障碍。执行功能缺陷理论则认为，孤独症患儿缺乏指向中心协同的强大内驱力，他们没有理解所处情境整体特征的愿望。因此，他们只对零碎的信息进行加工，而不能进行整合。

孤独症患儿在执行功能计划、计划调节能力方面存在不足，且工作记忆容量有限，不能抑制预先的反应，这些方面的缺陷都是导致他们重复和刻板行为的主要原因。他们不会自发、主动地产生新想法和行为，在语言和行动上表现出贫乏的特点及在假想游戏中常有失败的表现。孤独症患儿的执行功能损伤非常复杂。并非所有的孤独症患儿都表现出执行功能障碍，而且执行功能障碍并不是孤独症患儿所独有的。即使存在执行功能障碍，不同患儿的表现方面也不同。

52. 孤独症患儿的记忆功能有哪些临床特征?

人们的记忆过程是将生活中所见过的、听过的、想过的或做过的事情记在脑子里，以后能回忆起来，即将过去经历的事情在头脑中重新反映。对于正常儿童，随着年龄的增长，他们接触的事情越来越多，知识积累也越来越多，记忆会越来越容易；能理解的东西就记忆得快、记得牢。例如，教孩子理解名词和动词，孩子能够将图片中的相应实物、动作联系起来，并通过自己的实践去理解相应词的内容，在现实生活中表达出来，具有记忆能力。

孤独症患儿的记忆特点不同，他们往往对数字及文字的机械记忆力明显增强，却缺乏与具体现实生活的联系。由于他们发育不均衡，故缺乏对事物之间的联系和理解。例如，有的孩子只是机械地重复和模仿一些无意义的数字，对数字的加减乘除机械运算、推导及对日历的推算表现出惊人的兴趣。但他们的语言表达和记忆非常差。有的孩子上了一天幼儿园，回家妈妈问他吃什么饭了都记不住，也不能正确回答，甚至一个学期连小朋友的名字、自己在哪班都记不住。他们存在明显的语言及交往障碍，对周围环境及人物采取了视而不见、听而不闻的漠然态度，所以对身边应该能记住的一些简单事情，或曾经反复教过的一些简单词汇也难以记住。

孤独症患儿一般具有较好的瞬时记忆和机械记忆，但对于自由回忆和近期事件记忆有不同程度的缺陷。有研究发现，在一些孤独症患儿中，尤其是高功能孤独症，他们对一些特定内容具有惊人的记忆能力，如列车时刻表、天气预报等，能够做到一字不差，顺序完全一致，像复读机一样精准。孤独症患儿对视觉材料的记忆有优势，但如果刺激较复杂仍会影响记忆效果。还有研究发现，在视觉记忆及听觉记忆中，孤独症患儿均表现出记忆困难现象。另外，孤独症患儿对面孔这种具有高度复杂性视觉刺激的记忆能力也存在缺陷。

53. 网络过度使用对孤独症谱系障碍患儿有何影响?

关于ASD和互联网游戏障碍（internet gaming disorder，IGD）即游戏成瘾之间的关系研究发现，这两者间存在着显著正相关关系。相关研究发现，ASD青少年的ADHD症状与网络成瘾密切相关。患有ASD的年轻人确实在一定程度上表现出过度使用电子产品、游戏成瘾的现象，据统计，他们的屏幕使用时间比其所有非屏幕活动加起来花费的时间长约62%。与此同时，网络成瘾会进一步加重ASD症状，这主要体现在网络成瘾对大脑结构功能的影响。人的大脑灰质作为认知功能的重要载体在生命活动中发挥着重要作用，而网络成瘾青少年某些大脑区域的灰质密度显著低于正常人群，其中就包括与成瘾密切相关的脑岛和控制情绪的扣带回。如果ASD儿童或青少年的扣带回受损，那么他们对情感的控制能力将进一步下降，为其带来人际交往方面的更大障碍。

54. 学龄期高功能与低功能儿童孤独症共病有何不同?

儿童孤独症是一个临床表现非常复杂的疾病，充分了解和认识其临床表现和特征，对全面诊断和干预、改善患儿的预后具有重要意义。目前，国内外研究均显示，孤独症共病常见，共患率高达90%以上。国外还报道，在学龄期（6～15岁）高功能孤独症儿童中，90%至少存在1种共病，其共病的排序依次为注意缺陷多动障碍（30%）、强迫障碍（20%）。2014年，徐明等的研究发现，在学龄期高功能及低功能孤独症患儿中，共病均是常见临床现象。学龄期高功能孤独症患儿终身共患率为100%，目前共患率为96.5%；学龄期低功能孤独症患儿终身共患率及目前共患率均为100%。该研究结果与国外研究结果（90%）基本一致。除所有低功能孤独症患儿共患精神发育迟滞外，学龄期高功能和低功能孤独症患儿最常见的共病均是焦虑障碍和注意缺陷多动障碍。

有研究显示，学龄期高功能孤独症患儿情感障碍、焦虑障碍、广泛性焦虑障碍、注意缺陷多动障碍、对立违抗障碍、抽动障碍的共患率均高于低功能孤独症组。该研究同时指出，焦虑障碍是学龄期高功能孤独症患儿最常见的共病，同时也是低功能孤独症患儿最常见的共患病之一。在高功能孤独症患儿中，各种焦虑障碍的共患率从高到低依次为强迫、广泛性焦虑障碍、单纯恐怖症、社交恐怖症、分离焦虑障碍。在低功能孤独障碍患儿中，强迫、单纯恐怖症最为常见，广泛性焦虑障碍、社交恐怖症、惊恐障碍、分离焦虑障碍的共患率相同。国外有回顾性研究显示，在儿童青少年孤独谱系障碍患者中，焦虑普遍存在。11%～84%的孤独谱系障碍患儿存在焦虑症状或焦虑障碍。另有研究报道，在3个阿拉伯国家的60例6～11岁平均智商为50的孤独症儿童/青少年中，58.3%的患儿共患焦虑障碍，各种焦虑障碍的共患率依次为强迫（55%）、恐怖症（40%）、广泛性焦虑障碍（10%）、分离焦虑障碍（8.3%）。

孤独症患儿易共患焦虑障碍的原因尚不清晰，孤独症可能与焦虑障碍存在某些相同的神经生物学机制或易感基因。高功能孤独症患儿较低功能孤独症患儿更易共患焦虑障碍及广泛性焦虑障碍的原因也很复杂，原因之一为高功能孤独症患儿较低功能孤独症患儿有更多的社会交往机会（如上学），情感世界更加丰富，自我意识相对较好；但在社会交往过程中，患儿的交往方式与常人不同，沟通交流也存在障碍，常不被同伴理解和接纳，因此出现更多的情绪问题和焦虑障碍。注意缺陷多动障碍是学龄期高功能孤独症患儿共患率仅次于焦虑障碍的共病，也是低功能孤独症患儿最常见的共病之一。高功能孤独症患儿的情感障碍共患率显著高于低功能孤独症患儿。学龄期高功能孤独症患儿中，24.1%终身及现患抽动障碍。高功能孤独症组患儿发生抽动障碍的比例显著高于低功能孤独症组。学龄期高功能孤独症患儿共患对立违抗障碍的比例显著高于低功能组。

在学龄期高功能及低功能孤独症患儿中，共病均是常见临床现象。高功能孤独症患儿共患情绪及行为障碍更多，低功能孤独症患儿共患智力障碍、语言障碍较高功能孤独症患儿更多且更严重。一般来说，学龄期高功能孤独症患儿的整体症状较低功能组更轻，且总体发育情况较低功能组更好。

55. 孤独症可能与哪些综合征同时存在?

孤独症的病因虽仍不明确，但遗传因素在其中发挥重要作用已得到共识。孤独症患儿常合并染色体及基因异常，而这些遗传物质的异常也可导致相关的综合征出现。

（1）染色体异常：常染色体中除14号和20号染色体外，其余染色体异常与孤独症或严重的孤独症行为相关均有报道，这些染色体的异常可导致某些综合征产生，如快乐木偶综合征就发生在有15q11-q13微小缺失的患儿中。性染色体异常则以脆性X综合征为代表最被人们所认知，其余如克兰费尔特综合征（Klinefelter syndrome）（47，XXY）、特纳综合征（Turner syndrome）伴孤独症者也有报道。

（2）基因异常：孤独症患儿常被发现有多种基因异常，如γ-氨基丁酸A型（gamma aminobutyric acid receptor A，GABA-A）受体的亚单位基因、*FOXP*2基因、*ATP*10*C*基因、*RELN*基因等，这些基因往往与某些综合征相关。例如，孤独症患儿可与普拉德-威利综合征和快乐木偶综合征同时存在，这2种综合征均涉及15q11-q13区域的改变，通过对15q11-q13区域和孤独症做连锁分析表明，GABA-A受体的亚单位基因*GABRB*3与其相关。此外，如德朗热综合征（de Lange syndrome）、唐氏综合征、Dravet综合征、进行性假肥大性肌营养不良、伊藤色素减退综合征、22q13缺失综合征（Phelan-McDermid综合征）、皮特-霍普金斯综合征（Pitt-Hopkins syndrome）、史-莱-奥综合征（Smith-Lemli-Opitz syndrome）、史密斯-马盖尼斯综合征（Smith-Magenis syndrome）、伴发癫痫的获得性失语综合征均有与孤独症同时存在的报道。

56. 孤独症谱系障碍的共病问题对其诊疗有何影响?

共病会导致临床表现更复杂，症状表现更严重，诊断、治疗难度更大，社会功能受损更明显，预后更差，占用更多医疗资源。除各种遗传障碍、代谢障碍、睡眠障碍及医学问题如胃肠道功能失调等外，线粒体功能失调及一些与ASD相关的癫痫综合征在ASD患儿中越来越多地被发现。而癫痫本身也存在一系列共病，包括认知及语言损害、心境障碍，以及一系列社交与行为问题，给患儿带来严重影响，甚至可能超过癫痫发作事件的本身。

儿童神经科医师应注意从ASD患儿中及时筛查和诊断可疑存在的共病，在充分重视ASD治疗的同时，对伴随的共病及时进行诊治，以免延误早期干预时机。在面对共病时一般遵循以下原则：①明确共患病诊断，全面评估病史、临床表现、体检异常及辅助检查，评价影响患者疾病和整体功能状态的因素，进一步明确共病表现与ASD的关联；②评价ASD治疗与共病的关系，必要时调整治疗方案；③评估共病是否需要治疗，以及严重程度，如症状明显且对生活造成较大影响则需要采取针对性治疗措施；④确定共病治疗管理策略，注重知识宣教，加强风险防范，兼顾远期疗效，提高生活质量。

第五章

诊 断 篇

1. 怀疑孩子患孤独症后该如何就诊?

在孩子的发育过程中，如发现孤独症的可疑症状，家长不必惊慌失措、丧失信心或感到绝望。然而，家长也千万不要存有侥幸心理，一味等待和观望，认为“不是什么大不了的事，长大点就会自然好”；还有的家长，在专业医师已经确定诊断后仍不愿意接受，听信道听途说，到头来耽误了孩子治疗和训练的良好时机。

近年来，随着人们对孤独症认识的提高，到专业机构来就诊的家长和孩子越来越多。由于医学界尚不明确其确切的病因，这种病无法进行产前诊断，也没有办法提前预防。儿童孤独症以社会交往障碍、交流障碍、活动内容和兴趣的局限及刻板重复的行为方式为基本特征。早发现、早干预是影响孤独症预后的重要因素。早期的研究报道，孤独症的发病率约为0.04%，由于定义的修正，孤独症的发病率在提高。例如，英国伦敦的一项研究报道孤独症的发病率为0.2%；美国流行病学研究曾报道其发病率为0.1% ～ 0.2%，此外，对1300个孤独症家庭的监测中还发现，尽管家长在患儿18个月时发现有些异常，约2岁时带患儿去就医，但孤独症诊断的平均年龄为6岁，在这期间，不到10%的患儿在初诊时做出诊断；另有10%列入随访中；而80%的患儿被转诊至其他专业医师处（患儿平均年龄为40个月），其中40%患儿得到明确诊断，另有25%患儿的家长却被告知“无须担忧”，还有25%的患儿继续转诊至第三个或第四个专业医师。

识别患儿的早期症状至关重要，这部分工作责无旁贷地落到了家长们的身上。要注意观察孩子日常的一言一行，注意与其他儿童家长交流、对比，多阅读育儿书籍，了解儿童正常生长发育规律，若家长已经怀疑孩子有孤独症倾向，要理智、冷静，立即带孩子到有资质的权威、正规医院就诊，听从医师指导，完成相应量表检测和其他辅助检查进行确诊，一旦确诊应立即开始治疗。因为0 ～ 5岁是神经系统结构和功能发展的重要时期，同时也是心理发生、发展的关键时期。这时神经系统的可塑性较强，具有较强的外界环境适应能力，此时进行及时、适当的教育可最大限度地发挥补偿能力。2～5岁是孤独症治疗的黄金时期，早期接受科学的综合干预治疗，会使患儿病情得到很大的改善。任何焦虑、抑郁不能解决问题，只有与患儿一起并肩作战、战胜疾病，才能迎来美好的明天。

2. 病史对于孤独症的诊断有何意义?

孤独症主要根据病史和临床症状进行诊断。孤独症是以社会交流和沟通障碍、重复刻板行为和狭隘的兴趣为核心症状的神经发育障碍性疾病，没有客观的神经系统异常体征和有效的生物学标志物。

诊断孤独症需要临床医师收集以下资料：①取得完整的发展史。儿童从出生开始，在粗动作、精细动作、生活适应、听觉理解、语言表达、非口语的理解和表达、情绪的理解和表达、人际互动的理解和表达等都需要有详细的发展评估和记载。②了解儿童的偏差发展和行为。有学者认为应请父母亲或主要照顾者叙述儿童一天完整的行为，包括从起床、一整天的活动，一直到晚上睡觉，一天24 h生活的细节进行清楚描述，常能够提供很多帮助诊断或排除孤独症的依据。③为确定诊断，还需要直接询问孤独症的三大特征。在直接询问相关特征时，可以参考已有问卷表，以避免遗漏应该询问的一些相关行为。虽然能在就诊时通过细心的观察来获得一部分有价值的临床材料，但大多数病史需要家长来提供。因此，家长需要每天细心观察，了解正常儿童的生长规律，找出自己孩子与正常生长发育规律不同之处提供给医师；此外，孤独症量表的评定内容也主要通过家长对孩子的日常观察而获得。因此，对于孤独症的诊断来说，病史尤为重要。

3. 社会交往能力检测对于孤独症的诊断有何意义?

社会交往能力包括社交知觉、社交认知、社会沟通、社交动机及孤独症行为方式。社交知觉是指抓住社交线索的能力，代表社交行为的感觉方面；社交认知是指理解、解释社交线索的能力，代表社交行为的认识、解释方面；社交沟通是指对社交线索反应的能力，是社交行为的“运动”方面；社交动机是指参与社交活动的倾向程度，包括社交焦虑、拒绝社交等；孤独症行为方式包括重复刻板行为和狭隘的兴趣。社会交往障碍是孤独症的核心症状，对患儿的社交情况进行评估，有利于辅助诊断典型、不典型及轻型病例。因此，孤独症患儿的社会交往能力检测对于儿童孤独症的早期发现、正确诊断、早期干预都具有非常重要的意义。

孤独症患儿和他人缺乏适当的注视、眼神交流及眼对眼的凝视，对人脸缺乏兴趣，难以与母亲形成正常的依恋关系；他们在注视时缺乏温暖快乐的表情，无法分享喜悦和兴趣，呼唤名字时也没有回应。孤独症患儿在与他人沟通时无法向他人展示物品，无法协调注视、表情、手势和声音，且韵律异常；不能使用交会性注意来达到愿望。孤独症患儿很少参与到儿童游戏中，他们不知道哪些事情可以做、哪些事情不可以做，所以不能遵守社会规则，不能建立正常的伙伴关系。

4. 智力检测对于孤独症的诊断有何意义?

孤独症与智力障碍是两种临床症状高度重叠的神经发育障碍性疾病，两者可能存在共同的发病机制。智力障碍与孤独症存在很多重叠的临床特征，尤其在社交沟通、想象力和重复刻板行为方面多见。故在智力障碍人群中，孤独症的诊断常容易遗漏。与单纯智力障碍患儿相比，合并孤独症的智力障碍患儿，其临床表型更重，早期发现并给予有效干预可改善患儿的预后。孤独症患儿进行智力检测非常重要。一方面，很多智力障碍患儿具有显著孤独症症状；另一方面，对孤独症患儿进行智力测定还可以区分其为高功能孤独症还是低功能孤独症，两者在治疗、共病及预后等方面均有较大不同。因此，对孤独症患儿进行智力检测既可以辅助明确病因，还可以指导进一步治疗。

5. 头部磁共振成像检查对于孤独症的诊断有何意义?

在神经病理方面，孤独症患儿的脑大小在出生时正常，出生后比一般幼儿差距增大；至2～4岁时比一般幼儿大5%～10%；6岁之后至成人，只略大5%左右。增大的部分以额叶和颞叶较明显，白质增加大于灰质。在神经病理方面，小脑的浦肯野神经元减少和小脑蚓部第6小叶变小最为常见。借助神经影像学的进步，孤独症的神经网络研究近年进步神速。使用磁共振成像（magnetic resonance imaging，MRI）、功能性磁共振成像（functional magnetic resonance imaging，fMRI）、弥散张量成像（diffusion tensor imaging，DTI）、弥散谱成像（diffusion spectrum imaging，DSI）和脑磁图（magnetoencephalography，MEG）等技术发现，在识别脸部表情的测验时，孤独症患儿楔形区的反应较对照组低；在社会认知测验时，孤独症患儿在杏仁核的反应亦较对照组低。有些研究结果则与镜像神经元系统（mirror neurons system，MNS）有关，MNS和模仿有密切关系。最近有研究发现，同理心（移情）和MNS有关。有研究发现，在同理心测验时，孤独症患儿部分MNS的反应活性较对照组低，而缺乏同理心是孤独症的重要社会情绪表征，显示孤独症患儿的MNS有障碍。另有些研究则采用DTI或DSI研究孤独症患儿的神经路径，发现孤独症患儿的大脑局部联系异常增加，而远距联系异常减少，因此主张孤独症是一种发展性联结障碍。

孤独症是一种神经发育障碍性疾病，虽然近年来对该疾病进行了大量研究，但其病因和发病机制尚未阐明。其诊断主要依赖对孤独症主要临床表现的评估，并没有公认的生物学标志物。使用MRI及功能影像学技术，可以进一步揭示孤独症患儿脑结构和功能的某些异常特征，检测到神经纤维连接及反映代谢变化的磁共振波谱信息，监测孤独症患儿大脑体积的变化，揭示大脑皮质厚度、皮质表面积、白质组织化程度等方面的问题。因此，孤独症患儿完善头部MRI检查是必要的。随着技术的进步和研究的深入，MRI有望在孤独症患儿的早期诊断和早期干预方面提供更多的生物学依据。

6. 孤独症患儿的磁共振弥散张量成像有何特点?

到目前为止，孤独症病因及机制尚未明确，很多学者认为孤独症患儿的神经联结出现异常，即脑各个功能区域之间的联系出现问题，而缺乏信号统合的能力。有研究表明，在孤独症患儿脑内存在脑白质损伤和纤维连接异常。PTI是基于MRI基础上的一种脑成像技术，是测量脑白质纤维束完整性的重要研究手段之一。越来越多的神经影像学证据表明，孤独症患儿的神经网络存在弥漫性的功能异常，而非局部受损。众多研究表明，孤独症患儿的各向异性分数（fractional anisotropy，FA）低于正常人群，说明患儿大脑白质组织化降低。儿童孤独症评定量表（childhood autism rating scale，CARS）评分越低或发育商评估越低的患儿，左侧额叶的白质完整性破坏越严重。在一些高功能孤独症患儿胼胝体纤维束检查中发现，胼胝体纤维束前1/3的密度下降、表观弥散系数（apparent diffusion coefficient，ADC）升高、白质纤维数量减少。另一项研究证实，胼胝体束膝部和体部、左右侧扣带束、左侧上纵束FA异常。国外孤独症患儿脑白质纤维束弥散成像示踪研究发现，患儿双侧额枕束和上纵束FA减少，胼胝体束、额枕束、皮质脊髓束、扣带束FA下降，平均弥散系数值增加；在对照组中，白质纤维束FA与年龄呈正相关，平均弥散系数与年龄呈负相关，而在孤独症组并未发现上述相关性。

7. 孤独症患儿5岁之前的脑部灰质体积有何特点?

孤独症是起病于儿童早期的严重神经发育障碍。近年来，越来越多关于脑结构的研究表明，孤独症患儿存在脑发育轨迹异常。在既往一些研究中心，尤其在神经影像学结构方面的研究都发现孤独症患儿脑部过早发育或体积增大的现象。迄今为止，行为学、影像学及尸检结果表明，孤独症患儿存在额叶结构和功能异常，主要包括额叶发育不对称、异常增长和多部位功能异常。Schumann等对41例1.5～5岁孤独症患儿的脑部发育进行了追踪性检查。结果显示，到2.5岁时，他们的整个脑体积及灰质发育都已超过正常儿童，尤其表现在前额叶、颞叶、扣带回皮质。Caper等对38例2～11岁男性孤独症患儿进行头部MRI检查发现，2～3岁患儿灰质及全脑体积相较于正常组显著增大。

另有研究发现，在孤独症患儿脑内不仅存在脑灰质体积异常现象，并且这种现象与患儿的临床症状和严重程度相关。孤独症患儿的全脑灰质体积均较正常儿童增大，尤其是双侧额叶和颞叶。还有学者综述了近年来的神经生理研究进展，提出顶叶皮质是连接感知觉、动作和认知功能的桥梁。而早在1993年就有学者运用MRI研究发现孤独症患儿存在顶叶皮质的结构异常，认为顶叶结构的异常是孤独症尤其智能正常的患儿重要的神经病理基础之一。也有研究发现，3～8岁孤独症男性患儿的左侧颞上回和中央后回灰质体积增大，可作为孤独症患儿沟通障碍和感觉异常客观的影像学证据。因此，应用磁共振波谱检测、DTI，尤其是脑网络链接等与脑功能相关的检测技术研究脑功能与孤独症患儿异常表现的相关性很有必要。

8. 头部计算机体层成像和磁共振成像各有哪些优点?

计算机体层成像（computerd tomography，CT）和MRI各有优势，不能互相替代。CT和MRI的成像原理不一样。CT是利用X射线穿透人体来成像；MRI则是利用人体内含有的氢质子发射出的信号成像。

CT的优点包括：①扫描时间短，检查方便、快速，易被患者接受；②有很高的密度分辨率，图像清晰，解剖关系明确；③能清晰显示出血、钙化及骨病灶，是急性脑出血、颅脑外伤的首选检查方法；④价格相对低廉。少数孤独症患儿CT检查发现显著异常，如脑室扩大等。

与CT相比较，MRI具有以下优点：①无放射线损害；②软组织密度分辨率高于CT；③可直接做任意切层扫描；④成像参数及方法多，所获得诊断信息较CT丰富；⑤可清晰显示血管，尤其是运用数字减影原理可做MRI血管造影；⑥无骨性伪影，对颅窝病变的诊断比CT优越。头部MRI检查可发现孤独症患儿存在脑损伤改变，如脑室扩大、脑干及小脑体积缩小等。

9. 孤独症的神经电生理技术诊断有哪些进展?

孤独症患儿的自发脑电图异常率为10%～83%，明显高于同期正常儿童。大多为广泛性异常，表现为与年龄不相符的基本波率变慢及背景节律失调或癫痫样放电，但无特异性。脑电图（electroencephalogram，EEG）在孤独症共患癫痫的早期诊断方面有一定价值。孤独症患儿可存在脑干听觉诱发电位（brainstem auditory evoked potential，BAEP）异常，主要以Ⅲ波潜伏期延长和Ⅰ～Ⅲ、Ⅲ～Ⅴ波间期延长为主，严重者甚至出现波形缺失，提示听神经颅内段或脑干病变；另外还存在Ⅰ波潜伏期延长或波形分化不良，可能有外周听神经损害。BAEP可以帮助检测孤独症患儿的外周听神经和脑干的功能，为孤独症的诊断与治疗提供客观依据。研究发现，孤独症患儿视觉诱发电位P100波幅比正常同龄患者小，N75和P100波幅随年龄增加而减小，N75的潜伏期随年龄增加而缩短，提示孤独症患儿在处理简单或复杂的视觉信息时，神经纤维传导速度均减慢；P100波幅减小，表明孤独症患儿进行视觉信息处理时，视网膜神经节细胞参与视觉信息加工的细胞数量少，细胞动员少，视觉注意减弱。孤独症患儿观察倒置或正立的面孔时，事件相关诱发电位N170潜伏期延长程度相同，而正常儿童观察倒置面孔时的N170潜伏期延长。P300是研究最多、临床应用最广泛的认知电位之一，反映皮质对刺激的高级认知加工过程。P3a是P300的早期亚成分与新奇刺激的自动察觉有关；P3b是晚期成分，与靶刺激的主动察觉有关。孤独症患儿识别熟悉面孔及陌生面孔时，相应面孔刺激所诱发的P3b潜伏期与正常对照组差异无统计学意义，但波幅明显减小；孤独症患儿的P3b波幅值有低于正常儿童的趋势。失匹配负波（mismatch negativity，MMN）诱发不需要患儿的主动注意，代表大脑对听觉刺激变化时前意识的内源性神经元加工的某种形式，这种前意识的反应可作为评价中枢听觉加工的工具。正常儿童听觉MMN振幅随年龄增长而增加，而孤独症患儿没有该趋势；但孤独症患儿对某些声音特征的加工能力可能随着发育而变化，说明动态纵向研究可反映其听觉皮质发育状况。

10. 脑电图检查对于孤独症的诊断有何意义?

孤独症是一种病因未明的发育障碍性疾病。在《精神疾病诊断与统计手册》（第5版）（*Diagnostic and Statistical Manual of Mental Disorders 5th edition*，DSM-Ⅴ）中，将其明确归类为由神经系统失调导致的发育性障碍。2012年，Dawson等首次使用脑电活动信号作为指标，评估不同行为干预方法作用于孤独症患儿的干预效果。他们分别利用早期丹佛干预模式及社区干预方法对18～30个月的孤独症患儿进行为期2年的干预，结果发现，与干预前相比，干预组和正常对照组出现类似的脑电活动变化，而社区干预组并未出现类似的神经活动改变。与EEG信号变化相一致的是，干预组在孤独症症状、智商、语言、适应性行为和社交行为等方面的提高均优于社区干预组。其后，Van等利用EEG信号作为指标，观察利用教育和增进关系技能项目对孤独症青少年进行为期14周干预的效果，结果发现在干预后，孤独症青少年脑电活动从右半球的γ波偏侧化转变为左半球偏侧化（这种转变被认为与更好的社交技能及更少的孤独症状相关联）。这些结果提示，脑电活动改变可作为评估干预效果的参考指标，并且EEG检查可以灵敏地反映短期干预（如14周以内的干预）效果。EEG检查可以应用于孤独症不同类型的区分，Wing和Gould等提出，可根据社交维度的表现，将孤独症分为不同的类型，如被动型和主动但怪异型。Dawson等利用EEG对两种类型孤独症患儿进行观测，发现与后者相比，前者的前额叶α波功率显著降低。因此，有学者认为大脑α波功率的差异可能反映孤独症患儿对社交活动不同的觉醒和卷入程度。此外，有学者根据脑电活动模式的差异将孤独患儿分为大脑脑电活动左侧偏侧化和右侧偏侧化两种类型。Sutton等发现，右侧偏侧化患儿显示出更严重的孤独症症状和社交损伤，但表现出更好的视觉分析技能；而左侧偏侧化孤独症患儿显示出更低的社交障碍，但自我报告显示具有更强的社交焦虑和较低的人际交往满意度。这些研究提示脑电活动信号可能作为区分不同孤独症表现类型的生理依据。

随着孤独症共患癫痫的概率不断增高，利用EEG对孤独症大脑异常放电活动进行探测越来越引起学者的重视。孤独症患儿的自发EEG异常率为10%～83%，明显高于同期正常儿童，且大多为广泛性异常，表现为与年龄不相符的基本波率变慢及背景节律失调或癫痫样放电。EEG在孤独症共患癫痫的早期诊断方面有一定价值。

11. 视频脑电图对于孤独症的诊断有何意义?

视频脑电图是将患儿的脑电波与录像同步记录下来。对患儿清醒、各种活动及睡眠过程中的EEG不间断记录可以发现异常波形，使医师不仅可以通过EEG诊断患儿的情况，还可以观察录像了解患儿状况。孤独症患儿可共患癫痫，视频脑电图能够鉴别孤独症患儿的异常动作及异常行为是否为癫痫发作。因此，视频脑电图检查对于孤独症患儿具有辅助诊断及鉴别诊断的意义。其可以利用头皮电极非侵入地测量大脑的神经生理振荡活动，具有较高的时间精度，可检测到毫秒级的电位变化。

自发脑电是指在没有外界特定的刺激情况下，大脑皮质自发产生的节律性电位变化。自发脑电不仅可以反映大脑的状态，并且可以揭示正常大脑和疾病性大脑差异，以及描述大脑在整个生命周期的发展变化。自发脑电活动频谱分析中，所有频段的功率谱随着年龄的发展呈现降低趋势，在慢波节律尤为突出（δ频段和θ频段）。为消除个体差异对功率谱密度的影响，通常采用相对功率谱分析。在脑发育研究中，一般认为在快波频段（α、β和γ）相对功率会随年龄增长、大脑的成熟而升高，慢波频段（δ和θ）随着脑发育成熟进程而降低。为探索皮质电活动的神经生理机制，Whitford等在同一批被试者同时记录了自发脑电和结构性磁共振成像（structural magnetic resonance imaging，sMRI），被试者年龄跨度为10～30岁。结果发现，随着年龄的变化，慢波脑电功率和皮质灰质密度下降的曲线近似平行。随着脑发育的进程，突触不断修剪进而神经纤维网减少，这种脑发育的神经生理机制导致EEG中慢波活动的减少。

12. 头部计算机体层成像可以取代脑电图吗?

头部CT可检查局部神经系统异常缺陷，评价皮质、小脑、脑干、小头/巨头等中枢神经系统结构异常。EEG作为一种主要用于测量大脑神经元突触后电位变化的神经影像学工具，是研究复杂的神经病理疾病（尤其是癫痫，一种由于大脑神经元突发性异常放电导致的大脑功能障碍）的有力工具。EEG检查是因为20%～40%的孤独症患儿会发生癫痫。头部CT检查明确脑结构上有无异常，EEG检查明确脑功能上的问题（背景节律有无异常、生理波是否存在、有无异常脑电波等），结构和功能不可相互替代，故头部CT不能取代EEG检查。有些研究者运用EEG对大脑的活动进行测量发现，有20%的患儿大脑出现异常活动，而其他研究得出的结果是80%。

13. 脑干听力诱发电位检查对于孤独症的诊断有何意义？

儿童孤独症的主要临床表现为社会交往障碍、刻板的行为方式和狭窄的兴趣等症状，也可以表现出感知觉障碍，听觉异常就是感知觉障碍的典型表现。有研究者认为，孤独症的症状是由多样、细微的器质性病变导致脑干部位的感觉传入和/或信息传出障碍所致。孤独症患儿的听觉异常可能与其核心症状的发生有关，尤其是社会交往和语言交流障碍，听觉异常可导致患儿对社交刺激反应异常。孤独症患儿对声音的异常滤过使其无法接受正常的语言声音刺激，阻碍他们对外周环境的理解及沟通，最终导致他们语言发育延迟及交流功能异常。

BAEP是用声刺激诱发的蜗神经和脑干听神经通路上不同部位的生物电活动，它可以客观地评估外周听神经和脑干功能活动情况。正常BAEP由5个波组成，即Ⅰ波、Ⅱ波、Ⅲ波、Ⅳ波、Ⅴ波，其中Ⅰ波、Ⅲ波、Ⅴ波更具有诊断意义。这5个反应波在脑干听觉系统中有其特定神经发生源，各发生源神经自身解剖结构受损或神经传导通路受阻，以及其他神经结构病变均可造成BAEP的波幅、波潜伏期（peak latency，PL）、Ⅰ～Ⅴ峰间潜伏期（interpeak latency，IPL）的改变。波幅一般反映受刺激后引起同步性放电神经元数量的多少，波幅的改变可提示早期病理功能的改变。PL延长提示从刺激点到反应波之间的神经传导通路缺陷。较严重的损伤可引起波形难以区分。IPL则反映各神经核团之间的传导时值，是评估脑干功能的主要指标。BAEP可以反映特殊的脑干神经传导通路、脑干网状结构及大脑皮质的功能状态。孤独症反映不同形式的大脑器质性功能失调，涉及中枢神经系统包括脑干、小脑、边缘系统及相关皮质的水平。有研究表明，大脑、小脑、脑干等脑部结构的器质性损伤是儿童孤独症的发病因素之一。患儿听觉异常可使其对声音刺激的反应减弱，导致社交和语言障碍。

14. 单光子发射计算机体层成像或正电子发射体层成像对于孤独症的诊断有何意义?

单光子发射计算机体层成像（single photon emission computed tomography，SPECT）是测量局部脑血流量（regional cerebral blood flow，rCBF）的常用影像学手段。SPECT主要通过同位素标记的低分子量脑显影剂经血-脑屏障后，随血流灌注及脑神经细胞功能的分布情况来判断rCBF情况及相应的神经系统功能。孤独症患儿颞叶、海马等多部位的rCBF减少。SPECT可为了解孤独症的神经生物学机制提供帮助，且有望结合其他解剖及功能性影像学检查手段，为进一步了解孤独症病因、制订针对性干预方案提供理论依据。

正电子发射体层成像（positron emission tomography，PET）是反映病变的基因、分子、代谢及功能状态的显像设备。PET是利用正电子核素标记葡萄糖等人体代谢物作为显像剂，通过病灶对显像剂的摄取来反映其代谢变化，从而为临床提供疾病的生物代谢信息。PET应用于精神疾病和认知科学研究具有独特优势，在所有认知激活显像中，PET是最早用于对认知功能研究的技术。迄今为止，PET仍是认知激活显像的“金标准”。PET可用于观察不同刺激下脑部的激活状态，可显示额叶、丘脑、基底节和颞等代谢区域异常，有望将其应用于孤独症患儿的脑代谢异常等研究。

15. 遗传学研究对于孤独症的诊断有何意义?

孤独症是孤独症谱系障碍（autism spectrum disorder，ASD）中常见的疾病之一，虽然遗传因素在孤独症中占很大一部分比例，但遗传学异常并不能解释所有的孤独症事件。国内外学者对ASD的病因进行了大量研究，更多证据显示该病与遗传因素密切相关。目前为止，已有数百个基因显示与ASD相关联。ASD涉及的基因数量相当多，染色体分析、候选基因策略、关联分析、全基因组扫描、拷贝数变异和外显子测序表明，

ASD的遗传基础具有明显的异质性。表观遗传和环境等因素都有可能导致孤独症发生。随着表观遗传学在快乐木偶综合征（Angelman syndrome）、雷特综合征（Rett syndrome）和脆性X综合征（fragile X syndrome，FXS）等疾病中研究的深入，人们逐渐认识到，表观遗传在孤独症的发生过程中同样发挥非常重要的作用。表观遗传学通常为在无DNA序列改变情况下影响基因表达。表观遗传修饰主要包括DNA甲基化、组蛋白修饰和非编码RNA。另外，基因组印记（genomic imprinting）和染色体重塑等在表观遗传学中也发挥重要作用。DNA甲基化是哺乳动物基因组中最常见的表观遗传修饰。组蛋白修饰种类较多，其中组蛋白乙酰化和甲基化最为常见。目前研究最多的非编码RNA是微RNA（microRNA，miRNA），激活的miRNA通过靶向miRNA的不稳定表达，导致输出蛋白减少，调控大量信使RNA（messenger RNA，mRNA）翻译。表观遗传对基因表达的适当调控在正常神经发育中十分重要；在应对刺激时表观遗传改变基因表达，更精确地促进了脑的可塑性。遗传学研究新技术的不断成熟和运用有望进一步阐明ASD的遗传基础。

16. 孤独症外周血生物学标志物有哪些?

有研究显示，部分孤独症患儿血浆中5-羟色胺（5-hydroxytryptamin，5-HT）水平升高，血浆中肾上腺素及去甲肾上腺素水平升高。国内外有脑源性生长因子（brain-derived growth factor，BDNF）与孤独症关系的探索研究。BDNF是在脑内合成的一种蛋白质，广泛分布于中枢神经系统内，与神经元的生长、存活及功能性突触的构建有关。孤独症患儿脑脊液内及血浆中BDNF水平高于对照组。研究表明，孤独症患儿体内BDNF处于异常水平。国外研究也显示，外周血淀粉酶样前体蛋白α（amyloid precursor protein-α，sAPP-α）及其分解产物在孤独症的早期诊断中有一定价值。研究显示，重度孤独症患儿血浆中可溶性sAPP-α水平明显升高，BDNF明显下降。研究认为，sAPP-α有望成为早期诊断孤独症的特异性筛查指标。另有研究显示，孤独症患儿血清γ-氨基丁酸（γ-aminobutyric acid，GABA）水平明显升高。

17. 外周血γ-氨基丁酸检测对于孤独症谱系障碍的诊断有何意义?

ASD是一类以在选择性神经元电路中的兴奋与抑制失衡为特点的神经发育障碍，这种失衡可能与大脑中GABA能信号通路异构缺陷有关。无论是对ASD患者还是动物模型的研究，都证明GABA信号通路与ASD密切相关。多种ASD动物模型的GABA信号通路水平异常；ASD患者体内GABA信号水平变化；调节GABA信号通路能够改善

ASD症状；ASD患者存在GABA相关基因异常。GABA信号通路异常在ASD的发病机制中起重要作用。检测外周血GABA，应用ASD症状配合生物学标志进行ASD亚群研究对临床精准干预具有重要意义。多项研究表明，作用于GABA能突触的药物能改变动物模型中的ASD症状，以及改善部分ASD患者的症状。

18. 孤独症谱系障碍基因组学生物学标志物有哪些？

遗传因素对ASD的重要性被发现后，研究的天平就开始向遗传倾斜，基因突变作为遗传学里的重要组成部分而被广泛研究。人们已经发现了很多与ASD相关的风险基因突变，占ASD遗传因素的10%～15%，包括*FMR*1（脆性X综合征）、*MECP*2（雷特综合征）、*TSC*1、*TSC*2（结节性硬化）和*CACNA*1*C*、*CNTNAP*2、*ADNP*、*CHD*8、*DYRK*1*A*、*GRIN*2*B*、*TBR*1、*PTEN*、*TBL*1和*XR*1等的突变。此外，研究发现新发突变优先发生在父源染色体上，并随着父亲年龄的增长而增加。这一现象与高龄父亲所生的孩子具有更高的ASD风险一致。有研究发现了61个突变的ASD风险基因，包括*CHD*8、*SHANK*2和*NLGN*3等，其中18个突变未曾被报道过（*CIC*、*CNOT*3、*DIP*2*C*、*MED*13、*PAX*5、*PHF*3、*SMARCC*2、*SRSF*11、*UBN*2、*DYNC*1*H*1、*AGAP*2、*ADCY*3、*CLASP*1、*MYO*5*A*、*TAF*6、*PCDH*11*X*、*KIAA*2022和*FAM*47*A*），可成为潜在的候选基因。

19. 象征性游戏对于孤独症谱系障碍的诊断有何意义？

象征性游戏能力是通过想象赋予现实物体、环境及人以新的含义的能力，是人类特有的一种认知能力，体现了人类思维的复杂性。在正常儿童的发展过程中，12月龄之后，象征性游戏行为会逐渐产生，大多数儿童在18个月之前能表现出3种类型的象征性游戏行为。象征性游戏能力低下是ASD患儿的症状表现之一。ASD患儿自发象征性、假扮性游戏较少，多数行为较刻板重复。部分研究发现，ASD患儿相比正常同龄儿童所表现出的象征性游戏能力落后，提示象征性游戏能力可能作为ASD患儿早期识别的指征，但象征性游戏能力本身还受到诸多因素影响，如认知水平、语言发展能力。

由于ASD患儿在象征性游戏行为表现上的特殊性，以观察此类行为的方式对其进行诊断和评估，相比对受测儿童其他行为进行观察的方式可能具有更好的区分度。象征性游戏能力不仅受ASD患儿整体发育水平的影响，也受社交沟通和互动能力的影响。ASD患儿整体象征性游戏能力差，考察象征性游戏能力可为ASD的早期筛查提供线索。因此，象征性游戏行为上的表现水平对ASD的早期诊断具有重要价值。

20. 中文版儿童孤独症谱系障碍评估工具及应用现况如何?

ASD评估工具在ASD临床和基础研究中发挥重要作用。目前有10种主要的中文版儿童ASD评估工具，包括孤独症儿童行为评定量表（autism behavior checklist，ABC）、社交沟通问卷（social communication questionnaire，SCQ）、婴幼儿孤独症筛查量表（checklist for autism in toddlers，CHAT）、儿童孤独症谱系障碍测试量表（childhood autism spectrum test，CAST）、社交反应问卷（social responsiveness scale，SRS）、孤独症谱系障碍评定量表（autism spectrum rating scale，ASRS）、克氏孤独症行为评定量表（Clancy autism behavior scale，CABS）、儿童孤独症评定量表（childhood autism rating scale，CARS）、孤独症诊断观察量表（autism diagnostic observation schedule，ADOS）、孤独症诊断访谈量表修订版（autism diagnostic interview-revised，ADI-R）。其中，ABC、SCQ、CHAT、CAST、SRS、ASRS、CABS为主要的筛查工具，CARS、ADOS、ADI-R为主要的诊断评估工具。

ABC从研发至今未进行过修订。有研究发现，ABC不能较好地从其他发育障碍性疾病中区分ASD。有研究结果提示，SCQ可能不适合作为ASD的一级筛查工具，在流行病学调查中单独使用SCQ作为一级筛查工具应当谨慎，但可联合其他问卷作为二级筛查工具。CHAT在我国天津和上海已作为常规的婴幼儿孤独症三级筛查网络中的筛查工具，该量表的引进推动了我国孤独症早期筛查研究的发展。CAST具有较好的信度和效度，研究者建议该量表可作为筛查工具在国内推广使用。研究提示，SRS具有较好的重测信度、内部一致性信度、效标效度和区分效度，SRS中文版有良好的心理测量性能，但目前该量表在国内的使用还比较局限。ASRS是我国第一个引进后进行修订并建立常模的ASD筛查量表，目前该量表已作为中国儿童ASD流行病学多中心研究的筛查工具。研究提示，CABS具有较好的信度和效度，但鉴于该版本从编制后未进行更新，如继续使用该量表，应根据ASD诊断新标准对其改良。CARS具有较高的诊断效能，是我国目前使用最广的儿童孤独症诊断辅助工具。ADOS可在我国作为孤独症的辅助诊断工具进行推广使用。但该量表对评估者的资质要求很高，且评估时间较长，通常需要1.0～1.5 h。因此，该量表更多用于科研中进行入组诊断，也可在临床上使用，可用于孤独症大型流行病学的质量控制。迄今为止，ADI-R版本未正式发行，其临床应用较为局限。ADI-R和ADOS一样对评估者的资质要求很高，评估时间较长，通常需要2.0～2.5 h，可联合ADI-R作为科研中的质量控制。常用筛查量表、诊断量表的使用年龄与评估方式见表5-1和表5-2。

表5-1 孤独症常用筛查量表的使用年龄与评估方式

量表	适用最小年龄	适用最大年龄	评估方式
ABC	18个月	未明确规定	问卷
ASSQ	7岁	16岁	问卷
M-CHAT	16个月	30个月	问卷
CABS	2岁	5岁	问卷

注：ABC.孤独症儿童行为评定量表；ASSQ.孤独症筛查问卷；M-CHAT.改良婴幼儿孤独症筛查量表；CABS.克氏孤独症行为评定量表。

表5-2 孤独症常用诊断量表的使用年龄与评估方式

量表	适用最小年龄	适用最大年龄	评估方式
ADOS	—	—	活动和互动游戏
ADOS™-2	—	—	活动和互动游戏
ADI-R	2岁	—	问卷
CARS	2岁	—	问卷

注：ADOS.孤独症诊断观察量表；ADOS™-2.孤独症诊断观察量表（第2版）；ADI-R孤独症诊断访谈量表修订版；CARS.儿童孤独症评定量表。—.此处无内容。

21. 孤独症患儿社会反应相关量表结果如何解读?

孤独症儿童行为评定量表（ABC）由Krug编制，涉及孤独症儿童行为表现共57个条目，概括为感觉、社会交往、躯体运动、言语、生活自理能力5个部分，根据负荷大小给予1分、2分、3分、4分，筛查临界分为53分，诊断分数为67分。该表可应用的年龄范围大，并且多年的临床应用和研究证明其信效度较好，其阳性符合率达85%。

婴儿-初中生社会生活能力量表引进于日本，为更好地适用于中国6个月～14岁婴儿至初中生年龄段儿童，我国学者对此量表进行了修订。量表共分为独立生活、运动、作业操作、交往、集体活动和自我管理6部分。标准分评定：5分及以下表示社会适应能力极重度低下，6分为社会适应能力重度低下，7分为中度低下水平，8分为轻度低下水平，9分为边缘水平，10分为正常，11分及以上表示社会适应能力高及优秀。

22. 儿童心理测验和神经心理测验有哪些?

心理学家根据儿童与外界互动的方式制定相关心理测验的筛查和诊断量表，作为评判儿童各阶段的发展情况。在智能测验方面，依据其作用和目的可分为筛查性测验和诊断性测验两大类。筛查性测验包括丹佛发育筛查测验（Denver development screen test，DDST）、皮博迪图片词汇测验（Peabody picture vocabulary test，PPVT）、绘人测验（draw a person test，HFD）。诊断性测验包括贝利婴儿发展量表（Bayley scale of infant development，BSID）、格塞尔发育量表（Gesell developmental schedule，GDS）、韦氏学前儿童智力量表（Wechsler preschool and primary scale of intelligence，WPPSI）和韦氏智力量表（Wechsler intelligence scale，WISC）、0 ～ 6 岁小儿神经心理发育量表、婴幼儿智能发育（China’s Developmental Center for Children，CDCC）量表。在适应性行为评定方面，主要有新生儿行为评价量表（neonatal behavioral assessment scale，NBAS）、0 ～ 1岁52项神经运动检查方法等。

神经心理测验有威斯康辛卡片分类测验（Wisconsin card sort test，WCST）、颜面认知测验、听觉言语学习测验（auditory verbal learning test，AVLT）、加利福尼亚言语学习测验（the California verbal learning test，CVLT）等。

23. 威斯康辛卡片分类测验对于孤独症的诊断有何意义?

WCST属于分类测验，主要测试被试者的抽象能力、概念的形成、选择性记忆和认知过程的转换能力，反映前额叶功能的灵敏度高。测试方法具体如下。

共4张刺激卡片和128张反应卡片。每张卡片的大小为8 cm×8 cm，上面按规则绘有红、绿、蓝、黄不同颜色和十字、圆、五角星、三角等不同形状，以及1 ～ 4不等数量的图案。其分类原则顺序为颜色、形状、数量。当被试者连续10次分类正确后，主试即转换下一个形式的分类，以此类推；当完成3种形状的分类后，再重复一遍，完成正确分类6次（或者未完成6次，但全部用完所限次数），即可结束测试。记录如下指标：①分类次数；②概括力水平百分比（连续3次或更多的正确反应数之和除以所用的卡片数）；③坚持性错误数；④坚持性反应数（指明确知道根据某一属性来分类是错误的，但仍继续用这一属性进行分类）；⑤非坚持性错误数；⑥全部错误数；⑦完成作业共花费的时间。

多数研究用WCST研究执行功能。研究发现，使用WCST进行测验，孤独症患儿比正常儿童的成绩差，这可能反映了孤独症患儿知觉困难、推理和判断能力低下，这可能与大脑额叶支配的执行功能缺陷有关。

24. 颜面认知测验对于孤独症的诊断有何意义?

正常儿童能辨别每个人的颜面特征，能区分陌生人和熟人，也能理解他人的面部表情。孤独症患儿缺乏颜面认知的能力，不能理解他人言语性和非言语性交流的含义，只是将人的颜面器官看作社交性意义的模样而已。无论是听别人对自己讲话还是自己对别人讲话时，他们都不会同他人进行目光接触。他们无法用面部表情和身体语言同别人交流，也不理解他人发出类似信息的意义。他们不主动同别人交流想法，或说出自己对环境变化的感受，也很少去模仿别人的言行，不会对别人的痛苦产生同情或主动救助。因此，孤独症患儿很难同周围的孩子交往并发展友谊。研究发现，与精神发育迟滞儿童相比，孤独症患儿在有意识地笑、怒等表情表达方面更困难。另有研究发现，孤独症患儿只能根据照片的外形特点区分，而不能区别不同的表情。颜面认知测验对孤独症患儿的诊断具有一定价值。

25. 听觉言语学习测验和加利福尼亚言语学习测验对于孤独症的诊断有何意义?

AVLT有多种常模资料备查。测验材料为15个彼此无关的词，基本测验程序包括即时自由回忆（共5试）和30 min的延时回忆和再认。该测验相对简单，可提供有关记忆过程的多种有用的心理指标，如首因效应与近因效应、学习速度、前摄抑制与倒摄抑制等。

CVLT测验材料的16个词分属于4类（如工具类或水果），每类4个词。测验程序与AVLT基本相同，除自由回忆外，尚提供类别线索回忆程序。CVLT力图将认知科学研究成果融入记忆的临床评估程序之中，多种记忆指标的设置使得该测验除评估一般言语学习记忆能力外，还能反映受试者记忆过程的若干侧面，如记忆策略（语义分组与序列分组）、首因效应与近因效应、学习曲线、错误类型、前摄抑制与倒摄抑制、信息随时间的保持率、不同提取形式（自由回忆、再认）的比较、再认任务中的辨别力与反应偏差。

孤独症患儿AVLT和CLVT测验结果均较正常儿童异常，两种测验方式对孤独症的诊断具有一定价值。

26. 世界卫生组织于1992年出版的《国际疾病分类》（第10版）关于儿童孤独症诊断标准有何规定?

世界卫生组织于1992年出版了《国际疾病分类》（第10版）（*International Classification of Diseases 10th edition*，ICD-10）。其中儿童孤独症诊断标准如下。

（1）典型孤独症

1）发育异常或损害在3岁以前就已出现，至少表现在下列领域之一：①社交性沟通时所需的感受性或表达性语言；②选择性社会依恋或相互性社交往来；③功能性或象征性游戏。

2）具有以下①②③项下至少6种症状，且其中①项中至少2种症状，②③两项中至少各1种症状。①在下列至少2个方面表现出相互性社交往来实质性异常：a.不能恰当地应用眼对眼注视、面部表情、姿势和手势来调节社会交往；b.尽管有充足的机会也不能用适合其智龄的方式与同龄人发展涉及相互分享兴趣、活动与感情的相互关系；c.缺乏社会性情感的相互交流，表现为对他人情绪的反应偏颇或有缺损，或不能依据社交场合调整其行为，或社交情绪与交往行为整合较差；d.不能自发地寻求与他人共享欢乐、兴趣或成就（如不向旁人显示、表达或指出自己感兴趣的事物）。②在下列至少1个方面表现出社交性沟通实质性异常：a.口语发育延迟或缺如，不伴有以手势或模仿等替代形式补偿沟通的企图（此前常没有牙牙学语的沟通）；b.在对方对交谈具有应答性反应的情况下，相对不能主动与人交谈或使交谈持续（在任何语言技能水平上都可以发生）；c.刻板和重复的言语，或别出心裁地使用某些词句；d.不能进行各种自发的象征性游戏，或（幼年时）不能进行社会模仿性游戏。③在下列至少1个方面表现出行为、兴趣与活动狭窄、重复和刻板：a.专注于一种或多种模式刻板、类型狭窄的兴趣之中，而这种兴趣的内容或患儿对它的迷恋是异常的；或者尽管其内容或患儿的迷恋并非异常，但其迷恋程度与局限性仍然异常。b.强迫性地明显固执于特殊而无用的常规或仪式。c.刻板与重复的运动性作态，如拍打、揉搓手或手指，或涉及全身的复杂运动。d.迷恋物体的一部分或玩具没有功用的性质（如气味、质感或所发出的噪声、振动等）。

3）临床上不能归因于以下情况：其他类型的弥漫性发育障碍；特定性感受性语言发育障碍及继发的社会情感问题；反应性依恋障碍或脱抑制性依恋障碍；伴发情绪/行为障碍的精神发育迟滞；过早发生的精神分裂症和雷特综合征。

（2）不典型孤独症

1）3岁或3岁以后显现发育障碍或缺陷（除年龄外，符合孤独症的其他标准）。

2）相互性社会交往或沟通的实质性损害，或狭窄和刻板重复行为、兴趣与活动

（符合孤独症的标准，但不必满足出现异常的领域的数目）。

3）不符合孤独症（F84.0）的诊断标准。

孤独症可在发病年龄（F84.10）或症状学（F84.11）上不典型；为研究目的，这两种类型用第五位数字进行了区分。两方面都不典型的综合征编码为F84.12。

F84.10发病年龄不典型：①不符合孤独症（F84.0）第1项标准，即发育的异常或损害直到3岁或3岁之后才明显；②符合孤独症（F84.0）第2和第3项标准。

F84.11症状学不典型：①符合孤独症（F84.0）第1项标准，即在3岁之前显现发育异常或损害；②存在相互性社会交往或沟通的实质性损害，或行为、兴趣与活动的范围狭窄、形式重复和类型刻板（符合孤独症的标准，但不必满足出现异常症状的数目）；③符合孤独症（F84.0）第3项标准。

4）不完全符合孤独症（F84.0）第2项标准。

F84.12发病年龄和症状学都不典型：①不符合孤独症（F84.0）第1项标准，即发育异常或损害直到3岁时或3岁后才明显；②存在相互性社会交往和交流的实质性损害，或行为、兴趣与活动的范围狭窄、形式重复和类型刻板（符合孤独症标准，但不必满足出现异常症状的数目）；③符合孤独症（F84.0）第3项标准；④不完全符合孤独症（F84.0）第2项标准。

27. 中华医学会发布的《中国精神障碍分类与诊断标准》（第3版）关于儿童孤独症诊断标准有何规定?

《中国精神障碍分类与诊断标准》（第3版）（*Chinese Classification and Diagnostic Criteria of Mental Disorders 3rd edition*，CCMD-3）儿童孤独症诊断标准如下。

儿童孤独症是一种广泛性发育障碍的亚型。以男孩多见，起病于婴幼儿期，主要为不同程度的人际交往障碍、兴趣狭窄和行为方式刻板。约3/4的患儿伴有明显精神发育迟滞，部分患儿在一般性智力落后的背景下具有某方面较好的能力。

（1）症状标准：在下列1）、2）、3）项中，至少有7条，且1）项中至少有2条，2）、3）项中至少各有1条。

1）人际交往存在质的损害：①对集体游戏缺乏兴趣，孤独，不能对集体的欢乐产生共鸣；②缺乏与他人进行交往的技巧，不能以适合其智龄的方式与同龄人建立伙伴关系，如仅以拉人、推人、搂抱作为与同伴的交往方式；③自娱自乐，与周围环境缺少交往，缺乏相应的观察和应有的情感反应（包括对父母的存在与否亦无相应反应）；④不会恰当地运用眼对眼的注视，以及用面部表情、手势、姿势与他人交流；⑤不会做扮演性游戏和模仿社会的游戏（如不会玩过家家等）；⑥当身体不适或不愉快时，不会寻求同情和安慰，对别人的身体不适或不愉快也不会表示关心和安慰。

2）言语交流存在质的损害，主要为语言运用功能的损害：①口语发育延迟或不会使用语言表达，也不会用手势、模仿等与他人沟通；②语言理解能力明显受损，常听不懂指令，不会表达自己的需要和痛苦，很少提问，对别人的提问也缺乏反应；③学习语言有困难，但常有无意义的模仿言语或反响式言语，应用代词混乱；④经常重复使用与环境无关的言辞或不时发出怪声；⑤有言语能力的患儿，不能主动与人交谈、维持交谈，并且应对简单；⑥言语的声调、重音、速度、节奏等方面异常，如说话缺乏抑扬顿挫、言语刻板。

3）兴趣狭窄和活动刻板、重复，坚持环境和生活方式不变：①兴趣局限，常专注于某种或多种模式，如旋转的电扇、固定的乐曲、广告词、天气预报等；②活动过度，来回踱步、奔跑、转圈等；③拒绝改变刻板重复的动作或姿势，否则会出现明显烦躁和不安；④过分依恋某些气味、物品或玩具的一部分，如特殊的气味、一张纸片、光滑的衣料、汽车玩具的轮子等，并从中得到满足；⑤强迫性地固执于特殊而无用的常规或仪式性动作或活动。

（2）严重标准：社会交往功能受损。

（3）病程标准：通常起病于3岁以内。

（4）排除标准：排除阿斯伯格综合征、童年瓦解性障碍、雷特综合征、特定感受性语言障碍、儿童精神分裂症。

28. 美国精神病学会发布的《精神障碍诊断和统计手册》（第4版）关于儿童孤独症诊断标准有何规定？

（1）包括下述1）、2）、3）中的6项以上，其中1）中至少有2项，2）、3）中至少各1项。

1）社会交往有质的缺损，表现为下列项目中至少有2项：①非言语性交流行为的应用有显著缺损，例如，眼神交流、脸面表情、躯体姿态及社交手势等方面；②与相似年龄儿童缺乏应有的同伴样关系；③缺乏自发寻求与他人分享乐趣或成绩的机会（如不会显示、携带或指出感兴趣的物品或对象）；④缺乏社交或感情的相互关系。

2）言语交流有质的缺损，表现为至少下列之一：①口语发育延迟或缺如（并不伴有以其他交流方式来代替或补偿的企图，如手势或姿态）；②虽有足够的言语能力，但不能与他人开始或维持一段交谈；③刻板地重复一些言语或奇怪的言语；④缺乏各种自发的儿童假扮游戏或社交性游戏活动。

3）重复刻板的有限的行为、兴趣和活动，表现为至少下列之一：①沉湎于某一种或数种刻板的有限的兴趣，其注意集中的程度却异乎寻常；②固执于某些特殊的没有实际价值的常规行为或仪式动作；③刻板重复的装相行为（如手或手指扑动或扭转，或复杂的全身动作）；④持久地沉湎于物体的部件。

（2）功能异常或延迟，表现在至少下列之一，而且出现在3岁之前：①社会交往；②社交语言的应用；③象征性或想象性游戏。

（3）并非雷特综合征或儿童或瓦解性精神障碍。

29. 阿斯伯格综合征的诊断标准是什么？

阿斯伯格综合征的主要临床特征包括社会交往中的自我倾向；非言语交流障碍；言语交流中的奇特性；狭隘的兴趣爱好以及刻板重复固执的行为方式；对他人情感的认知化处理而没有情感性的共鸣；特别的走路姿势和不稳定性；行为方面如不听从教导和侵犯性动作；发病较早，但早期诊断困难；家庭其他成员有高发病率。DSM-Ⅳ中规定诊断标准如下。

（1）社交方面存在障碍（至少符合其中2项）：①在使用一些非言语性的行为进行社会交往的能力上有显著的缺损，如目光对视，面部表情，身体姿势和手势；②不能建立与其年龄相称的适当的伙伴关系；③缺乏自发性寻找其他人分享快乐、喜好或成功的欲望；④缺乏社交或情绪的相互作用。

（2）行为、兴趣和活动模式相当局限重复而刻板（至少符合其中1项）：①包含1种或多种刻板而局限的兴趣模式，兴趣之强度或对象至少有1项为异常；②明显无弹性地固着于特定而无意义的常规或仪式行为；③重复不变维持一些自己形成的特殊的习惯；④长时间专注于物体的一部分。

上述障碍严重损害了患儿在社会交往、职业或其他重要领域的功能并无临床上明显的一般性语言迟滞（如在2岁以前会讲单个单词，3岁以前懂得使用交谈性的短语）。

在认知发展或与年龄相称的自理能力、适应性行为（社交方面的除外）和儿童时期对外界环境的好奇心等方面的发展不存在明显具有临床意义的迟滞且不符合其他明确的广泛性发育迟滞和精神分裂症的诊断标准。

30. 抑郁症的诊断标准是什么？

（1）抑郁症的诊断标准

1）以情绪低落为基本症状。

2）应有下列症状中的至少4项：①对日常生活的兴趣下降或缺乏；②精力明显减退，无明显原因的持续的疲乏感；③精神运动性迟滞或激越；④自我评价过低，或自责，或有内疚感，甚至出现罪恶妄想；⑤思维困难，或自觉思考能力显著下降；⑥反复出现死亡的念头，或有自杀行为；⑦失眠，或早醒，或睡眠过多；⑧食欲减退，或体重明显减轻；⑨性欲明显减退。

3）严重程度标准，至少有以下情况之一：①社会功能受损；②给本人造成痛苦或不良后果。

4）病程标准：症状至少持续2周。

5）排除标准：①应排除由脑器质性疾病、躯体疾病和精神活性物质所导致的抑郁；②抑郁症患者可出现幻觉、妄想等症状，但应注意与精神分裂相鉴别。

（2）抑郁发作的诊断标准：在ICD-10中，抑郁发作不包括发生于双相情感障碍中的抑郁状态。因此，抑郁发作只包括首次发作抑郁症或复发性抑郁症。ICD-10规定的抑郁发作一般标准有3条：①抑郁发作须持续至少2周；②在患者既往生活中，不存在足以符合轻躁狂或躁狂（f 30.—）标准的轻躁狂或躁狂发作；③需除外的最常见情况为，此种发作不是由于精神活性物质使用（f 10 － f 19）或任何器质性精神障碍（f 00 － f 09）所致。

抑郁发作的症状分为两大类，可以粗略地将之分别称为核心症状和附加症状。

1）抑郁发作的核心症状有3条：①抑郁心境，对个体来讲肯定异常，存在于一天中大多数时间里，且几乎每天如此，基本不受环境影响，持续至少2周；②对平日感兴趣的活动丧失兴趣或愉快感；③精力不足或过度疲劳。

2）抑郁发作的附加症状有7条：①自信心丧失和自卑；②无理由的自责或过分和不适当的罪恶感；③反复出现死或自杀想法，或任何一种自杀行为；④主诉或有证据表明存在思维或注意能力降低，如犹豫不决或踌躇；⑤精神运动性活动改变，表现为激越或迟滞；⑥任何类型的睡眠障碍；⑦食欲改变（减少或增加），伴有相应的体重变化。

轻度抑郁发作（f 32.0）：具有核心症状中的至少2条，核心与附加症状共计至少4条。

中度抑郁发作（f 32.1）：具有核心症状中的至少2条，核心与附加症状共计至少6条。

ICD-10中还列举了一系列所谓躯体综合征症状，在含义上与DSM-Ⅳ的伴忧郁或经典分类中的内源性抑郁症类似。这些症状包括：①对平日感兴趣的活动丧失兴趣或失去乐趣；②对正常时能产生情感反应的事件或活动缺乏反应；③比通常早醒2 h以上；④早晨抑郁加重；⑤具有明显的精神运动性迟滞或激越的客观证据（他人的观察或报告）；⑥食欲明显丧失；⑦体重减轻（上月体重的5%以上）；⑧性欲明显丧失。具有上述症状至少4条则符合躯体性综合征的条件。

重度抑郁发作：分为不伴精神病性症状（f32.2）和伴有精神病性症状（f32.3）两型。其抑郁表现需具有全部3条核心症状，核心与附加症状共计8条。伴有精神病性症状者需存在：①妄想和幻觉，但不应有典型精神分裂症性的幻觉和妄想（不应有完全不可能或与文化不相适应的妄想，不应有对患者进行跟踪性评论的幻听或第三人称的幻听）。常见情况为带有抑郁、自罪、虚无、自我援引及被害内容的妄想。②抑郁性木僵，伴有精神病性症状者又分为与心境相协调的和与心境不协调的两类。与心境相协调的精神病性症状包括罪恶妄想、无价值妄想、躯体疾病或大祸临头（灾难）妄想、嘲弄性或谴责性的听幻觉；与心境不协调的精神病性症状包括被害或自我援引妄想，没有情感色彩的幻听。

（3）中国的抑郁症诊断标准：我国普遍使用的标准与美国大同小异。按照我国的诊断标准，在连续2周内，患者表现出下列9个症状中的5个以上，并且至少包括症状1和2中的一个（这些症状必须是患者以前没有的或极轻的），就可诊断为抑郁症。

1）每天大部分时间心情抑郁，可以由患者自我报告（如感到伤心、心里空空的），或者通过旁人观察（如暗暗流泪）。

注意：在儿童和青少年中，可表现为易激惹，而不是明显的心情抑郁。

2）在每天大部分时间里，对所有或大多数平时感兴趣的活动失去了兴趣，可以是由患者自我报告，或者通过旁人观察。

3）体重显著减少或增加（正常体重的5%），食欲显著减退或增加。

注意：在儿童中，考虑缺乏正常的体重增加。

4）每天失眠或睡眠过多。

5）每天精神运动亢进或减少（不仅是自我主观感到坐立不安或不想动，旁人也可以观察得到）。

6）每天感到疲劳，缺乏精力。

7）每天感到自己没有价值，或者自罪自贬（可能出现妄想）。这不仅是普通的自责，或只是对自己的抑郁感到丢脸。

8）每天注意力和思考能力都在下降，做决定时犹豫不决（自我报告或是旁人观察）。

9）常想到死（不只是惧怕死亡）；常有自杀念头但没有具体计划，或者是有自杀的具体计划，甚至有自杀行为。

31. 焦虑症的诊断标准是什么？

（1）分离性焦虑障碍：个体与其依恋对象分离时，会产生与其发育阶段不相称的、过度的害怕或焦虑，至少符合以下表现中的3种。

1）当预期或经历与家庭或主要依恋对象分别时，产生反复的过度的痛苦。

2）持续性和过度的担心会失去主要依恋对象，或担心他们可能受到诸如疾病、受伤、灾难或死亡伤害。

3）持续的、过度的担心会经历导致与主要依恋对象离别的不幸事件（走失、被绑架、事故、生病）。

4）因害怕离别，持续表现出不愿或拒绝出门、离开家、去上学、去工作或去其他地方。

5）持续、过度害怕或不愿独处、不愿在家或其他场所与主要依恋对象分离。

6）持续不愿或拒绝在家以外的地方睡觉，或不愿在家或其主要依恋对象不在身边时睡觉。

7）反复做与离别相关的噩梦。

8）当与主要依恋对象离别或预期离别时，反复抱怨躯体性症状（如头疼、胃疼、恶心、呕吐）。

注意：①这种害怕、焦虑或回避是持续性的，儿童和青少年至少持续4周，成人则至少持续6个月；②这种障碍引起有临床意义的痛苦，或导致社交、学业、职业或其他重要功能方面的损害；③这种障碍不能用其他精神障碍来根号的解释。例如，ASD中的因不愿过度改变而导致拒绝离家、精神病性障碍中的因妄想或幻觉而忧虑分别、广场恐怖症中的因没有信任的同伴陪伴而拒绝出门、广泛性焦虑中的担心疾病或伤害会降临到其他重要的人身上、疾病焦虑障碍中的担心会生病。

（2）选择性缄默症

1）在被期待讲话的特定社交情况（如在学校）中持续不能讲话（但在其他情况中能够讲话）。

2）这种障碍妨碍了教育、职业成就，以及社交沟通。

3）这种障碍持续时间至少1个月（不能限于入学的第1个月）。

4）这种障碍不能归因于缺少社交情况下所需的口语知识或对所需口语有不适感。

5）这种障碍不能用一种交流障碍来更好地解释（例如，儿童期发生的流畅性障碍），且不能仅仅出现在ASD、精神分裂症或其他精神病性障碍的病程中。

（3）特定恐怖症

1）对特定的事物或情况（如飞行、高处、动物、接受注射、看见血液）产生显著的害怕或焦虑。注意，儿童的害怕或焦虑可能表现为哭闹、发脾气、惊呆或依恋他人。

2）恐惧的事物或情况几乎总是能促发其立即害怕或焦虑。

3）对恐惧的事物或情况主动回避，或带着强烈的害怕或焦虑去忍受。

4）这种害怕或焦虑与特定的事物或情况所引起的实际危险及所处的社会文化环境不相称。

5）这种害怕、焦虑或回避通常持续至少6个月。

6）这种害怕、焦虑或回避引起有临床意义的痛苦，或导致社交、职业或其他重要功能方面的损害。

7）这种障碍不能用其他精神障碍的症状更好地解释，例如，广场恐怖症中的惊恐样症状或其他功能丧失症状、在强迫症中的与强迫思维相关的事物或情况、创伤后应激障碍中的与创伤事件相关的提示物、分离性焦虑障碍中的离家或离开依恋者、社交恐怖症中的社交情况所致的害怕、焦虑和回避。

（4）社交焦虑障碍（社交恐怖症）

1）由于面对可能被他人审视的一种或多种社交情况时而产生显著的害怕或焦虑。例如，社交互动（对话、会见陌生人）、被观看（吃、喝的时候），以及在他人面前表演（演讲时）。注意，儿童的这种焦虑必须出现在与同伴交往时，而不仅仅是与成人互动时。

2）害怕自己的言行或呈现的焦虑症状会导致负性评价（被羞辱或尴尬；导致被拒绝或冒犯他人）。

3）社交情况几乎总是能够促发害怕或焦虑。注意，儿童的害怕或焦虑也可能表现为哭闹、发脾气、惊呆、依恋他人、畏缩或不敢在社交情况中讲话。

4）主动回避社交情况，或是带着强烈的害怕或焦虑去忍受。

5）这种害怕或焦虑与社交情况和所处的社会文化环境造成的实际威胁不相称。

6）这种害怕、焦虑或回避通常至少持续6个月。

7）这种害怕、焦虑或回避引起有临床意义的痛苦，或导致社交、职业或其他重要功能方面的损害。

8）这种害怕、焦虑或回避不能归因于某种物质（如滥用的毒品药物）的生理效应，或其他躯体疾病。

9）这种害怕、焦虑或回避不能用其他精神障碍的症状更好地解释，如惊恐障碍、躯体变形障碍或ASD。

10）如果其他躯体疾病（如帕金森病、肥胖症、烧伤或外伤造成的畸形）存在，则这种害怕、焦虑或回避是明确与其不相关的，是过度的。

（5）惊恐障碍：反复出现不可预期的惊恐发作。一次惊恐发作是突然发生的强烈害怕或强烈的不适感，并在数分钟内达到高峰，发作期间出现下列4项及以上症状（这种突然发生的惊恐可以出现在平静状态或焦虑状态）。

1）心悸或心率加快。

2）出汗。

3）震颤或发抖。

4）气短或窒息感。

5）哽噎感。

6）胸痛或胸部不适。

7）恶心或腹部不适。

8）感到头晕、步态不稳、头重脚轻或晕厥。

9）发冷或发热感。

10）感觉异常（麻木或针刺感）。

11）现实解体（感觉不真实）或人格解体（感觉脱离了自己）。

12）害怕失去控制或“发疯”。

13）濒死感。

注意，某些与特定文化相关的症状（如耳鸣、颈部酸痛、头痛、无法控制地尖叫或哭喊）不可作为诊断所需症状，包括：①至少在1次发作之后，出现下列症状中的1～2种，且持续1个月（或更长）时间，包括持续的担忧或担心再次的惊恐发作或其结果（如失去控制、心肌梗死、“发疯”）；在与惊恐发作相关的行为方面出现显著的不良变化（如设计某些行为以回避惊恐发作，或回避锻炼、回避不熟悉的情况）。②这种障碍不能归因于某种物质（如滥用毒品、药物）的生理效应，或其他躯体疾病（如甲状腺功能亢进、心肺疾病）。③这种障碍不能用其他精神障碍来更好地解释，例如，未特定的焦虑障碍中的惊恐发作不仅出现于对害怕的社交情况的反应，特定恐怖症中的惊恐发作不仅出现于对有限的恐惧对象或情况的反应，强迫症中的惊恐发作不仅出现于对强迫思维的反应，创伤后应激障碍中的惊恐发作不仅出现于对创伤事件的提示物的反应，分离性焦虑障碍中的惊恐发作不仅出现于对依恋对象分离的反应。

（6）广场恐怖症：对下列5种情况中的2种及以上感到显著恐惧或焦虑。

1）乘坐公共交通工具（如汽车、公共汽车、火车、轮船、飞机）。

2）处于开放空间（如停车场、集市、桥梁）。

3）处于封闭空间（如商场、剧院、电影院）。

4）排队或处于人群之中。

5）独自离家。

注意：①个体恐惧或回避这些情况是因为想到出现惊恐样症状或其他失去功能或窘迫的症状（如老年人害怕摔倒、大小便失禁）时，害怕难以逃离或得不到帮助。②广场恐怖情况几乎总是促发害怕或焦虑。③个体总是主动回避广场恐怖情况，需要他人陪伴或带着强烈的害怕或焦虑去忍受。④这种害怕或焦虑与广场恐怖情况和所处的社会文化环境所造成的实际危险不相称。⑤这种害怕、焦虑或回避通常持续至少6个月。⑥这种害怕、焦虑或回避引起有临床意义的痛苦，或导致社交、职业或其他重要功能方面的损害。⑦即使有其他躯体疾病（如炎性肠病、帕金森病）存在，这种害怕焦虑或回避也是明显过度的。⑧这种害怕、焦虑或回避不能用其他精神障碍的症状更好地解释。例如，不能仅限于特定恐怖症中情境性的症状，不能只涉及社交焦虑障碍中的社交情况、不仅与强迫症中的强迫思维、躯体变形障碍感受到的躯体外形缺陷或瑕疵、创伤后应激障碍中创伤性事件的提示物或分离性焦虑障碍的害怕离别等相关。

（7）广泛性焦虑障碍

1）在至少6个月内的多数日子里，对于诸多事件或活动（如工作或在学校的表现），表现出过分的焦虑和担心（焦虑性期待）。

2）个体难以控制这种担心

3）这种焦虑和担心与下列6种症状中至少3种有关（在过去6个月中，至少有一些症状在多数的日子里存在。儿童只需符合1项）：①坐立不安或感到激动或紧张；②容易疲倦；③注意力难以集中或头脑一片空白；④易怒；⑤肌肉紧张；⑥睡眠障碍（难以入睡或保持睡眠状态，或休息不充分、质量不满意的睡眠）。

4）这种焦虑、担心或躯体症状引起有临床意义的痛苦，或导致社交、职业或其他重要功能方面的损害。

5）这种障碍不能归因于某种物质的生理效应或其他躯体疾病。

6）这种障碍不能用其他精神障碍的症状更好地解释。例如，像惊恐障碍中的焦虑或担心发生惊恐发作、社交焦虑障碍中的负性评价、强迫症中的被污染或其他强迫思维、分离性焦虑障碍中的与依恋对象的离别、创伤后应激障碍中的创伤事件相关的提示物、神经性厌食症中的体重增加、躯体症状障碍中的躯体不适、躯体变形障碍中的感到外貌存在瑕疵、疾病焦虑障碍中的感到有严重的疾病、像精神分裂症或妄想障碍中妄想信念的内容。

（8）由物质/药物所致的焦虑障碍。

（9）由其他躯体疾病所致的焦虑障碍。

（10）其他特定的焦虑障碍。

（11）其他未特定的焦虑障碍。

32. 癫痫患儿共患孤独症谱系障碍的诊断标准是什么？

（1）癫痫的诊断：ASD参考国际抗癫痫联盟（International League Against Epilepsy，ILAE）2017年提出的癫痫诊断步骤和癫痫发作分类，详见图5-1和表5-3。

（2）ASD的诊断：ASD的诊断参照DSM-Ⅴ诊断标准，详见本书相关章节。

（3）专家共识意见：当患儿以癫痫就诊时，应常规询问ASD的病史和表现，并进行必要的ASD相关评估。当患儿以ASD表现来就诊时，应常规询问癫痫的病史和表现，必要时进行脑电图监测，对共患的癫痫及ASD作出正确诊断。

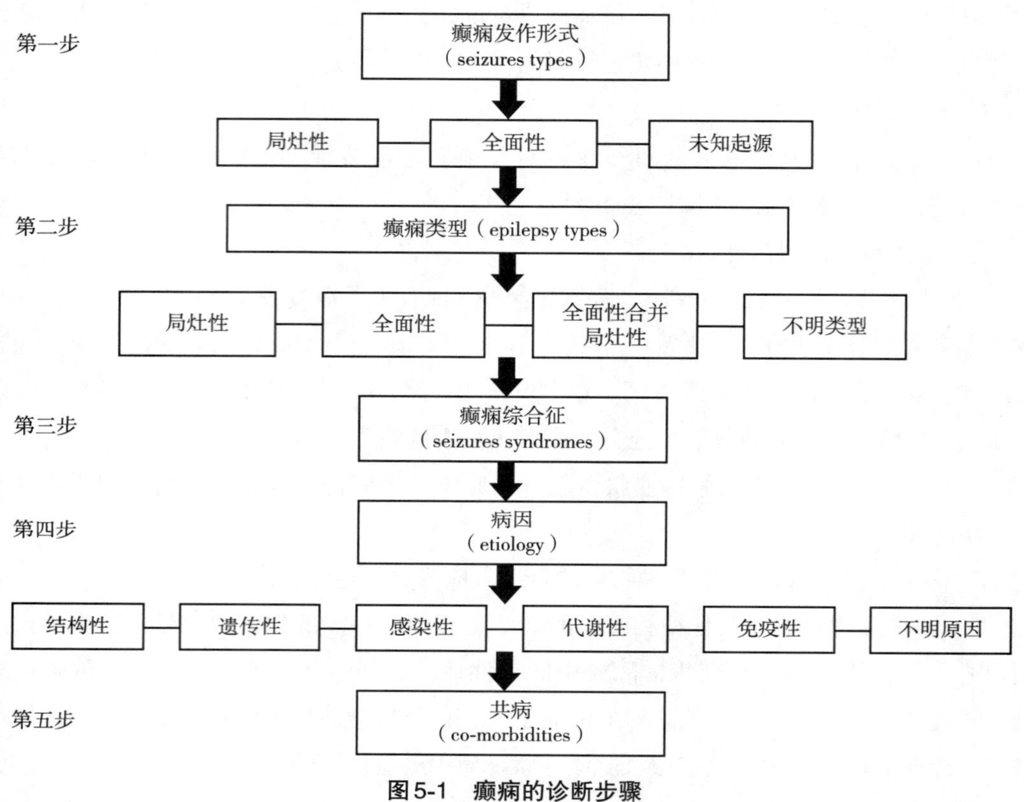

图5-1 癫痫的诊断步骤

表5-3 癫痫发作分类[国际抗癫痫联盟（2017）癫痫发作分类提案（扩展版）]

局灶性起源 （有意识、意识损害）	全面性起源	未知起源
运动症状起源	运动症状起源	运动症状起源
自动症	强直-阵挛发作	强直-阵挛发作
失张力发作[①]	强直发作	癫痫性痉挛发作
阵挛发作	阵挛发作	
癫痫性痉挛发作	肌阵挛发作	

续表

局灶性起源（有意识、意识损害）	全面性起源	未知起源
过度运动发作	肌阵挛-强直-阵挛发作	
肌阵挛发作	肌阵挛-失张力发作	
强直发作	失张力发作	
	癫痫性痉挛源①	
非运动症状起源	非运动症状起源（失神）	非运动症状起源（失神）
自主神经性发作	典型发作	行为终止
行为终止	非典型发作	
认知性发作	肌阵挛发作	
情绪性发作	眼睑肌阵挛发作	
感觉性发作		
局灶性进展为双侧强直-阵挛性发作		不能分类②

注：①意识水平通常没有特别规定；②由于信息不完整或无法归为别的类别。

33. 品行障碍的诊断标准是什么?

（1）专业诊断标准：发生于儿童少年期，持续6个月以上，至少有下列行为中的1项，可诊断为品行障碍。

1）经常挑起或参与斗殴。

2）经常故意伤害他人或虐待动物。

3）经常故意破坏家里的东西或公共财物。

4）故意纵火。

5）经常偷窃。

6）瞒过家长全天逃学（一学期）。

7）无明显原因离家出走，彻夜不归（至少2次）。

8）经常说谎（并非为了逃避惩罚）。

9）其他触犯刑律的行为。

（2）常规诊断标准：在日常生活中，教师发现孩子同时符合以下第1、2、3项标准，且日常生活和社会功能（如社交、学习，或职业功能）明显受损，符合症状标准和严重标准至少已6个月，且排除反社会性人格障碍、躁狂发作、抑郁发作、广泛性发育障碍或注意缺陷与多动障碍等，便可诊断为品行障碍。

1）至少有下列3项：①经常说谎（并非为了逃避惩罚）；②经常暴怒，好发脾气；③常怨恨他人，怀恨在心，或心存报复；④常拒绝或不理睬成人的要求或规定，长期严重不服从；⑤常因自己的过失或不当行为而责怪他人；⑥常与成人争吵，常与父母或老师对抗；⑦经常故意干扰别人。

2）至少有下列2项：①在小学时期即经常逃学（1学期达3次以上）；②擅自离家出走或逃跑至少2次（不包括为避免责打或性虐待而出走）；③不顾父母的禁令，常在外过夜（开始于13岁前）；④参与社会上的不良团伙，一起干坏事；⑤故意损坏他人财产或公共财物；⑥经常虐待动物；⑦经常挑起或参与斗殴（不包括兄弟姐妹打架）；⑧反复欺负他人（包括采用打骂、折磨、骚扰及长期威胁等手段）。

3）至少有下列1项：①多次在家中或在外面偷窃贵重物品或大量钱财；②勒索或抢劫他人钱财或入室抢劫；③强迫与他人发生性关系或有猥亵行为；④对他人进行躯体虐待（如捆绑、刀割、针刺、烧烫等）；⑤持凶器（如刀、棍棒、砖、碎瓶子等）故意伤害他人；⑥故意纵火（3次以上）。

34. 如何早期识别孤独症患儿?

孤独症早期（2岁或2岁前）识别的5种行为标记简称“五不”行，具体如下：①不（少）看，指目光接触异常，患儿早期即开始表现出对有意义的社交刺激的视觉注视缺乏或减少，对人尤其是人眼部的注视减少；②不（少）应，指幼儿对父母的呼唤声充耳不闻，叫名反应不敏感；③不（少）指，指缺乏恰当的肢体动作，无法对感兴趣的东西提出请求；④不（少）语，多数孤独症患儿存在语言出现延迟；⑤不当，指不恰当的物品使用及相关的感知觉异常。

随着年龄增长，患儿会出现孤独症的临床表现，包括：①交流障碍：表现为缺乏互动性目光对视，“目中无人”；独自嬉玩，不合作；通常不怕陌生人，不喜欢拥抱或避免与他人接触，或不适当的肢体接触；缺乏恰当的肢体语言，例如，点头、摇头；极少微笑，难相处，不听指挥；与父母亲的依恋情感障碍或延缓。②刻板行为，种类繁多，不同时期表现不一。例如，重复动作（如拍手、转圈、摇晃、开关）；刻板固守（如玩具、睡眠、仪式感）；重复刻板言语（如反复问“为什么呢”）；对某些物件或事情的不寻常兴趣（如电视广告、天气预报、某一首歌）。③语言障碍，表现为语言刻板、重复、鹦鹉式语言，人称代词分不清，自言自语、大哭大笑、尖叫，缺乏交流意义或互动性的语言；广告式语言；不会说话或说话延迟。④感觉异常，表现为听知觉敏感，喜爱某些声音，对某一些声音特别恐惧。⑤触觉异常，表现在对物件的好恶。⑥痛觉异常，多不怕痛、自伤。⑦视觉异常，对特别图像的喜好或厌恶、喜欢斜视。⑧本体觉异常，喜欢坐车、坐电梯，喜欢旋转。⑨智力，约70%的孤独症患儿智力低于正常同龄儿。⑩其他表现，如违拗、攻击、自伤、冲动、固执、激动等行为多见自理能力差；注意力缺陷较为明显；癫痫、焦虑障碍等神经、精神共患病发病率高。

各年龄段早期识别具体如下。

（1）新生儿期孤独症患儿的早期识别：观察研究显示，孤独症患儿在新生儿阶段无明显异常表现，但当出现以下异常情况时，家长应给予重视，必要时应带婴儿到儿科医院就诊咨询。

1）特别安静或异常烦躁不安。

2）吸吮无力。

3）哭声异常，如哭声微弱或尖叫；哭闹时不易被安慰。

4）听到声音没有反应或不能追视物体。

5）睡眠过少或过多。

（2）1～3个月龄孤独症患儿的早期识别：与新生儿一样，孤独症患儿在此阶段并无明显特殊的异常表现，但当出现以下异常情况时，家长应给予重视，必要时应带婴儿到儿科医院就诊咨询。

1）对很大的声音没有反应，不会寻找声源。

2）不注视人脸，不追视移动的人脸或物，不注视自己的手。

3）被逗引时不发声或很少笑，不会应答妈妈的逗引。

4）俯卧时不会抬头。

5）过于安静，即使饿了也不会哭着表示要吃奶。

6）特别难护理，经常哭闹且很难安抚，存在严重的喂养困难或睡眠问题。

（3）4～6个月孤独症患儿的早期识别：当婴儿有以下表现时，请及时到儿科医院就诊。

1）对人脸缺乏兴趣，没有目光注视或目光注视较少，更多注意一些无生命的小物品，目光空洞、飘忽，注意力涣散。

2）看见妈妈跟看见陌生人的感觉一样，对经常照顾他的人漠不关心，不能辨别熟悉人和陌生人的面孔。

3）当妈妈准备抱起他/她和给他/她哺乳时不会出现期待性兴奋。哺乳期时，与妈妈眼神交流较少；抱着时身体发僵，不喜欢与成人的身体紧密接触。

4）面对面逗引时不会笑，亲吻时不会引起他/她快乐的情绪反应，有时会用手推大人的脸，不会用“咿呀”发声来回应别人的逗弄，面部表情变化少。

5）特别安静，好像不需要别人的逗弄，也不喜欢任何干扰，换尿布、洗澡等都不会哭闹。

6）睡眠困难，夜间易哭闹，不易被安慰。

7）手握拳不松开，不会伸手抓物，拉坐时头后仰，不会翻身，不会将头转向声源，难以将物品送进口中。

8）对玩具的兴趣不大，拿玩具去逗弄他/她时很少有特别高兴的表情。

9）叫他/她名字时反应很小，好像不知道别人在叫自己的名字。

（4）7～12个月孤独症患儿的早期识别：当有以下表现时，请及时到儿科医院就诊。

1）各项运动发育落后，动作笨拙。例如，7～8个月还不会坐，不会伸手拿玩具；9～10个月不会爬；12个月不会扶站，不会用拇指和示指配合捏取小东西。

2）对妈妈没有太多的亲切感，对妈妈的离去毫无反应，妈妈回来时也不会伸手要求妈妈的拥抱。

3）对陌生人没有警觉、恐惧和躲避行为。

4）对别人呼唤自己名字的反应很少，以至于家长怀疑他/她听力有问题。

5）对他人说的话毫不理睬，不会按指令去做。

6）对人脸缺乏兴趣，无目光对视或对视时间极短暂。

7）逗弄他/她时很少理会，极少以笑容来应答别人的笑容，讨厌别人亲吻他/她。

8）兴趣范围狭窄。有的孩子长期依恋于普通孩子不感兴趣的东西，如一个小药瓶或一张小纸片，也有的着迷于单调、重复的事物。

9）对周围的环境及人不在意，缺乏好奇心，表现得漠不关心。

10）拒绝食物品种的改变，难以接受添加的辅食，不喜欢咀嚼食物。

（5）1～2岁孤独症患儿的早期识别：当有以下表现时，请及时到儿科医院就诊。

1）大运动通常落后于同龄孩子。

2）一旦学会走路就喜欢不停地、无目的地跑。有的孩子跑步时身体往前冲，丝毫不注意前方的危险。

3）走路时踮着脚尖、带着一种古怪的弹跳步态。

4）12个月以后对语言指令仍没有反应，没有咿呀学语，没有动作手势语言，不能进行目光跟随，对动作模仿不感兴趣。

5）熟人呼唤他/她的名字时，就好像没听到一样（一定要排除听力障碍）。

6）16个月以上仍不说任何词，对语言反应少，不理睬别人说的话。

7）2岁时仍没有自发的双词短语出现。

8）回避别人的目光，缺乏与人对视的非言语交流。

9）18个月以上仍不能用手指物或用眼睛追随他人手指的指向，没有出现参照和给予行为。

10）缺乏象征性游戏，缺乏想象力、创造力。

11）对周围环境和小朋友的活动不感兴趣。

12）行为刻板，走路只认一条固定的路线，喜欢的玩具也很单一。

（6）2～3岁孤独症患儿的早期识别：当有以下表现时，请及时到儿科医院就诊。

1）孤独症患儿往往没有接触环境或进行交往的要求，他们喜欢一个人玩，对其他小朋友不感兴趣，沉浸在自己的世界里。

2）有些孤独症患儿可能会固守先前习得的反应状态，对环境和日常生活规律的改变产生强烈反应，显得非常刻板。

3）孤独症患儿往往不会应用介词，也不会执行简单的含有介词语句的指令（如把玩具放在柜子上或放在柜子里）。

4）大多数孤独症患儿的语言发育较差。与同龄普通儿童相比，他们更倾向用姿势、手势而不是语言表示所渴望得到的东西。

5）交流障碍为其突出症状，有的患儿虽然有语言，但通常为不具有交流意义的句子和短语，有些可能是重复的短句，这些句子可能是别人说过的，也可能是他们电视里听到的。

6）认知功能相对很差。由于长期不学习语言，言语会非常匮乏，有些患儿甚至不能指出5个以上物体的名称。

7）患儿通常不能跟其他小朋友建立伙伴关系，不会与小朋友来往、交朋友和一起玩游戏等。

8）患儿自身心理成熟度差，不能听从家长的指令，因此，在训练大小便方面有困难，他们通常不会控制大小便。

9）患儿不能理解假扮游戏，不能把日常活动融入游戏中去。

（7）4～5岁孤独症患儿的早期识别：针对4～5岁学龄前期儿童，应特别重视和关注下列现象。

1）大部分孤独症患儿对小伙伴不感兴趣，如果把他们放到小伙伴中间，可能没有多长时间，他们就会独自溜到一边去。

2）很少能用面部表情和肢体动作来表达内心的感受和情感。

3）不在意他人的感觉，因为他们很难理解一些复杂的情绪，只在意简单的高兴和生气两种情绪。

4）多半孤独症患儿都有吐字不清楚的问题，有的即使吐字清晰度尚可，但声音非常小、非常轻，让除了他们的亲人以外的人很难理解。

5）词汇简单，词汇量比较少，基本上是停留在以满足生活需要为主的一些词汇和表达水平上，他们会用简单的动词和名词，但形容词、副词、感叹词等用得非常少。

6）句式表达简单，以简单句式为主，很少用到复合句式。他们可能会说“妈妈，渴了，水”，而正常儿童通常会表达为：“妈妈，我渴了，我想喝水。”

7）自我意识较差，对主体“我”没有意识，经常出现“你”“我”“他”混用。

8）自制能力较差。如果没有得到满足，就会很强烈地发脾气、大声哭闹，甚至自伤。

9）不会遵守规则。患儿从来不会在意他人的感受，很难理解“社会行为规范”这种抽象的概念，更不会去遵守。不管在哪，他们都会按照自己的意愿想做什么就做什么。

10）由于缺乏想象力，且行为兴趣局限，患儿很少会功能性地使用玩具，比如玩娃娃时不会想象着给它们喂饭、洗澡、哄它们睡觉等。

35. 对婴幼儿孤独症进行早期诊断有何意义？

孤独症发生在婴儿时期，但临床中年龄较小患儿相关表现并不明显，增加了早期诊断的难度。同时，由于存在多方面原因使孤独症容易被漏诊、误诊，少数幼儿期孤独症患儿表现不完全符合诊断标准；部分医务人员对孤独症认识不足；多数家长忽略孤独症幼儿的早期表现，这些原因均会导致就诊时间延迟，延误就诊最佳时机。

父母是孩子出生后接触到的第一任教师，他们在孩子早期发展的过程中扮演着十分重要的角色。他们在和孩子亲密交往的过程中见证了孩子的早期成长，最早发现了孩子哭闹是否因为感冒、发烧，抑或是饥饿、无聊，并且最早关注到孩子成长过程中传递出的异常信号，以及早到专业机构和医院寻求帮助。因此，作为父母或正在从事儿童早期教育工作的专业人员，更应当了解孩子早期发展的基本知识，学会观察和识别孩子传递的特殊信号，做到“早识别、早求助、早就医、早干预”，为促进儿童早期健康发展做出努力。因此，对婴幼儿孤独症在早期正确诊断具有重要意义。早期诊断将更好地为患儿提供有效的早期治疗，并为他们提供特殊教育机会，有助于改善疾病预后。

36. 孤独症谱系障碍的早期社区筛查有何意义？

ASD早期诊断的关注重点是儿童的社会行为和沟通能力，尤其是非言语沟通能力的表现，如目光注视、联合注意、指点行为、模仿行为、对自己名字的反应等，关注是否缺少了正常儿童应该出现的行为。关注儿童是否有出现语言和社会能力的倒退，如原本会有意义地运用几个词，如“妈妈”“车车”“狗狗”等，然后逐渐不会使用了，也没有出现其他新词汇；原本会模仿拍手做类似“虫虫飞”“眯眯眼”，之后又不会了；原来会挥手再见，之后又失去这些能力。ASD患儿早期表现更多的是社会行为和沟通能力的缺陷，较少出现异常刻板行为。

目前较公认的早期诊断是指在2岁前诊断。6个月以上，尤其是1岁以上的婴幼儿，以下特征可以作为早期发现的警示指标：①6个月后不能被逗乐（表现出大声笑），眼睛很少注视人。②10个月左右对叫自己名字没反应（听力正常）。③12个月对于言语指令没有反应，没有牙牙学语，没有动作手势语言；不能进行目光跟随；对于动作模仿不感兴趣。④16个月不说任何词汇，对语言反应少，不理睬别人说话。⑤18个月不能用于手指指物或用眼睛追随他人手指指向，没有显示参照与给予行为。⑥24个月没有自发的双词短语。⑦任何年龄阶段出现语言功能倒退或社交技能倒退。

儿童保健工作者应该注意以上指征，发现可疑应转至专业人员进一步确定或排除ASD的可能。

37. 为何孤独症容易误诊?

不同严重程度的孤独症差异很大，早期（特别是2岁以前）表现可能尚不明显，未引起家长的注意。多数家长认为，孩子语言落后和行为异常会随着年龄增长而达到正常；大多数家长对早期非特异性症状不够重视，就诊时往往仅主诉其观察到的突出表现，如语言落后、多动等，而对其他方面异常认识不足；大多数儿科医师（尤其是非神经专科医师）和神经科医师对该病的认识不足，故往往被家长的片面主诉误导，缺乏对患儿全面的病史询问，且诊断过程中缺乏对患儿行为的认真观察分析，不会应用行为量表进行评定而误诊。因此，孤独症极易被漏诊、误诊，多数患儿到3岁以后才明确诊断。

38. 孤独症患儿共患听力障碍应进行哪些检查?

首先，需要明确孤独症共患听力障碍的患儿应同时满足听力障碍和孤独症诊断的标准；然后，结合同时满足两者诊断的标准进行检查。

（1）听力障碍诊断标准：根据第二次残疾人抽样调查听力障碍评定标准，听力损失＞25 dB即可诊断，＞40 dB即可评定为听力残疾；其中一级听力损失程度≥91 dB，二级听力损失程度81～90 dB，三级听力损失程度61～80 dB，四级听力损失程度41～60 dB。

（2）孤独症诊断标准：根据美国精神病学学会公布的孤独症DSM-Ⅴ诊断标准，孤独症患者的确诊必须符合以下4个标准。

1）在各种情境下持续存在的社会交流和社会交往缺陷，不能用一般的发育迟缓解释，符合以下3项。①社会情感互动缺陷，轻度者表现为异常的社交接触和不能进行回合对话；中度者缺乏分享性的兴趣、情绪和情感，社交应答减少；重度者完全不能发起社会交往。②用于社会交往的非言语交流行为缺陷，轻度者表现为言语和非言语交流整合困难；中度者目光接触和肢体语言异常，或在理解和使用非言语交流方面缺陷；重度者完全缺乏面部表情或手势。③建立或维持与其发育水平相符的人际关系缺陷（与抚养者的除外），轻度者表现为难以调整自身行为以适应不同社交场景；中度者在玩想象性游戏和结交朋友上存在困难，重度者明显对他人没有兴趣。

2）行为方式、兴趣或活动内容狭隘、重复，至少符合以下2项：①语言、运动或物体运用刻板或重复（如简单的刻板动作、回声语言、反复使用物体、怪异语句）；②过分坚持某些常规，以及言语或非言语行为的仪式，或对改变过分抵抗（如运动性仪式行为、坚持同样的路线或食物、重复提问或对细微的变化感到极度痛苦）；③高度狭隘、固定的兴趣，其在强度和关注度上是异常的（如对不寻常的物品强烈依恋或沉迷、过度局限或持续的兴趣）；④对感觉刺激反应过度或反应低下，对环境中的感觉刺激表现出异常的兴趣（如对疼痛、热、冷感觉麻木，对某些特定的声音或物料出现负面反应，过多地嗅或触摸某些物体，沉迷于光线或旋转物体）。

3）症状必须在儿童早期出现，但由于儿童早期对社交需求不高，症状可能不会完全显现。

4）所有症状共同限制和损害了日常功能。

（3）结合同时满足听力障碍和孤独症诊断的标准应进行的检查

1）助听听阈测试：用GSF-61听力计在标准隔声室进行测试，本底噪声＜30 dB（A），测试范围为250～4000 Hz。

2）听觉能力评估：使用听力障碍儿童听觉能力评估系列词表，以图画为主要表现形式，内容包括韵母识别、声母识别、单音节词识别、双音节词识别、三音节词识别、短句识别、自然环境声识别、数字识别、声调识别、选择性听取10项。采用2011年修订的听力障碍儿童听觉、语言能力评估标准，分别计算10项得分（最大识别率），听觉能力得分为平均数。

3）言语能力评估：使用听力障碍儿童言语能力评估系列词表，主要评估听力障碍儿童的语言清晰度、词汇量、模仿句长、听话识图、看图说话、主题对话6方面，采用2011年修订的听力障碍儿童听觉、语言能力评估标准，分别得出听力障碍儿童在语言年龄，言语能力为6个方面得分的平均数。

4）认知能力评估：3岁以内儿童使用格雷菲斯精神发育量表，对其中的运动、手眼协调、操作3个分量表进行测验。采用2011年修订的常模计算其发育商。3岁以上儿童使用希-内学习能力测验，内容分别为穿珠、记颜色、辨认图画、看图联想、折纸、短期视觉记忆、摆方木和完成图画。采用我国2011年修订的希-内学习能力测验常模计算其离差智商。

5）儿童孤独症评定量表（CARS）：该量表由Schoplem等于1988年编制，按照4级标准评分，每级评分意义依次为与年龄相当的行为表现，即轻度异常、重度异常、严重异常。每级评分有具体的描述说明，最高分为60分。总分＜30分则评为非孤独症；总分≥36分，并且至少有5项的评分＞3分，则评为重度孤独症；总分为30～36，并且＜3分的项目不到5项，则评为轻中度孤独症。

随着新生儿听力筛查和基因筛查的普及，很多听力障碍儿童在出生时就能够通过听力筛查和基因筛查被发现，在3～6个月时进行临床确诊诊断工具的选择。如何寻找对听力障碍儿童诊断孤独症的评估工具是一个重要问题。ADOS和ADI-R等都是健听人群使用的工具，尤其是ADOS被认为是目前国际上诊断孤独症的“金标准”。但ADOS提到了此工具不适用于听力障碍人群，例如，在背后叫儿童的名字可能不适合。很多研究者在对听力障碍人群中使用这个工具会进行部分修订。一般认为，对于全家口语环境儿童又经历了系统听力语言康复且听觉语言水平尚可的儿童，这些诊断工具是相对可靠的。

39. 孤独症患儿眼动研究有何意义?

眼动研究是通过眼动仪对眼动轨迹的记录，从中提取诸如注视点、注视时间和次数、眼跳距离、瞳孔大小等数据，从而研究个体的内在认知过程。目前，对孤独症的眼动研究范式包括反向眼跳研究、平稳追踪研究、记忆指导眼跳研究、图片扫描研究等。

由于孤独症的主要核心缺陷在于社交技能与交流，因此，眼动研究的主体都聚焦孤独症患儿对社会场景及面部表情的扫描模式（或者说注视模式）上。这种研究范式为探讨孤独症社交障碍的病因和机制提供了一种简便而有效的方法。利用眼动研究技术来探讨孤独症患儿的面部表情识别能力，不仅可以发现被试者对情绪识别的准确率与反应时间的长短，而且还可以分析其识别情绪时所采用的注视模式。这种研究方式能够使实验测量与对孤独症患者社交功能受损的临床观察更加相符，从而增加组间效应。同时，这种实验方法能更好地预测患儿的社会能力水平。

40. 孤独症谱系障碍患儿静息态功能磁共振成像有何改变?

功能磁共振成像（fMRI）通过检测大脑血氧饱和的水平而获得各部位神经元的激活程度，测量ASD患儿在认知过程中大脑的激活水平。Funakoshi等对比ASD患儿与正常儿童1～3岁的fMRI图像发现，ASD患儿顶叶下部和皮质扣带回区域的网络功能连接较正常儿童弱。Nebel等对ASD患儿进行fMRI检测发现，患儿中央前回不同功能区的连接强度较正常儿童弱，减弱程度与ASD严重程度呈正相关。Emerson等对有ASD家族史的高危婴儿进行fMRI检测发现，fMRI早期筛选ASD的敏感度高，能识别出81.8%（9/11）的6个月ASD患儿，这些患儿在24个月时确诊为ASD。Bernas等首先分析其内部数据库中12例ASD患者与12例正常人的fMRI数据发现，fMRI检测区分患者与非患者的准确率为86.7%，敏感度为91.7%，特异度为83.3%；随后研究又分析了勒文数据库中12例ASD患者与18例正常人的fMRI数据发现，fMRI的准确率为86.7%，敏感度为83.3%，特异度为88.9%；最后将两组数据综合分析发现，fMRI 检测筛检ASD的准确率为80%，敏感度为100%，特异度为66.7%。

41. 静息态功能性磁共振成像数据的孤独症谱系障碍患者脑连接研究结果如何?

近年来，越来越多文献报道了ASD患者大脑各脑区间功能整合的异常。Just等首先在任务态功能性磁共振成像数据中发现ASD患者在语言及执行功能等任务条件下，大脑功能连接强度出现降低。Moseley等在青少年ASD患者中发现，患者大脑功能连接出现了一种全脑范围的降低，主要集中在视觉处理网络与默认模式网络。Shen等在ASD儿童中发现，患者杏仁核与前额叶、颞叶及纹状体之间的静息态功能连接出现降低。Just等认为，ASD患者大脑连接存在长程连接的减弱及短程连接的增强。Superkar等采用基于感兴趣脑区之间的静息态功能连接方法在ASD患儿中发现了全脑范围静息态功能连接强度的增高。Keown等则是采用局部功能连接密度方法发现了ASD患儿大脑局部功能连接强度的升高。Uddin等认为，ASD患儿大脑会出现“过连接”的模式，由于儿童阶段大脑异常的发育模式，而在成人阶段会出现“失连接”模式。基于以上研究，静息态功能性磁共振成像数据的ASD患者脑连接研究目前尚无一致的结论，有待以后进一步研究。

42. 孤独症谱系障碍患儿的重复刻板行为如何评估?

目前，国内研究者已开发了多种评估ASD患儿重复刻板行为的方法，大致可分为家长访谈、观察法和问卷法3类。

（1）家长访谈：ADI-R及其原始版本ADI为半结构化的标准化访谈，可为疑似广泛性发育障碍或ASD的儿童提供诊断。在访谈过程中，评估者从儿童的主要照料者处了解儿童已获得或丧失的语言及沟通功能、社会发展及游戏、兴趣及行为等若干信息。访谈中与重复刻板行为相关的条目集中于兴趣与行为部分，包括“异常关注”“局限兴趣”等条目。多数条目按4点利克特量表评分（0分表示没有出现症状；3分表示症状严重，干扰家庭生活或社交功能）。所有条目均有目前（近3个月）和曾经（一般指4～5岁时）2项评分。ADI-R参考DSM-Ⅳ和ICD-10中的诊断标准制定了诊断算法和临界值。ADI-R对ASD的诊断算法共有4个领域，其中，有限、重复和刻板的行为领域中包括“兴趣与行为”部分的7个条目和“语言与沟通”部分的“仪式化口语”条目。大多数对重复刻板行为进行分类的研究都是通过对ADI-R的条目进行因子分析而进行的。

（2）观察法：孤独症诊断观察量表（第2版）（autism diagnostic observation schedule，2nd edition，ADOS-2）。ADOS-2由ADOS进一步开发而来，与ADI-R合称ASD诊断的“金标准”。其通过半结构化的互动观察，了解儿童在沟通、社交互动、想象、重复刻板行为方面的表现，从而给出ASD相关症状的得分或相应诊断。ADOS-2包括5个模块，分别适合生理年龄和主动语言表达程度不同的个体。其中，Toddler模块是ADOS-2新加入的模块，适合学步期儿童使用，使ADOS-2的适用年龄向前拓展至出生后12个月。每个模块中都含有一系列活动，在活动中，评估者给予儿童一系列标准化的引导刺激，用以诱发儿童表现出与ASD特征有关的行为。

在DSM-Ⅴ中，重复刻板行为被纳入ASD的核心症状。相应地，ADOS-2也将重复刻板行为纳入诊断标准。在适合语言流畅儿童的模块3和适合语言流畅成人的模块4的诊断算法中，有关刻板行为和局限兴趣有关的条目包括对游戏素材、人的不寻常感官兴趣，手和手指及其他复杂的特殊习性动作，对不寻常或高度特定的话题或物品的过度兴趣，强迫行为或仪式行为。ADOS中的算法中虽也包括这些条目，但并不作为诊断标准。众多研究均证实了ADOS和ADOS-2具有较高的敏感度和特异度。需要注意的是，ADOS评估是在有限的时间和特定的评估室内进行的，即使使用特殊的工具，评估过程也可能无法触发儿童的重复刻板行为，从而影响评估的准确性。

（3）问卷法：与观察法和访谈法不同，有一些量表是专门为测量重复刻板行为而设计的，例如，重复行为量表修订（repetitive behavior scale-revised，RBS-R）、重复行为问卷（repetitive behavior questionnaire，RBQ）。

RBS-R是使用较多的量表之一，可以评估ASD患儿中会出现的多种重复刻板行为。该量表由家长填写，采用4点可测量表，0分表示某行为没有出现，3分表示某行为是个很严重的问题。原始版的RBS中含有刻板行为、自伤行为和强迫行为3个分量表，显示出了良好的评估信度（$r=0.88$）和重测信度（$r=0.71$）。Bodfish等在参考家长和专家的反馈后，在原始版的RBS基础上加入仪式行为、单调行为和受限行为分量表，以评估更加复杂的重复刻板行为。加之参考ADI-R等量表中的题目，修订后的RBS-R中共有43个条目，这些条目按照临床经验分为上述6个分量表。国内外研究均证实了RBS-R良好的信度。

RBQ由Turner等于1995年开发，包含33个条目。它同时包含一个有55个条目的访谈版本——重复行为访谈。2007年，Leekam等通过将RBI和交往与交流障碍诊断访谈量表相结合，开发了RBQ-2。RBQ-2由20个条目组成，其中有13个条目是RBQ和社交和沟通障碍诊断调查表（DISCO）独有的，2个条目是RBI独有的。

近年来，越来越多的新测量手段被应用到重复刻板行为的鉴别和测量中，较为成熟的新测量方法有加速度测量、眼动追踪和皮肤电测量，分别用于监测ASD患者的重复刻板动作、重复性感觉刺激的视觉偏好和产生重复刻板行为时的唤醒程度，为诊断提供了更客观的测量指标。

43. 孤独症谱系障碍患儿内分泌有何异常改变?

ASD的确切病因至今尚未阐明，目前认为是由外部环境因素（母体疾病、早期妊娠受致畸原影响、围产期损伤等）与遗传因素共同作用所致。ASD的发病存在明显性别差异，男、女性儿童患病比例约为5∶1，这提示激素在ASD发病过程中可能具有一定作用。近年来，催产素与精氨酸加压素的亲社会性作用在动物研究和人类行为研究中已被大量报道，其与ASD发病的相关性越来越受国内外学者的关注。文献报道，催产素缺乏、代谢异常或催产素受体异常与ASD患儿社会交往功能障碍明显相关。Modahl等的研究结果显示，ASD患儿血浆催产素水平低于正常同龄儿童，并且催产素水平的降低程度与患儿社会交往功能障碍严重程度明显相关，首次提出催产素缺乏可能是导致ASD患儿社交障碍的原因。另有文献报道，外源性给予催产素可以减轻ASD患儿的社交焦虑，对改善患儿的刻板行为和语言感知具有一定作用。还有研究结果显示，ASD患儿血浆催产素水平较健康儿童明显降低，精氨酸加压素水平明显升高，从生化机制角度反映了血浆催产素和精氨酸加压素水平变化与ASD发生、发展及严重程度之间的关系。

44. 孤独症谱系障碍患儿的免疫功能状态如何?

近年来的大量研究发现，ASD患儿存在明确的神经生物学异常，主要涉及神经发育病理、突触形成、大脑结构等方面；ASD患儿的血液及脑脊液中发现免疫细胞、细胞因子、炎症反应、自身抗体等改变，而免疫功能异常直接影响神经发育，这些证据表明，免疫作用可能在ASD发病机制中发挥重要作用。

（1）ASD中免疫细胞的变化

1）T细胞：Ashwood等发现，ASD患儿存在T细胞免疫功能异常，表现为Th1细胞免疫应答反应的抑制和Th2细胞免疫应答增强，外周血及肠黏膜中TNF-α T细胞增多而IL-10 T细胞减少。TNF-α为促炎性细胞因子，有研究表明，TNF-α过度表达可以增加ASD的刻板行为。IL-10由调节性T细胞分泌，为抗炎细胞因子。有研究报告表明，73.3%的ASD患儿调节性T细胞水平低下。许多研究发现，ASD患儿T细胞凋亡过程受抑制，T细胞活性增加可能与细胞凋亡减少相关。神经系统发育是由神经细胞和T细胞相互作用来调控的，T细胞数量和活性的改变都将影响神经系统发育；任何一个T细胞亚群的过度活化，都将导致神经组织的损伤，进而影响ASD行为。慢性炎症和T细胞增殖可能在神经系统发育过程中产生影响，造成神经系统损伤，引起ASD。

2）B细胞：关于ASD外周血中B细胞的研究结果并不一致。有研究发现，与对照组相比，ASD患儿B细胞数量增加。相反，有学者发现，ASD患儿B细胞没有变化。这可能是由于样本量不同、采取的检测方法不同等因素引起。

3）自然杀伤细胞：Vojdani等对1027例ASD患者的血样本进行了研究，结果发现，与113例健康对照组相比，45%的ASD患儿自然杀伤细胞活性显著降低。Enstrom等发现，ASD患儿体内的自然杀伤细胞不能产生足够的毒性蛋白穿孔素和颗粒酶来使靶细胞裂解或死亡，提示免疫细胞杀伤力下降。自然杀伤细胞主要作用在于抗肿瘤和抗病毒，ASD患儿的肿瘤发病率升高支持上述发现，这表明ASD患儿的免疫功能异常。

4）单核细胞：单核细胞是巨噬细胞、树突状细胞和神经胶质细胞的前体。Sweeten等发现，ASD患儿循环中单核细胞的数量增加，ASD患儿脑组织中单核细胞浸润增多。体外研究发现，ASD患儿CD14单核细胞活性增强，分泌IL-2、IL-6等细胞因子增多。IL-2、IL-6与中枢神经系统发育及ASD社会行为障碍相关。ASD患儿体内单核细胞增多及活化影响相应细胞因子分泌，反过来影响ASD。

5）树突状细胞：Breece等的一项研究发现，与对照组相比，ASD患儿外周血中树突状细胞水平明显升高。树突状细胞的显著增多与ASD患儿杏仁体异常增大、肠道症状、异常行为模式增多相关。树突状细胞在调节免疫应答方面有重要作用，其数量及功能异常将导致ASD患儿的免疫功能失调。

（2）细胞因子：细胞因子是具有多种生物学功能的蛋白，参与免疫应答各个阶段，通过自分泌、旁分泌、内分泌发挥效应，在免疫应答中发挥重要作用。细胞因子通过调节神经免疫作用影响神经系统发育，其参与神经形成的各个方面，如细胞分化、定位、转移及突触形成等。大量研究发现，ASD患儿体内细胞因子发生改变。

1）IL-1β：研究发现ASD患儿和成年人血浆IL-1β水平增高。Enstrom等发现，与对照组相比，ASD患儿的单核细胞过度分泌IL-1β。ASD患儿脑部局部性形态改变可能与IL-1β水平增高相关。

2）IL-6：ASD尸检脑标本免疫组织化学分析切片显示IL-6细胞增加。IL-6很容易穿过胎盘进入胎儿组织，是唯一能诱导胎盘的生理变化和基因表达的细胞因子。

（3）免疫球蛋白：ASD患儿中免疫球蛋白水平的研究结果并不一致。有研究发现，ASD患儿血清IgG的一个亚型IgG4显著增加，而IgG1、IgG2、IgG3没有改变；而与之相反，有研究报道ASD患儿血浆IgG、IgM显著降低。也有研究报道ASD患儿血浆IgA缺乏。关于ASD患儿免疫球蛋白改变及B细胞改变目前尚无定论；免疫球蛋白的改变是与B细胞有关，还是在复杂的免疫过程中某一成分（如T细胞、抗原提呈细胞）改变导致，尚需要进一步研究。

（4）补体：Corbett等研究发现，严格控制年龄、种族、性别等因素，与健康儿童对照组相比，ASD患儿血液中补体蛋白水平增加。

总之，ASD患儿中各种免疫成分及其相关的其他方面异常，提示免疫异常在ASD患儿发病机制中可能具有广泛且重要的作用。

45. 孤独症谱系障碍患儿微量元素有何异常?

血中的微量元素是酶和活性物质的重要组成部分，在中枢神经系统中发挥着重要作用。体内微量元素缺乏或过剩会造成各种健康问题，可能构成ASD的病因。

（1）锌：锌是人体必需的微量元素，是体内金属酶的组成部分和激活剂，至少与机体内300多种酶的活性有关。已有研究发现，严重缺锌的患儿可发生神经心理变化，如情绪不稳定、易怒和抑郁症。有研究显示、孤独症患儿的血锌水平显著低于健康对照组，且血锌水平与孤独症行为量表得分呈显著负相关，提示儿童孤独症的发生可能与体内锌缺乏，从而导致脑细胞再生修复能力受损有关。

（2）铜：铜是多巴胺-β-羟化酶的辅助因子。这种神经递质合成酶转换多巴胺为去甲肾上腺素。铜和锌是相互拮抗剂。过量铜干扰锌的平衡，阻碍肾上腺皮质激素的生产，从而削弱免疫系统。已有研究发现孤独症患者去甲肾上腺素水平增加。Lakshmi Priya等的研究发现，与正常对照组相比，孤独症儿童的血铜水平显著高于健康对照组，且血铜水平与孤独症行为量表得分呈显著正相关。Faber研究认为，儿童和成人的正常血锌/铜比接近1∶1，血锌/铜比例可以作为一种快速确定金属硫蛋白系统功能状态的方法。有研究回顾性研究了血锌、血铜浓度和血锌/铜比例，数据来自230例儿童（179例男童，51例女童，平均年龄为6.3岁，标准差为3.67），血锌/铜比例约为0.608，低于健康儿童的最低值。有研究提出，孤独症患儿血汞浓度高且常伴有血锌/铜比例明显下降，其机制可能是重金属汞可引起体内金属硫蛋白系统功能紊乱，从而减少肝对铜的排泄，并加快对锌的代谢有关。因此，较低血锌/铜比例可能反映了全身锌缺乏症或有毒金属的积累。有研究显示，血镁和锌水平降低、血铜水平增高与儿童孤独症的发生存在密切关系，可能是孤独症诊断的生物学指标之一。适当补充镁和锌，以及改善铜离子代谢障碍可能有助于改善孤独症患儿的临床症。

（3）维生素：研究发现，ASD患儿血清25-羟维生素D和叶酸水平均明显低于对照组，说明25-羟维生素D和叶酸可能与ASD的发生、发展有关。研究还发现，重度ASD患儿血清25-羟维生素D和叶酸水平均明显低于轻中度患儿，提示血清25-羟维生素D和叶酸水平与ASD患儿病情程度有关。其原因可能是，机体内25-羟维生素D和叶酸水平降低能够影响神经元细胞兴奋传递的完整性，导致神经营养因子分泌障碍，进而影响病情进展。

（4）铅：铅是一种多亲和性毒物，可在人体内积累，对于儿童来说无绝对安全阈值，任何程度的铅暴露都可能损害中枢神经系统，新生儿及婴幼儿对铅的毒性更为敏感。铅暴露可对儿童心理-智力行为发育造成不可逆的损伤，铅损害神经系统可以引起儿童多动、注意短暂。孤独症患儿存在智力低下、认知发育缺陷、攻击行为、多动行为等现象。研究表明，孤独症患儿的血铅水平明显高于健康儿童，且血铅水平与孤独症症状严重程度呈正相关；与加重孤独症智力缺陷、认知行为障碍、攻击行为、多动行为等问题是否相关，尚有待进一步探讨。

46. 孤独症谱系障碍患儿食物不耐受检测结果有何变化?

Jyonouhci等的研究报道，在易发生病毒感染的ASD患儿中由非IgE介导的食物过敏的发生率为89%，不易发生病毒感染ASD患儿为78%，均显著高于对照组。Brown等认为，孤独症患儿存在食物过敏的现象很普遍，这也是很多ASD患儿出现胃肠功能失调症状的原因，禁食过敏食物或敏感食物能显著改善ASD的某些行为症状如易冲动、多动与自伤自残等行为。有研究报道，14例食物不耐受的ASD患儿的ABC总分高于非食物不耐受ASD患儿，提示存在食物不耐受的ASD患儿症状更重，进一步支持两者之间的关联。据报道，禁食过敏或敏感食物后，能迅速改善ASD的核心症状。

47. 孤独症谱系障碍患儿情绪面孔识别有何特征?

研究儿童少年期高功能ASD与正常发育组（typically developed，TD）情绪面孔识别特征和边缘系统纤维束-扣带束的完整性，并深入探究高功能ASD儿童少年情绪面孔识别特征与扣带束特征值之间的相关性有一定意义。有研究对6～16岁高功能ASD儿童青少年组（34例）与年龄性别及智商匹配的TD组（39例）分别进行弥散张量成像（DTI）检查，在交互式纤维示踪技术基础上比较分析两组被试的双侧扣带束的各向异性分数（FA）及平均扩散率（MD）；运用Presentation 0.71对被试者进行面部表情识别的行为学测试，比较分析两组被试者对于5种面部表情识别正确率的差异，进一步探讨高功能ASD儿童青少年脑白质扣带束的特征值与临床症状及情绪面孔识别正确率之间的相关性。研究结果提示，高功能ASD和TD组儿童青少年总的情绪面孔识别正确率分别为55%和73%；与TD组相比，高功能ASD儿童青少年情绪面孔识别的总正确率降低，差异具有显著性。在高兴、恐惧、愤怒、悲伤、中性5种情绪识别中，ASD患者悲伤、愤怒和中性情绪识别的正确率与TD组相比正确率显著降低。对比分析高功能ASD组及TD组双侧白质扣带束的FA，结果发现，高功能ASD组右侧白质扣带束的FA与TD组相比显著增高，差异有统计学意义。相关分析表明，高功能ASD组悲伤、中性及总情绪识别正确率与年龄存在显著正相关；高功能ASD组双侧扣带束的FA与年龄存在显著正相关，但与其情绪识别正确率、ADI-R各项评分及智商均无显著相关性。因此，高功能ASD儿童青少年情绪面孔识别功能受损，尤其是对其悲伤、愤怒和中性情绪的识别；ASD儿童青少年扣带束的微结构存在异常，年龄是影响其情绪面孔识别功能及扣带束完整性的重要因素。

48. 高危孤独症谱系障碍幼儿的静止脸试验是什么?

Trionick等首次提出静止脸范式（the still-face paradigm，SFP）测试婴幼儿在社交互动中情绪调节的能力及社交期待的表现方式。早期的母婴互动是婴幼儿社交情感、情绪调节及社会交流发展的核心内容。母婴关系是婴幼儿早期发展出的第一段关系，灵活频繁的互动是幼儿早期情感组织、注意力转换和社交技能出现的基础。经典的范式包含3个步骤：①基线期，这个时期要求母亲和孩子进行正常互动；②静止脸期，这个时期要求母亲面部呈现中性表情，并且没有任何回应；③恢复期，这个时期母亲恢复和孩子的正常互动。目前，SFP能够唤起儿童行为上的改变，例如，在从基线过渡到静止脸期时，幼儿的眼神凝视和面部积极情绪的减少及消极情绪增加，并且该效果已经得到普遍的认可，称为静止脸效应。相关研究发现，幼儿产生静止脸效应的原因是当母亲呈现静止脸时，伴随目光对视等社交反应的消失，也正是社交信号的消失，从而导致婴幼儿消极情绪出现。在研究中常采用前两阶段，并采用随机呈现的顺序。在过去的几十年中，已有研究将SFP中的基本设置作为探索幼儿早期社交表现的一种方法。目前也有越来越多的研究者将SFP运用于调查有患病高危风险的幼儿社交情绪调节的表现。Nadel等曾将SFP运用在ASD研究中，发现模仿行为在ASD患儿社会行为发展中有至关重要的作用。

49. 不同年龄段孤独症谱系障碍患儿诊断的影响因素有哪些？

（1）个体突出症状：以语言障碍（仅语言障碍或合并情感互动障碍）就诊的ASD患儿诊断年龄较早，而以其他症状就诊的患儿诊断年龄最晚，差异有统计学意义。

（2）居住地区：离医院越远的地区，诊断年龄越晚，差异有统计学意义。

（3）父母学历：父母文化程度越低，诊断年龄越晚。

（4）性别和出生顺序：该因素对ASD诊断年龄的影响无统计学意义。

研究指出，以个体突出症状、居住地区、父亲学历、母亲学历为自变量，ASD诊断年龄为因变量，多元线性回归分析显示，纳入的4个变量对ASD诊断年龄的影响均有统计学意义（$P<0.05$），显示有语言障碍、居住在主城区、父母学历高的ASD患儿诊断年龄较早。

50. 孤独症患儿脑功能网络的早期发育有何特征？

孤独症患儿脑功能网络属性的发展特征为，通过计算孤独症患儿在各年龄段的脑功能网络指标，如网络效率、“小世界”模块化、网络等级性、网络核心节点属性等，寻找能够表征其早期脑功能网络发展的敏感性指标，并在此基础上分析孤独症患儿脑功能网络属性的演化规律，揭示儿童早期脑功能发展的敏感期。

利用fMRI技术从一个新的视角揭示了孤独症患儿和正常儿童的脑功能网络特征。研究发现：①孤独症患儿脑功能网络的全局和局部效率显著低于正常儿童；②使用脑功能网络的全局和局部效率作为特征参数进行K均值聚类分析时，正确分类孤独症患儿和正常儿童的概率可达83.3%，此时用于界定网络连接是否存在的临界值为$\delta=0.4$。

脑影像评测的结果表明，脑功能网络特征参与可以被用于评定孤独症的干预效果评估。具体表现为，孤独症患儿在经过情绪理解能力干预后，其氧合血红蛋白脑功能网络的全局和局部效率均有明显提升，其他体现脑功能网络信息交换效率的全局参数也有一定改善，部分脑区的局部脑叶间连接度有明显改善。

51. 孤独症谱系障碍患儿的视觉诱发电位有何变化？

视觉诱发电位是视觉电生理中的一种，是大脑皮质对视觉刺激发生反应的一系列波形成分组成的生物电信号。视觉诱发电位在调查研究人类视觉系统，包括视觉通路和视觉皮质的生理和病理生理方面非常有用。棋盘格翻转视觉诱发电位是运用不同大小棋盘方格翻转刺激视网膜，引起大脑枕叶视中枢产生生物电反应。棋盘格翻转刺激时，主要是视传导通路中的小细胞通路产生反应。

ASD患儿视觉诱发电位存在异常。有研究提示，对ASD患儿进行棋盘格翻转视觉诱发电位检测发现，在5个不同的空间频率中，ASD患儿P100的潜伏期均显著延长，表明ASD患儿处理视觉信息时，无论简单还是复杂的信息，神经纤维传导速度均减慢；ASD患儿P100波幅降低表明，ASD患儿进行视觉信息处理时，视网膜神经节细胞参与视觉信息加工的细胞数量少，细胞动员少，视觉注意减弱。

Takako等采用同等亮度不同颜色的条栅刺激对12例ASD成人患者进行视觉诱发电位的研究，结果发现，ASD患者Ⅴ1潜伏期较对照组延长，提示ASD患者小细胞-颜色通路功能受损，而大细胞通路完整。Yabuta等认为，小细胞-颜色通路和小细胞-图形通路在解剖上是相互作用的。Dakin等在实验中虽未评估ASD患者小细胞-图形通路的功能，但小细胞-颜色通路功能异常及大量对于ASD患者图形认知异常的证据均可以进行预测。有研究发现，ASD患儿P1潜伏期延长，波幅减小，提示ASD患儿的小细胞图形通路存在着异常，ASD患儿的视觉通路中的小细胞通路发育落后。

52. 孤独症谱系障碍患儿的听觉诱发电位有何变化?

ASD是严重影响儿童健康的神经发育障碍性疾病，目前病因和发病机制尚不明确，且缺乏特异的治疗手段。听觉脑干反应是一种以短音刺激所引起的短潜伏期电位。

目前认为，听觉诱发电位波Ⅰ源于同侧听神经的动作电位，波Ⅰ异常提示内耳病变；波Ⅲ源于双侧上橄榄核，波Ⅴ源于双侧下丘核及前方与听觉相关的神经元电位，异常多见于听神经瘤及其他蜗后病变。相关研究发现，与正常对照组相比，ASD组患儿的Ⅲ波潜伏期、Ⅰ～Ⅲ峰间期、Ⅰ～Ⅴ峰间期均延长；Ververi等发现，ASD男童较正常发育男童的听觉诱发电位各波潜伏期和峰间期均有延长。研究发现，ASD患儿听觉诱发电位各波潜伏期相比正常均值均有延长，且一定比例的ASD患儿在Ⅰ～Ⅲ峰间期（6.6%）、Ⅲ～Ⅴ峰间期（1.1%）、Ⅰ～Ⅴ峰间期（3.3%）较正常儿童存在延长。听觉诱发电位测试的潜伏期延长提示从刺激点到反应波之间神经传导通路的缺陷，峰间期则反映各神经核团之间的传导时值，是评估脑干功能的主要指标。脑干作为传递声音的主要通路，对声音传导的保真具有重要作用。相关研究认为，大脑、小脑、脑干等脑部结构的器质性损伤是儿童孤独症发病的因素之一。ASD患儿在接受来自外界的听觉刺激后，脑干的功能障碍使其在信号转换与转导环节存在异常，进而导致信息失真，使

ASD患儿无法正确获取并编码外界信息。0～3岁是儿童大脑发育的关键期。有研究发现，ASD患儿Ⅴ波、Ⅰ～Ⅴ峰间期在3岁时才达到成人水平。Miron等对ASD患儿Ⅴ波潜伏期的荟萃分析表明，ASD患儿Ⅴ波潜伏期的延长与年龄呈负相关，提示3岁前后不同年龄组ASD患儿的听神经和脑干发育水平成熟程度不同，且导致听觉信息的加工异常。Talge等通过荟萃分析发现，听觉诱发电位各波潜伏期和峰间期与ASD存在较高的关联强度。相关影像学研究也提示，脑干功能异常可能与ASD核心症状有关。听觉诱发电位结果的潜伏期与峰间期延长与ASD患儿社交功能障碍、非言语交流能力及重复刻板行为呈正相关。ASD患儿听觉传导通路障碍使其传导的信息失真，无法将外环境的听觉信息进行有效筛选、转换及整合。在信息的输入环节出现异常，则大脑难以进行正确的信息整理，自然不能产生正确的信息输出，导致社交障碍和非言语交流能力障碍等行为问题出现。

综上所述，研究提示从电生理学角度探索ASD患儿的听觉行为特征，并提示该特征与ASD核心症状间存在一定相关性。听觉诱发电位作为一种客观可靠的测量方法，可以发现ASD患儿特有的听觉特征，对开展早期诊断和进一步开展针对患儿的听觉统合训练等训练方案具有实际指导意义。

53. 孤独症谱系障碍患儿蛋白质组学检测有何变化?

目前，通过经典的核型技术可以揭示2%～5%的ASD患儿的染色体畸变。大多数染色体结构异常是罕见的，包括缺失、复制、倒置、易位等，染色体核型不平衡异常在ASD中的作用尚不清楚。在1%～3%ASD患儿中，最常见的染色体异常是母源性15q11-q13重复，片段大小不一。Sebat等的研究表明，在7%～14%的特发性ASD患者中发现了罕见的染色体拷贝数变异，罕见的拷贝数变异可能是ASD的重要危险因素。经鉴定，在最常见的复发性ASD相关染色体拷贝数变异中，约1%的ASD患者中16p11.2区域约600 kb的微缺失和微重复。16p11.2缺失患者的常见表型特征为大头畸形，而基因重复型患者为小头畸形。在ASD患者中发现的另一个复发性拷贝数变异包括 1q21.1、15q13.3、17p11.2、22q11.2、16p13.1和7q11.23微重复。此外，微阵列分析显示一些非复发性微缺失，包括 2p16.3、7q22q31、22q13.3和Xp22区域。

ASD患者的其他染色体异常包括非整倍体：21（唐氏综合征），X（特纳综合征、克氏综合征、XXX综合征）和Y（XYY综合征）。

大多数拷贝数变异都含有许多相互作用的基因，这些基因可能与ASD表型有关。其他与ASD相关的单基因综合征包括神经纤维瘤病1型（*NF*1基因）、进行性假肥大性肌营养不良（*DMD*基因）和蒂莫西综合征（Timothy syndrome）（*CACNA*1*C*基因）。ASD也可发生在一些代谢性疾病中，如苯丙酮尿症（*PAH*基因）和史-莱-奥综合征

（Smith-Lemli-Opitz syndrome）（*DHCR*7基因）。

54. 近端18q缺失综合征合并孤独症患儿有何特点?

18号染色体长臂（18q）缺失，在活产婴儿中发病率约为1/40 000。大多数是远端18q缺失（distal 18q-syndrome），断裂点在18q12-q21的约30Mb内；而近端缺失断裂点在18q12-q21或着丝粒到18q21.1的46Mb之间，该型发病率较少，报道提示其临床特征为轻度颜面部发育异常、行为问题、中到重度精神发育迟滞、肌张力低、癫痫、肥胖等。近年来，又发现该型患儿存在语言发育障碍，其表达性语言能力远低于理解性语言能力，合并孤独症的表现也逐渐突出，但症状轻微，在适当干预后可较大改善。

有报道显示患儿有近端18q缺失表现，包括轻度颜面部发育异常和精神发育迟滞、行为问题（多动、注意力不集中、攻击性行为）、肌张力低下、高热惊厥，符合近端18q缺失综合征的表现。*FMR*1基因CGG重复次数正常，初步排除了脆性X综合征。为明确诊断，运用技术对患儿全基因组的微小缺失/重复进行检测，发现其18q12.3-q21.1存在1.6 Mb缺失，该缺失位于近端18q缺失综合征致病区。McEntagart等认为，此类患儿的特殊面容可能与18q12.3带缺失有关，从而可以解释本例患儿前额稍宽、眼睛深陷、两颊饱满、鼻中部略平坦、耳朵大而软等面容特征。既往报道有中到重度的精神发育迟滞，而本例患儿只是轻度，可能与其缺失片段较少（1.6 Mb）有关。近来的研究发现，18q12.3带缺失的患儿表现为表达性语言障碍或严重的口腔运动障碍，而理解性语言能力正常或稍落后，可能的致病候选基因是*SETBP*1。*SETBP*1基因表达的蛋白绑定*SET*核癌基因，参与DNA复制过程，但其具体功能尚不明确。

55. 孤独症谱系障碍与注意缺陷多动障碍的神经影像学比较有何异同?

ASD患者纹状体、前额叶、眶正中核副内侧、前扣带回等脑区脑功能激活有改变，ADHD患者纹状体、前额叶正中、眶额叶等脑区激活有改变，表明两病在病理机制上存在联系和差异，故同时比较ASD和ADHD很有必要。神经影像学的研究可能是疾病诊断的生物学指标之一，有助于早期诊断、早期干预。

（1）ASD与ADHD的结构性MRI（sMRI）比较：两病的sMRI比较研究较少。Brieber等发现，两病患者左侧中央内侧颞叶灰质体积减小、左侧顶叶灰质体积增大；并且发现颞叶改变可能与记忆功能下降有关，顶叶改变可能与注意功能缺损有关；ASD患者右侧缘上回灰质体积增大，颞顶联合区的改变和心理理论相关功能相关。Mahajan等比较共患ADHD和不共患ADHD的ASD患者的sMRI也发现两组患者的大脑结构不同。sMRI研究结果具有不一致性，表明简单的结构研究只能提示两病确实存在神经影像学的异常，但由于方法过于粗放，未得到一致的结果，尚需进一步深入研究。

（2）ASD与ADHD的功能性MRI（fMRI）比较：近年来很多学者对两病进行了fMRI研究，包括静息态和任务态，也结合了多种计算机算法，为两病的神经影像学提供了重要资料。执行持续注意时任务态fMRI结果显示，两病存在相同的激活脑区的改变和疾病特有的改变，都表现出额叶-纹状体-颞叶的激活增强，以及默认网络的激活减弱。ADHD的特有改变是背外侧前额叶的激活异常；ASD的特有改变是额叶-纹状体-小脑环路异常。左侧背外侧前额叶是注意力缺损的相关脑区，ASD体现出的小脑功能激活增强可能是代偿机制。由于两病共病率高，有学者指出共病存在和单独发病具有不同的神经病理机制。ASD、ADHD的静息态fMRI比较研究结果显示，两病改变的脑区存在相同点和不同点。例如，两病均表现出楔前叶的激活改变；ADHD特有的改变是右侧纹状体、苍白球连接度增强；ASD特有的改变是颞叶-边缘系统激活增强。将ASD组根据是否具有ADHD症状分为ASD＋组和ASD-组，结果发现，ASD＋组和ADHD共有的改变是在基底核；ASD-组和ASD＋组共有的改变是在颞叶-边缘系统。进行ASD、ADHD、共患、正常对照的时间折扣任务时任务态fMRI比较研究结果显示，共患组、ASD组和ADHD组比较既有单独的异常激活的脑区，也有另两组患者也存在的异常活动的脑区，但表现出与任务表现联系增强的特征，比如前额叶腹中侧和外侧、纹状体腹侧、扣带回角回。该研究结果表明，共患不是任何一个疾病的亚型，也不是两病发病机制的单纯叠加。ASD与ADHD的fMRI的结果比较确实得到了一些研究结果，也进行了共病的相关研究，但仍未发现特定的脑区激活功能的改变，未发现可以作为生物标志物的改变。其原因与fMRI结果和被试者状态有关，结果不稳定，尤其任务态fMRI更具有很大异质性。

（3）ASD与ADHD的弥散张量成像（DTI）比较：DTI是一种描述大脑结构的新方法，是MRI的特殊形式。Dougherty等对关于两病比较的MRI和DTI研究进行综述，发现两病共同改变的脑区是胼胝体和小脑，都表现出体积减小、FA减小，上纵束表现出FA下降；也存在疾病特有的脑区改变，总的大脑体积在ASD增大，在ADHD中减小；杏仁核在ASD中过度生长，在ADHD中正常；内囊在ASD中不明确，在ADHD中FA下降。但作者仍认为关于大脑结构的研究结果并不充分，还需要进一步研究。有研究使用图论的方法结合结构和功能数据发现ASD和ADHD的脑连接具有不同的节点内和节点间的连接模式：ASD患者节点内连接增强；ADHD患者节点内FA、功能连接减弱，节点外轴纤维束增多、连接系数增大。同时有研究发现，ASD特质、多动指数均与脑白质连接相关，尤其是胼胝体；进一步表明DTI研究很有可能发现两病特有的生物学指标，需要进一步研究。

综上所述，ASD与ADHD在影像研究中存在诸多局限：①ASD、ADHD单独或者直接比较的脑影像DTI研究结果具有不一致性，需要进一步研究；②缺乏从共病角度对ASD、ADHD的脑影像DTI的比较研究；③对脑影像学差异及其与认知功能的关系的相关研究尚非常有限。这些研究空白为将来可能的研究方向提供依据。

第六章

鉴别诊断篇

1. 孤独症与孤独症样行为相关联的疾病有哪些?

孤独症属于发育方面的问题，许多典型的行为特征是由极端不成熟而引起的。这些行为因与个人的年龄不相符合而显得特别，与其他领域的技能水平相比也存有差异。某个孤独症儿童所做的事，其他正常发育儿童在其发育过程的某个时期也可能做过，例如，正常发育的幼儿也可能在游戏中因为兴奋而挥舞手臂、转圈跳跃和跑步；孩子开始说话的年龄并不相同；他们可能会大发脾气；他们可能会紧紧抓住一块布或一只玩具熊，一旦丢了就会哭；特定的恐惧或偏好也是常见的现象。随着幼儿日益独立，尤其是在出生后第2年，他们可能很不合作，不听从指令，对大人的每个建议都说“不”。孤独症儿童与正常发育儿童的区别在于，在社会性发展沿着正常里程碑成长的儿童身上，这些表现只出现在某个阶段，很快就会过去；而在孤独症儿童身上，这些表现会持续多年。正常发育的儿童，在到达相应的发育阶段（通常是在出生后第2年）时，就开始有想象性游戏及多种多样的活动；而孤独症儿童从事的活动有限且重复。最重要的是，正常发育的儿童具有强烈的参与社会交往、沟通及游戏（尤其是与同龄伙伴）的动机。

在做出诊断并考虑在孤独症之外是否还存在其他发育障碍时，重要的是应认识到，孤独症有可能与任何其他身体或心理上的残疾同时出现。如果呈现出社会交往、沟通及想象方面的“三合一障碍”，则应做出孤独症的诊断，而不考虑任何其他并存的疾病。不能因为有别的残疾而掩盖了这种“三合一障碍”。应该问“这个孩子有孤独症和某种其他疾病吗？”，而不是问“这个孩子有孤独症还是某种其他疾病？”。如果存在孤独症，识别它的重要性在于，无论孩子可能有任何其他疾病，在确定其所需要的照顾及教育的类型方面，孤独症的诊断都将是主要的。

2. 什么是精神发育迟滞?

精神发育迟滞是一组以智能低下和社会适应困难为显著临床特征的精神障碍。多在中枢神经系统发育成熟（18岁）以前起病。一项针对全国八个省（自治区、直辖市）0～14岁精神发育迟滞流行病学调查结果显示，该病的患病率为1.20%，其中城市约为0.70%，农村约为1.41%。

（1）精神发育迟滞的病因

1）遗传因素：目前已经明确的病因有基因异常、染色体异常、先天颅脑畸形。

2）围产期有害因素：母亲妊娠期感染、药物、毒物、妊娠期疾病、新生儿疾病等均是导致精神发育迟滞的原因。

3）出生后不良因素：大脑发育成熟之前影响大脑发育的疾病及早期文化教育缺失均可能导致精神发育迟滞。

（2）精神发育迟滞的临床表现：主要表现为不同程度的智力低下和社会适应困难，世界卫生组织（WHO）根据智商将精神发育迟滞分为以下4个等级。

1）轻度：智商为50～69，成年后可达到9～12岁的心理年龄。幼儿期即可表现出智能发育较正常同龄儿童迟缓，小学以后表现为学习困难。能进行日常的语言交流，但对语言的理解和使用能力差。通过职业训练能从事简单非技术性工作，有谋生和家务劳动能力。

2）中度：智商为35～49，成年后可达到6～9岁的心理年龄。从幼年开始，患者智力和运动发育都较正常同龄儿童明显迟缓，不能适应普通小学的就读。能够完成简单劳动，但效率低、质量差。通过相应的指导和帮助，可学会自理简单生活。

3）重度：智商为20～34，成年后可达到3～6岁的心理年龄。患者出生后即表现出明显的发育延迟，经过训练只能学会简单语句，但不能进行有效语言交流，不能学习、计数、劳动，生活常需他人照料，无社会行为能力。可伴随运动功能损害或脑部损害。

4）极重度：智力在20以下，成年后可达到3岁以下的心理年龄。完全没有语言能力，不会躲避危险，不认识亲人及周围环境，以原始性的情绪表达需求。生活不能自理，尿便失禁。常合并严重脑部损害和躯体畸形。

3. 精神发育迟滞与孤独症如何鉴别?

精神发育迟滞突出表现为智力较正常同龄儿童明显低下，并伴有社会适应缺陷，但无异常的社会关系人际交往、明显的兴趣狭窄及刻板重复动作等障碍。若患者除智力障碍外，还有与智力发育水平不相当的、突出的语言发育问题，以及明显的社会交往问题，则应诊断为伴有精神发育迟滞的孤独症。

孤独症的认知障碍与精神发育迟滞的区别在于：孤独症智力的各方面发展不平衡；精神发育迟滞则是智力全面发育低下，智力测验各分量表得分都普遍性低下，孤独症行为评定量表（ABC）可用于两者的鉴别。

4. 什么是雷特综合征?

雷特综合征几乎仅见于女孩，患儿表现出语言、智能交往能力等的全面显著倒退和运动功能丧失等神经系统症状。

该病的病因不明，起病于婴幼儿期（通常为6～24个月）。早期发育正常，随后出现手的技巧性动作障碍，以手特有的刻板性扭动或洗手样动作，上肢弯曲放到胸前或下颏前，并刻板地用唾液把手弄湿，手的目的性活动丧失尤为突出。言语部分或完全丧失，严重的语言发育障碍或倒退，交往能力缺陷十分明显。社交功能和游戏发育在起初的2～3年里受到阻碍，但社会兴趣可保存。在童年早期和中期经常晕厥发作。多数患儿出现癫痫发作，导致严重的精神残疾。常有过度流涎、伸舌，不能正常咀嚼食物，以及过度换气发作和大小便失禁。有时出现舞蹈样手足徐动症性运动，头颅增长变慢。典型患儿保持一种似是而非的“社交性微笑”，注视或凝视他人，但并不与人交往，社交功能严重受损。站立和行走时步态均很宽，肌张力低；常见脊柱侧凸或后凸，以及躯干活动共济失调。后期出现脊髓萎缩并伴有严重运动不能，之后可出现强直状态，下肢常较上肢更严重。病程进展较快，预后较差。

CCMD-3的症状标准：①起病后，以前获得的语言和社会化技能迅速丧失，多为重度智力缺损；②原已获得的目的性手部技能丧失，出现无目的、刻板重复动作，多为手指置于胸前不停地扭动、揉、搓等；③步态不稳或躯干运动共济不良；④对环境反应差，对玩具丧失兴趣，面部不时显示“社交性微笑”；⑤部分患儿出现咬牙、过度呼吸，如长出气、叹气。

5. 雷特综合征与孤独症如何鉴别?

2013发布的DSM-Ⅴ将雷特综合征排除在孤独症谱系障碍之外。雷特综合征患儿在出生半年到2年内可出现孤独症的症状，到4～5岁时可有明显的咬手动作，这时的表现与极重度残疾儿童身上的孤独症表现相似。有趣的是过段时间之后，雷特综合征患儿往往不再有孤独症的社会性障碍，变得能对社交性亲近表示做出反应，虽然还保留雷特综合征的所有其他特征，但其病因尚未知晓。

雷特综合征与孤独症的主要鉴别要点为：雷特综合征几乎仅见于女孩，患儿早期发育正常，6～24个月时起病，表现出言语、智能、交往能力等的全面显著倒退和手部运动功能丧失等神经系统症状；他人呼唤无反应，但可保持“社交性微笑”，即微笑地注视或凝视他人；手部刻板动作，这是雷特综合征的特征性表现，可表现为洗手、搓手等刻板动作；共济失调。患者预后较差。这几点对鉴别诊断十分重要。

6. 雷特综合征与婴儿孤独症如何进行早期鉴别?

雷特综合征起病年龄在6～24个月，应注意1岁以内的雷特综合征患儿与婴儿孤独症相鉴别。婴儿在6个月以后，各方面能力均有很大的进步，如爬行能力及独立坐、站、扶物行走能力的出现，使婴儿的活动范围大大增加。婴儿对语言的理解能力也逐渐提高，情感也在逐渐丰富，对环境的关注和对环境刺激的应答越来越多，与周围人的互动能力也有提高。

孤独症婴儿的临床特点在这个阶段的表现有限，不易引起家长的关注、识别。当有以下特点时需要注意：①各项运动发育落后，动作笨拙，例如，7～8个月不会坐，不会伸手拿玩具；9～10个月不会爬；12个月不会扶站，不会用拇指和示指配合捏取小东西。②对妈妈没有太多亲切感，对妈妈的离去毫无反应，当妈妈回来时不会伸手要求妈妈的拥抱。③对陌生人没有警觉、恐惧和躲避行为。④对别人呼唤名字的反应很少，以至于家长怀疑孩子听力有问题。⑤对大人说的话毫不理睬，不会按指令去做。⑥对人脸缺乏兴趣，无目光对视或对视时间极短暂。⑦逗孩子时，孩子很少理会，极少以笑容来应答别人的笑容，讨厌让别人亲吻。⑧兴趣范围狭窄，有的婴儿长期依恋于某种物品，而这些东西都是普通婴儿不感兴趣的东西，如一个小药瓶或一张小纸片，也有的着迷于单调、重复的事物。⑨对周围的环境及人不在意，缺乏好奇心，表现漠不关心。⑩拒绝食物品种的改变，难以接受添加的辅食。

雷特综合征患儿的早期发育正常，起病后，原已获得的语言、社会化技能及目的性手部技能迅速丧失，多表现为重度智力缺损。

7. 什么是童年瓦解性障碍?

童年瓦解性障碍（childhood disintegrative disorder）又称婴儿痴呆、衰退性精神障碍、黑勒综合征（Heller syndrome），属于广泛性发育障碍的亚型之一。主要表现为个体发育过程中原已获得的技能（如大小便自控能力）逐步丧失，除语言严重退化或丧失外，还有游戏技能、社交技能和适应行为的迅速衰退，甚至丧失；有时出现运动控制能力衰退，对游戏、亲人及相互交往均无兴趣；活动无目的性，部分患儿出现自残行为；在持续进行性技能丧失后，可能出现某种程度的恢复，但同时有神经系统病态进行性恶化。该病预后很差，多数患儿遗留严重的精神发育迟滞。大多数起病于2～3岁，症状在半年内变得十分显著，无明显性别差异。其他特点包括通常没有任何可以辨认的器质性疾病或外伤的证据；技能丧失后可再出现某种程度的恢复；社会化和语言交流的损害具有典型孤独症样的性质；而不是智力减退的性质。如有患儿因伴发的脑病导致本病，应作并列诊断。

CCMD-3的症状标准：①发病后，原已获得的语言、生活和社会化技能逐渐衰退，甚至丧失，如大小便自控能力；②对亲人、游戏及相互交往等均无兴趣，通常比较兴奋及无目的性活动增加，部分患儿可出现自残行为；③言语、人际交往及其他生活和社会功能的发育完全正常。

8. 童年瓦解性障碍与孤独症如何鉴别?

童年瓦解性障碍发病后，患儿原已获得的语言、生活和社会化技能逐渐衰退，甚至丧失，并出现与孤独症相似的交往、交流障碍及刻板、重复的动作行为，该障碍与正常发育一段时期后才起病的孤独症较难鉴别，主要鉴别点在于童年瓦解性障碍患儿起病后所有已知的技能全面倒退和丧失，难以恢复。另外，根据童年瓦解性障碍患儿的以下特征也可与孤独症相鉴别：①发病前有一段时间正常发育，通常为2～4年。在这一阶段，患儿的生长发育正常，语言、行为和简单生活技能获得也与正常儿童无差别。②发病后，原已获得的语言、生活和社会化技能逐渐衰退，甚至丧失，如主动言语减少、理解言语和表达语言的能力严重受损甚至丧失，大小便能力丧失。③对亲人、游戏及相互交往等均无兴趣。游戏内容单调，游戏能力减退。④行为紊乱，通常比较兴奋，无目的性活动增加，行为难以控制，出现刻板、重复行为或仪式行为；多数患儿伴有情绪异常，如发脾气、烦躁、易激惹，部分患儿还可出现自残行为。

9. 什么是阿斯伯格综合征?

阿斯伯格综合征（Asperger syndrome）是一种广泛性发育障碍综合征，有类似孤独症的某些特征，男孩多见，一般到学龄期7岁左右症状明显，主要表现为人际交往障碍，局限、刻板、重复的兴趣和行为方式；无明显的言语和智能障碍。这种天生的、具有高度遗传性的疾病多发于幼儿期，症状与孤独症类似。患者无智力缺陷，部分患者还具有很高的智商，缺乏社交反而令其对一些领域更为专注，从而取得超人成就。很多历史名人患有阿斯伯格综合征，如天才画家梵高、音乐巨匠莫扎特和西方哲学大师康德等。

CCMD-3的症状标准：①人际交往障碍的显著特点是缺乏交往技巧，交往方式刻板、生硬、程式化，缺乏发展友谊的能力；②局限于刻板、重复，或不同寻常的兴趣或活动，显得比较怪僻；③无明显言语与语言发育障碍，认知发育基本正常；④运动技能较低，动作较笨拙。该病患者的社会交往功能明显受损。症状通常到学龄期才变得明显，且症状常持续存在。

排除标准：排除儿童精神分裂症、孤独症，或童年瓦解性障碍。

10. 阿斯伯格综合征与孤独症如何鉴别?

阿斯伯格综合征与孤独症的某些特征相似，表现为社交活动的质的异常，兴趣与活动内容局限、刻板和重复，一般到学龄期症状才明显，但无明显的语言和智能障碍。在社会交往方面，阿斯伯格综合征患者处于封闭和隔绝状态，但他们对周围的事物并非完全漠不关心；因没有人际交往的基本社会技能，通常不能理解其他人的表情，也不能调节自己的行为；在交谈中，通常重复的话多但表达的意思极少。在行为兴趣方面，阿斯伯格综合征患者会有狭隘与强烈的兴趣，伴随重复刻板的行为动作，但他们较少对物体的某一方面表现出不正常的专注与执着，而往往表现出对数字或日子的记忆，以及对某些学科知识的强烈兴趣；他们通常只是机械地记忆一些事实性的数据，而对这些事实之间的相关联系及其背后的真正意义并无任何理解；他们在其他方面的知识显得贫乏欠缺。多数患儿智力正常，不存在任何具有临床意义的语言和认知发育异常，但常有显著的行为笨拙，如步态不稳等，多见于男孩。阿斯伯格综合征患者通常无明显的语言和认知方面的滞后或障碍；他们比孤独症患者有更大的词汇量和较好的语法水平，智商通常也高于孤独症患者。阿斯伯格综合征有延续到青少年和成年期的倾向，而且这种异常似乎是个人特性的表现，不受环境因素影响。

11. 脆性X综合征与孤独症如何鉴别?

脆性X综合征是一种由于X染色体异常而产生的染色体病。在男性中较为常见，也较为显著。患者出现程度不等的某些体貌上的异常，包括大耳朵、长脸等。患者伴有不同程度的学习障碍，动作刻板，对声响及抚摸过分敏感；重复的生活常规，以及言语异常都是常见表现。在该病患儿身上可以见到多动及注意力集中时间短暂等情况。其社会性行为尤其有趣，通常避免视线接触，并会和他人身体保持距离。他们在社会化方面的困难似乎是由于羞怯、焦虑、不喜欢别人抚摸而产生的，而不是出于社会性孤独及漠不关心，这与孤独症有质的区别。在少数患者中也会出现孤独症类型的社会性障碍，但仅占所有孤独症患者的一小部分。目前，脆性X染色体检查已经成为孤独症行为调查的常规项目。

12. 什么是儿童精神分裂症?

精神分裂症可发生于成年人和儿童，是儿童精神类疾病中较为常见的精神病之一。儿童精神分裂症的患病率较成人低。国外文献报道15岁以下精神分裂症的患病率是0.14% ～ 0.34%；国内文献报道儿童精神分裂症患病率为0.05% ～ 0.08%，男女比例相差不多。起病于10岁以前者较少；多于10岁以后起病。起病年龄最小者为3岁，以12 ～ 14岁占大多数。

（1）儿童精神分裂症的病因

1）遗传因素：患儿家族中有精神病遗传史的发生率较高（16% ～ 64%）。

2）器质性因素：患儿有围产期损害史较为常见。神经系统发育成熟延迟、神经系统检查有软体征和脑电图异常亦较多见。近年来的研究发现，精神分裂症患儿诱发电位P300潜伏期显著缩短及波幅减小；脑部CT、等研究结果提示，额叶、基底节、颞叶损害与精神分裂症密切相关。

3）心理社会因素：儿童受到强烈精神创伤，如父母离异、亲人死亡、升学未成等生活事件诱发精神分裂症者较为常见，且心理社会因素对于病程的延续及预后也有重要影响。

4）病前性格特征：患儿病前多为内向性格，在性格偏异或不健全的基础上，受到环境因素的影响，发病的危险性增加。

5）生物化学因素：一般认为，儿童精神分裂症与中枢多巴胺能系统活动过度、去甲肾上腺素能功能不足有关。有些研究发现，本病患儿血浆多巴胺-β-羟化酶水平增高，而胆碱能系统受抑制。

（2）儿童精神分裂症的临床表现

1）起病形式：多缓慢起病；但随着年龄增长，急性起病逐渐增多。

2）早期症状：早期症状主要为情绪、行为改变、睡眠障碍、注意力不集中、学习困难等，部分患儿早期出现强迫观念和强迫行为。

3）基本症状特征：①临床症状与年龄因素密切相关，年龄小者症状不典型，单调贫乏；青少年患者基本症状逐渐与成人相似。②情感障碍，大多表现为孤僻、退缩、冷淡，与亲人及小伙伴疏远或无故滋长敌对情绪；无故恐惧、焦虑紧张、自发情绪波动等。③言语和思维障碍。年龄较小的患儿常表现为言语减少、缄默、刻板重复、言语含糊不清、思维内容贫乏；年长的患儿可有病理性幻想内容、离奇古怪的妄想内容，并常有被害、罪恶、疑病和非血统妄想。④感知障碍。患儿的感知障碍多较生动鲜明，以恐怖性和形象性为特征，可有幻视、幻听（言语性或非言语性）、幻觉及感知综合障碍（如认为自己变形、变丑等），尤以少年患儿为常见。⑤运动和行为异常，表现为兴奋不安、行为紊乱、无目的跑动，或呈懒散无力、迟钝、呆板、少动，或出现奇特的动作或姿势，常有模仿动作或仪式性刻板动作；少数患儿表现为紧张性木僵和兴奋，冲动、伤人和破坏行为。⑥智能活动障碍主要见于早年起病的患儿，大多数患者通常无明显智能障碍。

（3）儿童精神分裂症诊断的主要指征

1）症状标准：具有精神分裂症的基本症状，以思维联想障碍、情感障碍为主要特征，并与相应年龄行为的活动表现有明显异常和不协调，同时至少有下列症状之一。①思维贫乏，联想散漫或破裂，思维内容离奇，有病理性幻想和妄想；②情感淡漠，孤独退缩，兴趣减少，自发情绪波动，无故哭笑或焦虑恐惧；③在意识清晰的情况下，出现感知障碍、行为紊乱、精神运动兴奋、作态、违拗或迟钝少动。

2）严重标准：适应能力明显受损，与大多数同龄正常儿童相比存在明显异常，包括在家庭、学校等各种场合下的人际关系、学习表现、劳动和自主能力的变化和缺陷。

3）时间标准：病程至少持续1个月。

4）排除标准：脑器质性精神障碍、躯体疾病所致精神障碍、情感性精神障碍和发育障碍。

儿童精神分裂症往往潜隐起病，缓慢进展，症状不典型，诊断比较困难，尤其是年龄较小的患儿，故须细致检查和深入观察。应与孤独症、精神发育迟滞、多动障碍、品行障碍及器质性精神障碍等鉴别，以免误诊或漏诊。

（4）预后：起病年龄小、缓慢起病且进程缓慢、呈进行性发展及智力减退者的预后较差。因此，早期诊断、及时采取积极治疗等与儿童精神分裂症的预后有重要关系。

13. 儿童精神分裂症与孤独症如何鉴别?

儿童精神分裂症患者一般学龄前发育正常，起病年龄多在学龄期以后，主要表现为幻觉、妄想及思维破裂等精神分裂症核心症状，语言和智力发育正常，使用抗精神病药物可明显改善临床症状。孤独症是在幼年期之前起病，也可能出生后就显示发育迟滞，以语言、社会交往、智能等方面发育问题为主要临床表现，药物治疗对这些症状效果不明显。儿童精神分裂症部分临床表现与孤独症类似，如孤僻离群、自言自语、情感淡漠等，还存在幻觉、病理性幻想或妄想等精神病性症状。儿童精神分裂症患儿可能言语减少，甚至缄默，但其言语功能未受到实质性损害，随着疾病缓解，言语功能可逐渐恢复。少年精神分裂症患儿的药物治疗效果明显优于孤独症，部分患儿经过药物治疗后可达到完全康复水平。

14. 儿童情绪障碍与孤独症如何鉴别?

情绪障碍主要是抑郁症及心境恶劣，成人型交替性抑郁躁狂症也可在儿童及青少年中发病。焦虑、害怕与不安，如怕与亲人分离、怕亲人出事、怕上学、长期过度地怕陌生人、怕社会交往，甚至每天都为将来的前途担忧、惶惶不安等。多数表现为情感淡漠或紧张性恐惧情绪，自知力不全或丧失；心情忧郁、悲伤、无望，失眠或睡眠过多。精神运动性变化包括激动（如无法安静坐着、踏步、绞扭双手，或拉或摩擦皮肤、衣物或其他对象）或迟滞（如语言、思考及身体动作变缓慢，回答问题前的迟疑时间增加，语言的音量、抑扬起伏、话量、内容多变性等皆减少，甚至缄默不语），失去活力及劳累疲倦；思考能力、专注能力或决断力减退；常有死亡想法、自杀意念或自杀尝试等。

部分患儿会有性格改变，不与小伙伴交往，变得孤独退缩等，这些表现与孤独症有相似之处。但情感障碍患儿可有感知障碍，各种形式的幻觉均可发生，以幻听、幻视多见，患儿可自述听到“鬼叫声”、看见“鬼影”等。有时为了与幻听的声音相呼应，可发出别人听不懂的声音，这种声音虽然重复，但不是单调、刻板的。另外，情感障碍患儿可有思维障碍，表现为逻辑倒错性思维、破裂性思维或联想散漫等，可出现各种荒谬、离奇、脱离现实的妄想。

15. 儿童焦虑症与孤独症如何鉴别?

焦虑症的主要表现是焦虑情绪、不安行为和自主神经系统功能紊乱。不同年龄焦虑症患儿表现各异。幼儿可表现为哭闹、烦躁；学龄前患儿可表现为惶恐不安、不愿离开父母、哭泣、辗转不宁，可伴食欲减退、呕吐、睡眠障碍及尿床等；学龄期患儿则上课时思想不集中、学习成绩下降、不愿与同学及老师交往，或由于焦虑、烦躁情绪与同学发生冲突，继而拒绝上学、离家出走等。焦虑症患儿多以自主神经系统功能紊乱及交感神经和副交感神经系统功能兴奋症状为主，如胸闷、心悸、呼吸急促、出汗、头痛、恶心、呕吐、腹痛、口干、四肢发冷、尿频、失眠、多梦等。

16. 儿童抑郁症与孤独症如何鉴别?

抑郁症是一种常见的心理疾病，孤独症则是一种神经发育障碍。虽然抑郁症患儿可能表现出社交退缩，但通常是由于情绪低落和对活动的兴趣丧失所致，他们仍渴望与人交流，只是缺乏动力。而孤独症患儿在社交方面存在根本性障碍，缺乏与他人建立正常关系的能力。他们可能无法理解或回应他人的情感和需求，也缺乏眼神交流和肢体语言等社交技能。抑郁症患儿的语言和交流能力通常不受影响，只是在情绪低落时表达欲望降低；孤独症患儿则可能存在语言延迟或完全丧失语言能力，即使能说话，他们也可能无法正确理解和使用语言进行社交交流。抑郁症患儿可能表现出食欲缺乏、睡眠障碍、注意力不集中等症状，他们的兴趣可能会暂时丧失，但通常不会像孤独症患儿那样表现出刻板行为或兴趣狭窄。不同的年龄段儿童抑郁症患者各有特点：研究发现，3～5岁学龄前患儿主要表现特点为明显对游戏失去兴趣，在游戏中不断有自卑自责、自残和自杀表现；6～8岁的患儿主要有躯体化症状，如腹痛、头痛、不舒服等，其他还有痛哭流涕、大声喊叫、无法解释的激惹和冲动；9～12岁患儿更多出现空虚无聊、自信心低下、自责自罪、无助无望、离家出走、恐惧死亡；12～18岁青少年患者更多出现冲动、易激惹、行为改变、鲁莽不计后果、学习成绩下降、食欲改变和拒绝上学。抑郁障碍DSM-Ⅳ诊断标准如下。

（1）破坏性心境失调障碍

1）严重的、反复的脾气爆发，表现为言语（如言语暴力）和/或行为（如以肢体攻击他人或财物）的强度或持续时间与所处情况或所受的挑衅完全不呈比例。

2）脾气爆发与其发育阶段不一致。

3）脾气爆发每周3次或3次以上。

4）几乎在每天和每天的大部分时间，脾气爆发之间的心境是持续性的易激惹或发怒，且可被他人观察到，如父母、老师、同伴。

5）前4条诊断标准的症状已经持续存在12个月或更长时间，在此期间，个体从未有过连续3个月或更长时间未出现前4条诊断标准全部症状的情况。

6）诊断标准1和4的症状至少在家中、学校、与同伴在一起的2种场景中存在，且至少在其中1种场景中十分严重。

7）首次诊断不能在6岁前或18岁后。

8）根据病史或观察，诊断标准1～5的症状出现年龄在10岁前。

9）从未有超过持续1天的特别时期，在此期间，除持续时间以外，符合躁狂或轻躁狂发作的全部诊断标准。

注：与发育阶段相符的情绪高涨，如遇到或预期到一个非常积极的事件发生，则不

能被视为躁狂或轻躁狂症状。

10）这些行为不仅出现在重性抑郁障碍的发作期，且不能用其他精神障碍来更好地解释。例如，孤独症、创伤后应激障碍、分离焦虑障碍、持续性抑郁障碍（心境恶劣）。

注：此诊断不能与对立违抗障碍、间歇性暴怒障碍或双相情感障碍并存，但可与其他精神障碍并存，包括重性抑郁障碍、注意缺陷多动障碍、品行障碍和物质使用障碍。若个体的症状同时符合破坏性心境失调障碍和对立违抗障碍的诊断标准，则只能诊断为破坏性心境失调障碍；如果个体曾有过躁狂或轻躁狂发作，则不能再诊断为破坏性心境失调障碍。

11）这些症状不能归因于某种物质的生理效应，或其他躯体疾病或神经疾病。

（2）持续性抑郁障碍（心境恶劣）：此障碍由DSM-Ⅳ所定义的慢性重性抑郁障碍与心境恶劣障碍合并而来。

1）至少在2年内的多数日子里，一天中的多数时间中出现抑郁心境，既可以是主观的体验，也可以是他人的观察。

注：儿童和青少年的心境可以表现为易激惹，且持续至少1年。

2）处于抑郁状态时，有下列2项（或更多）症状存在：①食欲减退或过度进食；②失眠或睡眠过多；③缺乏精力或疲劳；④自尊心低；⑤注意力不集中或犹豫不决；⑥感到无望。

3）在2年的病程中（儿童或青少年为1年），个体从未有过超过2个月未出现诊断标准1和2症状的情况。

4）重性抑郁障碍的诊断可以连续存在2年。

5）从未有过躁狂或轻躁狂发作，且从不符合破环性心境失调障碍的诊断标准。

6）这种障碍不能用一种持续性的分裂情感性障碍、精神分裂症、妄想障碍、其他特定的或未特定的精神分裂症谱系及其他精神病性障碍来更好地解释。

7）这些症状不能归因于某种物质（如滥用毒品、药物）的生理效应，或其他躯体疾病（如甲状腺功能减退症）。

8）这些症状引起有临床意义的痛苦，或导致社交、职业或其他重要功能方面的损害。

注：因为在持续性抑郁障碍（心境恶劣）的症状列表中缺乏重性抑郁发作的诊断标准所含的4项症状，因此，只有极少数个体持续存在抑郁症状超过2年却不符合持续性抑郁障碍的诊断标准。如果在当前发作病程中的某一个时刻符合重性抑郁发作的全部诊断标准，则应给予重性抑郁障碍的诊断。否则，有理由诊断为其他特定的抑郁障碍或未特定的抑郁障碍。

（3）其他特定的抑郁障碍：此类型适用于那些临床表现具备抑郁障碍的典型症状，

且引起有临床意义的痛苦，或导致社交、职业或其他重要功能方面的损害，但未能完全符合抑郁障碍任一种疾病的诊断标准的情况。可在下列情况使用这一诊断：临床工作者选择用它来诊断未能符合任一种特定的抑郁障碍的诊断标准的特定情况。通过诊断“其他特定的抑郁障碍”，结合患者的特定原因（如短暂性抑郁发作）来具体诊断。能够归类为“其他特定的抑郁障碍”的情况包括以下几种。

1）反复发作的短期抑郁：在至少连续12个月内，至少每月1次持续2～13天（与月经周期无关），同时存在抑郁心境和至少4种其他抑郁症状；个体的临床表现不符合任何其他抑郁障碍或双相障碍的诊断标准，且目前不符合任何精神病性障碍活动期或残留期的诊断标准。

2）短暂性抑郁发作（4～13天）：存在抑郁情绪和重性抑郁发作的其他8种症状中的至少4种，伴有明显的临床痛苦或损害；持续4天以上，但少于14天；个体的临床表现不符合任何其他抑郁障碍或双相障碍的诊断标准，且目前不符合任何精神病性障碍活动期或残留期的诊断标准，也不符合反复发作的短期抑郁的诊断标准。

3）症状不足的抑郁发作：存在抑郁情绪和重性抑郁发作的其他8种症状中的至少1种，与明显的临床痛苦或损害有关；至少持续2周；个体的临床表现不符合任何其他抑郁障碍或双相障碍的诊断标准，且目前不符合任何精神病性障碍活动期或残留期的诊断标准，也不符合混合性焦虑抑郁障碍的症状标准。

（4）未特定的抑郁障碍：此类型适用于那些临床表现具备抑郁障碍的典型症状，且引起有临床意义的痛苦，或导致社交、职业或其他重要功能方面的损害，但未能完全符合抑郁障碍任一种疾病的诊断标准。此种未特定的抑郁障碍可在下列情况使用：临床工作者选择不标注未能符合任一种特定的抑郁障碍的诊断标准的原因，以及包括因信息不足而无法作出更特定的诊断（如在急诊室环境下）。

17. 对立违抗性障碍与孤独症如何鉴别?

对立违抗性障碍（oppositional defiant disorder，ODD）是最近20余年来，尤其是自1980年出版的DSM-Ⅲ以来出现的一个新的诊断分类；1994年出版的DSM-Ⅳ中将ODD、品行障碍、注意缺陷多动障碍共同划为破坏性行为障碍一类。ODD在儿童生长发育过程较常见，多见于10岁以下儿童，主要表现为发脾气、对立、反抗、消极抵抗他人、对成人存在敌意、明显不服从、易激惹或挑衅等令人厌烦的行为特征。一般ODD患者没有更严重的违法或冒犯他人权利的社会性紊乱或攻击行为。患病率一般为2%～16%。

ODD患儿常拒绝遵守规则，故意对抗权威，易怒，并可能表现出报复性行为，但他们在社交方面通常没有显著障碍。他们能够与同龄人互动，只是可能以更具挑战性或敌对的方式。ODD患儿的语言和交流能力通常正常或接近正常，他们的问题主要在于如何使用这些能力来对抗或挑衅他人。孤独症患儿则表现为说话较晚、词汇有限、重复语言或使用非典型的语调。ODD患儿的行为主要是对抗和挑衅性的，但他们的兴趣和行为通常不会表现出孤独症患儿具有的极端刻板性或重复性。

（1）ODD的病因：发育和学习理论对ODD的病因学和病理学提出了不同的观点。发育理论认为，ODD是个体发育固着于肛恋期（个体从所依恋的对象分开期）和"认同危机"期（认为青春期是个体形成自我认同的时期，此时个体试图自主而又自我怀疑）的一种表现。这一理论反映了个体适应的失败。在这个时期中，个体一方面希望自主、独立，另一方面又希望依赖，两者的矛盾冲突未能适当解决而导致了消极的对抗和不顺从。学习理论认为，ODD的症状是阴性强化的结果。家长和老师常对孩子的对抗行为进行提醒、责备、训诫、惩罚，试图改变孩子的对抗行为，使其顺从，这些负性强化反而增加了不顺从的频率和强度。家长或老师对这些违抗行为的过分关注有可能使之强化而重复出现，例如，家长常对违拗的孩子在保持房间整洁、收拾餐具、洗澡、不去打断别人讲话、做作业和练钢琴等问题进行训练；在孩子努力的过程中，家长常以恐吓和不成功的惩罚来威胁孩子，却又时常被孩子执意不服从所激怒而失控，然后他们对自己这种语言或行为上的失控产生懊悔，在暴怒发作后，常以一种不适当的方式给孩子的行为予以宽容，从而强化了这种不顺从的行为。

（2）ODD的临床表现：临床表现差异较大，取决于儿童的气质、年龄、性别、早年经历和父母的心理状态，以及这些因素之间的相互作用。对立违抗性行为几乎出现在其生活的各个方面，极少在某一特定方面表现得过分突出。

1）对立违抗情绪和行为：ODD儿童可能在童年早期就特别容易出现腹痛、烦躁不安、发脾气等，父母或其他照料者百般哄劝和安慰常无济于事。父母经常会抱怨孩子难应付、不好带，甚至预言孩子长大之后也会令人厌烦和难以驾驭。ODD儿童倾向以隐蔽的方法和被动的方式表达他们对权利的挑战和敌对情绪。例如，成人常在吃饭、睡觉或上厕所等方面对孩子提出严格要求，一旦孩子未按照执行，便会遭到严厉的批评或惩罚；孩子迫于这种压力，常会出现进食或睡眠障碍、遗尿或遗粪等予以反抗，他们以这种故意的、被动的、令人厌烦的行为频繁地表达对父母、兄弟姐妹及老师的反抗和挑衅，并时时对他人怀恨在心；其内心时常感到无助，自尊心受挫，难以适应等。学龄前儿童通常在不如意时出现这种行为，当要求得到满足或经过一段时间后常会自然恢复；学龄期儿童则经常与老师或父母"对着干"，不服从管教，常因一点小事而发脾气，与成人争吵，时常为了逃避批评和惩罚而把因自己的错误造成的不良后果或自己所做的"坏事"归咎于他人，甚至责备他人。Carlson还发现，女孩较男孩更加不合群、不愉快，有更多的内向问题（如焦虑、抑郁、退缩等），令人厌烦的评分更高。

2）学习及社会功能受损：ODD儿童的对立违抗表现在学习方面，便会出现对学习无兴趣、难于接受知识、学习成绩差等。他们经常故意拖延和浪费时间，常以“忘记了”或“没听到”为借口而不做作业、忘记老师留的作业或晚交作业，学习成绩差，焦虑的父母及老师试图通过增强孩子的努力程度来弥补，却常以失败告终。孩子的学业失败与管教者长期的批评和严格要求结合在一起，常导致恶性循环，使ODD儿童的症状不断强化和加重。临床发现，ODD儿童在某些执行功能方面存在缺陷。例如，意志力薄弱，行为缺乏目的性、计划性，工作、学习没有效率，没有上进心等。由于患儿常烦扰、怨恨、敌视他人，所以他们与同伴相处困难，孤僻、不合群，不愿或较少参加集体活动，与父母、教师等缺乏交流，社会适应不良等。随着年龄的增长，ODD儿童常有可能合并或发展为焦虑障碍及情感性精神障碍，少数还可能发展为人格缺陷等。ODD儿童的对立违抗症状不同程度地影响了其社会功能。

（3）ODD的DSM-Ⅳ诊断标准

1）消极抵抗的、敌对的和反抗的行为模式至少持续6个月，其诊断需要符合下列条目中的至少4条：①经常发脾气；②常与成人争吵；③常拒绝服从成人的要求或违反规则；④经常明显故意地烦扰他人；⑤常因自己的错误或所做的坏事责备他人；⑥常“发火”或易被旁人烦扰；⑦常发怒或怨恨他人；⑧常怀恨在心或存心报复。

2）行为障碍导致明显的社会、学习或职业的功能损害。

3）其行为障碍并非由精神病性症状或情绪障碍引起。

4）不符合品行障碍的标准，如果患者年龄在18岁及其以上，也不符合反社会人格障碍的标准。

18. 强迫型人格障碍与孤独症如何鉴别?

强迫型人格障碍是人格障碍的一种，以过分要求秩序严格和完美，缺少灵活性、开放性和效率为特征。该病患者在日常生活中按部就班、墨守成规，不允许有变更，生怕遗漏某一个要点，因此过分仔细和重复、过度注意细节而拖延；追求完美，以高标准要求自己，对别人也同样苛求，以致沉醉于琐碎事务无法脱身。强迫人格障碍患儿通常渴望社交，但可能因对秩序和细节的过度关注而影响社交质量，如因过分整洁或要求他人按自己方式行事而导致他人疏远；孤独症患儿则表现为社交障碍，他们不但缺少眼神交流、面部表情、手势等非言语交流能力，而且难以理解他人的情感和意图。强迫人格障碍患儿通常语言流畅，但很少存在语言发育迟缓或完全丧失语言能力，或表现出重复性的语言和非言语行为；强迫人格障碍患儿可能表现出过度关注细节、反复检查、强迫性仪式等行为，与孤独症通常表现出刻板的行为模式也有显著区别。研究表明，强迫人格障碍者容易发生强迫性神经症（正常人也可有一些强迫现象，但其社会功能并无损害）。

临床表现为：①过分焦虑及谨慎，常有不安全感，通常穷思竭虑，对实施的计划反复检查、核对，唯恐疏忽或差错；②对细节、规则、条目、秩序、组织或表格过分关注，常拘泥细节、犹豫不决，通常避免作出决定，否则会感到焦虑不安；③完美主义，对任何事物都要求过高，以致影响工作的完成；④道德感过强，谨小慎微，过分看重工作成效而不顾乐趣和人际关系；⑤过分迂腐，拘泥于社会习俗，缺乏创新和冒险精神；⑥刻板和固执，不合理地坚持要求他人严格按自己的方式行事，或即使允许他人行事也极不情愿，对别人做事很不放心，担任领导职务时通常事必躬亲，事无巨细。

强迫型人格障碍患者经常感到个人不安全和心存疑虑，从而导致过分认真、固执、谨小慎微和僵化。可有反复出现且不愿意有的想法和冲动，但尚未达到强迫症症状标准的程度。经常要求精确和完美主义，结果需要反复核对细节。患者早年（甚至幼儿期）就表现出过度追求完美、计划性、过度整洁、过分注意细节、行为刻板、观念固执、怕犯错误等性格特点。其症状有现实性，有时这些行为对患者的生活或工作有一定的正面帮助。而强迫症的症状往往是荒谬的、强迫观念往往是某种内在焦虑的外在表现，强迫行为只能够缓解内心的焦虑，但对患者没有帮助，常严重影响患者的正常生活；患者往往为这些行为感到痛苦，极力消除却不能。强迫型人格障碍患者经常在压力下表现出类似强迫症的症状，但在压力缓解后这些症状又会基本消失，少数会发展成强迫症。

相当一部分强迫型人格障碍患者因为长期的内在焦虑或压力，继发社交恐惧心理障碍或抑郁性心理障碍，但其核心障碍模式仍是强迫思维障碍。

患者多数表现为在“荒谬里寻找万一”并消除之，从而达到100%的安全可靠或完美，所以强迫型人格障碍的表现无穷多。明知道不合理，心身不由己地要去想或去做，并批判自我；一旦诱因出现，障碍得以激发并循环不已、痛楚不堪。

19. 选择性缄默症与孤独症如何鉴别?

选择性缄默症患儿讲话有明显的选择性，在社交场合拒绝讲话，但能理解别人的话，常伴有社交焦虑、退缩敏感或抵抗，而在家中与家人可正常交谈。此类患儿只在一种情境中（如在家中）说话，在其他地方（如在学校）则保持沉默。在陌生环境中羞怯及不愿说话，此症状在刚开始说话的学步期幼儿身上十分常见，若这种情况持续到学龄期，则需要关注。“选择性缄默”，顾名思义，可能与包括孤独症在内的各种语言、行为问题相联系。诊断的目的是找到这种行为的原因，这就需要了解患儿从婴儿期开始的全部病史，了解其在不同情境中的整体行为模式的细节。如果患儿能说话，要了解其语言的使用方式及其是否会使用非口语的交流方法等。选择性缄默症这一术语是指一种特定类型的行为，本身并非诊断，因此，如果孩子呈现出选择性缄默行为，也不能说他就没有孤独症行为。孤独症患儿在所有场合均有语言异常特征，但在行为形式上与选择性缄默症明显不同。

20. 什么是特定性言语和语言发育障碍?

特定性言语和语言发育障碍又称沟通障碍，是指在发出语声、使用口语进行沟通或理解他人的说话内容方面存在困难，包括特定言语构音障碍、表达性语言障碍、感受性语言障碍、伴发癫痫的获得性失语、其他言语和语言发育障碍（及未特定）。此类障碍患儿在其发育早期表现为儿童正常语言获得方式的紊乱，且不能直接归咎于神经或言语机制的异常、感觉缺损、精神发育迟滞或环境因素。患儿在某些非常熟悉的环境中能较好地交流或理解；但无论在何种场合，其语言能力都有损害。多数特定性言语和语言发育障碍患儿最终可达到言语正常水平，但常继发阅读和拼写困难、人际关系异常和情绪与行为障碍。

21. 特定言语构音障碍有哪些临床表现?

特定言语构音障碍是一种特定言语发育障碍，患儿运用语言的能力低于其智龄的应有水平，但语言技巧正常。特定言语构音障碍在语言发育障碍患儿中占比很大，但其病因尚不明了。获得语音的年龄及不同语音的获得顺序存在着明显个体差异。正常发育儿童在4岁时常有发音错误，但到6岁时能学会大多数语音，尽管可能存在某些复合音的发音困难，但不应妨碍交流；到11～12岁时，应能掌握几乎全部发音。特定言语构音障碍患儿表现为学龄期仍有口齿不清，话语不易被人听懂，常有语音省略、歪曲或替代，同一语音发音不一致现象。患儿的非言语智力在正常范围，语言表达和感受能力正常，无感觉或神经系统结构异常。

22. 表达性语言障碍有哪些临床表现?

表达性语言障碍是一种特定言语发育障碍，患儿表达性口语应用能力显著低于其智龄应有的水平，但语言理解能力在正常范围内。该病在学龄期儿童中的发生率为3%～10%，男孩是女孩的2～3倍。有发育性口齿不清或其他发育障碍家族史者的发生率较高。该病可能与脑损伤、脑发育中若干问题或遗传因素有关，但迄今证据都不足。

表达性语言障碍表现为患儿表达性口语应用能力明显低于其智龄应有水平。2岁不会讲单字词，3岁不会讲短语；随着年龄增长，词汇量仍然很少，语句结构过于简短，且常有语法错误，难以叙述往事；常伴有发音异常，但他们通常能听懂他人指令和要求。患儿的非言语性沟通正常，能够利用示范、姿势、模拟等非言语表达形式，主动寻求与人交流。部分患儿伴发同伴关系不佳、情绪失调、多动、注意力不集中等社交-情绪-行为问题。

23. 感受性语言障碍有哪些临床表现?

感受性语言障碍是一种特定言语发育障碍，患儿对语言的理解低于其智龄应有的水平。几乎所有患儿的语言表达都显著受损，也常见语音发育异常。该病在学龄期儿童中的发生率为3%～10%，男孩是女孩的2～3倍。该病病因不明，早年认为与感知功能障碍、脑损伤及遗传因素有关，但都无明确的理论或证据支持。也有研究认为，该病可能在听力辨别受损的基础上发生，多数患儿对环境声音的反应好于交谈声音。

感受性语言障碍表现为在没有手势、动作示意的辅助下，患儿对熟悉的物品名称无反应，不能识别常见物品和不能听从简单的日常指令；理解语法结构困难，无法理解语音、语调的变化；常伴有明显的表达性语言发育延迟、发音异常及社交-情绪-行为问题。患儿在手势、动作的示意下，能够进行正常的社交往来，能够参与游戏活动和角色扮演。

24. 家长如何对儿童孤独症与特定性言语和语言发育障碍进行初步判别?

孤独症及特定性言语和语言发育障碍均发生在儿童发育阶段。受个体差异和儿童发育阶段性特征的影响，以及儿童表达能力的局限和对医院环境的紧张、害怕等因素，常影响儿童与检查者的互动配合，影响临床诊断评估，加大临床医师的诊断难度。因此，建议在诊断过程中，利用访谈的方式，通过父母及照顾者回答的相关病史资料及诊室外的行为症状，多角度了解患儿实际情况。通过观察收集患儿接近常态的行为症状，也可以进行初步诊断判别。

（1）社交互动中应答性反应和对父母及照顾者的互动：孤独症患儿往往缺乏正常的

社交。即使在与熟悉的照顾者相处中，他们对环境中物品的兴趣也远大于对人的兴趣；缺乏与照顾者或他人持续的目光交流和应答性反应，表情单一。而对于特定性言语和语言发育障碍儿童，虽然语言理解和语言表达存在异常，但他们往往具备正常的社交往来，在熟悉环境并获得安全感后，大多能与检查者进行有来有往的互动性活动。例如，有持续的目光交流、能模仿多个简单的动作和表情、能借助工具性手势或动作与检查者进行互动和游戏。

（2）非语言性沟通状态：孤独症患儿往往既缺乏语言沟通，也缺乏非语言性沟通，通常不会或较少利用手势、表情、姿态等来弥补语言交流的不足，也不会寻求帮助；即使部分患儿能运用个别常用的表达性手势，其所展示的动作也显得不自然，面部表现奇异、生硬或机械。而对于特定性言语和语言发育障碍患儿，在语言表达或理解困难的情况下，会积极利用非语言沟通方式来弥补沟通中语言功能的不足。他们具有接近正常儿童的运用工具性手势进行交流互动的能力，其表情、手势、动作的运用也相对自如、灵活。

（3）模仿活动能力：孤独症患儿大多不能及时跟从他人进行模仿，或模仿仅局限于对物品的操作，很少模仿他人的表情和肢体动作。特定性言语和语言发育障碍患儿不仅可以跟从他人进行物品操控的模仿，还能进行包括表情、动作等复杂活动的模仿，并能参与想象性游戏和角色扮演。

（4）特殊兴趣和刻板行为：孤独症患儿多有重复刻板动作和沉迷于特殊的感觉刺激；而特定性言语和语言发育障碍患儿一般不具有这些症状。

25. 感受性语言障碍与孤独症如何鉴别?

感受性语言障碍表现为：①1岁时对熟悉的名称无反应，到1岁半时不能识别多种常见的物品，到2岁时仍不能听从简单的日常指令；②语言理解障碍，2岁后仍不能理解语法结构，不了解别人的语调和手势等意义，其严重程度超过同龄儿童的正常变异范围，并伴有语言表达能力和发音异常；③多数患儿对真实声音有部分听力缺损，缺乏辨别声音方位及来源的能力，但其失聪程度不足以引起当前程度的语言受损；④患儿多伴发社交-情绪-行为紊乱，以多动、注意力不集中、社交不良、焦虑、敏感或过分羞怯较多；⑤社交发育延迟，兴趣明显受限；⑥预后比表达性语言障碍差。具有听觉障碍者和感觉统合分析有困难的重症患者，预后多较差。

几乎所有感受性语言障碍患儿的语言表达都受损害，这类患儿在5岁前可有某些孤独症行为表现（如社会交往障碍），但缺乏孤独症患儿特有的感觉过敏或麻木的感知障碍。感受性语言障碍患儿能利用手势和表情与人交往，且有想象性游戏活动，而孤独症患儿缺乏这种能力。对于高功能孤独症，可应用神经生理定量测定与该病鉴别。

26. 发展性语言障碍与孤独症如何鉴别?

发展性语言障碍患儿会在口语方面存在问题。存在接受性语言障碍的患儿在理解词语方面有困难，因而在学习说话方面也会有困难。而有表达性语言障碍的患儿能理解得相当好，但难以说出词语来表达他们的意思。没有接受性或表达性语言障碍的患儿也可能出现发音方面的困难。有接受性语言障碍的患儿，尤其是幼儿，往往不理会声音，表现出社会性退缩。但如果只是单纯有这方面的障碍，他们会使用手势、视线指向、面部表情及模仿去交流，从而能够学会一种正式的手势语；如果他们学会阅读和书写，则可以通过书写来交流。他们确实能同别人交往、互动，进行想象性游戏，即使他们的行为就其年龄来说趋于不成熟。单纯的接受性语言障碍比较罕见。当然，孤独症在语言理解方面的困难十分常见。

在孩子年幼时，即使呈现社会交往、沟通及想象力方面的“三合一障碍”，接受性语言障碍也有可能被归因于单纯的语言障碍。这对孩子及其家庭都没有帮助，因为这样会推迟向孩子提供正确的教育，以及为家长提供建议和帮助的时间。必须根据全部病史及当前的行为表现而正确的诊断，不仅仅是根据语言测试。一些处于孤独症及接受性语言障碍边界的孩子诊断起来很难。对每个孩子的障碍性质做出精确评估非常重要，可保证教育及行为矫正计划能适合他们的特殊需要。单纯的表达性语言障碍患儿能够理解语言，能够使用非口语的交流方法，通常能进行社会交往（虽然不成熟），并会装扮游戏；表达性语言障碍有可能与动作协调不良有关，且这类障碍也可能与孤独症同时出现。

27. 语义-语用障碍与孤独症如何鉴别?

语义-语用障碍于数年前才被提出。这种障碍被描述为一种疾病，患者的语言产出流利且语法运用正确，但在理解语言方面存在严重缺损。具体表现为语言产出重复很多，通常是即时仿说或延时仿说；这些患儿的记忆力很好，也许能过早地发展阅读能力，但理解力很差。语言的语用方面在于语言在社会性谈话中的运用，以及语言与情境的关联。语义-语用障碍患者在语用方面的障碍较为显著，某些人还有一些特殊的兴趣和重复的生活常规。一些语言学及语言治疗专家坚持认为语义-语用障碍能独立存在于孤独症之外，这是因为他们的注意力通常集中在语言方面，而未考察此类患儿的整体行为模式，以及从婴儿期开始的发育史。孤独症专业领域中的大多数学者则认为，把语义-语用障碍同孤独症区别开来并无任何价值。这样做的弊端是不能识别出孩子的整体障碍模式，导致不能说出他们的全部需要，也很容易误导家长。

28. 严重听觉障碍与孤独症如何鉴别?

生来就有严重听觉障碍的患儿在学会理解及使用口语等方面存在许多问题。在年幼时，他们可能在行为方面存在障碍，具有一些能在孤独症患儿身上见到的行为特征。如果听觉障碍患儿未合并孤独症，他们就会形成社会性依恋，能够使用手势、面部表情、模仿比画，最终能够用手语来交流，并能进行装扮游戏。需要注意的是，孤独症有可能同任何程度的听觉障碍同时发生，对此类患儿必须做出双重诊断。确定有孤独症行为的儿童是否同时是聋童非常重要，测试通常很难，父母对孩子在家中的行为进行仔细观察可能更加有助于判定。

29. 严重视觉障碍与孤独症如何鉴别?

一些存在严重先天性视觉障碍的患儿，出生时似乎发育正常，但在出生后第2年或第3年会开始表现出孤独症行为。部分生来就合并严重视觉及听觉障碍的患儿，尤其是由于母亲患风疹而得病的患儿会有孤独症行为。在这些患儿身上出现的孤独症行为，无论是一出生就有，还是在第2年或第3年才出现，均可能与脑损伤相关，而不仅是感觉方面的损伤导致。部分有先天性视觉障碍的患儿有刻板动作，可能是作为对缺少视觉刺激的补偿，但并无孤独症行为的任何其他特征。

30. 一般学习障碍与孤独症如何鉴别?

学习障碍通常（但绝不总是）与孤独症同时出现。孤独症患者适应社会生活需要的某些特定方面的技能经常会受到损害；而其他方面的能力也许会受到影响，也许并不受到影响（至少就已得到的心理学上的智力测验分数而言，情况如此）。处于不同能力层次的人群，从极重度残疾到具有平均能力或者较高能力的人群，都可能出现孤独症。

考虑到20%～25%的孤独症患儿有学习障碍，其中大多数是重度或极重度学习障碍者。约1/3的孤独症患儿为中度到重度学习障碍者，1/3为轻度学习障碍者，还有1/3处于平均智力范围的低端或具有较高智力。反之，50%～60%具有重度或极重度学习障碍者存在“三合一障碍”；而在有轻度学习障碍，或者具有平均能力或平均能力以上的人群中，其比例要低得多（仅有0.2%～0.4%）。

孤独症患儿学习障碍的机制可能与其脑功能失调相关，也可能是孤独症病因所导致。目前认为，遗传学因素、结构性发育障碍、感染、免疫紊乱和代谢紊乱等因素都可能是学习障碍发病机制和病因。孤独症反过来也会影响患者从社会交往中学习的能力，以及从经验中领悟的能力，因此，又会降低其获取和利用信息的能力。在智力测验中得分很高的儿童及成人大部分靠的是他们良好的“死记硬背”的能力，以及视觉-空间的能力，而不是靠语言推理能力。除此之外，与孤独症有联系的某些疾病确实会引发大脑不同部位的病理变化，某些也许与孤独症有关，而另一些与学习障碍有关。无论什么原因促成孤独症与学习障碍之间发生关联，在诊断时均应分别加以考虑。存在一种障碍并不能说明不存在另一种障碍，多种病因或疾病共存状况也时常存在。

31. 严重学习障碍与孤独症如何鉴别?

部分重度学习障碍患儿的功能十分低下，达不到会出现语言及装扮游戏的发展阶段。他们的活动往往是重复的，大多有刻板动作，因此，必须根据其面部表情、视线接触及身体动作所显示的社会性反应来做出诊断。若患儿已达到这个程度，孤独症只是许多问题中的一个。识别出孤独症的存在有助于帮助家长及其他照顾者了解：这些患儿没有社会性反应与人们所给予的爱心和照顾存在缺陷并无关系；一些类型的刺激（如响亮的声音）也许会让这些患儿感到苦恼，而一些活动（如感觉训练）也许对患儿有利。

32. 注意力、动作协调及知觉障碍与孤独症如何鉴别?

注意力、动作协调及知觉障碍能单独出现或合并出现，这些障碍可能与语言障碍、活动过度及活动不足相关联。患者在感知方面的问题包括词语中笔画的混淆，以及字母和词语的倒置等，因而会伴有学习、阅读、书写、拼词方面的困难；此外，坚持依生活常规行事、抵制变化等表现也十分常见。Christopher Gillberg等发现，很多合并注意力、动作协调及知觉障碍的患儿也可以诊断孤独症谱系障碍（如阿斯伯格综合征）。对于所有的神经精神发育障碍，获得详细病史十分重要，以识别可能会呈现的每个要素及其严重程度，最后做出精确诊断。

33. 注意缺陷多动障碍与孤独症如何鉴别?

注意缺陷多动障碍（attention deficit and hyperactive disorder，ADHD）又称多动症或轻微脑功能障碍综合征，患儿可以表现出故作怪相及大声叫喊。ADHD与孤独症易于混淆，需要加以鉴别。

ADHD是儿童时期常见的行为障碍，患病率为1%～10%，主要表现为与其年龄不相称的明显的注意力不集中、活动过多、任性冲动和学习困难综合征。诊断多动症时应符合以下3条。

（1）起病于学龄前期，病程至少持续6个月。

（2）至少具备以下症状中的4种：①需要静坐的场合难以静坐，常不停地活动，并容易兴奋和冲动；②常干扰其他儿童的活动；③做事常有始无终；④注意力难以保持集中，常易转移；⑤要求必须立即得到满足，否则就会产生情绪反应；⑥经常多动，好说话或喧闹；⑦难以遵守集体活动的秩序和纪律；⑧学习成绩差，但不是由于智力低下而引起；⑨动作笨拙，精细动作较差。

（3）如有以下情况则不能诊断ADHD：智力低下、儿童期精神病、焦虑状态、品行障碍或其他神经系统疾病。

ADHD的主要临床特征是活动过度、注意缺陷和冲动行为，但患儿的智力正常。孤独症患儿，特别是智力正常的孤独症患儿也常有注意力不集中、活动多等行为表现，容易与ADHD患儿相混淆。鉴别要点在于，ADHD患儿有正常发育期，愿意与人交往，没有社会交往能力的损害、刻板行为及兴趣狭窄。ADHD具有活动过多、注意缺陷、冲动行为且常有学习困难和品行障碍；孤独症患儿虽常有活动过多和注意力涣散，但其突出特征是具有社会交往困难等。此外，ADHD患儿可以通过心理治疗、行为矫正或药物辅助治疗使临床症状明显缓解。

34. 阿斯伯格综合征与高功能孤独症谱系障碍如何鉴别？

高功能ASD属于ASD的一种特殊表现形式，区别于学者症候群，与阿斯伯格综合征相似，但与阿斯伯格综合征不属于同一疾病。高功能ASD属于ASD的高功能人群，患者智商高于其他孤独症患者甚至远超正常人。

高功能ASD占ASD总数的10%，其症状与阿斯伯格综合征极其相似但也有不同。例如，阿斯伯格综合征患者对交友持主动态度，而高功能ASD患者属于自我封闭。在语言方面，阿斯伯格综合征患者无明显障碍，而高功能ASD患者存在比较明显的语言障碍。在运动方面，两者也有明显差别。在学习方面，高功能ASD患儿在一定时间范围内几乎与同龄儿童相差无几，用韦克斯勒智力量表测查得出的智商可能接近正常或正常。此类儿童一般没有明显的语言发育延迟现象，并且认知能力较好，婴幼儿早期难以辨认。他们可能在幼儿园里没有问题或只有很少的问题，学校的学习能力一般，生活可以照顾自己；但会缺乏沟通意图，具有刻板行为，表现出“内向”“傲慢”“对其他人不感兴趣”“与众不同”。

35. 高功能孤独症谱系障碍患儿与正常儿童如何区别?

高功能ASD患儿与正常儿童的区别不是他们“能做什么”“不能做什么”，因为往往他们的能力所及的，正常人不一定能做到；他们真正的问题在于不理解自己的行为是什么。例如，一个智商偏低的人能知道说什么话别人会不高兴，能理解父母、亲人这种感情；但高功能ASD患儿不能理解。他们虽然看起来跟正常儿童没区别，甚至有的比正常儿童更聪明，比如在音乐、数学、绘画方面有天赋；但只有他们身边的人能察觉他们很怪，有很多特别的刻板行为，主要表现是不愿意跟人交往、缺乏亲情、行动略显笨拙、不愿意改变等。因为ASD是一种脑神经发育障碍，这种障碍造成了他们没有社会、自我的概念，让其不能融入社会，有社会交往障碍，不能理解家庭、朋友的意义，父母对于他们来说跟其他人没有区别，不能理解空间时间概念等，世界在他们的眼中是另一个样子。

36. 儿童抽动障碍与孤独症如何鉴别?

抽动一词是从法语“Tique”演变而来，原意为“扁虱”，即扁虱去叮咬牛马时，牛马出现的急促的皮肌收缩，用于表达原发性三叉神经痛时所伴随的面肌痉挛。与抽动症不同，抽动是一个形象的概念，并不是一个疾病名称。有许多神经和精神病学者很早就开始研究抽动，但迄今仍很难相当完善、肯定和清楚地阐明抽动这一现象的本质。抽动这一现象在西欧等国家十分多见，并被重视。国内也日益重视这方面的研究，且发现抽动障碍患者数量并不少。1910年,Boncour估计儿童抽动障碍的发病率为23.6%。1964年，Lapouse等报道纽约的Buffalo区内，6～12岁的儿童有12%患过抽动障碍。1966年，Pringle等报道，7岁以前的儿童中有抽动障碍史者约有5%。近年来，我国儿童患有抽动障碍的比例有所增加，据不完全统计，发病率为10%～20%，儿童抽动障碍不容忽视。

抽动被认为是固定或游走性的身体任何部位肌肉群出现不自主、无目的、重复和快速的收缩动作。与其他运动障碍不同，抽动障碍是在运动功能正常的背景下发生的，且非持久存在。抽动可发生于身体某一部位的某一组肌肉，也可同时或先后出现在多个部位的多组肌肉；可以是连续性每天出现，也可以间断性发作。每一次抽动动作均急速完成，可重复出现，其表现十分类似。抽动有时可带有阵挛性，但无强直。其累及范围和频率因人而异，可有急速挤眉、瞬目、噘嘴、转颈、耸肩等，也可有躯干的急速抖动或扭转，喉部的抽动出现如清喉时发出“哼”音、其他怪声或秽语。在一定时间内，如注意力集中、意志控制时，抽动可减少或短时间消失。这种意志控制的时间并不长，一旦意志忽视，抽动可重复出现。有些患者可假扮抽动动作为“自然”动作，显得“若无其事”的样子。

抽动具有多变性的特点，并不固定在某一个部位，如运动性抽动的分布通常起始于头面部肌肉，可出现眨眼、摇头、扮鬼脸等动作；随着病情进展，抽动逐渐累及身体各部位，分布的模式不同，也无一定规律性。抽动的多变性还表现在情绪变化方面，当情绪紧张、焦虑时，可使抽动频率增加，强度增大。抽动变化与时间也有关系，每年、每一季节或每天都可影响抽动的频率和强度。

抽动障碍共病是指除有抽动障碍外，还可伴有ADHD、强迫障碍或自残自伤行为、仪式性行为、重复叫喊、刻板重复言语等症状。此外，抽动障碍伴有严重抑郁、焦虑、性格改变、社会和学校生活适应困难，甚至有反社会行为者，也可列入此类。但详细询问病史可发现，抽动障碍患儿有正常的发育史，愿意与人交往，退缩和回避社交活动是由于频繁发作而暂时回避。其智力基本正常，渴望得到别人的同情和理解，迫切要求治疗。以上特点均与孤独症有明显的差异。

37. 婴儿时期孤独症的鉴别诊断有哪些?

婴儿孤独症是起病于婴幼儿期的ASD，在精神病学诊断分类上归属于广泛性发育障碍。Kanner于1943年首次提出“婴儿孤独症”这个名词，我国陶国泰教授首先在国内研究本病。根据《中国精神障碍分类与诊断标准》的规定，本病通常发病于3岁内。需要与婴儿孤独症鉴别的疾病包括：①精神发育迟滞。与精神发育迟滞的均衡性智力缺陷不同，婴儿孤独症患儿的智力显著不均匀，在普遍迟滞的基础上出现岛状早熟或特异才能。婴儿孤独症患儿不同程度地与亲人不亲，甚至常与母亲走失；而精神迟滞患儿对亲人依恋。婴儿孤独症患儿不同于智力低下儿童，其潜在的语言能力在特定的场景中会释放出来；但由于长期与人无情感交往，存在语言交流障碍，患儿拒绝学习新事物和刻板的怪异动作，智力发生可退化。②婴儿痴呆。婴儿痴呆是婴儿期发生的大脑衰退变性障碍，发病前婴儿显得平静而机灵，发育在正常范围内，常在病毒感染后无原因情绪低落、发哀鸣声，并破坏过去所喜爱的玩具，焦虑、烦躁，过去学会的技能突然丧失，动作退化，出现抽动、怪相，保持异常姿势，但无偏爱或潜在语言能力，更无特殊才能，常在数月里出现缄默和痴呆，预后不良。③儿童期精神分裂症。两者区别是婴儿孤独症患儿缺乏妄想、幻觉和语无伦次。

38. 非典型孤独症与儿童孤独症如何鉴别?

非典型孤独症被归类为一种由于非典型神经系统失调导致的发育障碍，其病征包括不正常的社交能力、沟通能力、兴趣和行为模式。儿童孤独症是一种广泛性发展障碍，以严重的、广泛的社会相互影响和沟通技能的损害，以及刻板的行为、兴趣和活动为特征的精神疾病。

非典型孤独症可见于极重度智力低下的患儿，或者智商正常或接近正常的患儿；也可见于儿童孤独症患儿到学龄期部分症状改善或消失，不再完全符合儿童孤独症诊断者。发病年龄超过3岁或不同时具备临床表现的3个核心症状（社会交往异常，沟通异常，局限、刻板重复行为），只具备其中2个核心症状时，诊断为非典型性孤独症。

39. 癫痫与孤独症谱系障碍如何鉴别诊断?

癫痫是一种病因复杂的综合征，它是由于脑神经元异常过度放电引起的阵发性、暂时性脑功能紊乱，临床表现为各种抽搐发作。部分癫痫患儿可伴有多动行为和学习困难、注意力不集中等表现，癫痫与抽动症是两种不同的疾病，但临床表现又极为相似。5%～36%的ASD患儿合并癫痫。Lee等对30例合并晚发癫痫的ASD患儿临床及EEG进行回顾性分析发现，其中阿斯伯格综合征患儿2例、雷特综合征患儿8例、孤独症患儿15例、广泛性发育障碍未注明型患儿5例，结果显示，合并行为异常者17例，情绪异常者7例，睡眠障碍者5例，ADHD者5例，语言倒退者4例，抽动障碍者3例，焦虑、躯体症状及便失禁者各1例。EEG背景波变慢者10例、不对称者3例、边缘状态者3例、正常者13例；局灶棘波者7例、广泛性棘慢波者2例、非快速眼动睡眠持续棘慢波（continuous spike waves during non-rapid eye movement sleep，CSWS）者7例，其中出现CSWS的6例患儿为雷特综合征。ASD患儿中癫痫高发生率提示ASD与癫痫可能存在共同的病理生理基础。

癫痫患儿所表现出的部分运动性发作、肌阵挛性发作或自动症应与ASD患儿刻板重复动作鉴别。癫痫部分运动性发作的发作形式多样，与脑运动皮质某一部分刺激性病灶有关，表现为躯体某个部位抽动，如肢体、手、足、手指、足趾或面部某部分肌肉抽动，不伴有意识丧失，EEG表现为局灶性癫痫样放电。肌阵挛性发作表现为某个肌肉或肌群突然快速有力收缩，似触电状，躯体前屈或后仰，两上肢屈曲或伸直，上肢抽动时手中物品可甩出；站立时表现为用力摔倒，坐位时发作则可从椅中弹出；肌阵挛引起肢体动作范围可大可小，可以单个发作，也可为连续发作；肌阵挛性发作时EEG为多棘慢波或棘慢、尖慢波综合，有时可以泛化为全导异常放电。

婴儿时期痉挛性癫痫综合征（一种在出生后头一年出现的罕见的、严重的癫痫形式），以及由于各种各样的病毒感染所造成的脑炎，尤其是出生后最初数年出现的脑炎，也可能引起ASD。其他与学习障碍及癫痫有联系的疾病患儿偶尔也会出现ASD。

40. 获得性癫痫性失语有哪些临床表现?

获得性癫痫性失语（acquired epileptic aphasia）又称兰道－克勒夫纳综合征（Landau-Kleffner syndrome，LKS）。本病少见，通常在儿童期发病，临床主要表现为获得性语言功能衰退、失语及听觉失认，多伴有行为和心理障碍。约80%的患者伴有癫痫发作，其形式包括部分性发作和全面性发作。EEG以睡眠中连续出现的棘慢波综合为特征，多为双侧性，颞区占优势。LKS有年龄依赖性，在一定阶段内对于药物的反应性差，青春前期趋于缓解，但可能遗留一定的语言功能缺陷。

LKS的病因尚未明确，大多数患儿没有明确的家族史。有研究认为，本病的重要病理基础可能与脑内神经元突触形成异常有关。失语的发生机制也没有完全阐明，个别患者的失语可能与单侧或双侧颞叶的病变有关。大多数患者无器质性病变，有些患者发现有血管畸形、颅内寄生虫感染、脑炎等病变。

失语的出现年龄为3～12岁（平均5岁）。患儿起病前发育正常，大多是在已获得与年龄相适应的语言能力的前提下，丧失已获得的语言功能。起病多为亚急性，可在癫痫发作之前或之后数周至数月内出现，也可于某次癫痫发作后突然起病或加重。

患儿可出现各种类型的失语，典型者表现为言语听觉失认。患儿听力正常，但对他人或自己的口语丧失理解能力，不能执行口语发出的简单指令，严重时对呼唤自己的名字亦无反应。对非语言性声音的反应一般仍可保留，如电话铃声、汽车喇叭声、狗叫声等。失语的发展过程有3种类型：①突发性失语，症状时轻时重，最终可以恢复；②失语进行性发展，最终导致不可恢复的失语；③临床逐渐出现失语，病情缓慢进展，失语恢复的情况不尽一致。

患儿口语表达能力同时或先后受损，临床常表现为缄默症，并容易被误认为是聋哑症，但听力学检查和听觉诱发电位正常。患儿也可表现为语言减少，句法混乱，音素、音节或音韵错误；但可理解他人的手语，并能用手势表达要求。

LKS患儿常伴有孤独症样表现或多动、易激惹、烦躁、攻击性等行为异常，主要由语言交流障碍而导致。智力评估发现此类患儿言语智商降低，而操作智商处于正常水平。EEG检查以睡眠中连续出现的棘慢波综合为特征，多为双侧性，颞区占优势。

41. 获得性癫痫失语与孤独症如何鉴别?

LKS是一种罕见的障碍，起病于3～12岁儿童，患儿脑电图异常，有癫痫发作症状。病前语言发育正常，随着癫痫的阵发性发作而丧失感受和表达语言功能。患儿常变得缄默不语，有些只能发出无法理解的声音，部分患儿表现讲话不流畅和表达不清，并伴有发音障碍。患儿语言功能时好时坏，开始时行为和情绪紊乱，但当患儿能够运用某种交流方式以后，这种情况会趋于改善。LKS儿童原先发育正常（虽然有些人语言发育迟缓）。最初症状也许是行为方面的改变或者是影响到语言的一些问题。许多LKS患儿有类似孤独症的特征，如对视不良、重复的生活常规及拒绝改变等。EEG异常是LKS患儿的特点，但只有在使用特殊的记录方法时，才可能探测到这一点。LKS患儿有可能存在癫痫发作，但并不总是出现。类固醇药物能使LKS患儿的行为问题得到显著改善。目前已经研究出一种脑外科手术治疗这种LKS，据报道该手术在部分患儿身上效果很好。

42. 威廉姆斯综合征与孤独症如何鉴别?

威廉姆斯综合征（Williams syndrome）是第7号染色体长臂近端（7q11.23）区域的缺失导致的发育异常。此缺失的基因片段含20多个基因，这些基因异常导致一系列病理改变。虽然属于常染色体显性遗传病，但大部分为散发病例，极少有家族史，其发病率约为1/20 000。该病主要表现为心血管异常（典型者为主动脉瓣上狭窄）、发育迟缓、行为心理异常、内分泌异常等。目前尚无特效治疗，需要根据情况选择药物、手术、心理及认知行为治疗等对症处理。

威廉姆斯综合征的重复语言和提问，以及天真的、不适当的社会性的亲近、听觉敏感等常见特征需要与孤独症相鉴别。

威廉姆斯综合征有典型的临床表现：①面部特征。鼻子上翘，人中长，阔嘴厚唇，小下颌，眼睑水肿，称为小精灵面容。②心血管症状。因弹力蛋白基因缺损使得血管狭窄，主动脉和肺动脉均可发生，程度可轻可重，还可发生高血压。心血管症状表现为发绀、心悸、胸痛等。③牙齿。牙齿小，牙缝大，常有咬合障碍。④肌肉骨骼症状。幼时肌张力较低，关节较松弛，随着年龄增长，关节可能硬化。⑤听觉敏锐。对声音敏感，甚至对某些音频会感到刺耳，长大后会改善。⑥智力发育。会有轻度智力不足，但个性外向且容易亲近，喜欢与成人互动，喜欢用成人的口吻不停地说，但对于言语的理解力较差。⑦其他行为特征。多动及注意力不集中可造成学习障碍；社交能力及记忆力强，而精细动作、空间概念及数理逻辑较弱。

43. 德朗热综合征与孤独症如何鉴别?

德朗热综合征（de Lange syndrome）是一种多发性先天发育异常综合征，是一类罕见的累及多器官系统的遗传异质性疾病，主要特征是特殊面容、胎儿宫内及出生后生长迟滞、多毛症、上肢复位缺陷，常见的器官异常包括上睑下垂、近视、肠旋转不良、隐睾、尿道下裂、幽门狭窄、先天性膈疝、室中隔缺损、癫痫和听力丧失等。该病患者通常存在严重的智力障碍问题。有65%的患者由*NIPBL*、*SMC1A*和*SMC3*这3个基因突变所导致，其中*NIPBL*基因突变占50%～60%。

德朗热综合征可能出现自伤的严重问题，这一点需要与孤独症鉴别。

德朗热综合征的临床特征为产前和产后发育滞后，小头，严重智力发育滞后，语言落后，喂养困难，畸形（主要为肢体残缺），特征面容（弓形眉、连体眉、短鼻、鼻孔前倾、长人中、上唇薄、嘴角上翘、腭/颌小）。

44. 剥夺的后果与孤独症如何鉴别?

被严重剥夺了刺激性体验，尤其是剥夺了与养护人员的密切接触和沟通的婴儿和幼儿，在社会交往、语言和智力发育方面都会受到阻碍。他们会变得非常退缩，不会做出反应，以致让人误以为是孤独症，但对整体行为模式进行观察就会发现两者的区别。用于诊断的最重要一点是观察在向儿童提供了较好的照顾与更广泛的体验之后的效果。被剥夺的儿童在给予几天或几周良好的照顾之后，就会在各个领域中大踏步地发展，而孤独症患儿的进展是非常缓慢的，而且即使在经过多年的爱心照护与耐心教学之后，他们的基本障碍依然存在。

克拉克（Clarke）夫妇在他们的《早期经历：神话与证明》（*Early Experience：Myths and Evidence*）一书中提到最终获救的被剥夺儿童的有趣的案例，并且就究竟严重的剥夺持续多长时间会对孩子发展构成不可逆转的影响这个悬而未决的问题进行了讨论。如果一个重度智力低下或患有孤独症的儿童恰好在早年被剥夺，诊断起来就会十分困难。在最近数年里，有人对英国家庭收养的罗马尼亚孤儿进行了研究。这些孩子从小就生活在身体和情感方面都受到严重剥夺的环境里。研究者发现，在4岁时，这些孤儿有6例表现出孤独症样行为模式；另外，还有6%仅具有孤独症的某个孤立的特点。他们跟典型的孤独症有种区别，尤其是在6岁时进行追踪研究时，人们在被良好收养的孩子身上看到了进步。因此，这些研究者使用了“准孤独症”（quas-autism）这个术语。然而要想了解孤独症的临床表现与ASD中的其他疾病之间的相互关系，需要进行更多的研究。

45. 其他神经疾病与孤独症如何鉴别?

许多已知的会影响到大脑的疾病都可能与孤独症或某些孤独症样行为有联系。某些先天性或在出生后头2年内出现的疾病，尤其可能与孤独症及学习障碍相联系，并且往往与癫痫相关。主要的疾病有结节性硬化症（tuberose sclerosis，TSC），这是一种遗传疾病，在脑部、皮肤及其他器官上长有异常组织的斑；未经治疗的苯丙酮尿症，这是另一种遗传疾病，可造成生化方面异常，这种病如在婴儿期得到诊断，则可用特殊饮食加以治疗；母亲在妊娠期感染的一些病毒及其他感染（尤其是德国麻疹）；其他的一些先天性疾病，有些是已知的遗传性的，而另一些的病因仍然未知；除有些身体方面异常以外，通常还具有1种或1种以上的孤独症的行为特征，但并不具有其全部的行为特征。以上所有这些疾病的诊断取决于对患儿体征及病史的认识，以及对患儿行为模式的观察。即使孤独症样行为与某种已知的身体疾病相关联，也必须把孤独症样行为考虑进去并进行适当的处置。

第七章

治 疗 篇

目前，孤独症的病因及发病机制仍不明确，可能是由遗传、环境、感染及代谢等诸多因素共同作用导致的。在治疗上，主要是改善患儿的核心症状（社交障碍、语言障碍和行为问题），保持患儿的社会功能，包括学习能力、工作能力、社会交往能力等，提高患儿的社会生存与发展的能力，包括尽量融入正常的社会生活，减少家庭和社会的负担，同时强调对症治疗。

儿童孤独症的治疗以教育干预为主、药物治疗为辅。因为孤独症患儿在多方面存在发育障碍及情绪行为异常，应根据患儿的具体情况，采用教育干预、行为矫正、药物治疗等结合的综合干预措施，具体包括对患儿家长的咨询和指导、行为矫正、特殊教育、感统训练和适当的药物治疗。

1. 孤独症不治疗能自愈吗?

孤独症不但是一种比较严重的发育障碍性疾病，而且是一种持续终身的疾病。患儿的主要特征存在语言、社交和行为3个方面的问题，很多典型的孤独症患儿也会出现语言发育、语言交流方面的问题。目前孤独症的病因不明，患儿可能在生理、语言、生活社交、行为爱好、运动和性格等各方面均存在一定缺陷，是一种涉及广泛的发育障碍。孤独症一般情况下是不能自愈的，有孤独症症状或有类似的表现，需要及时去医院就诊，早期发现、早期干预治疗，孩子的发育水平有可能会进一步提高。耽误时间，等待孩子自愈等，都是不可取的，反而有可能会加重孩子的孤独症表现。总之，孤独症不能自愈，均需要通过系统规范的干预治疗以改善症状。

2. 孤独症的治疗原则是什么?

（1）早发现、早治疗：早期开始的针对性治疗是患儿能否融入社会、保持基本社会功能的基础。

（2）“四心”治疗：治疗的关键需要爱心、信心、耐心和恒心。家长，尤其是培训者，首先，需要有爱心，与患儿建立良好的关系，才能深入了解患儿的特点；其次，需要对治疗充满信心，要相信通过大家共同的努力，患儿可以取得很好的疗效；再次，耐心是每名培训者必须具备的基本素养，尤其是在培训开展的早期，往往需要数月甚至更久才能看到患儿进步；最后，需要恒心，坚持治疗，孤独症的治疗是一个很漫长的过程，有些问题可能1个月或数月才能发现改善，有些问题则需要终身教育。因此，对孤独症的治疗和帮助是需要持续终身的。

（3）个体化、结构化、系统化：孤独症患儿的个体能力差异极大，必须因人而异，根据每个患儿的具体情况来制定适合该患儿的治疗方案。选用不同的行为干预，在不同的教学阶段运用适当的教学方法，方案的设计必须详细到每周、每天的具体安排，并且在执行过程中根据患儿的具体变化及时做出更改。

（4）特教培训和行为矫正需紧密结合：每名培训者必须正确地掌握行为矫正的技巧，才能有效地提高培训的效果。

（5）综合培训：孤独症除有三大突出症状，部分患儿还合并智力低下、精细运动不协调等问题。不能只注意到患儿的突出症状，不能单纯治疗患儿的突出症状，需要综合化培训，这样才能取得最终的成效。

（6）关注躯体健康：注意患儿的营养均衡，提高免疫力，按时接种疫苗，减少生病的机会。躯体疾病会影响培训的频率和强度，从而影响持续的疗效。

（7）合理选用药物治疗：目前，国内外尚未发现孤独症的特效治疗药物，且并非所有孤独症患儿都需要服用药物，需根据患儿的具体情况合理选用药物。

3. 孤独症为何提倡早期发现、早期治疗？

孤独症患儿应尽早发现、尽早治疗。因为年龄越小，神经系统发育的重塑性越好，治疗的效果也越好。随着近年来国内外学术界对孤独症的深入研究，一些处于早期的孤独症患儿得以被发现，这大大地提高了孤独症的治疗效果。3岁之前是大脑发育最快的时期，也是儿童学习语言的重要阶段，尽早地解决语言问题和社会交往问题，才能更早地教会患儿社会生存和发展的基本技能。另外，早期治疗还可以预防患儿不良习惯的产生。专业人员及家长需提高警惕，对于疑似患者应密切观察，一般观察时限以数天至数月为宜，不建议长时间观察，否则容易错过最佳治疗时机。当下级医疗单位医师对于疑似病例不能确诊者，建议转至上级医疗单位诊治，一旦诊断，建议立即治疗，越快越好。当然，孤独症的治疗任何时候开始都不算晚。早在1989年就有研究证实，如果能在早期（如2～3岁或4岁时）开始强化训练，每周保持40h的训练时间，并能持续训练2～3年，那么所有的患儿都能取得进步。所以，早期发现并识别婴儿期的孤独症十分重要，孤独症的预后除与疾病本身的严重程度有关外，还与诊断及治疗是否及时密切相关。尽早识别孤独症患儿并给予其专业的训练和教育，可明显改善他们的预后。

4. 孤独症为何提倡个体化、结构化、系统化？

孤独症的临床表现复杂多样，包括一系列核心症状及各种合并症。每例患儿的症状都不一样，严重程度也不一致。例如，同样是语言障碍，严重的患儿可完全没有语言能力，理解不了语言的含义；轻症的患儿可能只是语言表达过程中存在语音语调异常、措辞错误等。同样是智力障碍，严重的患儿智力低下；而某些患儿智力正常，甚至在某一方面有特殊的天赋。因此，应根据每例患儿的具体情况来制定相应的适合该患儿的个性化治疗方案，选用不同的行为矫正方法，考虑是否需要加用药物干预，方案的设计必须详细到每周甚至每天的具体安排，并且在执行过程中根据患儿的具体变化及时做出调整。

5. 孤独症的治疗方法有哪些？

目前，孤独症的治疗方法主要包括以下3个方面。

（1）教育干预：是目前治疗孤独症最主要的方法，也是保证治疗开展的基础。孤独症的治疗是一个漫长的过程，在这期间需要有相关组织根据治疗过程中患儿出现的问题及时调整具体治疗方案。相关组织一般包括临床医师负责最初的诊断和确定治疗方案，主管培训师负责制定和修改患儿具体的培训方案，培训师直接负责患儿的面对面培训。

（2）行为矫正：培训师在培训过程中常要运用行为矫正对不同患儿进行不同的干预，包括强化社交能力、语言表达理解力的训练，以及一些不良行为的消退法。

（3）药物治疗：目前尚无孤独症的特效治疗药物，并且并非所有的孤独症患儿都需要药物干预；只有部分孤独症患儿需要药物来辅助治疗，如伴有精神症状的患儿，需要适当应用抗精神病药物来改善行为问题。

6. 孤独症患儿如何进行特教培训？

目前，国内外普遍认为特教培训是孤独症的治疗首选方法。早期开始个体化、结构化、系统化的特教培训并坚持下去，是治疗孤独症最主要的方法。特教培训主要分为认知能力的培训、言语和语言能力的培训、精细运动的培训、躯体和肢体大运动的培训、社交能力的培训、生活自理能力的培训、不良行为的纠正等。在培训过程中，培训者需给予患儿较多的示范；越有耐心地反复演示，越能帮助患儿学习。孤独症患儿的日常生活需要视觉提示的帮助，反复的视觉提示能够帮助患儿记住下一步该做什么。因此，与其告诉患儿该怎么做，不如直接演示给他们看。孤独症患儿缺乏即时处理的能力，他们只能理解字的表面意思，所以培训者在特教培训时应该用简单易懂的语句描述要求，反复耐心地演示，为患儿提供视觉信息的指导。

7. 孤独症患儿如何进行行为矫正?

孤独症的行为矫正，也称行为干预，是孤独症治疗中非常重要的手段之一。早在1964年，Skinner便提出将行为矫正专门用于处理孤独症的特殊行为问题。孤独症的行为矫正主要用于改善行为过度（包括暴怒及发脾气行为、攻击行为、自我伤害行为等）和行为不足（包括交流或沟通障碍、社会交往障碍、游戏及其他方面的缺陷、普遍化障碍等）。行为矫正的实施通常需要抚养者、教师和培训师等人员共同完成，而实施者在实施行为矫正前需接受培训，以保证正确地使用行为矫正的一系列方法。行为矫正的方法主要包括以下几种。

（1）行为强化：分为正强化和负强化。在行为矫正实施之前，需要找到并选择高效能的强化物，用于引起患儿的注意，并提高患儿的学习动机和配合能力。

（2）行为消失：是指一个之前被强化的行为，当具有强化作用的结果不再出现时，那么这个行为在将来可能不再发生。行为消失具有消失爆发和自发恢复的特征。

（3）惩罚：是指某一特定行为将来发生的可能性降低的事件，只有将来的行为确实减少了，患儿才能得出该具体事件是惩罚因素的结论，不同于日常生活中大多数人所理解的惩罚的含义。惩罚包括正性惩罚与负性惩罚。

（4）行为分析模式：包括对起因或前情阶段的分析、行为的分析、结果阶段的分析。

（5）行为的观测和记录：包括确定问题行为和目标行为，记录准备工作、选择记录的方法、选择记录工具、记录观察者的信度等。

8. 孤独症患儿如何进行药物干预?

针对孤独症患儿出现的社会交往和人际沟通障碍的核心问题，尚缺乏特异的药物治疗，药物治疗仅作为辅助性的对症治疗措施。孤独症患儿的最终治疗需要依赖于教育和训练，并非所有的孤独症患儿都需要药物干预，只是针对部分患儿并发的一些情绪障碍、睡眠障碍等行为问题，以及惊厥发作等躯体疾病时，可适当选用药物来改善。在选用药物治疗前，一定要对患儿进行全面检查，包括详细的病史咨询、身体发育情况检查、实验室生化检查、必要的影像学检查、各种发育认知的评估量表测定及全身体格检查。全面检查之后，明确患儿需要改善的异常行为或精神症状，专科医师以此选择高疗效的、不良反应较少的药物。药物治疗的疗效一般需依赖于抚养者的认真观察，如药物已经达到治疗剂量且维持1个月仍无效，则应考虑换药；若药物有效，则应维持治疗一定时间，具体治疗时间及药物剂量需具体药物具体分析。

总之，药物干预只是孤独症治疗的一部分，不是全部，也不是唯一，孤独症的治疗不能只依赖药物。

9. 孤独症的药物干预原则是什么？

孤独症的药物干预要遵循以下原则。

（1）全面了解患儿的行为和兴趣特点，进行用药前评估：在选用药物治疗前，一定要对患儿进行全面检查，包括详细的病史咨询、身体发育情况检查、实验室生化检查、必要的影像学检查、各种发育认知的评估量表测定，以及全身的体格检查。家族史、既往史、过敏史也应了解清楚。

（2）孤独症并发特殊症状的识别和处理：孤独症患儿除核心症状外，还可能伴随一些特殊症状，如并发癫痫、抽动障碍等。此种特殊症状需加以识别并确诊，正确选择药物治疗。

（3）临床医师的指导：所有药物均须在专业临床医师的指导下使用，不能听信偏方、民间处方等擅自用药。专科医师应选择高疗效的、不良反应较少的药物。

（4）患儿自身的有效参与：根据患儿的认知程度、年龄等，做好药物治疗的指导工作。对于认知能力正常的孤独症患儿，让其尽可能地理解药物的相关使用，使其配合治疗，增加治疗的依从性。

（5）家庭成员的有效参与：除医师和培训者外，家庭成员，尤其是患儿的直接抚养者，在孤独症患儿的治疗中起非常重要的作用。他们需要了解药物的使用方法并指导和监督患儿用药，观察药物的疗效和可能出现的不良反应，并与医师及时交流调整药物治疗方案。

（6）定期随诊：孤独症的药物使用一般会持续一定时间。在最开始使用药物时，家长需至少每周携带患儿随诊；待病情稳定后，可逐渐延长随诊时间，1～2个月随诊1次，以便医师及时观察评价药物的疗效、有无不良反应及调整药物剂量。

（7）客观地评价药物疗效：临床医师和家长需客观地记录并评价药物的疗效，切莫扩大药物疗效。部分药物的作用可能来自安慰剂效应，而非药物本身，需注意区分。如药物已经达到治疗剂量且维持1个月仍无效，则考虑换药；若药物有效，则应维持治疗一定时间，具体治疗时间及药物剂量需具体药物具体分析。

（8）药物治疗不是全部，只是综合干预的一部分：孤独症患儿需要综合性治疗，尤其依赖于教育和训练。并非所有的孤独症患儿都需要药物干预，只是针对病因，以及部分患儿出现的一些情绪障碍等行为问题或伴发共患躯体疾病时，可选用药物来改善。

10. 对孤独症患儿进行行为矫正有何意义？

目前，行为矫正被公认是一种十分有效的治疗手段，国内也已将其广泛用于治疗发育障碍、精神类疾病及儿童行为问题等。行为矫正不能用来改变孤独症这个疾病本身，但它可以用来改变孤独症患儿所表现出的问题行为。孤独症患儿可表现出不同程度的异常行为，这些异常行为可以通过矫正干预的方法加以控制甚至消除，帮助患儿塑造良好行为，改善不良行为，从而达到提高生活质量的目的。行为矫正时需做到高度个体化，通过具体任务逐步分解，借助图片、工具等中间物，利用孤独症患儿生理或心理上的需求，对不足行为进行训练，并有效减少过度行为。

11. 对孤独症患儿进行坚持治疗有何意义？

孤独症的治疗是一个很漫长的过程。对于一些孤独症患儿的治疗，特别是在早期，培训师与患儿及其抚养者还未形成一定的默契和亲密关系，治疗进展可能十分缓慢，疗效甚微，有些问题可能一个月或数月才能改善。根据国内外一些机构的经验，对于智力较好的3岁以下患儿，从无语言能力到开口发“mama”的声音，需要4～6个月的时间，最快也需要1个月左右。有些问题则需要终身教育，如社交能力、成年后的生活能力等，孤独症的治疗和帮助是需要持续终身的。在治疗过程中观察患儿在某些方面有无特殊才能，并加以诱导和培训，即使是孤独症患儿，也能在某些领域取得可喜的成绩。因此，孤独症的治疗需要恒心与坚持。

12. 对孤独症患儿进行培训的目的是什么？

孤独症患儿涉及多方面不同程度的缺陷，对孤独症患儿尽早开始个体化、结构化、系统化的培训是治疗孤独症最主要的方法。

孤独症患儿培训的总目标是发展自我照顾、促进个人生存能力。矫治目标包括：①促进正常发展。在训练过程中要着眼儿童正常身心发展规律，逐步提高患儿各方面能力，开发潜能；并在促进发展的过程中，有序地使患儿在人际交往、语言沟通和社会适应行为方面明显的缺陷得到补偿，促进正常行为的建立。②消除过分行为。凡听、嗅、触等感官的自我刺激、不适当表达情绪，或者自伤、暴怒等干扰正常学习和正常发展的过分行为，均应予以消除。③避免及消除固定僵化行为。孤独症患儿往往思维僵化固定，这对教育训练与日常生活构成障碍，应避免形成固定僵化行为，如有则应予以消除。

对孤独症患儿进行培训的目的，一方面是改善患儿自身的症状，学会一些基本的社会交往能力，能跟别人交流，不要生活在自己的小小世界里，学会一些基本的生活和学习技能，尽快融入正常的社会生活，成年后能基本自给自足；另一方面是减少家庭和社会的负担，包括经济困难、家庭关系紧张、社会歧视、抚养者的工作影响等。

13. 对孤独症患儿进行综合化培训有何意义？

孤独症有三大核心症状，即社交障碍、语言发育障碍及异常刻板行为；除此之外，部分患儿还合并精神发育迟滞、智力低下、精细运动不协调等问题。在治疗过程中，家长有时只注意到患儿的某种突出症状，而要求医师只治疗该症状，这样通常无法达到预期效果。

目前，得到广泛认可的训练方法主要有应用行为分析、结构化教育、人际关系发展干预和地板时光、感觉统合训练，各种训练各有优缺点，故将多种方法相互融合的综合化培训是孤独症患儿培训的趋势。有研究表明，利用综合化培训方法可以显著提高孤独症患儿的进步率。对于能力较差的孤独症患儿，应用行为分析疗法和结构化教育有助于基本技能和常规的掌握和形成，游戏介入可提高训练的趣味性并改善共同注意。能力相对较高的孤独症患儿通过心智解读、社交故事、游戏介入训练可以发展其对情感的理解，让其学会表达情感从而更好地满足自己的需要，掌握解决问题的技能，减少适应不良行为，学会处理冲突。总之，患儿之所以能诊断为孤独症，一定是因为具有多种临床表现，不能只单纯治疗其突出症状，需要综合化培训，同时在语言、社交、异常行为、运动等各方面共同训练才能取得最终的成效。

14. 对孤独症患儿进行家庭培训有何意义？

大部分孤独症患儿家长在患儿疾病确诊的初期都会经历一定的心理煎熬，有怀疑、有自责；即使在接受了自己的孩子患病这一事实后，也有部分家长急于求成，缺少耐心，期望短时间内就能看到成效。然而实际上，大部分孤独症患儿都有认知困难，无法理解基本的生活现象，专注力差，思考方式简单，难以高效地完成相关任务。

家长首先需要接受孩子患病的事实，摆正心态，配合临床医师和培训师，为患儿制定个体化治疗方案。在治疗过程中，家长要充满信心、爱心和恒心，及时反馈信息，积极配合培训师，给予患儿足够的营养支持和关爱，降低患儿躯体生病的概率。

家庭培训不仅是针对患儿的训练计划，更是对患儿家长的训练，让家长更有信心、有能力，在日常生活中给予患儿积极的帮助。孤独症的治疗是一个漫长的过程，需要家长和培训师的共同努力，家庭培训是孤独症干预治疗的重要组成部分。

15. 对孤独症患儿进行培训的生活泛化有何意义?

部分孤独症患儿家长发现患儿在学校或培训机构表现很好，但回到家里就“没有那么好”，对于一些简单的生活常识也无法理解。这是因为培训机构和家庭日常生活的环境因素是不一样的，在机构中更多的是对一些图形、静态的知识层面的学习，生活中则是现象、行为等的动态过程。因此，如果家长没有对患儿在机构所学习到的内容进行后续的训练和泛化，那么患儿只能明白所学内容的浅层意思，而不能真正理解其所代表的意义。

此外，培训者所教授的学习内容和技能要尽量贴近生活，使患儿能在生活中很好地加以运用并泛化。但培训者在机构带领患儿做的生活泛化毕竟是有限的，而陪伴在患儿身边的家长才能长久有效地帮助患儿去理解这个世界。经过一段时间的培训后，家长可以在平时生活中让患儿做一些力所能及的事情，从易到难，及时夸奖，逐渐增强患儿的自信心。结合生活实践，及时向患儿解释一些现象，提高患儿的理解能力和思考能力。

16. 培训者的情绪控制对孤独症患儿有何影响?

孤独症的培训是一个长期过程，培训者必须有爱心、信心、耐心和恒心，必须付出全身心的劳动。在面对患儿时，培训者首先要让患儿感受到爱心和耐心，与患儿建立良好的关系，让患儿愿意同培训者亲近，愿意接受其培训。要想顺利地开展培训，情感的建立是关键的第一步。孤独症患儿通常比同龄正常儿童更敏感，他们能细微地感觉出培训者对他的态度，然后进行分析，做出判断，接受或排斥培训者。培训过程中可能出现各种问题，培训者可能会出现一定的挫败感，这时，需要培训者调整自己的心态。如果培训者自己有情绪问题，最好的方法是暂时回避患儿，不能因为培训者自己的问题而对患儿吼叫，不能把自己的不良情绪转移到患儿身上。培训者不良情绪的展现可能会让之前的培训效果付诸东流，甚至加重患儿的情绪问题和异常行为。

17. 孤独症患儿在培训中产生的受挫感该如何处理?

一些孤独症患儿有认知困难，无法理解基本的生活现象，专注力差，思考方式简单，难以高效地完成相关培训任务，会产生一定的受挫感。这种情况下，培训者应多表扬和鼓励患儿，可以用适量的食物奖励和精神奖励（如拥抱、抚摸、手势等），多关注他们能做到的事情，而不是总盯着他们做不到的事情，增强他们的自信心，减少他们的逃避和心理压力。要让他们明白，他们的表现很棒，会有人一直陪着他们。培训者在对孤独症患儿进行培训时一定要学会察言观色，及时发现患儿的不良情绪，不要太强制性，要多引导，多与患儿沟通，给他们创造能够体验成功的机会。只有这样，才能促进患儿在各项任务中多多尝试、多多努力。

18. 对孤独症患儿进行培训时应采取何种态度?

无论是培训者还是家长，对孤独症患儿均应充满爱心和耐心。孤独症患儿常有很多情绪障碍和心理障碍，语言能力差，无法融入社会；部分患儿还会并发行为异常，伤人、自伤、生活无法自理、不讲卫生等。如果没有爱心和同情心，就无法与患儿建立良好的关系。如果患儿不愿意同培训者亲近，对培训者感到生疏，甚至害怕，就不会愿意接受其培训，培训则无法开展。大部分孤独症患儿通过早期有效干预可以逐渐融入正常的社会生活。孤独症患儿只是用一种不同于一般人的视角来看世界而已，要对他们充满信心；要坚信通过大家共同的努力，他们能够克服孤独症所带来的挑战；要相信他们能自我控制好具有极大难度的困扰；相信他们的生活终将丰富多彩。

19. 孤独症患儿家长在培训过程中应如何调适心理?

大部分孤独症患儿的家长在患儿确诊的初期都会经历心理学上所描述的“悲伤的5个阶段”（否认/失落、愤怒、迷茫、绝望、接受）。因此在治疗开始前，治疗团队需要以充分的同理心做好家长的心理工作，对家长最初的心理起伏表示理解，给家长一定的时间去接受这个事实，但时间不能太长，因为孤独症的治疗刻不容缓。家长首先需要接受孩子患病的事实，摆正心态后才能配合治疗团队为患儿制定个体化治疗方案。另外，有的家长在接受了孩子患病的事实后急于求成，缺少耐心，期望短时间内就能看到成效。治疗团队需要提前跟家长充分沟通，给予他们一定的建议、鼓励和希望，激励他们陪伴孤独症患儿走过每一天。孤独症的治疗是一个漫长的过程，需要大家共同的坚持。只有家长充分理解，才能在治疗过程中配合治疗团队，达到事半功倍的效果。

20. 认知能力培训的环境如何准备？

心理学研究表明，3～5岁是儿童认知能力发展的关键期。孤独症患儿的认知训练应以认知发育规律为依据选择训练内容，借助图形、数字、符号及文字等训练材料，培养和提高患儿多项认知能力。

对孤独症患儿进行认知能力的培训时需注意培训环境的布置。具体如下。

（1）培训室面积应为10～15m^2，室内整洁，温、湿度适宜，光线良好，经常消毒通风。

（2）窗帘可选择悬挂厚、薄两层，必要时能完全遮挡光线，制造暗室环境。

（3）培训室需要高度结构化，摆放必要的课桌和椅子，墙上和天花板不要悬挂其他多余的物件，因为繁杂的物品会吸引患儿的注意力，影响培训质量。

（4）进行功能分区，设置专门的储物柜子，储藏患儿培训时所需物品，培训物品需应专人专用，部分物品应定期消毒。

21. 认知能力培训需要准备哪些物品？

在对孤独症患儿认知能力培训的过程中，有许多患儿不愿意配合家长的指令。原因是大多数家长的教学方式或教具较为单一、刻板、形式化，没有真正地调动患儿的兴趣及情绪，导致患儿的注意力和配合度差。建议家长注意培训过程中物品的准备，在游戏中进行训练。通过调动患儿的积极性，帮助他们加强认知能力。在对孤独症患儿进行认知能力培训前需要将培训所有需要的物品提前整理好，包括白纸、彩色纸、彩笔、颜色相关的实物、橡皮泥、形状相关的积木块、彩色积木块、绘本、各种字卡、各种图卡、录音机、手电筒、冷热水、冷热电吹风、不同味道的水、不同气味的瓶子及照片等。

22. 孤独症患儿为何需要进行感觉统合训练？

感觉包括视觉、听觉、触觉、嗅觉、味觉、前庭觉和本体觉。感觉统合理论由美国南加州大学临床心理学博士Ayres于1969年首先提出。感觉统合能力有问题可导致孩子运动、学习、注意力、情绪等方面出现问题。感觉统合就是调节这些过度敏感或迟钝的感觉，使感觉之间的联系和配合更和谐。感觉统合训练是孤独症中较难理解的一环，却是孤独症患儿康复成功的敲门砖，因为它与孩子的情绪认知和行为问题息息相关。

大部分孤独症患儿的认知能力低下，需系统地进行认知能力训练，加强患儿与外界环境的联系。感觉统合训练是对孤独症患儿认知能力培训的重要部分。训练需在特定的培训室完成，训练前准备好所需器材。感觉统合训练包括知觉（触温觉和痛觉）训练、视觉训练（视觉集中、光觉训练、颜色视觉训练）、听觉训练（听觉统合训练、听觉集中和听觉异常的纠正）、味觉训练及嗅觉训练。

23. 如何进行孤独症患儿的视觉训练?

孤独症患儿总是生活在自己的世界里，看待外界的事物时眼神缥缈，缺少有效注意，故需要进行一定的视觉训练。在训练最初阶段，很多患儿不看培训者，因此，培训者应该将塑造患儿与培训者对视的能力作为首要训练项目。

根据患儿的不同年龄和能力，视觉训练可选择以下方式。

（1）视觉集中训练：用患儿平素喜好的物品A吸引患儿目光；然后将其目光移到所应该完成的任务B上，将A放在B旁边，让患儿能看到A，但不能拿到；然后要求患儿完成任务B；一旦完成任务，马上奖励A。这样可以逐渐改善孤独症患儿的注意力。

（2）视觉追踪：培训者在吸引患儿注意后，选择一种患儿喜欢的物品，在其正前方左右或上下或前后晃动，速度不宜过快，引导患儿追踪这个物品。

（3）光觉训练：在一个安全的暗室里，将手电筒光源照在墙壁上，逐步引导患儿去抓墙壁上的光，其间需不停地变换光的位置。

（4）视觉辨别能力训练：先训练患儿识别并将同样的2个物品放在一起；成功后再加入不一样的物品，引导患儿找出2个一模一样的物品，并不断增加物品的种类，学习多种配对。另外，还可以做实物与图片的配对、图片与图片的配对等。除种类配对外，还可进一步学习形状配对等。

（5）颜色视觉训练：在白纸上用彩笔画一种颜色A，再拿出一样跟颜色A一样颜色的物体a，同时说出A颜色的名称，用同样方式逐一说完所有物体的颜色；然后给患儿示范将多种物体同时摆在一起，用彩笔画出颜色A，在一堆物品中挑选出跟颜色A一样颜色的物体a，同时说出颜色；再引导患儿在一堆物品中逐一挑选所要求颜色的物品，直至全部挑选出。若患儿指认合格，之后给患儿做颜色命名训练。

（6）视觉空间感知力训练：培训者拿出画有积木的图纸和对应的积木，引导患儿按图将积木搭好；根据患儿的能力，逐渐增加积木的数量。

24. 如何进行孤独症患儿的听觉训练?

在很多时候，与孤独症患儿说话，他们总是不理不睬，好像没有听到；而某些声音又能刺激到他们，导致他们情绪激动或大哭大闹。因此，适当的听觉训练对孤独症患儿十分必要，可以提高他们对外界的接触能力。

（1）听觉集中训练：2名培训者与孤独症患儿同处在安静的房间内，其中一名培训者与患儿相对而坐，而另一名培训者坐在患儿身后。面向患儿的培训者轻唤患儿的名字，身后的培训者轻扶住患儿的头部，使患儿的脸冲着面向的培训者，同时引导患儿做出正确回应并眼望着培训者。当患儿能够独立作出正确回应并望向培训者时，面向的培训者改变位置，继续重复之前的训练，直至患儿能够回应并注视来自任何角度的呼唤。

（2）听觉异常的纠正：部分孤独症患儿听到某种声音会出现情绪激动、哭闹等情况，直至脱离那种声音。训练此类患儿，应采用逐渐脱敏的方法。培训者陪患儿一起进入相应的声音环境中，当患儿出现激动情绪时，培训者紧紧拥抱患儿，但不能与其说话，同时避免患儿捂住耳朵或出现冲动行为。这种训练一旦开始就不能间断，直到患儿适应相应的声音环境。

（3）听觉统合训练：听觉统合训练需要孤独症患儿去专业的医疗机构进行，通过听调配和过滤过的音乐，以达到促进语言发展、改善情绪的目的。听觉统合训练的原理目前尚不清楚，目前认为其之所以有效是通过过滤掉过度敏感的频率，改善中枢神经系统对信息的加工处理过程，使大脑听觉皮质重新组织和调整，对所有频率的知觉增强，对听觉信号的歪曲减少，从而改善患儿的症状。

25. 如何进行孤独症患儿的触觉和嗅觉训练?

孤独症患儿触觉问题很常见。有些家长会发现，孩子只愿意穿特定面料的衣服，拒绝拥抱和触碰。触觉迟钝的患儿可能会对自己施加疼痛刺激，还有的患儿对冷热不敏感。嗅觉敏感的患儿会对生活中一些常见的味道非常厌恶；嗅觉迟钝的患儿则会对某些特定的味道表现出过度兴趣，甚至吃一些食物以外的东西，如泥土、肥皂等。触觉、嗅觉问题的处理原则是：如果不影响正常学习和生活，可以不针对性康复，比如厌恶丁香花的气味，完全可以远离丁香花。如果某些味道不可避免，嗅觉敏感的患儿需要进行小程度的刺激脱敏，嗅觉迟钝的患儿可以进行稍大程度刺激以激活神经通道。

孤独症患儿普遍对气味没有表达，如果问患儿“闻闻这是什么气味或你闻到了什么气味？”，患儿通常没有反应。培训者可在患儿的面前摆放各种气味的瓶子，每次打开一个瓶子的盖子，让患儿闻闻瓶里的气味，同时反复告诉患儿这是什么味道，直到患儿最终明白气味和词的联系。气味训练最好从香味等易于接受的气味开始，避免患儿出现抵触情绪。训练者可以手持香水瓶，示范闻一闻，告诉患儿："这是香的。"再将瓶子给患儿闻，同时提问："你闻到的是什么味道？"等待3～5秒，若患儿无反应，用手扶住患儿拿起香水再闻，并提示："这是香的。"直至患儿能够自主说出。

26. 如何进行孤独症患儿的味觉训练？

培训者在孤独症患儿的面前摆放糖水或其他味道的水，用吸管或棉签蘸取少量糖水涂在患儿唇上，并告诉儿童是"甜的"。然后培训者问患儿："刚才的水是什么味道的？"，等待3～5秒，若患儿无反应，用语言提示："这是甜的。"再取少量糖水放在患儿唇上，让患儿模仿说，直到患儿最终明白味觉与词汇的联系。如患儿能够明白甜味，则可以训练患儿分辨甜味，即培训者取糖水或白水放在患儿唇上，问患儿："刚才的水是什么味道的？"，等待3～5秒，看患儿能否分辨出"甜的或不甜"，若患儿无反应，则用语言提示，反复训练直至其掌握。当患儿能够分辨后，在日常生活中要注意捕捉训练机会，如进行品尝甜点游戏等，让患儿在生活中强化认知。其余味觉也可依照"甜味"进行。

27. 如何进行孤独症患儿的知觉训练？

知觉可以分为颜色、形状、大小、空间、部分与整体、方向等。首先训练孤独症患儿对颜色、形状的感知。培训者准备各种颜色及形状的卡片，每次取出一张，让患儿说这是什么，如果患儿无法正确回答，培训者可以告诉患儿，再让患儿重复，直到患儿能够准确说出所有卡片的颜色及形状。当患儿可以说出所有的颜色和形状后，培训者可以说出指定的颜色或形状，让其在卡片中寻找。在患儿能够初步认识颜色和形状后，培训者可以准备不同颜色、大小及形状的积木，训练患儿区分哪个是大、哪个是小，并尝试把2个小三角形拼成1个大三角形、2个半圆拼成1个圆形、4个三角形拼成1个正方形等，训练患儿的大小、空间感知，以及理解部分与整体之间的关系。

28. 如何进行孤独症患儿的记忆训练？

培训者根据孤独症患儿的具体年龄和情况准备一些卡片或实物，然后与患儿相对或并列而坐。培训者先给患儿看几组他/她已经认识的卡片或实物，并让其说出来；当患儿正确说出后，再给他/她看一张新的卡片或一种新的实物。培训者先告知患儿这是什么，再让其重复；当他/她能够说正确，培训者重新拿出患儿已经认识的卡片或实物，让其看并说出来（用来干扰新形成的记忆）；然后再次把刚刚新认识的卡片或实物拿出，看其能否正确回忆。如果患儿不能立即回忆（可给予30秒以内的思考时间）答出这是什么，则为记忆失败，重复“告知—干扰—回忆”的过程，直至患儿能够立即回忆起新认识的卡片或实物，再进行下一项。除卡片及实物训练外，还可以进行生活训练，如培训者的名字、父母的名字、午饭吃的什么等。如果训练完成得很好，则可以尝试背诵儿歌、唐诗等。

29. 如何进行孤独症患儿的抽象思维训练？

孤独症患儿的抽象思维训练是为了让患儿能够了解及应用概念，并通过自己的判断、推理及思考达到对事物特征和联系的认知。例如母子关系，培训者可以准备不同年龄、不同穿着打扮的母子合影，让患儿指出哪个是母亲、哪个是孩子；如果患儿说得不对，培训者可以告知患儿，“母亲和孩子在一起，大的是母亲、小的是孩子”，直到患儿能够区分出每张照片里的母子。当患儿全部认出后，还可以把所有的照片放在一起，让其找出哪些是母亲、哪些是孩子。患儿熟悉照片后，还可以带他们在生活中强化认识。

30. 孤独症患儿认知能力训练有哪些注意事项？

在认知能力训练过程中，家长必须认识到，这是一个长期的过程，一旦开始，就要坚持下去，不能间断。家长及培训者必须有爱心、耐心，因为培训需要患儿良好的身体状况与合作的心理状态，与患儿建立亲密的关系是培训能够取得良好效果的基础，要多抱他/她、亲他/她，让他/她感觉到你的爱。面对患儿时，要让他/她觉得你亲切，愿意同你接近，切忌对他/她大吼大叫。训练时手法要温和而坚定，每一步必须到位，认真地完成每一步训练细节，绝不能马虎缺漏，否则严重影响训练效果。要根据患儿的年龄合理安排训练内容及训练时间，避免过度疲劳。每项训练都要注意难易顺序，如颜色训练，可先辨识红、黄、绿，再认识紫色、橙色，最后认识混合色；形状知觉训练，要先从三角形、圆形、方形开始，再逐渐到椭圆形、菱形；记忆训练，要反复重复，逐渐加深记忆；思维训练，要先从简单概念开始，逐渐扩展到抽象概念。患儿做得好时要及时表扬鼓励，做得不好时也不要过分催促，可以先给出答案，再重新训练。

31. 如何进行孤独症患儿的语言训练？

语言与沟通障碍是孤独症患儿的基本症状，患儿常伴有明显的语言表达问题，常见的包括：重复式说话；代词误用，如将“给你”说成“给我”；语调平淡缺乏变化；电报式说话，如将“毛巾没有了”说成“毛巾没”；固执重复言语等。这些问题常会影响患儿的语言及社交能力发展，应及早纠正。语言与沟通障碍是孤独症患儿多种障碍中较难改善与治疗的。幼儿期是语言发展的关键期，是语言锻炼的宝贵时机，如到学龄期后才开始语言的培训，常效果不佳，所以语言训练应尽早展开。

孤独症患儿的语言发展相当复杂，彼此之间的差异性也很大。在进行语言训练时，应了解不同患儿的需求，根据患儿特点，选择个性化训练方法。

任何语言训练，首先要能进行有效的沟通，训练环境应当可以引起患儿的好奇心，激发他们的沟通意图。例如，使用有声光效果的玩具，反复开关，观察患儿的反应；或是将患儿最喜爱的食物放进透明罐子里，让患儿看得到食物却拿不出来。

其次是要灵活应用孤独症患儿的一些语言特点，如重复模仿式说话。重复模仿式说话是儿童语言发展初期的正常表现，随年龄增长可以自然消除，但孤独症患儿的重复式说话会一直持续，培训者可以利用这种方式来扩充患儿的词汇。例如，培训者说：“这是什么”，患儿也模仿说“这是什么”，此时培训者可以自问自答地说出“苹果”，这样患儿也会模仿说“苹果”；通过询问不同的事物名称，可以扩充患儿的词汇量。当词汇量达到一定程度后，进一步用代词反转训练，扩充患儿的语言能力。例如，当患儿看着桌上的糖果时，妈妈问：“你要吃糖果吗？”患儿可能会跟着说“你要吃糖果吗？”而培训者的教导方式是示范患儿应该说的话，即当患儿看着桌上的糖果时，培训者说“我要吃糖果”，然后将糖果给患儿，并让患儿明白要想吃糖果，就要用“我要吃糖果”来表达。

培训者还要注重使用肢体语言。无论是否有口语，绝大多数孤独症患儿的肢体语言及面部表情都不丰富，缺乏使用肢体语言及面部表情与人沟通的能力。因此，教导患儿肢体语言是语言训练的重要部分。例如，教导患儿伸出手并且用眼神注视物品来表示渴望某样东西，用皱眉头作出生气的表情来表达不满等。

针对孤独症患儿语言方面的固执性行为，首先要明确当患儿重复地说一段话时，是否有沟通意图。如果没有，便是一种自我刺激，培训者可以用其他活动取代这种自我刺激行为，如玩玩具、听儿歌等；若是具有沟通意图，则应先理解患儿想要表达的内容，然后教导他/她正确表达。例如，有些患儿反复说“光头强”，可能是想要看动画片，此时可以教导他/她说“我要看熊出没”，然后播放给他/她看。

孤独症患儿的语言训练方式其实有很多种，培训者和家长可以根据患儿的情况，挑选适宜的方式。应注意的是，要先从简单的发音开始，逐渐到单字、词汇、句子，然后再培训其理解句子；培训内容应贴近生活，优先学习生活中的人物、物品、事件，以及日常生活中要用到的语句；训练也不仅只在固定时间进行，只要患儿注意到某件事物，并且有沟通意图时，可立即进行教学。

32. 孤独症患儿的语言训练有哪些注意事项?

孤独症患儿的语言训练应根据年龄和个体差异个性化进行。当患儿有任何语言行为时，都要给予奖励，不一定要说得非常好才满足他/她的需求；在学习词汇还不稳定时，不需要去着急纠正患儿的构音错误，而是应该立即回应他/她，直到患儿表达稳定后，再慢慢提升构音正确性。不同年龄段能掌握的词汇量不同，1.5岁患儿能够掌握50个词汇即可，3岁能达到1000个，5岁2000个左右，6岁以上基本能够掌握所有日常词汇；1.5岁可以说出电报句，2岁能说出短的完整句，3岁能够基本说出完整句，5岁能够说出复杂句。词汇方面，要先学习患儿日常接触的物品名词，如茶杯、勺子、碗等；再逐渐过渡到简单的形容词，如红、黄、冷、热等；最后掌握抽象词汇，如上、下、左、右等。句子方面，先从单词句开始，逐渐到电报句、完整句，最后到带有修辞的复杂句。

孤独症患儿的语言训练是一个长期的艰难的过程，从无语言到能说出词，一般需要3～4个月，仅个别患儿可在1个月左右学会少量词。因此，必须长期坚持、循序渐进、不断巩固，切忌操之过急或断断续续地进行训练。

33. 如何进行孤独症患儿的精细运动训练?

儿童的运动能力可细分为精细运动及粗大运动。精细运动是指凭借手及手指等部位的小肌肉或小肌群完成的动作，主要包括抓握动作，以及在此基础上发展起来的由感知觉、注意力等配合下产生的操作技能。精细动作是儿童智能的重要组成部分，是神经系统发育的一个重要指标。早期精细运动技能发育与脑认知发育进程存在时间和空间的重合，早期精细运动技能的顺利发育和有效发展有利于早期脑结构和功能成熟，进而促进认知系统发展。所以，精细运动训练是孤独症患儿早期教育的一项重要内容，在促进孩子手眼协调能力、双手协调及灵活性等方面有重要作用。在孤独症患儿的生长发育阶段，创造条件让他们进行精细运动训练，掌握抓、握、拍、打、写、画等动作，从小培养精细运动的灵活性、准确性，能够为将来的生活自理打好基础。

孤独症患儿的手指训练要根据年龄进行选择：2～3岁的患儿，可以选择投物、撕扯及串珠子训练；4岁及以上的患儿，可以进行折纸、画线训练等。所有年龄段患儿都可以做手指操，包括张合手掌、单指点掌、双手对合、握拳放松及左右手指对合等。手指操可以减少手指的僵硬度，加强手指的柔韧度和灵活性，有利于精细运动训练的进行。

（1）投物训练：培训者引导孤独症患儿将物体准确地投入容器。所使用的物体和投掷容器应当既不容易破碎，又会发出声响，这样投掷时发出的悦耳声响会激发患儿的兴趣，引导他们继续下去。使用的物体要根据患儿投放的情况更换，逐渐由大变小。家长也可同他们一起做，谁投得准就鼓励谁。在投物过程中，既训练了手指活动的灵活性，又锻炼了手眼协调性。

（2）撕扯训练：培训者可以拿一些纸让孤独症患儿去撕扯，要鼓励他们大胆地去撕，并且撕得越碎越好。因为撕得越碎，对患儿手指技巧的要求就越高，说明他们两手的拇指、示指之间的对捏力越强。

（3）串珠子训练：培训者可以教孤独症患儿用较硬的线串珠子或扣子等。培训者、家长或照护者要教授他们串珠子的方法，由模仿家长做、医师帮助做，到拿起珠子和线自己做。此方法可锻炼患儿双手协调、手眼协调的灵活性。

（4）折纸训练：培训者可以教孤独症患儿叠纸飞机、小船等。要注意，在刚开始练习折纸时，患儿由于注意力不集中，手指不灵活，很难一次折出一件成品，对此培训者不要着急，慢慢地教他们一步一步去折，每次只教一个步骤，让患儿模仿，当他们每一步都学会，再从头至尾把多个步骤连起来折成一件成品。折纸的难易程度要根据患儿手部的灵活程度及注意力集中时间情况而定。

（5）画线练习：画线练习的方式多种多样。刚开始孤独症患儿往往不会握笔，培训者或家长首先要教会他们正确的拿笔姿势。在此基础上，鼓励患儿用笔在纸上随便乱画，只要能画上线条就行，克服其害怕画的心理，进一步教患儿画点、线（水平线、垂直线、斜线等）。当患儿具备控制手指动作的能力后，再教他们学画图形。当患儿能够熟练地画出图形后，还可以教他们写字。

34. 孤独症患儿的精细运动训练有哪些注意事项？

孤独症患儿的精细训练与其他训练一样，都要根据年龄，循序渐进；要有耐心，不能半途而废。训练过程中，当患儿取得进步时，要积极鼓励；训练内容要结合患儿的兴趣。精细运动训练的器材较多，因此，训练前一定要准备好器材，若在训练中途去取，则容易分散患儿的注意力。训练过程中要加强看护，防止患儿出现危险，如吞咽小珠子或笔尖划伤等。手指操要持之以恒地进行，可以为其余训练夯实基础。

35. 如何进行孤独症患儿的大运动训练？

粗大运动也称大运动，主要是指身体大肌肉群及四肢的活动，包括俯卧、抬头、翻身、坐、爬、站、走、跑、跳等。孤独症患儿的大运动发育常较正常儿童差，主要表现为躯体的协调及平衡能力不良，即视觉–前庭–运动统合能力不佳。家长常会发现患儿存在步态不稳，不会跑步、跳跃、爬，以及上下楼梯困难等问题。大运动训练对孤独症患儿非常重要，随着大运动能力的康复，患儿的体能及活动范围会有所增加，有利于增加患儿与外界的接触，也有助于其他培训的开展。

孤独症患儿可选择的大运动训练方式有很多，各有优点及侧重点，家长及培训者可以根据患儿年龄、培训场地实际情况、器械准备情况及患儿的个人喜好进行选择。总体来说，目前主要有以下几种。

（1）全身运动：要求患儿能独立完成的基本动作包括抬头、坐、站、走、跑、跳、蹲、钻、爬、自行转动身体等。这些动作多数可在室内场地完成，也可辅助以楼梯、带跑道标识的脚步垫、沙坑、隧道等辅助工具。有些患儿的抗拒及自我保护意识较强，不听指令，在开始训练时往往不配合，这就需要培训者有耐心，充分示范动作，开始帮助完成，反复练习直到患儿能熟练独立完成；训练强度应逐渐增加，循序渐进。

（2）平衡能力（又称技巧性动作）：要求患儿能双脚交替上下楼梯，会独立翻身、滚动、能在宽20cm的两条平行线中行走，能拉着一只手走平衡木。训练常需要一定的技巧性且可能会出现摔倒、磕碰等情况，培训者应有耐心，充分安抚和鼓励患儿，帮助其克服恐惧心理，逐渐展开训练；同时在训练中应加强对患儿的保护，避免出现意外伤害。

（3）玩球：玩球是一种综合性训练。当孤独症患儿能够完成上述基础训练后，可以开始进行玩球训练。玩球训练是大多数孤独症患儿喜欢的活动，但要求每天能够达到一定训练量仍需要耐心和坚持。玩球训练要求患儿能与培训者一起做互相抛球动作，能独自持续拍球10次以上，会用脚传球。要完成这些目标，培训者不仅要加强示范，还要与患儿进行互动。只有提高准确性，才能更好地训练躯体协调，以及视觉–前庭–运动统合能力。

（4）动作模仿操：这项训练有利于提高患儿的身体协调、动作模仿及思维反应能力。要求患儿能在培训者的提示下，边听儿歌边动作，模仿小动物的形象或其他动作。

（5）器械训练：如条件允许，家长和培训者还可使用滑梯、滑板、大龙球、秋千、转桶、蹦床等器械进行训练。器械训练相较基础训练更有趣味性，更能训练各种大运动能力的统合。但器械训练应当在已经能够熟练完成基础训练的基础上展开，训练过程中应注意安全。

36. 孤独症患儿的大运动训练有哪些注意事项？

孤独症患儿的大运动训练要符合其年龄特点，根据年龄选择适宜的训练项目；训练过程中要随时观察患儿的表现，特别是患儿的进步通常是非常细微的，只有用心来体会才能发现，而发现进步及时鼓励才能给患儿动力，使训练能够持续。

儿童的体能有别于成人，易疲劳，但恢复快，且注意力相对分散。因此，应合理安排训练强度和密度，避免患儿过度劳累；并应采用多元化的训练方法，使患儿保持兴趣。注意观察患儿生理的变化（运动量及方法是否合适）、行为的变化（不良行为是否得到矫正、期望行为是否出现）、心理的变化（感知、认知、语言交往是否提高）等，不断提出新的目标。当患儿的适应能力有所发展时，应不断增加新的训练内容，提高训练层次。

大运动训练适合绝大多数孤独症患儿，但如果患儿伴有其他不适合剧烈运动的慢性疾病，如哮喘、先天性心脏病、癫痫等时，要控制运动量，避免给身体造成负担。

37. 如何进行孤独症患儿的社交能力训练?

孤独症患儿常拒绝交流、分辨不出他人面部感情、不会关心安慰别人、不懂如何参与集体活动，常是“有视力却不愿和你对视，有语言却不会和你对话，有听力却总是充耳不闻，有行为却总是我行我素”。然而，基本的人际沟通能力是孤独症患儿将来达到社会自立的前提，所以积极训练孤独症患儿的社会交往能力才能帮助他们更好地适应社会生活。

情感体验是人际交往的基础，改善孤独症患儿的人际交往能力，要先从体验情感开始。首先，家长可以通过与患儿对视、拥抱，让其更好地理解感情。无论何时，家长都可以通过拥抱、抚摸患儿表达自己的关爱，拥抱时最好要有目光接触；当患儿能够用眼神回应注视与拥抱时，要给予鼓励和感情的回馈，并且引导他们学着用自己的双臂来回应家人的拥抱，让孤独症患儿感受到爱与被爱。其次，在拥抱孤独症患儿时，家长可以对着他/她的耳朵轻声耳语，如呼唤他/她的名字等，这样可以使父母与孩子更加亲密，还能增加身体方面的愉快感受。最后，要让患儿能够识别并使用面部表情，比如家长和患儿一起在镜子前站好，说“笑”并同时做出微笑的表情，并告诉患儿，高兴时要“笑”；若患儿不能很好地完成动作，家长则可以用手轻轻将患儿的唇角向上拉，也加深他们对动作的认识。

当患儿能够识别和回应简单的感情后，要训练患儿学会简单的人际交往。例如，当被呼唤名字的时候要有回应，回应训练初期应使用固定的称呼来呼唤患儿，避免患儿混淆，且要尽量让呼唤之后的回应与高兴的事情相联系，提高回应的积极性。当患儿能够回应自己的名字后，还要学会与别人打招呼及告别，这就要求家长以身作则，起到示范作用，打招呼及告别时要加入肢体动作，如握手、挥手等，让患儿的情感表达更生动。

当患儿能够理解感情、掌握简单的交往形式，就可以逐渐构建简单的人际交往环境，提供机会令患儿在真正的人际交往实践中逐步建构简单的人际交往行为。例如，认识家庭成员（拜访亲属等）、参与小型集体游戏（抛球游戏、丢手绢等）、郊游及旅行等。通过参加集体活动，让患儿能够学会与他人接触、协作，引导患儿感受不同的环境，体会与别人游戏的快乐，从而乐于发展自己的交际能力。

38. 孤独症患儿的社交能力训练有哪些注意事项?

孤独症患儿的社交训练应先从理解情感开始，家长及培训者在进行注视、拥抱、微笑等动作时要富含感情，不能敷衍，否则患儿不能正确理解相应的含义。患儿能够完成相应动作时要求给予肯定和奖励，增加训练的积极性。成人与患儿拥抱及握手时，尽量弯腰或半蹲，不要给患儿压迫感；动作要温柔坚定，不能让患儿反感。训练患儿表达情绪时要适度；尤其是训练患儿表达拒绝、讨厌、不舒适等情感时，训练场景不能超过患儿的承受能力，造成患儿逆反心理。在交往实践中，要先从患儿熟悉的环境和人开始，参与交往活动时应对患儿有一定了解，避免交往受挫，产生相反的效果。

39. 孤独症患儿不良行为矫正的总体原则是什么?

孤独症患儿常伴有较多的行为问题，如哭闹、尖叫、发脾气、咬手、晃动身体、自伤等，这些行为不仅影响患儿学习、训练，有时还会伤害自己或给周围人带来干扰，妨碍其适应社会，因此需要进行矫正。当面对孤独症患儿的不良行时，应首先寻找不良行为产生的原因，如患儿哭闹可能是有所需求，此时要满足患儿的需求，才可能更好地终止哭闹。有的不良行为可能与患儿的感觉失调有关，如晃动身体可能与本体平衡能力不足有关，在纠正时应根据以下原则处理。

（1）理解患儿的行为：孤独症患儿的行为虽然常看上去异乎寻常，但其背后多数有一种具体的、合乎逻辑的原因，如果能够寻找到这个原因并加以去除或改善，对于患儿是很有帮助的。

（2）纠正方式应易于患儿理解：当孤独症患儿出现不良行为时，家长和培训者的反应方式应当容易为患儿所理解。谈话、讲道理的方法对多数孤独症患儿是无效的；对患儿大声喊叫，也只能令其恐惧，当患儿习惯于此，仍会继续之前的行为。最好的办法是通过短暂严厉的批评、严肃的面部表情、少量坚决的肢体动作，让患儿意识到其行为的错误。当患儿能够听从命令、克服不良行为时，应及时给予奖励；当发生不良行为时，取消奖励，促使患儿能够主动终止不良行为。

（3）奖惩分明、态度一致：当孤独症患儿出现不良行为时，家长与培训者务必做到奖惩分明、态度一致。如果每个家长或培训者执行不同的奖惩标准，患儿就会难以理解和遵守，不利于达成目标。

（4）循序渐进：孤独症患儿的不良行为多是长期的，为消除其行为问题，应制定阶段性目标，慢慢减少不适当行为。如患儿每天尖叫20次，可先把目标定为减少至15次，然后10次、5次而至行为消除。

（5）寻找替代行为：家长和培训者不能只告诉患儿不能做什么，也要告诉他们可以做什么。这些可做的行为就是替代性行为，一种合适的、患儿感兴趣的替代行为能够有效减少不良行为的发生。

孤独症患儿不良行为的矫正是一场永不停歇的“战斗”，对于患儿随时、不断出现的不良行为，一定要坚持不断地进行矫正。家庭和培训机构应该提供患儿安定、欢乐的环境，以减少他们的不安和焦虑。

40. 孤独症患儿哭闹时如何处理?

当孤独症患儿出现哭闹时，家长应首先分析其哭闹的原因。观察患儿是否出现饥饿、口渴，衣着冷热是否适当，是否想要去卫生间，甚至是否对陌生环境表现出恐惧。如果有令患儿不舒适的因素，应及早调整、去除；如果是对陌生环境恐惧，家长就要多给予情感上的支撑，通过拥抱、陪伴患儿，让其尽快融入新环境。如果患儿是无故哭闹，家长就须进行纠正。

当患儿无故哭闹时，家长要在不影响周围人的情况下，放任患儿哭闹，但同时也要陪伴在患儿身边，给患儿擦鼻涕、眼泪，防止患儿出现自伤行为；可以给予患儿拥抱，直到患儿哭闹平息。这一过程中不要反复询问，甚至逼问患儿，这会让患儿更烦躁；也不能妥协，满足患儿的无理要求；更不能丢下患儿独自一人，以免发生意外。这个过程中家长要有耐心，并保证自身情绪平稳。

41. 孤独症患儿尖叫时如何处理?

孤独症患儿有时会高声尖叫。这时要注意观察有无诱因，如果患儿是因为不愿意别人接近而尖叫，培训者就要慢慢地接近患儿，以免给其造成心理压力，导致更高分贝、更长时间的尖叫。培训者接近患儿时，要想办法引开患儿的注意力，例如，可以同患儿讲话，拿患儿平时喜欢的物品引诱，逐渐靠近；一旦患儿觉察接近并出现抗拒，培训者要马上终止移动，待其放松后再继续接近。如果患儿的尖叫是无缘无故的，培训者就要随时制止患儿的尖叫，可以口头严厉制止，同时拿手放在患儿的嘴前进行短暂遮挡，一般仅数秒即可，让患儿明白无故尖叫是不对的。

42. 孤独症患儿无故发脾气如何处理?

孤独症患儿有时会无缘无故发脾气，同时可能会出现拍桌子、乱丢物品、毁坏物品等破坏性行为。此行为常出现在患儿不想做被指定事情而又不得不做，或者在患儿无聊时发生。当患儿是因为不想做被安排的事情发脾气时，家长和培训者应考虑是不是事情或训练难度过大，如果是，则家长或培训者应重新安排，适当降低难度；如果患儿是无缘无故而发脾气，家长和培训者应适当给患儿增加活动或训练，让患儿不觉得无聊烦闷。

43. 孤独症患儿乱丢、毁坏物品如何处理?

乱丢及毁坏物品是正常儿童也可能出现的问题。幼儿由于处于较低的智力能力及社交发展水平，不能做建设性游戏，因此，他们常借助考察自己周围事物的简单特性来打发时间。他们会发现：纸张可以撕，包括书籍和卫生纸等；坚硬的东西猛砸在地板上会发出响声；敲击物品会发出特有的声音。因此，幼儿阶段很多孩子喜欢撕纸、扔或砸东西，通常这些问题在持续一段时间后会随着兴趣的改变而缓解。

但对于孤独症患儿，这些“爱好”通常比较持续，且难以纠正。在这一阶段持续的时间内，对活跃的刚学会走路的患儿，要采取预防措施，如保存好贵重物品，避免患儿接触危险易碎的物品（如瓷器、玻璃），确保患儿在未受到邀请的情况下不会闯进别人家里，夜间需要加强监护，父母要轮流照看患儿，避免患儿出现危险。

在沟通和理解方面有了进步，达到可能引入较有建设性活动的阶段时，就可以通过游戏或训练教导患儿。例如，哪些东西是他们的，他们可以触摸；哪些东西不是他们的，他们不可以触摸。说明物品所有关系的固定短语可能会有帮助，如触摸某件物品时说“这个属于爸爸”“这个属于妈妈”等。把这当成一种游戏，并让他们喜欢这种游戏，帮助他们较好地掌握所属关系的概念，同时纠正乱丢及毁坏物品的习惯。

44. 孤独症患儿喜欢抠东西如何处理?

有些孤独症患儿非常喜欢抠东西，无论是墙皮墙纸、地毯，还是别的物品，患儿只要无聊或处于陌生环境就会开始抠东西。当患儿出现这种情况，家长及培训者应能够分辨他们是因为交流欲望或进入陌生环境后紧张产生的替代行为，还是单纯的个人习惯。

如果是替代行为，要通过与患儿交流，缓解患儿的情绪，训练患儿正确表达交流欲望和缓解紧张的方式；如果只是患儿单纯的习惯行为，应立即进行严厉的批评，让患儿感知行为的不对，并通过让患儿做喜欢做的事情等方式，转移患儿的注意力。对不良行为的纠正要持之以恒，态度恒定统一。

45. 孤独症患儿斜眼、眯眼或凝视某处如何处理？

有的孤独症患儿喜欢斜眼或眯眼看东西，无论是独自一人还是和别人讲话时都有可能发生。孤独症患儿出现以上行为时，作为家长首先要带他/她去医院检查，确定其是否存在眼部器质性疾病。如果排除眼部器质性疾病，家长或培训者只要看到患儿出现斜视、眯眼的行为，就应立即干预，主要方法是用手在患儿的脸上摸一下，提醒他/她这样看东西不对，但不要过度批评。

患儿有时还会表现出长久地、呆呆地望着某处的情况，也有的患儿怕光或在强光下也不眨眼睛。当患儿出现这种异常行为时，作为家长或培训者要做的是打断患儿的视线，转移其注意力，让其做一些喜欢做的事情。同时，家长和培训者要合理安排患儿的作息时间，让其没有过多的无聊时间，这样可以降低这种不良行为的发生率。

46. 孤独症患儿玩手或玩嘴如何处理？

一些孤独症患儿喜欢玩自己的双手，甚至有时还能做出各种怪异动作，且无论在什么环境下、无论什么时候，只要有机会他们就会这样做。孤独症儿童这种自己玩手的情况属于异常的不良行为。因此，只要患儿出现玩手的行为，家长或培训者就应立即干预，通常做法是抓住患儿双手，动一动或晃一晃，但不要批评患儿，只是提醒其停止这种行为，不要再这样做。

还有一些孤独症患儿喜欢玩自己的嘴，并做出各种关于嘴的奇怪动作，而且一旦开始就会玩很长时间。孤独症患儿这种自己玩嘴的情况也属于异常的不良行为。因此，只要患儿出现玩嘴的行为，家长或培训者就应立即干预，转移患儿的注意力，让其做一些喜欢做的事情。在平时的训练过程中，要注意避免让患儿有过多的无聊时间，这样可以大大降低这种不良行为的发生率。

47. 孤独症患儿玩口水或吐口水如何处理？

有的孤独症患儿喜欢玩自己的口水，同时会不停地用口水吐泡泡，或把口水吐到手上、桌上用口水抹擦着玩。还有的患儿喜欢把口水吐到桌子上、地上、墙上或别人身上等不适合的地方。孤独症患儿通常是在无所事事时才会出现以上这些表现。因此，作为家长或培训者要合理安排患儿的培训时间及休息时间，随时准备一条小手绢，只要患儿出现玩口水的行为，家长或培训者立即给其擦干净，同时对其进行批评指正，让其感知这种行为是不对的。作为家长和培训者要时刻注意孤独症患儿的言行，做到一旦出现就立即采取措施，并且将培训延伸到生活中。

48. 孤独症患儿用脚尖走路或前冲如何处理?

部分孤独症患儿喜欢用脚尖走路，脚后跟不着地；也有的喜欢身体前倾地往前冲。长期这样走路对孩子的生长发育是不利的。遇到这种情况时，家长或培训者可以给患儿穿一双比较重的鞋子，增加患儿的脚力。如果还是不行，那就需要在患儿的腿上绑上一定重量的沙袋/沙包，从而达到让其无法用脚尖走路的目的。鞋子和沙包都要防止患儿能自行解开拿下来，而且训练时间是除睡觉时间以外的其他时间。训练最好在天气凉爽时进行，这样患儿的感觉能够好一点，不会让其对这项训练产生抵触情绪。同时也要注意施加的重量要合适，不要损伤到患儿的肌肉和关节。训练一定要坚持一段时间，不能半途而废。

49. 孤独症患儿来回跑跳或转圈圈如何处理?

部分孤独症患儿喜欢不停地跑来跑去、围着物品旋转或自己在原地打转，这些表现均属于孤独症不良行为。遇到这种情况，家长或培训者可以用一些平时患儿感兴趣的事物去吸引他们的注意力，让他们停止正在进行的行为、动作。另外，可以通过一些脚力训练的方法帮助患儿矫正这些不良行为。具体训练方法同矫正用脚尖走路的方法。

50. 孤独症患儿害怕洗头、理发如何处理?

很多孤独症患儿害怕洗头发或理发，每当洗头或理发时他们就开始退缩、尖叫，极不配合。对此家长或培训者要循序渐进地安排患儿的训练程序。比如洗头发前，家长或培训者先让患儿和水接触一下，试着给患儿洗脸，偶尔留一两滴水在其脸上；慢慢地开始不要把毛巾拧得太干，让患儿慢慢地适应水在脸上的感觉；然后，尝试用半干的毛巾擦洗患儿的头，偶尔让水从头顶流到患儿的脸上，如果患儿没有反抗，就可以开始给患儿洗头发了。洗头发时，尽量让患儿保持低垂着头的位置，并嘱咐其闭上眼睛，防止水流到患儿的耳朵和眼睛里，引起他们的不适感和恐惧感。

而对于矫正孤独症患儿害怕理发的方法，家长或培训者可以先让患儿与理发工具接触，观看别人理发；如果孩子不抗拒，可以试着给患儿理发。在理发时，家长可以抱着患儿或站在边上握着患儿的手，和患儿讲话，给其足够的心理支持。逐渐适应后，可以慢慢让患儿独自一人坐着理发，家长或培训者站在旁边，和患儿讲话。

需要注意的是，如果患儿在训练过程中出现激动现象，应马上终止训练，但不要批评患儿，更不要强迫他们继续完成训练，以免给患儿造成新的心理压力。

51. 孤独症患儿害怕某种物品如何处理?

部分孤独症患儿会对某样很平常的物品表现得异常恐惧和害怕，每当看到或碰到这个物品时就会退缩、尖叫，甚至大哭大闹。面对这种情况，家长或培训者要循序渐进地安排患儿的训练程序。例如，患儿害怕布娃娃，首先让患儿在无意中看到布娃娃，布娃娃与患儿的距离较远；在患儿看到布娃娃没有情绪反应的情况下，可以把布娃娃再移近些；如果患儿没有情绪反应，就再移近些，最后慢慢移到患儿的面前。然后家长或培训者把布娃娃拿到自己的手上（布娃娃与患儿保持一定的距离），对患儿说："布娃娃。"若患儿没有出现情绪反应，家长或培训者再把布娃娃往患儿面前移动。最后，家长或培训者当着患儿的面抚摸布娃娃，嘴里说："布娃娃，真可爱。"同时，轻轻拿起患儿的手，让其也抚摸布娃娃。通过这种循序渐进的训练方式可以慢慢帮助孤独症患儿摆脱这种害怕某种物品的恐惧感。

52. 孤独症患儿害怕某种声音如何处理?

部分孤独症患儿会对某种很平常的声音表现出痛苦和害怕，每当听到这些声音他们就会把耳朵捂住，如果暂时无法离开那个环境，他们就会大哭大闹。这时家长或培训者应采用循序渐进的方法来对患儿进行矫正行为训练。例如，患儿害怕电梯里的换气扇，看到电梯就离得远远的，宁愿走楼梯也不乘电梯。培训者刚开始训练要牵着患儿在电梯口附近多次经过，直到患儿不再逃离电梯口；接下来，培训者先把电梯里的排气扇关闭，然后牵着患儿跨进电梯里，直到患儿能待在电梯里不逃出来；最后培训者无意地把电梯里的排气扇打开，如果患儿听到排气扇的声音显得情绪激动并想逃跑，这时，培训者将患儿紧紧抱住，同时轻柔安慰，直到他们不再害怕电梯里的排气扇。同样，如果患儿在训练过程中过于激动，应马上终止训练，但不要批评患儿，以免给其造成新的心理压力。训练一旦开始就不能中断，一定要坚持训练直至患儿的症状完全消失。

53. 孤独症患儿迷恋某物或总用同一种方式玩玩具如何处理?

部分孤独症患儿会对某样物品非常迷恋，无论何时无论何地都要将这件物品带在身边，一旦没看见这件物品，就要着急到处寻找或换一件新的迷恋物品。部分患儿玩玩具的方式通常一成不变，如非常喜欢不停地旋转圆形的物件，无论是汽车轮子还是硬币，不管是什么玩具都只用同一种方式去玩，这种情况也是孤独症患儿不良行为的表现。孤独症患儿一旦出现这种情况，家长或培训者应立即打断患儿，转移他们的注意力，让他们做一些喜欢做的事情，或者给患儿示范不同的玩具应该怎样去玩。有的家长以为这是患儿的兴趣爱好，不但不加以干预，反而提供更多类似的玩具让他们玩，这种做法是不对的。家长要学会将矫正不良行为的训练融入日常生活中，并且要时刻坚持，不能中断。

54. 孤独症患儿出现自伤行为和伤人行为如何处理?

孤独症患儿有时会突然出现自伤行为，如用头撞墙、咬自己手、掐自己、拔自己的头发等；还有的患儿喜欢咬人、掐人或将人推倒等。以上行为一般是在患儿不想做培训者安排的事情但又不得不做，或者在无所事事的情况下发生。当患儿是因为不想做培训者安排的事情而发脾气，培训者就要考虑是不是训练强度过大；如果是，则应重新安排患儿的培训计划。如果患儿是由于无所事事而发脾气，培训者就要重新安排患儿的培训和休息时间，让其没有过多的空余时间。培训者要随时注意患儿的行为，一旦他们出现伤人的行为，培训者应立即将患儿与其他人隔离，限制患儿的活动空间，同时严肃教育指正，让患儿感知行为是错误的。培训者要时刻注意患儿的言行，做到一旦出现就采取措施。

55. 孤独症患儿总是走同一路线如何处理?

部分孤独症患儿喜欢走同样的路线，而且非常坚持。例如，从家到附近商店有多条路，孩子每次只走固定的路线，否则不走或者哭闹。这种固执不变的行为实质上是他们企图从感情上把事物的秩序引进他们的世界（混乱、封闭）中。他们不懂得事物变化的作用与意义，以及变化的规律，也不明白变动后将发生什么或将给他带来什么，所以他们选择拒绝变化。

对于此种情况，培训者在训练开始前准备好患儿喜欢的食品、玩具或其他物件。培训者拿着他们喜欢的东西在前面引诱，让他们在不知不觉中跟着培训者走。当他们发现不是原来那条路不肯走时，培训者在患儿还没有情绪化之前将引诱物给他们，同时表扬并拥抱患儿，然后终止训练。隔段时间或第二天再进行训练。训练一旦开始就不能中断，直到患儿能与培训者一起走完新的路线。之后再将训练课扩展到其他路线。通过这种训练可以改善孤独症患儿一直走一条路线的问题。

56. 孤独症患儿总想使用固定的物品如何处理?

部分孤独症只喜欢使用固定的物品，例如，吃饭要用固定的碗、勺子，平时要坐固定的椅子、睡固定的床、盖固定的被子，甚至房内家具位置都不能有一点变化等，而且非常坚持。只要有变化，患儿的情绪就会有很大波动，会纠缠在还原的怪圈里。如果患儿的坚持不影响自己和他人的生活，可以让其保留；如果患儿的坚持影响了自己和他人，则必须改变。但改变应是循序渐进的，不能让患儿的情绪波动过大，从而加重患儿的症状。处理方法如下。

（1）拒绝配合患儿的刻板僵硬行为。把生活安排得有秩序、有模式，会使患儿感到舒服安全。在患儿有了准备之后，才引进变更。在拒绝变动训练时，要和蔼且有耐心，还要坚持不懈，始终一致地不允许患儿继续表现出会带来诸多不便于日常生活常规的行为。

（2）用塑性改变的方法。在朝着各项建设性活动努力的时候，不妨有意识地在生活的每天里，从多方面进行一点小小的变化。例如，安排课程项目、时间或内容的变化；家中摆放的家具、装饰的位置或形式的变化等。渐渐改变的生活环境可让患儿慢慢地习惯常规变化，适应社会变化的规律。

（3）坚持正确生活模式需要家长、照护者和训练者坚定不移，但要注意方式、方法。事实上，家长的有方训练会使患儿得以安慰而没有任何的有害作用。一旦问题得以解决，成人与患儿之间的关系通常会进一步改善。

（4）积极帮助患儿培养许多合理、适应变化规则的训练。安排一些患儿感兴趣并能积极主动参与的建设性活动，用另一种新鲜的生活常规去代替固定不变的常规。

57. 孤独症患儿出现破坏性行为如何处理?

由于孤独症患儿在认知发展方面存在障碍，不会做建设性游戏，往往需要通过考察他们身边一些事物的简单性质来消磨时间，从而出现许多破坏性行为。破坏性行为的后果很严重。为了“探索”周围事物是怎样的，他们可能会把书本、窗帘等撕开，用积木去打破电灯，从撕裂声或破碎声中得到令他们满足的刺激。他们并不理解，无法将大物件装到小物件内的道理，就把它们统统破坏掉。为了嗅出某些味道，他们可能会将排泄物涂洒在墙壁上等。这种破坏性行为的矫正方法如下。

（1）为患儿提供一个无法进行破坏的环境。例如，根据患儿的特点安排环境，将易碎的贵重物品藏起来或放到患儿够不着的地方；提供一些摸上去愉快、看上去感兴趣、摔不烂、易搬动且坚实的物品让患儿玩。有条件的家庭，还可以装饰一个无法被破坏的专门房间或专门玩的区域让患儿玩。

（2）当破坏行为出现时，最好的办法是阻止他们，尽快将其从这种行为中转移。用大喊大叫或愤怒指责来阻止患儿的破坏性行为是徒劳的，打骂更不可取。可以用拥抱、挠痒痒的游戏或做一个患儿喜欢的动作或事情，让其转移注意力。贴切地因势利导可以让患儿明白这种行为是被禁止的。

（3）对语言理解能力较好的患儿，可用一些表示与其行为相关的用语，如对患儿说:“这是爸爸的东西，那是妈妈的东西”“别人的东西不能动”等。当患儿有好的反应时，立即表扬并奖励患儿，使其慢慢意识到不能随便动用或破坏不属于自己的东西。

（4）设计一些让患儿感兴趣的活动，找一些他们喜欢做的事情去做。例如，给患儿一块画板让其去涂画、做简单的家务、玩有趣的游戏等，让活动贯入患儿每天生活的内容里，让其有可能逐渐淡忘并放弃那些破坏性行为。

（5）对于具有严重性破坏性行为的患儿，在其行为消失之前，应对其进行仔细监护和跟踪。

58. 孤独症患儿的不良行为矫正有哪些注意事项?

行为矫正计划的设计和执行步骤包括评估、制订矫正计划、实施干预措施、干预的消退和泛化、随访评估与管理。

（1）评估：应了解每一项目标行为的频率、持续时间和强度。如果所描述的患儿行为是发生在特定背景下，行为矫正者需了解在什么地方和什么情况下目标行为会出现或不出现。行为矫正者应注意常伴随目标行为发生的事件或情况，一些挑战性行为往往随着正强化或负强化而出现或持续存在。此外，常需要掌握更多的相关信息，包括之前矫正目标行为所做的工作；之前为解决所忧虑的问题而与有关专业工作者接触的情况；之前相关治疗经过；患儿所在学校的设施和相关专业水平；日常生活习惯。要特别关注患儿的能力及其做得好的方面，这有利于家长或看护者正确使用正强化。行为矫正者应充分了解患儿喜爱的强化物，为建立以正强化为核心的矫正计划准备。

（2）制订矫正计划：在选择优先处理的目标行为时，应考虑以下因素。①有效治疗的可获得性；②每一个所表现的行为相对的严重性；③患儿与主要看护者实施所推介的行为方案所需要的工作和技能水平；④患儿及其看护者的喜好。很多时候仅通过正性强化策略和正确的行为方式训练就可达到矫正行为的目的。优先处理的目标行为通常是危险和破坏性行为。

（3）实施干预措施：①对家长或看护者的指导。行为矫正者向家长讲述干预的原理、在家庭和社区实施干预的方法、干预程序开始的时机、预期效果、可能遇到的困难及可能出现的问题等。很多干预措施的主要部分是对患儿看护者的基础能力训练。行为矫正者应向家长或看护者提供一份“行为处方”，以说明行为矫正的步骤和要点，明确告诉家长应“做什么”和“不做什么”。②对教师的帮助。行为矫正者和教师常一起观察和记录目标行为的出现频率、强度和持续时间以掌握客观的基线水平。基线一旦确立，他们会共同设定一份行为矫正计划，教师应预先练习与计划有关的矫正策略，而行为矫正者在旁观看和提供反馈。开始时，行为矫正者常建议教师选择正性强化以增加适当的行为。

（4）干预的消退和泛化：患儿的行为依环境不同而异。在生活中行为的后果（强化）通常不是有计划的，会是延迟的或可能完全不提供后果。在技能获得或行为转变的起启阶段，及时且固定地提供强化十分重要，之后应使用间歇强化，最后是强化的消退或泛化。

（5）随访评估与管理：在所有个案中，需进行随访评估，并根据随访情况对矫正方案进行修正，以适应儿童成长、行为改变及环境新的需求。行为矫正普遍的错误观点之一是认为能“一劳永逸”。因此，应预料到目标行为的重现或改变，行为矫正者应建立并实施一个连续评估与管理的机制。

59. 为何要进行孤独症患儿的生活自理能力培训?

孤独症患儿的生活自理能力指患儿能建立起在生活上完成自我照顾的能力。除包括吃饭、洗澡、刷牙、如厕等日常生活行为，还包括在生活中与人进行社会交往行为、在生活中自我控制与调节能力等。孤独症患儿由于心理发育或精神上存在某些障碍，使他们在生活自理能力的表现上较正常儿童稍差，是孤独症家庭最关心的问题。自理是独立生活的必要条件，独立生活是训练孤独症患儿的根本目标。

生活自理能力对孤独症患儿发展的多方面都有重要影响，包括对情绪行为、感知觉、小肌肉发展及对认知概念发展都有非常重要的影响。孤独症患儿能否掌握应有的自理技能是建立健康和完整生活的重要因素。生活在福利院里的孤独症患儿，他们的生活全部需要护理员照顾。如果这些患儿生活能够自理，不仅能大大减少照护成本，更能帮助患儿建立自信心、增加成就感，从而改善他们的生活质量。

60. 孤独症患儿大小便如何进行训练?

孤独症患儿大小便的训练方法如下。

（1）离散式单元教学法：离散式单元教学是一种有效的教学方法，适合新技能的建立，是建立刺激与反应之间关系的有效方法。具体内容包括识别刺激/条件刺激，学生反应正确，给予强化；学生反应错误或没有反应，纠正错误。根据离散式单元教学法，将如厕活动分解为以下9个步骤的小任务进行反复练习：到卫生间；脱下裤子；解开纸尿裤；脱掉纸尿裤、将脱掉的纸尿裤扔进垃圾桶；坐到坐便器上；排便；擦拭；冲厕所，站起来，提裤子，洗手。

（2）自然环境教学法：在自然环境教学中，老师帮助学生练习技能或对已经掌握的技能进行进一步拓展。自然环境教学法提倡建立与抓住学生的兴趣和积极性，从而培养复杂技能的形成，尤其是在培养沟通和社交技能方面。自然环境教学练习的主动权在学生而不是教师。自然环境教学法与离散式单元教学法可以同时进行。

（3）行事历教学法：在孤独症康复教育中，视觉支持是一种常用的、可以帮助孤独症患儿学习技能及提高独立生活能力的方法之一。视觉辅助可以帮助学生了解一天当中会发生的事情，从而理解事情发生的先后顺序。对于学生来说，视觉支持可以是照片、图表、手势，也可以是文字。这些视觉支持代表了规则、常规、任务或社交反应。

（4）按时排便训练：训练按时大小便的目的是让患儿只在坐便器上排便，而在其他时间控制排便。最初每节课下课（30min）时间带患儿去排便，当患儿有了“下课去小便”的意识后，会延长憋尿时间，调整为两节课下课后带患儿去排便。由于多年的习惯，最初患儿不愿坐在坐便器上，这是最艰难的第一步。此阶段采用离散式单元教学法，把坐坐便器这一任务分解成多个小步骤，第1步是患儿肯进卫生间就立即给予强化；第2步是患儿肯坐在坐便器上则立即给予强化；第3步是如果在坐便器上坐得好，就根据患儿个人情况每隔1min、2min、3min就强化一次，直到患儿能坐15min。如果患儿排便，则立即给予一个大的强化。在强化物的选择上要与平时有所区别，要选择一个特别的强化物，只有到卫生间坐在坐便器上排便后才给这个强化物。如果患儿没有排便也要将其叫起，下节课下课后再带他坐坐便器。白天患儿在校期间不需要穿纸尿裤，患儿起身后直接穿好裤子。

（5）延长排便的时间间隔：随着患儿能按时坐坐便器，且有时能排出便，逐渐延长排便的间隔时间，可以加长到两节课下课后排便。

（6）引导独立排便：患儿能按时排便后，开始训练其独立排便。当患儿下课后能自行到卫生间排便，立即重重地奖赏他们，给他们一个大大的强化。

（7）独立排便的泛化训练：采用自然环境教学法，设计一些情境，强化患儿独立排便的行为。

61. 孤独症患儿的生活自理能力训练有哪些注意事项?

生活自理能力是孤独症患儿融入社会的基本前提。若家长一直包办，会严重阻碍患儿的发展。家长在训练患儿掌握技巧的过程中需要细心观察、耐心指导，帮助患儿顺利融入社会生活。

在进行生活自理能力训练的注意事项包括：①培训者不能有令患儿分心的人和事物。②训练要分步骤进行。③训练时不要急于求成，所做的每一步都必须合格才能进行下一步骤训练。④培训者可根据患儿的实际情况再细分训练的步骤。⑤进行穿衣服、裤子、鞋子、袜子训练时，培训者首先可拿大一码的衣物训练，训练合格后再拿适合患儿的尺码进行训练。⑥大小便训练的目标一般从最简单开始，也可根据患儿的实际情况选择阶段。若患儿没有尿在便器里不要批评他/她；当患儿尿在便器里应马上表扬他/她（根据患儿的具体情况采取口头或实物表扬），表扬要慢慢除去。

62. 孤独症患儿行为矫正的发展历史如何?

行为矫正的基础研究始于20世纪初。以Pavlov和Watson为代表所进行实验性研究展示了越来越多的有关习惯行为的特点及决定其形成、维持和消除的因素。1902年，德国生理学家Pavlov致力于反应性条件反射的研究（又称“经典条件反射”或“巴甫洛夫生理性条件反射”）。在实验中，Pavlov发现当犬嘴里放进肉末，犬便会分泌唾液，该实验表明非条件刺激引起了非条件反射，这是生来就会的，并非后天学习得来的反射活动；接着，Pavlov在给犬喂肉之前，又增加了一种中性刺激，予以节拍器的响声，多次重复后，不喂肉而仅给予节拍器的响声，犬也会分泌唾液。这种反应是后天学习得来的，Pavlov称之为条件反射，节拍器的响声则成为犬分泌唾液的条件刺激。

1911年，Thorndike描述了效果定律，他认为对环境产生良好效果的行为更可能在将来被重复。他将一只猫放进笼子，把食物放在笼子外面猫看得见的地方，猫只有击中笼子里的一个杠杆，笼子的门才能打开，猫才能获取食物。猫在经过多次无效尝试后偶尔碰开门并获得了食物，此后，每次将猫放进类似的笼子里，它都更快地击打杠杆，以达到获得食物的效果，击打杠杆的行为对环境产生了良好的影响，该实验及效果定律是Thorndike对行为矫正学的主要贡献。在此期间，Watson发动了行为主义的运动，他认为心理学是一门科学，其研究应只限于以客观方法处理客观资料，内省和意识经验不客观也得不出客观资料。1920年，Watson和Rayner运用条件反射原理进行了一个著名的条件情绪反应实验，使11个月的Little Albert形成对白鼠的恐惧；1924年，Jones又完成了消除惧怕白鼠的实验，并用2个月的时间成功地治疗了3岁的Peter的恐怖症，具体方法：在Peter每次看到他所恐惧的白鼠或兔子时就能吃到食物，且肚子越饿效果越好。经过多次这类去条件反射历程，Peter逐渐喜欢上白鼠。此后，其他行为主义学者和精神科医学专家纷纷开始该领域的研究。由于当时西方精神分析盛行一时，加之行为主义的许多结论源于动物实验，人们难以接受；同时还没有足够的临床资料支持，行为治疗并未得到迅速发展。

20世纪30年代，Skinner的研究加速了行为治疗的发展，并由于观念差异形成了不同派别。他扩展了Watson的行为主义领域，是新行为主义的代表人物之一，并区分了反应性条件反射和操作性条件反射，前者系由有机体自己表现出来，后者则由已知刺激所引发，并由此形成2种不同取向的行为矫正技术。1938年，Skinner出版了其著作《有机体的行为》，描述了白鼠为获取食物和水而强化压杆行为的实验结果，归纳出操作性行为的基本原则，提出“强化”和“消退”的观念，并在实验室中反复研究操作性行为，开创性地将操作性条件反射应用于临床，认为异常行为可通过发现和改变那些强化这种异常行为的环境和刺激而得到治疗，指出要形成符合社会要求的良好行为，最重要的方法是奖励和阳性强化法。1949年，Fler报道以一杯加糖的温牛奶作为强化物，训练1例重度智力障碍的住院患者抬高手臂。1953年，Skinner和Lindsley、Soloman发表文章描述利用操作性反射原理来治疗精神疾患，并出版了《科学与人类行为》一书。在这本书里，对基本行为原则如何影响人们在日常生活中的行为提出解释。他对行为矫正的另一重要贡献是创造了行为分析的科学方法，将行为分析的原理应用于人类行为。Skinner的工作构筑了行为矫正学的基础，之后的许多研究也证明增强和消退可以以预见的方式影响人类行为，并使行为朝良好的方向发展。1959年，Ayllon和Michael发表了第一篇实际应用的报道，说明了工作人员应用强化、消退、逃脱等程序来改变行为的方法。

在同一时期，行为桥正在南非和英国也有了重要发展。南非的Wolpe在20世纪50年代进行了系统脱敏的开创性工作，并将条件反射理论应用于临床，认为当出现惧怕或焦虑情绪时，会产生一种相反的反应抑制这种惧怕或焦虑的情绪。1958年，他出版了一本名为《交互抑制的心理治疗》的专著。此书对现代行为矫正理论及其应用和发展做出了巨大贡献。英国的Eysenck在临床上创立了抗条件反射法和厌恶条件反射法，他主要运用Pavlov和Hull的理论，但更多地将先天气质类型应用到病理心理学领域。1963年，Eysenck创办了有关行为矫正的第一类科学杂志《行为研究和治疗》(*Behavior Research and Therapy*)，此杂志对行为矫正的传播和发展起了很大的推动作用。

虽然行为矫正的萌芽和理论依据早已出现，但“行为矫正”这一名词在1962年才首次出现在Watson所发表的一篇文章上。1965年Ullmann和Krasner合编了《行为矫正的个案研究》，收集了若干病例和研究，并比较了行为矫正技术和传统的心理治疗。在该阶段，行为矫正技术迅速发展，操作性反应的研究在整个北美洲发展起来，一些大学建立了训练中心，开设行为矫正学课程，并把应用推广到正规学校的教学工作、家庭和其他人类环境。1961年，Keller将操作性反射行为课程带到了巴西，并和那里的同事Brazilian共同首创了个性化教育系统，并用于大学教学。同时，还出现了一些操作性反射技术的分支发展，如Homme的内隐控制法、契约合同法、代币制度等。

到了20世纪70年代，操作性反应行为取向的行为矫正技术得到了迅速发展，这种方法被称为应用行为分析。70年代以后，行为改变技术的范围扩大，不再限于行为论，并扩大采用认知理论和社会学习理论，探讨行为矫正的理论也从经典条件反射和操作性条件反射扩大到认知理论和社会学习理论，其中最有影响的是Bandura。他强调观察学习的重要性，认为观察他人的动作及后果就可以有效地模仿他人的行为，甚至不需要外在强化。这4种理论中前两者的实验结果和理论基础为行为矫正学提供了主要的基础部分，迄今仍是最有用的。

近30年来，数千个研究论证了行为学原理，并评价行为矫正程序，确定了行为矫正原理和效果，研究包括儿童行为、成人行为、精神病患者行为和智力障碍个体行为，尤其在发育障碍领域里进行了更广泛和深入的研究。因为患有发育障碍的人通常有严重的行为不足或行为过度，如不会正确要求、不参与社会性活动、无社会性微笑或目光对视，以及自伤、侵犯、破坏行为等，这些行为可通过行为矫正的方法加以控制改善。80年代后，其发展更为迅速，不仅出版了许多有关行为的新杂志及专著，如《行为分析》《行为矫正进展》《应用行为分析杂志》《行为实验分析协会杂志》等，还召开了各种行为治疗的学术会议。据统计，20世纪80年代以后，世界各国行为矫正的研究报道成为心理学者用来处理儿童和成人行为问题的主要理论基础。

63. 行为矫正是什么？

行为矫正是对人类行为进行分析和矫正的心理科学。分析是指识别环境因素和特定行为间的关系，从而识别产生该行为的原因；矫正是指开展和实施某些程序和方法来帮助人们改变他们的行为，包括通过环境改变来影响行为。行为矫正学的程序和方法被专业人员及其辅助人员用于帮助人们改善行为，以达到改善其生活某些方面的目的。

目前行为矫正的具体方法种类繁多，虽然强调角度不同，但已被公认是一种客观科学的方法，是一种十分有效的治疗技术，被广泛应用于发育障碍、精神疾病、教育和特殊教育、康复治疗、社区心理学、临床心理学等方面。在我国，行为矫正也正广泛应用于精神疾病的治疗，如强迫症、恐怖症、儿童情感障碍、儿童行为问题，以及精神分裂症恢复期和慢性精神分裂症的矫治等。

64. 行为矫正有哪些主要特点?

行为矫正学又称行为分析应用学，其特点如下。

（1）行为矫正的研究领域集中于人的行为，通过设计各种方法来改变个体的行为，而非该个体的整体人格或疾病，因此不强调疾病分类。例如，它被用于改变孤独症患者所表现出的问题行为，但并不用来改变孤独症这个疾病本身。

（2）行为矫正的程序和方法以行为学原理为基础，建立在已进行了50年的应用分析研究的基础之上，最初得自动物实验的研究结论。对行为的科学研究称作行为的实验分析或行为分析，对人类行为的科学研究称作人类行为的实验分析或应用行为分析。

（3）行为矫正强调当前环境事件的重要性，即此时、此地。人类行为往往由其所处环境中的各种事件所控制，通过评估和识别行为，以及与行为有关联的环境事件，改变行为和环境之间的相互关系，从而对行为进行矫正。

（4）行为矫正应该对行为矫正的程序进行精确描述。为规范正规程序化，并在每次实施时减少混杂因素和不确定因素，每一步具体改变都必须描述清楚。这样研究人员、培训人员及评估人员才能正确实施程序和方法，并正确评估培训效果。

（5）行为矫正通常由日常生活中的人实施。虽然行为矫正程序是由受过专业训练的专业人员及辅助人员发展起来的，但其实施通常需要家长、教师、工作主管等人员来完成。实施者应首先接受培训，以保证正确使用行为矫正方法，正确的程序描述和专业人员的督导能帮助家长、教师和其他人员正确实施这些程序。

（6）行为矫正强调对行为改变的测量。干预前后进行目标行为测量，以记录实施行为矫正程序所造成的行为改变，随时评估程序以确定进一步的工作。

（7）行为矫正拒绝假设行为的潜在动机，不重视过去事件。Skinner将假设行为的潜在动机称为“解释性的虚构”，因为它难以被科学家论证，且不能被测量或操作。而过去事件的信息虽然有用，但只有关于当前控制变量的情况才能提供行为矫正干预手段最有用的信息，因为我们要改变的是当前的问题行为。

65. 孤独症患儿的行为强化是什么?

行为强化（behavioral reinforcement）是许多行为矫正具体应用的组成部分，也是行为学家最早进行系统研究的基本原理之一，是指某一行为被紧随其后出现的结果直接加强的过程。当一个行为被强化时，它更有可能在将来再次出现。它既可以是我们日复一日与自然环境和社会环境相互作用后自然发生，也可作为改变人们行为的行为矫正项目，通过人为设定的计划逐步靠近我们所期望的社会表现。

可以用以下面3个步骤来阐明其原理：①某个具体行为的产生；②有一个直接结果紧随着该行为；③该结果导致这个行为可能在将来再次发生。

通过行为强化过程得出的增强行为称为操作性行为。操作性行为作用于环境，产生出结果，随后被这个直接结果所控制，或者直接作为该结果出现。这个增强了行为的结果就称为强化刺激。

66. 如何进行孤独症患儿行为的正强化?

通过表扬、赞许、奖赏等方式使患儿的良好行为得以持续。应用此方法前先确定要求患儿改变的靶行为（不良行为）和需建立的适宜行为。当患儿出现这种良好行为时则立即给予正性强化，使患儿感到欣快和满足，如带患儿进入公共场所之前要告诉他们不该出现的不良行为和应遵守的行为规则。当出现不良行为前兆时应立即予以制止，对出现的规范行为则立即给予赞许、表扬和奖励。具体操作如下。

（1）立即反馈：患儿一旦出现良好行为，应尽可能迅速地给予赞许和表扬，反馈应非常特别而明确，而且越迅速越好，给患儿留下深刻印象。除赞许、口头表扬外，还可以是一种许诺或特别的玩具或食物等奖励。

（2）频繁反馈：让患儿始终知道自己做得如何及该如何做，恰如其分地频繁反馈对症状的矫正效果较好。

（3）突出反馈：患儿对一般赞许、表扬的敏感性会逐渐降低，难以调动他们的行为积极性，必要时可运用更大、更突出的奖励。例如，对幼小患儿的身体亲昵、特别的食物，对年长患儿的物质奖励等。

（4）可与处罚法、消退法等合并使用。

67. 如何进行孤独症患儿行为的负强化?

负强化是指在一定情境下，某种行为的发生导致厌恶刺激（或称负强化物）的移除或取消，之后在同样情境下，该行为的出现概率会提高。负强化与惩罚常被混淆。惩罚是施加厌恶刺激，负强化则是除去厌恶刺激。惩罚施加厌恶刺激的目的只是阻止问题行为出现，但不一定形成良好行为；负强化则是通过厌恶刺激抑制问题行为，并达到建立良好行为的目的。惩罚是当患儿出现问题行为时及时施以厌恶刺激，以便阻止问题行为；负强化则是针对正在受惩罚的个体，激发他“改过向善”的动机，或鼓励他去从事良好行为。惩罚的后果是不愉快、痛苦和恐惧的；而负强化效果是愉快的。负强化与正强化同样能增加个体行为的出现率，但正强化使用愉快刺激而负强化使用厌恶刺激。例如，有人习惯出门带伞，这其实就是一个典型负强化，因多次带伞结果避免了淋雨便总是带伞，淋雨就是负强化物。

运用负强化可以消除不良行为，同时建立替代的良好行为。正如正强化在行为开始增加前需要有正强化物与良好行为多次配对出现一样，在负强化过程中也需要多次使用厌恶刺激，待良好行为出现后再予撤除，这样反复结合，直到行为者不必亲自承受厌恶刺激就能产生良好行为为止，这才表明负强化法取得了效果。这个过程就是从逃避反应到回避反应的过程。

逃避条件反应：厌恶刺激→出现需要建立的良好行为→可终止厌恶刺激。回避条件反应：听到信号→出现需建立的良好行为→可免受厌恶刺激。日常生活中逃避反应的实例不如回避反应的实例多。但在儿童时期，由于缺乏知识经验，经常产生逃避反应，以后再转向回避反应。例如，孩子不做课外作业会遭到父母的责打；为了不再遭受责打的痛苦，孩子便会去自觉做课外作业，这个做课外作业的行为是为了逃避责打的痛苦。回避反应的例子有很多。例如，学生为了不遭受教师的指责而按时交作业；孩子在游戏时为了不被“暂时隔离”而遵守游戏规则。由此可见，负强化法是通过逃避和回避两个过程来实现其效果的。

68. 孤独症患儿进行行为强化使用的强化物有哪些？

“正强化”与“奖赏”一词意义相似，是指个体在某一情境下做某种事情（行为），如果获得满意结果，下次遇到相同情况时，再做这件事情的概率就会提高。此种令个体满意的结果，不管是物质的还是精神的，均称为强化物。强化物主要分为物质性强化物、活动性强化物和社会性强化物。物质性强化物包括冰激凌、球、钱、书、点心、CD光盘等；活动性强化物包括与母亲玩牌、去公园、与父亲一起看书、帮忙烤饼干或点心、看晚场电视或电影、请朋友到家里来等；社会性强化物包括微笑、拥抱、拍肩、鼓掌、口头表扬、关注等。例如，当小明在课堂上注意力集中时，老师就会对他微笑并表扬他，小明就更有可能集中注意力（在老师讲课时看着老师）。

69. 影响孤独症患儿行为强化效果的因素有哪些？

行为强化的效果可受到若干因素的影响，其主要影响因素如下。

（1）直接性因素：行为发生与强化物之间的间隔时间非常重要。一个结果应在行为发生后立即发生才可称为“最有效的强化刺激”。一般要求强化物在行为发生后0～3s给予，不可超过10s。

（2）一致性因素：如果结果一贯伴随着反应出现，结果则更有可能强化反应。如果反应不一定总是伴随结果，该行为则不太可能被加强。

（3）已形成条件：有一些条件能使具体行为在某些时刻比在其他时刻更有作用。例如，食物对于饿肚子的人比已经吃饱的人的强化作用大得多。刺激的价值条件称作已形成条件，剥夺、满足、规定均可以影响一个刺激物的强化价值。

（4）结果的特征：行为的结果成为强化刺激的可能性因人而异。因此，确定某一结果是某具体的人的强化刺激十分重要。需要提醒的是，不能因为一个特定的刺激物是大多数人的强化刺激就断定它可以作为任何一个人的强化刺激。

影响行为消失的因素包括行为消失之前的行为强化程序，可以部分决定行为消失的特征。如果是连续强化获得的行为，一旦强化手段终止，行为则会迅速消失；而如果是间歇强化获得的行为，强化停止后，行为则将只是逐渐地减少；如果行为消失的过程中发生了行为强化，减少或消失所需要的时间则会增加。

影响惩罚效果的因素包括结果的直接性、一致性、已形成事件、刺激强度和个体差异。

70. 孤独症的行为疗法是什么?

在孤独症的治疗中，行为疗法是运用最普遍的疗法。常用的行为疗法包括塑造法、锁链法、示范学习法、奖励与惩罚疗法、消退法、暂时隔离法、消极练习法和放松疗法。在治疗中遵循发展正常行为、个别化、个体治疗和集体治疗相结合、父母参与的原则。行为疗法强调针对每例患儿的具体症状、行为特点做出差别性诊断作为治疗的依据，治疗重点是促进患儿的社会适应和言语发育。

（1）常用行为疗法

1）塑造法：是通过逐一强化更加接近目标行为的行为，同时消退希望终止的行为来形成某种新行为的方法。这种方法最初是弗斯特尔在1961年应用于儿童孤独症的治疗中，旨在针对患儿的行为不足，如言语表达、社交和生活自理能力等方面的缺陷进行训练。由训练者结合患儿的初始情况为其设定一系列不断接近目标行为的近似行为，每当患儿表现出某一近似行为，就进行强化，对其他行为则不予强化，促使其消退，最终形成目标行为。如用塑造法训练言语表达时，先进行呼吸训练，再进行简单的发音训练，再进行单词、句子训练，逐渐增加长度和难度，慢慢过渡到对别人应答能力的训练。

2）锁链法：是将目标行为分解为一系列步骤，相邻的步骤组成“刺激-反应”的“链”，按顺序进行训练，并最终掌握整个行为反应的一种行为矫正方法。锁链法可以分为正向锁链法和逆向锁链法。前者是从行为的初始步骤开始训练，后者是从目标行为的最后一个动作开始训练。孤独症患儿的行为矫正多使用逆向锁链法。如采用逆向锁链法教患儿脱鞋子的训练程序：①帮患儿解开鞋带，让其将脱了一半的鞋脱下；②帮患儿解开鞋带，让其将鞋脱下；③让患儿解开鞋带，自己将鞋脱下。逆向锁链法的优点是患儿在训练之初即会有成就感，由此而产生的愉快情绪会有利于训练计划的顺利完成。

3）示范学习法：示范学习法是基于Bandura的社会学习理论发展起来的一种心理治疗方法。该理论认为对于别人行为及其后果的观察会有助于行为的习得和解除，且容易保持和迁移到其他情境中。示范学习法用于治疗儿童孤独症有现场示范法和电视或录像示范法两种。前者是在孤独症患儿的生活环境中引入正常儿童，使患儿有机会观察到正常的行为和交往；后者是通过声像媒体呈现患儿尚未习得的言语和行为。1983年，Charlop发现让孤独症患儿观看电视节目也能够改善他们的言语能力。研究显示，示范学习法与行为强化相结合，对促进孤独症患儿的语言和行为发育有较好的效果。

4）奖励与惩罚疗法：奖励和惩罚均是通过操纵特定行为的后果来调节该行为出现概率的治疗方法。前者是对某些希望建立的行为给予实物（如代币券、礼物）或非实物（如称赞）的强化，多用于对患儿的社会交往和语言的训练中。惩罚则可以是负性刺激的增加，如要求患儿做一件自己不喜欢做的事；也可以是良性刺激的减少，如取消其当天看电视的权利、限制其自由活动的时间等。惩罚多用于孤独症患儿的问题行为（特别是一些严重的自我伤害、自我刺激和破坏性行为）的治疗中。

5）消退法：有些孤独症患儿会以发脾气的方式（如躺在地上大哭大闹）来争取自己想要的事物，此时家长若满足了患儿的要求，对于这种不良行为则是一种强化。有时孤独症患儿表现出对别人的攻击、谩骂和自我伤害行为，是期望得到成人的关注，若成人给予关注，这种行为便会再度出现。因此，适当的方法是对患儿这些行为采取不理睬的态度，让其自讨没趣，从而抑制并渐渐消除这些行为。但在使用时应注意，并非所有的不良行为都适用此法，这种治疗手段对于某些较严重的破坏性行为是不适合的。

6）暂时隔离法：暂时隔离法与消退法的类似之处在于通过不让个体得到任何强化来减少不良行为出现的概率。两者的区别主要在于，在某一不良行为出现后，若采用消退法，患儿并不脱离原来的环境；若采用隔离法，则要求患儿离开当前的活动环境，并将其单独隔离开。1964年，Wolf最早报道了运用暂时隔离法治疗孤独症患儿的破坏性行为，结果显示，此种方法有效地制止了患儿的严重破坏性行为或自伤行为。

7）消极练习法：对于孤独症患儿的一些强迫动作和仪式化行为，可以通过增加患儿行为负担的方式，使其对这种超负荷的练习产生厌恶，直到自觉消除这些行为。如对一个喜欢旋转某物体的患儿，可以要求其延长每次旋转该物体的时间，同时增加每天旋转的次数。此种方法起初乐意为患儿接受，但很快他们就会对练习产生厌倦。

8）放松疗法：有研究表明，与正常儿童相比，孤独症患儿在放松身体的能力上有着较大的不足，这种不足会影响他们对于烦躁情绪的调节、不良行为的克制，以及言语和社交技能的学习。因此，有学者通过按摩患儿的身体并让其做运动，以帮助患儿达到肢体放松，在孤独症患儿的治疗中取得了较好的效果。

（2）行为疗法的主要原则

1）发展正常行为的原则：行为疗法治疗孤独症主要有2个目的，即增加适应性行为和减少不良行为。行为疗法认为孤独症患儿缺乏反应及问题行为的发生主要是由于他们缺乏与情境相适应的行为方式，不知道该如何恰当地表达自己所致，因此，只要习得正常的行为就可以同时覆盖原先存在的不良行为。尽管某些特别严重的问题行为需采用专门的方法进行治疗，但若那些问题行为不被积极行为所取代，也不能彻底消退。在发展正常行为的基础上治疗不良行为是目前行为疗法治疗孤独症的主要发展趋势。

2）个别化原则：每个孤独症患儿的症状表现可能各不相同，即使是有相似症状的患儿，他们在症状行为的严重程度上也可能存有差异。因此，在应用行为疗法治疗孤独症时，从诊断开始就应非常注意对患儿各种异常行为及缺陷进行观察和记录，针对各患儿不同的症状行为及严重程度，同时结合患儿的气质特点、起病年龄、智商及家庭环境等因素制定治疗方案。

3）个体治疗和集体治疗结合：孤独症患儿的某些症状行为是独特的，需要进行个体治疗；而在某一个医院或某一个社区的孤独症患儿中，可能存在一些共同的症状行为，对于这些行为，可以采用集体治疗。集体治疗可使患儿有机会观察他人的行为及其所获得的反馈，获得替代学习。同时，小组成员间的交流及小组本身的性质对改善患儿的言语和社会适应能力都十分有益。

4）父母参与：行为疗法认为，孤独症可能是由受到后天不合适的强化导致，尤其是由父母不合理的反应方式导致。因此，要改变患儿问题行为就必须改变父母的教养方式。在纠正和训练患儿的某些行为时，父母必须承担主要训练任务，并提供适宜的反馈和强化。另外，长期住院将不利于患儿的社会化发育，而将治疗基地移至家中，由家庭成员共同参与，不仅有利于行为疗法的顺利实施，也使患儿有更多的人际交往机会。

71. 体育运动干预对孤独症患儿的康复有何影响?

对于孤独症患儿，体育运动是一种好理解、易操作且效果显著的干预方法。首先，体育运动有助于孤独症患儿的身体健康成长；有助于孤独症患儿的心理建设，使其更快乐、阳光，更敢于接触外界事物；在促进孤独症患儿身心健康的同时，还可增进其社会融合的可能性。体育运动学、生理心理学、神经学、教育学的交叉融合是我们对于孤独症患儿运动健身方法研究的未来努力方向。

体育运动对孤独症患儿康复的影响是有益的。不仅可以改善孤独症患儿的身体健康状况，还可以在患儿行为管理和消极行为干预方面发挥独特的作用。体育运动在孤独症患儿康复训练中的应用能有效促进他们在感知觉领域、粗大运动领域和社会交往领域的发展，对于康复训练效果的提升具有明显的促进意义。大量研究数据都可以充分说明，体育运动对孤独症患儿的康复干预有显著作用，但在方式、方法的探究方面，还需要进行可持续性及高效能的教学，以及干预方法的发掘与优化。

影响体育运动干预效果的常见因素主要有干预环境的创设、干预内容的选择及干预实施者的行为等。为确保体育运动干预取得良好效果，应确保干预环境的合理创设、干预内容的科学选择，以及干预者专业水平和综合素质的提升。

孤独症患儿的体育运动干预需要持续较长时间，而且应该追求在学校环境、家庭环境和训练环境中干预目标的一致性。每例孤独症患儿的体育运动方法要因人而异，每一项运动项目都要认真考量，制定出符合其体质及心理特征需求的个体化方案。孤独症患儿的康复过程是漫长而艰辛的，需要有多样且对患儿具有吸引力的运动健身方法进行体育运动干预。

72. 音乐疗法对孤独症患儿的康复有何影响?

孤独症患儿对音乐的反应不同（包括敏感、感兴趣等），部分患儿甚至具有正常儿童无法比拟的音乐天分。国外学者对孤独症患儿大脑进行电生理研究，结果表明，尽管孤独症患儿具有其他方面的缺陷，但仍具备接受和处理音乐的能力。音乐疗法为孤独症患者中的一种新型的治疗方法，运用人对于音乐的反应规律从而对人的生理、心理及行为等进行综合性调节，有助于改善紊乱的生理反应和失调行为，从而建立更加合适的治疗方法，促进患儿早期恢复。音乐疗法可以有效缓解孤独症患儿的症状，降低疾病的严重程度。

孤独症患儿在康复训练基础上联合音乐疗法效果会更理想。音乐疗法的使用有助于改善患者社会交往能力、语言沟通能力及生活自理能力；有助于改善患儿情绪及行为问题；有助于改善患儿的炎症因子水平，提高临床效果，使患儿的治疗更具针对性。不同治疗方法联合使用的安全性较高，值得推广应用。

73. 孤独症患儿的心理治疗效果如何？

对孤独症患儿及其父母进行心理干预可以改善其焦虑、抑郁情绪，促进孤独症患儿康复训练效果。孤独症目前尚无特效治疗方法，通常以教育训练为主、心理治疗和药物治疗为辅。

（1）孤独症心理治疗的方法

1）认知行为疗法：认知行为疗法包括认知疗法和行为疗法，是通过改变个人非适应性的思维和行为模式来减少失调情绪和行为，改善心理问题的一系列心理治疗方法的总和。近年国外研究发现，认知行为疗法能增强孤独症患儿的社会行为，减少抑郁等情绪。

2）游戏疗法：游戏对于儿童发展认知、交流、社会技能和身体健康均非常重要。游戏包括 4 个维度，即内部控制核心、内在动机、忽略现实和社会暗示。游戏疗法（play therapy）指通过非语言的方式表达想法感觉和经历，多用于抽象思维尚未发育完全的儿童，目前适用于孤独症患儿的游戏疗法主要有3种，分别是角色扮演游戏、戏剧游戏和建构游戏（积木、沙盘 等）。国外研究发现，游戏疗法对于提高孤独症患儿的社会技能有显著效果。

3）音乐疗法：音乐疗法是一个系统的干预过程，它以心理治疗的理论和方法为基础，通过各种专门设计的音乐行为（听、唱、演奏等），运用音乐特有的生理、心理效应，使患者在音乐治疗师的共同参与下，经历音乐体验，达到消除心理障碍、恢复或增进心身健康的目的。音乐疗法较多使用于成年之前的孤独症患者中，它在提高社交兴趣和社交技能方面有重要作用，原因可能是音乐能带给人一种安全愉悦的感受，使人放松，增强孤独症患者的社交勇气与信心。针对孤独症的音乐疗法研究主要聚焦于音乐对于社交能力的改善效用。

4）舞蹈疗法：舞蹈疗法是一种运用舞蹈或动作过程，促进个体情绪、身体、认知和社会整合的心理疗法，其心理学依据来自荣格的分析心理学、完形心理学及自我心理学的概念。它以非口语的协调方式解决患者困难，有助于改善孤独症患者的情绪，增强其人际交互能力。整合身体感知维度和表达过程作为社会交往的一部分，对于有共情和社会关系问题的患者至关重要。研究发现，舞蹈疗法对提高生活质量和减少如抑郁和焦虑等临床症状是有效的，对主观幸福感、积极情绪、情感和身体意象也有积极影响，人际能力也能受到鼓励。舞蹈疗法可以让个体顺其自然并放松，改善他们对自己的感觉，激活他们的活力、表现力和独立性，但该疗法在团体治疗中的结果不稳定。

（2）孤独症心理治疗的效果

1）游戏疗法适用于儿童，能提高孤独症患儿的社会技能，对其连接真实社会有很大帮助。

2）认知行为疗法能促进孤独症患儿的社会联结，配合其他物理治疗，减少刻板行为问题，减少焦虑等负面情绪影响。

3）音乐疗法能唤起未成年孤独症患儿的社交愿望，增强社会信息学习成效，不同的症状要配以不同的音乐节奏及演奏形式，且个体治疗与团体治疗都有效用。

4）舞蹈疗法能够减少孤独症患者的情绪问题，减轻其压力，提高幸福感，放松警惕心。但该疗法在个体治疗中成效较好，团体治疗中的效果尚不显著。

5）团体戏剧治疗有助于增强孤独症患儿的社会互动技能。

74. 孤独症患儿的高压氧治疗效果如何?

近年来，有研究报道可使用高压氧治疗孤独症患儿。报道显示，孤独症患儿脑灌注不足与重复性行为、自我激励和刻板行为、交流、感官知觉和社会交往方面的障碍有关。有研究对孤独症患儿进行影像学检查发现，部分患儿显示有脑室扩大、基底节异常、小脑发育不良、脑干变小等迹象。高压氧可以通过增加血浆和机体组织的含氧量来弥补血流量的减少，甚至可以使缺血组织的含氧量恢复正常。目前研究已证明，高压氧可以将干细胞从骨髓动员到全身循环，增加线粒体的功能，改善神经递质异常；同时，高压氧具有强大的抗感染和降低氧化应激作用，还能提高酶的含量，帮助机体排毒。以上作用对于孤独症患儿均有益。

高压氧对急、慢性缺血缺氧性疾病和因缺氧引发的继发性疾病具有独特的治疗作用，但对于孤独症患儿的治疗还处于研究阶段，临床意见仍不统一。Granpeesheh等研究认为，高压氧治疗并不能显著改善孤独症患儿的临床症状。El-Baz等研究认为，高压氧能够显著提高孤独症患儿的语言能力、意识、行为和社交能力。对于高压氧治疗的压力、氧浓度及疗程，目前仍缺乏统一的标准，尚需科学的设计来评估高压氧的疗效。

75. 注射用鼠神经生长因子治疗孤独症的效果如何?

约75%的孤独症患儿伴有不同程度的精神发育迟滞。有研究通过对伴有脑部发育不良的孤独症患儿注射鼠神经生长因子进行早期干预，结果显示，经过治疗后，此类患儿的主动交往、语言能力、社会性能力、情绪和行为、智能发育等均有不同程度的提高和改善，从而为孤独症的治疗提供新的思路和途径。

孤独症的病因和发病机制尚不明确，越来越多的证据表明其是由生物学因素导致的疾病。目前已有多数研究表明，孤独症与脑部器质性因素和脑功能障碍有关。李咏梅等的研究表明，孤独症的发生与大脑多个部位的结构或功能改变密切相关。舒明跃等的研究表明，孤独症患儿的大脑皮质额叶和颞叶存在局部的血流灌注和细胞功能障碍。孤独症患者脑连接失调假说认为孤独症是由于患者幼年时期大脑提前成熟导致大脑纤维束的分支和修剪发生异常，从而引起大脑脑网络对信息处理加工的效能下降，继而表现出孤独症症状。

神经生长因子是具有直接促进神经损伤的修复和再生的药物，其生物学效应主要表现在对神经系统发育阶段的促进、对神经系统成熟阶段的维持，以及对神经系统损伤状态的修复，其中对神经系统损伤状态的修复在孤独症治疗中意义重大。神经生长因子可能是通过对神经网络适应性的修剪和修复，改善神经早期的异常发育程度，减轻大脑发育不良的损害，促进大脑发育水平整体性的提高及患儿社会适应能力的发展。

既往认为，神经生长因子不能透过血-脑屏障，难以对中枢神经系统产生作用，但龚善初等的研究报道，外源性的神经生长因子在一般情况下至少有30%的药量透过血-脑屏障，对于婴幼儿或脑损伤的患者会有更多的药量进入脑部。治疗结果研究也表明，注射用鼠神经生长因子能够透过血-脑屏障，对中枢神经系统的损伤状态进行修复。观察临床症状发现了孤独症患儿经治疗后语言障碍程度的减轻，包括主动语言数量和长度、语言理解能力增加，但刻板重复语言的改善不明显；其次，在社交行为方面也有一定的改善，表现为主动交流、合作听话行为增强，目光对视增多，较前听从指令，发脾气及冲动不安情绪明显减少；在大动作、精细动作、语言、适应性、社交发育商领域也得到不同程度的改善。因此，在综合康复评估与训练的基础上，加用脑神经营养药的临床疗效明显优于仅用综合康复治疗。患儿的年龄越小，髓鞘发育越不完善，大脑的可塑性越强，故强调早期干预，早期使用神经营养药可以改善预后。但需指出的是，综合性康复评估与训练仍是治疗孤独症的主要措施，神经营养药不能代替综合性康复评估与训练。

综上所述，注射用鼠神经生长因子可以改善孤独症患儿的社会交往障碍、交流障碍、兴趣狭窄和刻板重复行为这三大核心症状，改变情绪行为的异常，提高整体发育商水平，应用过程中未发现严重的药物不良反应，且依从性好；其缺点是药物治疗费用较高。因此，根据患儿家庭经济情况，建议对部分孤独症伴有脑部发育不良患儿采取综合性康复联合营养神经药物治疗，以促进患儿社会功能的恢复。

76. 利培酮治疗孤独症的效果如何?

孤独症患儿会出现多动、注意力不集中、攻击行为等问题行为的原因，可能与脑功能障碍、感觉统合失调、不佳养育环境等因素有关。其中，脑功能障碍主要是指单胺氧化酶代谢异常和多巴胺含量低下。在这些问题行为控制方面，药物治疗取得了较好的进展。

利培酮在治疗孤独症患儿不良行为控制的基础上能明显改善认知，提高社交能力，而且不良反应轻微，值得推广。利培酮为苯丙异噁唑类衍生物，属于选择性单胺能拮抗剂，与5-羟色胺（5-HT）2A和多巴胺受体有较高亲和力，故能解除5-HT对多巴胺的抑制作用，调节前额叶多巴胺，使其含量恢复正常水平，从而达到治疗目的。2006年，利培酮被美国食品药品管理局（Food and Drug Administration，FDA）批准用于治疗5～16岁孤独症患儿攻击、故意自伤及发脾气等症状。20世纪90年代中期，我国批准使用。作为FDA批准的第一个孤独症用药，利培酮在治疗孤独症患儿的兴奋、多动等行为方面的疗效已得到越来越多的证据支持。2009年，Aman等进行一项采用行为矫正与利培酮联合治疗的研究取得了很好的疗效。在焦云等的研究中，11例孤独症患儿应用利培酮治疗半年，经孤独症治疗评定量表（autism treatment evaluation checklist，ATEC）评估，患儿在社交、感知觉、行为等方面均有显著改善，异常行为得到控制，疗效明显；此外，不良反应少，并且均出现在调整用药最初2个月内，用量稳定后不良反应逐渐消失，该研究结果有力地证实利培酮治疗孤独症安全有效、耐受性好。

综上所述，利培酮作为一个非典型抗精神病药，在孤独症患儿行为控制中的应用越来越广泛，其疗效显著、安全性和耐受性良好，值得推广。

77. 沙盘游戏治疗孤独症的效果如何?

沙盘游戏是一种成熟的心理治疗方法和系统，它在孤独症患儿的治疗中具有特殊而重要的意义。大多数孤独症患儿有语言障碍，这使他们难以用语言与他人交流并用语言表达他们的意见或情绪体验。因此，在治疗孤独症患儿的烦躁不安、情绪不稳定、多动、冲动和自残等心理行为问题时，传统心理疗法有时并不适用。沙盘游戏疗法是一种“非语言”的治疗方法，通过适当的象征方式呈现无形的心理内容，在访客的意识和无意识之间创造持续的对话，以及由此激发的康复过程和个性发展。因此，相比于传统的心理疗法，沙盘游戏疗法有时更适合孤独症患儿。

沙盘游戏疗法的优点一方面表现在孤独症患儿可以在创造性游戏和建模过程中获得持续的快乐；另一方面表现在患儿对所用沙子的象征性语言有自然的理解，并且在沙盘游戏的过程中能够触及心灵中更深层次的问题，这使他们能够平衡外在现实和内在现实，并逐步实现纠正行为和自我修复的目的。

综上所述，沙盘游戏治疗孤独症的效果肯定，可有效改善患儿症状，缩短治疗时间，且治疗安全性好，无不良事件发生，值得推广应用。

78. 经颅磁刺激治疗孤独症的效果如何？

经颅磁刺激是目前康复治疗技术中的研究热点，起初用于失眠和抑郁症的治疗，近年来逐渐应用于神经康复和精神康复领域。它能无创伤地穿过颅骨，有效作用于脑组织，相比于传统康复训练具有一定优势。重复经颅磁刺激作为一种新型无创治疗手段，其通过磁场刺激颅脑可产生感应电流，进而引导脑磁功能趋向秩序化及正常化，已广泛应用于精神及神经康复领域，且效果明显。重复经颅磁刺激具有深部刺激且无痛的特点，其产生的磁场可穿透颅骨而刺激大脑皮质，激发局部感应电流，从而发挥调节脑功能的治疗作用。有研究发现，重复经颅磁刺激联合综合性康复训练可明显减轻孤独症患儿的临床症状，促进发育，提高生活质量，效果显著。

79. 计算机辅助共同注意训练治疗孤独症的效果如何？

共同注意也称联合注意、共享式注意、相互注意协调能力、互相式注意或分享式注意，是指在沟通交流方面涉及共同焦点的协调能力，即视觉上与他人共同指向某一事件或物品，分享兴趣和社会参与，并能够理解同伴正在与自已共享同一焦点。共同注意是婴幼儿早期沟通发展上的一种协调注意的能力，用于协调同伴及他们共同感兴趣的事物之间的注意力，是一种包含婴幼儿、他人及事物三者之间注意力的协调能力，包括眼睛注视、注视跟随、眼神接触、注视交替、手指指示、跟随手指指示、主动展示、伸手探物、请求、给予等一系列行为。

目前，我国针对孤独症患儿的智能化学习研究尚处于初级阶段。计算机游戏具有可重复性、反馈性、趣味性，有利于保持患儿继续进行游戏的兴趣和在游戏中完成任务的积极性，强化正确的回应和自发行为，以及重建患儿任务的注意能力，并且通过完成某项指定任务获得成功感，或不断重复这些行为达到训练的效果。

林珍萍等将注意训练系统计算机软件干预训练应用到孤独症患儿的治疗中，研究结果显示：①通过计算机辅助共同注意系统训练后，孤独症患儿各项能力可能的发展趋势、情绪-共同注意-模仿-游戏-语言各项能力相互链接，相辅相成，共同促进。②随着共同注意能力的改善，孤独症患儿的症状减轻，其中在交往能力方面改善较为明显。在认知方面也有一定改善，在注意能力方面改善更为明显。③计算机辅助共同注意系统训练需要保持一定的康复训练强度才能维持各项能力的稳定发展。另外，需要治疗师、家长配合进行泛化训练。

综上所述，孤独症患儿通过计算机辅助共同注意训练具有可行性，训练后，孤独症患儿症状严重程度、情绪、共同注意、模仿、游戏、语言、认知等方面均有不同程度的改善；且随着共同注意能力的改善，孤独症症状严重程度减轻，在交往能力方面改善明显。

80. 结构化教育结合运动游戏治疗孤独症的效果如何？

结构化教育法主要用于孤独症患儿的症状及行为康复，帮助患儿建立常规、学习技能，更好地适应社会。其适用于学校、家庭、工作等不同环境，重点为环境提供（视觉性的结构），透过清晰的视觉环境及提示，有助他们理解不同环境（如家庭和学校）之间的关系，让他们安心地在环境内进行活动，从而提高独立工作的能力及学习表现；同时利用视觉策略，如实物、相片、图片或文字等，协助患者表达自己的需要或感受，以减少他们因沟通障碍产生的挫折和不安情绪，防止问题行为的发生，进而加强他们与人沟通的动机和社交技巧。

运动游戏又称体育游戏，是一种以游戏方式为出发点，带动自身参与进去，增强个人身体素质及健康愉悦的发展心理的方法。运动游戏不仅可以依据每个孤独症患儿的身心情况具体设置多种形式的训练，还可以提高患儿的运动能力。多种多样的游戏形式及丰富的游戏内容让患儿对此产生更大兴趣，对患儿的康复有积极作用。

高岩等观察结构化教育结合运动游戏对孤独症患儿的治疗效果发现，经过9个月的结构化教育结合运动游戏训练后，试验组患儿在ABC量表中感觉、自理、社会交往、运动及语言等能力方面的评分及总分均低于试验前和对照组，其差异具有统计学意义（$P<0.05$）；试验组患儿在ATEC量表中语言、社交、感知觉、行为等能力的评分及总分均低于试验前和对照组，其差异具有统计学意义（$P<0.05$）；试验组患儿在中文修订版PEP量表（psycho-educational profile，C-PEP）中模仿、感知觉、精细操作、手眼协调、粗动作、认知表现、口语认知等能力上的评分及总分均低于试验前和对照组，其差异具有统计学意义（$P<0.05$）。

综上所述，结构化教育结合运动游戏训练可以使孤独症患儿主动使用言语表达次数增加，对指令的语言理解能力增强。结构化教育结合运动游戏训练后，患儿与他人目光接触次数增加及合作的意识出现，逐渐增强患儿的社会适应能力；可以增强患儿的感知觉能力，减少患儿刻板行为等异常行为的发生；可以增强孤独症患儿的运动能力，如平衡能力、协调能力及肌肉力量等，为患儿更好地适应社会提供体质保证。孤独症患儿的康复训练是一个长期且复杂的过程，要求患儿家长和抚养者保持信心与耐心，帮助患儿达到各项能力的改善，并更好地融入社会。

81. 30月龄前后对孤独症患儿进行治疗的效果如何?

靳彦琴等对年龄在30月龄前后的孤独症患儿的治疗效果进行了观察，选取儿童心理行为中心治疗的孤独症患儿120例，按年龄分为两组：Ⅰ组为≤30月龄患儿，Ⅱ组为＞30月龄患儿，进行1年的综合康复治疗。结果发现，两组经过1年训练后，其孤独症教育评估综合发展（psycho-educational profile，PEP）评分、ABC评分、婴幼儿-初中生生活能力评定量表总分与治疗前相比差异有统计学意义（$P<0.01$）；治疗后，Ⅰ组与Ⅱ组的PEP增分率相比差异有统计学意义（$P<0.01$），ABC减分率、S-M增分率差异有统计学意义（$P<0.05$）。因此，孤独症患儿接受治疗的年龄越小，其核心症状改善得越好，生活能力提高得越快。在≤30月龄进行集中强化治疗，孤独症患儿的核心症状改善迅速，生活能力提高较快，语言表达能力出现早，社会交往能力进步较快，并有8.7%的患儿能够上学，并回归正常社会；＞30月龄患儿进步较慢，核心症状改善慢，社会生活能力提高较慢，家长对治疗的依从性差。结果说明，年龄在≤30月龄训练是孤独症患儿康复的关键期。

2～3岁是儿童语言的发育关键期。据报道，孤独症患儿中有84.2%首诊主诉症状为语言障碍，主要表现为不会讲话、发音不清、不会交流、重复模仿对方语言、早期的语言功能缺陷，特别是社交语言能力的丧失，语言障碍也是孤独症患儿治疗中最为困难的部分。语言是用来交流沟通的工具，在2～3岁进行语言、人际关系、社会适应能力训练的患儿语言出现较早，且与较大龄患儿相比语言量增多、交流能力增强、社会交往能力增强等速度均更快、效果更明显，而且有语言的孤独症患儿预后较好。年龄越大且缺乏必要技能的孤独症患儿从早期语言干预中受益越少，年龄越大，大脑的可塑性越差。早期发现、早期治疗至关重要，特别是在30月龄之前提高家长的意识水平、增加治疗的依从性、宣传孤独症的科普知识、减少孤独症患儿的致残率是我们共同努力的方向。

82. 一对一语言训练治疗孤独症的疗效如何？

语言交流障碍是孤独症患儿的首要症状，也是大多数孤独症患儿就诊的主要原因。孤独症患儿语言理解与表达均较正常同龄儿迟缓，约50%的患儿甚至终身缄默。即使有一定的语言表达能力，患儿也存在异常的运用模式。典型的特征性语言症状有刻板、重复及模仿言语、答非所问、自言自语、代词错用、语音语调及语速的异常等。此外，孤独症患儿非语言交流能力受损，不能理解他人姿势和面部表情的意义，也不会运用姿势或表情进行人际交往。

语言训练是针对孤独症的治疗方法之一。其中，交流态度训练能够提高患儿的交流意愿，培养交流最基本的技能；构音器官与构音训练能够改善患儿发音器官的目的性运用障碍；语言符号理解训练通过给予患儿充分的视觉刺激及语言刺激，提高其语言理解能力；语言表达训练是设定特定的情境，促进患儿掌握简单语句的表达。此外，孤独症患儿的语言训练还包括针对其特异性语言症状如模仿语、刻板语、自言自语及单一音调的纠正训练，使患儿掌握正确的语言运用模式。

王恬等探讨了语言训练对孤独症患儿的治疗效果，研究方法采取一对一的个体化语言训练，观察患儿训练前后的临床症状，记录患儿训练前、训练后3个月及6个月的CARS及ABC评分并进行比较。结果发现，一对一语言训练对孤独症患儿有较好的临床疗效，且疗效与治疗时间呈正相关。经比较，语言训练后，患儿临床症状改善的有效率从高到低依次为交流态度、交往障碍、语言障碍、异常行为及刻板动作。

83. 益生菌治疗孤独症的效果如何?

近年来，孤独症的患病率逐渐升高，环境因素对孤独症的病因学有重要意义。关于肠道微生态失调与孤独症的关系早已引起了学者的广泛关注，并进行了大量研究，有人提出伴有胃肠功能障碍的孤独症是一种特殊亚型，肠道微生态失调在其病因学方面起着重要作用，修复肠道微生物失调可能对治疗孤独症核心症状有效。益生菌是有活性的微生物产品，提供合适数量的益生菌对人和动物均有益。

目前，动物实验和人类研究初步认为，益生菌治疗孤独症患儿有效，尤其是伴有胃肠功能障碍的患儿，既能改善胃肠症状，又能减少孤独症相关行为异常。妊娠期应用益生菌还可能降低后代患孤独症的风险。益生菌的作用机制是通过增加肠道益生菌的数量，减少炎症、强化屏障，矫正肠道微生物活性不平衡，纠正过多的有害代谢产物。未来研究方向将进一步完善孤独症的临床分型，确定胃肠功能障碍的统一诊断标准及益生菌改善行为的相关神经生物学基础，即微生物群-脑-肠轴之间相互联系的病理生理学机制。

84. 阿立哌唑治疗孤独症共患行为问题的效果如何?

美国FDA先后批准利培酮、阿立哌唑用于治疗儿童孤独症共患的行为问题。目前，国内外认为，利培酮能很好地控制孤独症患儿的行为问题，但利培酮所致食欲增加、体重增加和潜在的内分泌影响给临床工作造成很大的困难。有研究观察了147例3 ～ 19岁孤独症患儿，肯定了利培酮的疗效，但也发现长期使用利培酮可能对患儿内分泌产生影响，提出药物治疗是孤独症综合治疗的一部分，用药之前需要详细评估用药的利弊。寻求一种新的抗精神病药治疗孤独症有很大的临床意义。

阿立哌唑是新型抗精神病药物，其是一种多巴胺D_2受体和5-羟色胺1A受体的部分激动剂，能够调节这些受体阻断的程度，被喻为“多巴胺受体的平衡剂”，用于治疗多种儿童精神类疾病。该药于2009年被美国FDA批准用于治疗6～17岁孤独症患儿的易激惹症状。近年来，国内很多学者在临床中尝试用阿立哌唑治疗孤独症患者共患行为问题。邱继红等对用阿立哌唑治疗孤独症患儿共患行为问题的临床疗效和安全性进行了研究，研究者收集孤独症共患行为问题突出且韦氏智力测试总智商≥70分的患儿20例，使用阿立哌唑治疗8周。治疗前和治疗后8周分别采用临床疗效总评价量表（clinical global impression，CGI）中的病情严重程度分量表（severity of illness scale，SI）、孤独症治疗评定量表（autism treatment evaluation checklist，ATEC）和Conner父母评定量表进行临床疗效评定，采用治疗伴发症状量表（treatment emergent symptom scale，TESS）进行药物不良反应评定；于治疗前和治疗后8周分别进行血尿常规、心电图、肝肾功能、血糖和体质量等检查。研究发现，CGI结果显示，阿立哌唑治疗第8周较治疗前有明显改善，说明服用阿立哌唑能有效改善孤独症患儿共患行为问题；ATEC结果显示，治疗第8周与治疗前相比总分、感知项和行为项评分均降低；Conner父母评定量表结果显示，治疗第8周，多动和多动-冲动评分较治疗前降低；而ATEC语言项和社交项评分结果显示，治疗前后无明显差异，说明阿立哌唑治疗8周并不能明显改善孤独症患儿的语言和社会交往能力，提示改善孤独症核心症状必须以早期特殊教育为主。

国外学者对阿立哌唑治疗孤独症进行了多项研究，均发现阿立哌唑能有效改善孤独症患儿共患行为问题，患者平均治疗剂量为（8.50±3.25）mg/d，与国内外报道的常用剂量相似，不良反应主要为轻微镇静、锥体外系不良反应和流涎，但仍需要增大样本量进行观察。

85. 迷走神经刺激治疗孤独症的效果如何?

迷走神经是混合神经，其传入纤维可通过孤束核投射到下丘脑、杏仁核和前脑，并通过延髓网状结构投射到其他皮质区域，是12对脑神经中分布最广泛的一支，可影响包括脑在内的多个内脏器官功能。通过刺激迷走神经主干或体表分支，增加其上行传入冲动，弥散投射至孤束核、丘脑、下丘脑、大脑皮质等，从而起到调节大脑功能性活动的作用。

迷走神经刺激（vagus nerve stimulation，VNS）以自主神经功能调节为核心，使外周神经至大脑网络结构的连接成为可能，从而起到调节机体功能的作用。目前VNS已逐渐成为癫痫、痴呆、抑郁及睡眠障碍等疾病的有效辅助治疗方法，且有相关研究表明，孤独症与癫痫、抑郁症及睡眠障碍等的发病机制可能有重叠，故VNS可能对这几种疾病的共同途径起到治疗作用。VNS发挥治疗作用的具体机制尚不明确。近年来，VNS在合并癫痫或脑电图显示癫痫样放电的孤独症患儿身上有所应用，并起到改善其临床症状的治疗作用。VNS作为孤独症的一种新的治疗方法，具有客观的临床应用前景。

VNS可调节孤独症患儿的社会交流交往功能、大脑网络结构及免疫功能，可改善孤独症患儿的睡眠障碍；但目前相关临床研究十分有限，且仅限于共病临床症状的改善方面，而作用机制相关研究尚缺乏。此外，选择何种频率的VNS刺激可以达到对孤独症更好的治疗作用及该频率VNS是否会导致孤独症患儿其他临床问题的出现尚未见研究，以上均为今后孤独症的临床治疗提供了新的研究方向，以期VNS成为孤独症新的治疗手段。

86. 中医对孤独症的治疗有何进展?

目前多数中医学者认为，先天不足，肾气亏虚，心神失养，肝失条达是孤独症的主要病机，遂在研究其病因病机基础上，结合八纲、脏腑、六经辨证，对儿童孤独症进行辨证论治，取得一定疗效。尤其以“靳三针”疗法为代表，运用针刺治疗孤独症疗效显著。中医以针刺为主，推拿、中药为辅，结合教育干预、行为矫正、言语治疗和感觉统合训练等现代康复训练，对孤独症有较好的治疗效果。其中针灸能够直接刺激大脑，提高细胞的代偿性；中药在疏肝补肾的同时，亦能安心宁神、开窍醒脑、醒神益智，起到固本培元及增强患儿身体功能的双重功效。

总的说来，中医治疗孤独症具有很大的潜力，但国内对于中医治疗孤独症的研究还处于起步状态，尚缺乏多中心、大样本双盲对照的规范化治疗研究，且多数患者未能进行追踪观察，远期疗效难以评价，导致不能准确且全面地证实中医疗法治疗孤独症的有效性。

87. 听觉统合训练对孤独症患儿的治疗有何意义?

研究发现，40%的孤独症患儿存在听觉过敏现象，且其部分行为和语言障碍可能与过度敏感或异常的听觉有关。有学者开始采用听觉统合训练（auditory integration training，AIT）对孤独症患儿进行治疗，但结论并不一致。有研究认为，AIT可以改善患儿的感觉异常，提高患儿的生活自理能力。AIT是一项干预孤独症患儿的有效措施。

AIT是由法国耳鼻喉科医师Berard于20世纪70年代发明设计，是一种全新的音乐疗法。它主要通过聆听一组经过调制的音乐来矫正听觉系统对声音处理失调的现象，其基本原理是：①通过过滤过度敏感或增强不敏感的频率，使大脑听觉皮质重新组织，促进其对所有频率的正确感知，减少对听觉信号的歪曲；②改善中枢的听觉加工处理系统；③锻炼听小骨及相关肌肉群张力，使声音有效传导；④使受训者更清楚地接受声音，从而使其能够更好地学习声音与行为、物体及事件的关系。

AIT对孤独症的疗效是持续性的，能有效改善临床症状。分析提高临床疗效的可能原因包括：①AIT调节孤独症患儿对声音强度的敏感性，使患儿接受的听觉信息得到更有效地传导，从而使患儿对语言的接受性和理解能力增加、对外界刺激的过度敏感减轻，故能提高患儿对环境的适应能力，并有效改善语言和生活自理能力。②有学者认为，孤独症患儿对音乐有不同寻常的兴趣，并有不同寻常的感受力和注意力。因此，早期通过音乐开发孤独症患儿脑功能是有效的，并有助于促进其语言功能，改善临床症状。③AIT通过激活脑干功能，一方面，通过特异性投射系统，使更多的神经元参与信息传导，以及神经传递的同步性和速率变得更快，使大脑皮质更好地整合，提高语言功能。另一方面，AIT的序列声音刺激可能激活了脑干非特异性上行网状投射系统，更好地维持大脑皮质的觉醒状态，因此改善大脑对相关信息的连接整合功能，进而改善症状。④转化生长因子-β1（transforming growth factor-β1，TGF-β1）是一种抗炎细胞因子，具有抑制细胞生长、增殖、分化和细胞凋亡作用。据报道，TGF-β1在中枢神经系统早期发育过程中发挥重要作用，并抑制炎性和免疫反应。Ayadhi等研究发现，AIT治疗后能显著提高孤独症患儿血浆TGF-β1水平，并认为与AIT治疗效果有关。

综上所述，孤独症患儿在综合治疗的基础上，采用AIT治疗的效果较好，得到了家长的认可。虽然经过训练，孤独症患儿的临床症状得到了不同程度改善，尤其是感觉功能和生活自理能力，但距离融入学校、适应正常生活还有一定的差距，因此，还需克服困难，继续努力。大量实践证实，早期综合性康复训练能有效提高孤独症患儿尤其是6岁以前患儿的交流、交往水平，显著提高社会适应能力。

88. 孤独症患儿情绪障碍干预措施有哪些?

孤独症患儿在识别理解他人面部表情和恰当表达自己的情绪上存在困难。研究者总结了三大理论解释孤独症患儿在面部表情识别上的缺陷：①弱中央统合理论；②心理理论；③移情-系统化理论。也有研究者认为，孤独症患儿情绪障碍的主要原因是情绪模仿缺陷。

根据干预模式的不同，孤独症患儿情绪能力干预包括电脑程序干预、动画片干预、认知行为干预和单一情绪表达理解训练。Cockburn利用SmileMaze将面部表情的表达融入干预计划来改善孤独症患儿表情识别和表达能力，试点测试表明，将情绪表达与干预计划融合有很大益处。Baron-Cohen采用*the Transporters*对孤独症患儿进行4周干预，发现试验组患儿在情绪理解方面的表现显著优于控制组。Young发现*the Transporters*不仅能提升孤独症患儿对基本情绪和复杂情绪的识别能力，其社会行为也能得到积极发展。Bauminger对8～17岁孤独症患儿的社会情绪理解和交往能力进行7个月的认知行为干预，发现经过人际问题解决、情绪知识教育和社会交往任务的训练，孤独症患儿在社会互动、问题解决策略、复合情绪理解上都有进步。Ryan将小组合作与家庭作业相结合，对孤独症患儿进行4周的单一情绪表达理解训练，效果显著，后续发现患儿一般情绪识别能力也有提高。目前，国内外均注重孤独症患儿情绪识别能力的干预，而对孤独症患儿情绪表达能力的干预尚不完善。陈鸿雁等研究者将计算机作为辅助工具，结合视频分析，自动表情识别算法，设计交互式虚拟场景游戏，研发了面向孤独症患儿的情绪能力干预的系统。该系统可以训练患儿的表情识别能力，还可以训练患儿对表情的模仿和表达，具有实用性，方便推广。

对于孤独症患儿来说，情绪能力的发展关乎其一生的发展，促进孤独症患儿情绪能力发展是他们社会化康复进程的重中之重。如果忽视情绪能力的发展，孤独症患儿很可能难以融入社会，病情也会更加恶化。因此，孤独症患儿面部表情识别能力和表达能力的改善研究对其康复治疗至关重要。

89. 癫痫共患孤独症患儿如何治疗？

癫痫是儿童期常见的一种神经系统慢性疾病，以大脑神经元异常放电引起短暂中枢神经系统功能失常为特征。孤独症是一组儿童发育早期起病的神经发育障碍，以持续的社会交往障碍和社会交往缺陷、交流障碍、兴趣狭窄、刻板与重复行为等为主要临床表现。癫痫和孤独症两种疾病临床表现不同，但易共患，症状和诊断在同一个体中共存较为常见。国内外研究发现，早期诊断、早期干预可有效改善癫痫共患孤独症患儿的预后。但目前的困难在于国内缺乏针对癫痫共患孤独症的规范化诊疗，致使很多癫痫共患孤独症患儿错失了最佳诊疗时机。因此，中国抗癫痫协会共患病专业委员会组织专家形成共识，旨在提高医师、患儿及家属对癫痫共患孤独症的诊疗意识，为临床医师规范化诊疗癫痫共患孤独症的患儿提供依据。专家共识对于癫痫儿童共患孤独症的治疗如下。

（1）癫痫共患孤独症患儿抗癫痫药物的选择：对于癫痫共患孤独症患儿，在选择抗癫痫药时首先应考虑对癫痫发作的控制。可根据癫痫发作类型和癫痫综合征类型选择抗癫痫药物，包括丙戊酸、拉莫三嗪、左乙拉西坦、托吡酯、卡马西平等。选择治疗药物时，应特别注意药物对智力的影响。部分研究发现，丙戊酸、卡马西平、拉莫三嗪等能在治疗癫痫的同时改善孤独症相关症状。国外文献显示，丙戊酸作为经典的广谱抗癫痫药，是治疗癫痫共患孤独症最常用的药物。其次，选择抗癫痫药应兼顾到患儿本身的情绪、行为和认知等表现及药物不良反应。例如，丙戊酸钠、拉莫三嗪有助于稳定患儿情绪，对患儿的交流、注意、情绪和行为的影响更小。有研究显示，部分抗癫痫药如苯妥英钠、氯硝西泮、卡马西平、苯巴比妥、左乙拉西坦等可能加重患儿睡眠、交流、行为、注意力和情绪问题；托吡酯治疗癫痫患儿，可能引起持续性的认知和行为恶化，治疗时应予以关注。

（2）癫痫共患孤独症患儿治疗干预原则：目前孤独症尚无特效治疗药物，专科治疗以综合干预为主，不推荐单独的药物干预。应遵循如下干预原则：①早发现，早诊断，早干预；②制定系统化和个体化的训练方案；③依据干预效果随时调整教育训练方案。

（3）癫痫共患孤独症患儿的治疗以综合干预为主，建议转诊至专科医院进行系统治疗。

90. 孤独症患儿的执行功能如何提高?

孤独症的执行功能问题已成为当前发展心理学的研究热点和重点。来自临床治疗的证据表明，正常儿童和孤独症患儿均可通过训练提高执行功能。但目前国内外对孤独症患儿开展执行功能训练的研究报告较少，并且对康复训练效果尚缺乏形成性评价。

丁芳等考察了幼儿的抑制控制任务训练效应。结果表明，抑制控制任务训练影响了幼儿在所有抑制控制任务上的表现，证明了针对抑制控制训练的有效性。文萍等使用白天/黑夜Stroop任务和听句子广度任务对训练组进行抑制控制训练，研究结果发现，抑制控制训练组在执行功能任务上的得分显著高于控制组，说明抑制控制训练对执行功能产生了积极影响，抑制控制能力的训练促进儿童在执行功能任务的提高。李凌云等应用解题策略训练考察训练前后儿童执行功能是否有变化，结果发现，策略训练后儿童刷新功能（工作记忆）有显著提高，转换功能（认知灵活性）有较大提高但未达到显著水平，抑制控制无明显变化。王晶等进行抑制控制、工作记忆和认知灵活性训练，使用改编的Stroop任务、威斯康辛转换任务和改编的Cossi模块任务进行训练，结果显示，工作记忆较难通过记忆训练得到显著提高；而抑制或认知灵活性可通过训练得到显著提高，研究进一步证实了有效的训练可提高儿童执行功能。张秋月等对孤独症患儿进行执行功能的个性化教育，采用“评测—训练—再评测”的范式，并在干预过程中引入形成性评价，对孤独症患儿干预全过程进行持续观察和记录，并实时反馈，调整干预方案，期望提高其执行功能，改善孤独症症状，为孤独症患儿的评估和教育提供一定的参考价值。该研究利用平板电脑游戏为中介对孤独症患儿进行执行功能干预的作用。结果表明，试验组患儿干预后，抑制控制能力任务平均点击正确率、认知灵活性任务的平均正确率、工作记忆正确率均明显提高；注意力“3×3”“4×4”“5×5”测验任务的完成时间均明显短于干预前；孤独症行为评定干预后明显降低；试验组孤独症患儿在干预过程中的形成性评价评分呈平缓上升趋势，第12周的形成性评价评分明显高于第1周评分；家长访谈也反馈患儿在干预后症状改善。因此，采用平板电脑游戏方法的执行功能干预可改善孤独症患儿的抑制控制能力、认知灵活性、工作记忆和注意力，并能减轻孤独症行为症状。因此，对孤独症患儿进行执行功能训练有重要意义。

91. 心理行为干预在孤独症治疗中有何作用?

儿童孤独症治疗通常以恢复感觉障碍、运动能力为主要目的，采用简单易行的身体训练，但实际效果并不让人满意。家长普遍反映患儿表现出较明显的心理障碍，而家长也反映需要心理支持，希望孩子能获得他人的开导、理解、关爱和支持。因此，系统的、简单可行的心理干预方法可以引导患儿进行正确的社交、语言与情感交流、信息处理。目前，心理行为干预在孤独症治疗中的应用及其良好效果在学术界、患者及家庭，以及部分国家的政府主管部门均已得到广泛认同。

研究认为，心理行为干预有助于培养孤独症患儿社会交往能力、情感表达和刻板行为的改善，干预需要家长全力支持，要求对心理干预理念、内涵、方法有较深的理解。干预是一个长期、持续性的过程，康复师和家长都应有持之以恒的耐心。孤独症患儿的治疗是一个漫长的过程，家长应具有耐心、信心，循循善诱，创造温馨的家庭环境，避免不良心理刺激，以积极的心态开展心理干预活动，引导患儿走出心理困境。

92. 孤独症谱系障碍药物治疗的现况如何?

ASD的病因和发病机制尚未完全阐明。目前，对于ASD核心症状的治疗多以行为干预为主，药物治疗常用于改善患儿的情绪和行为问题。共病与ASD临床表现相互影响。因此，在进行药物治疗时选择合适的治疗目标非常关键，是控制ASD还是共病，需根据患儿的实际情况选择。ASD患儿常共患各种非特异性疾病、特异性疾病、行为和运动失调疾病，以及行为和情绪症状问题，临床医师在诊治ASD患儿时需辨别其共病情况。在ASD患儿的行为干预同时，可根据ASD患儿共病情况选择适当的药物干预，制订个体化治疗方案，以期最大限度改善临床症状及预后情况。

93. 中枢兴奋药物在孤独症谱系障碍治疗中的应用如何?

既往研究结果显示，ASD患儿伴随注意力不集中或维持注意困难者达到84%，而伴有多动症状者达36%～48%。治疗药物主要是中枢兴奋药，这是能提高中枢神经系统活动能力的一类药物。由于其特定的药理作用，其应用范围相对较狭窄，主要用于儿童多动注意缺陷障碍、睡眠障碍和行为障碍。在ASD患儿中，主要用于有明显多动症和/或注意力不集中者。由于此类药物的消化道不良反应严重，青少年有成瘾倾向，目前在国内为控购药品，故一般很少用于ASD的治疗。

合并ADHD症状的ASD患儿，可使用ADHD的常用治疗药物如哌甲酯和托莫西汀，可有效改善ASD患儿的注意力缺陷、多动及易激惹等症状。

94. 抗精神病药物在孤独症谱系障碍治疗中的应用如何?

抗精神病药是精神病药物发展早期、研究最多的一类药物。抗精神病药物对ASD患儿达不到治愈目的，但可减轻临床症状，主要对严重破坏行为、攻击行为、自虐和自伤行为、不稳定的情绪、社会退缩和刻板行为有效。

第一代抗精神病药物如氯丙嗪、氟哌啶醇等曾用于ASD治疗，但由于其严重的不良反应，目前已较少使用。第二代抗精神病药物可改善ASD患儿的某些临床症状，且不良反应较少，目前使用广泛。在ASD患儿中，高功能者精神科用药史的比例高于低功能者。

利培酮和阿立哌唑是美国FDA批准的仅有的2种抗精神病药物。利培酮可有效改善ASD患者的易激惹、情绪不稳、攻击、自伤及刻板行为，在改善社交障碍、认知问题方面也有一定的应用前景。其起始剂量为0.25～0.50 mg，每天2次，根据病情调整剂量，剂量范围为0.5～6.0 mg/d。利培酮可引起嗜睡、流口水、头晕、便秘、肥胖、震颤及心动过速等不良反应，目前只适用于严重行为问题的短期治疗，是ASD治疗的“最后手段”。阿立哌唑能有效治疗ASD患儿易怒、多动症状，其作用机制可能与其对多巴胺D_2受体、5-羟色胺1A受体的部分激动作用和对5-羟色胺2A受体的拮抗作用有关。阿立哌唑的主要不良反应为肥胖、嗜睡及锥体外系表现。在三甲级医院专科门诊ASD患者的治疗中，利培酮和阿立哌唑对体重影响并无差异性。此外，喹硫平、奥氮平等抗精神病药物也有用于ASD临床治疗的报道。

95. 抗癫痫药物在孤独症谱系障碍治疗中的应用如何?

ASD患儿中癫痫发作病例并不少见，其发作形式可以是全面性发作、部分发作和癫痫持续状态，部分患儿的癫痫发作与大脑的发育异常有关。在临床上，ASD患儿的癫痫发作形式多样，故所选择药物也不完全一样，但要根据具体的临床表现形式、发作频度、年龄、体质及对药物的疗效反应和不良反应等来选择用药，并选择合适的剂量。常用的抗癫痫药物有苯妥英钠、卡马西平、丙戊酸钠等。

抗癫痫药物除可以抗癫痫外，还可被用于许多精神疾病，如强迫症、情绪障碍和攻击性行为。因此，抗癫痫药物被广泛用于治疗ASD共患癫痫或合并上述疾病症状。例如，ASD患儿应用丙戊酸钠可改善激惹及强迫重复行为，且不良反应少见。

96. 抗抑郁药物在孤独症谱系障碍治疗中的应用如何?

抗抑郁药主要分为3类，即单胺氧化酶抑制药、三环类抗抑郁药和选择性5-羟色胺再摄取抑制药。单胺氧化酶抑制药由于毒性大，现很少用于儿童。三环类抗抑郁药（tricyclic antidepressant，TCA）能阻断去甲肾上腺素和5-羟色胺再摄取，增加这些神经递质在中枢神经系统中的可用性。TCA主要包括丙米嗪、阿米替林、多塞平、氯米帕明。5-羟色胺在ASD患儿外周血中水平升高，但在脑内水平降低，这种5-羟色胺的反常现象为临床治疗提供方向。选择性5-羟色胺再摄取抑制药主要包括氟西汀、舍曲林、帕罗西汀和氟伏沙明。通过它们对5-羟色胺的影响，TCA已被用于治疗ASD患儿。但目前TCA对ASD治疗的有效性仍不一致。TCA的常见不良反应包括失眠、食欲减退、注意力减退、镇静、多尿及尿潴留等。

97. 在孤独症谱系障碍治疗中常用的营养神经药物有哪些?

（1）维生素B群：如维生素B_1（硫胺素）、维生素B_6（吡哆醇）、维生素B_{12}（氰钴胺等），有助于神经功能的正常运作。与此同时，相关研究提出并证明了可以通过监测硫胺素和组胺的血浆水平作为未来ASD疗法和营养饮食的评估和发展的生物标志物；也有研究发现，维生素会影响皮质醇水平，而皮质醇决定了ASD症状和严重程度等许多方面，这也进一步解释了补充维生素B群可以在营养神经的同时改善“压力”相关的症状的原因。

（2）氨基酸补充剂：如谷氨酸、甘氨酸等，它们可以充当神经递质前体，进而可能减轻精神障碍，有助于神经传导物质的合成和功能。研究发现，ASD患儿多数存在异常氨基酸水平（如蛋氨酸代谢紊乱）的问题，且通常伴随低胆碱和低维生素水平，被认为可能与叶酸-蛋氨酸循环的中断与紊乱有关。由此推测，叶酸-蛋氨酸循环可能在ASD发病机制中发挥重要作用。

（3）辅酶Q_{10}（CoQ_{10}）：CoQ_{10}及其合成类似物艾地苯醌主要用于治疗各种神经退行性疾病，以及与线粒体损伤相关的其他脑部疾病（如孤独症）。其充当电子传递链的电子移动载体，有助于维持细胞内能量代谢和神经元功能。

（4）脂肪酸补充剂：如Omega-3脂肪酸，对神经系统具有保护作用。

（5）胶质细胞生长因子：促进神经元的生长和修复。

（6）肌苷：有助于改善神经传导速度。

（7）胆碱：对神经系统功能具有重要影响，有助于维持神经元的健康和功能。

98. 脑机接口技术在孤独症治疗中的应用如何？

脑机接口技术作为在脑与外部设备之间所建立的通信和控制通道，其能协助实现用脑的生物电信号直接操控外部设备，或以外部刺激调控脑的活动，从而达到对大脑功能的增强、改善和延伸。目前脑机接口主要有3种形式，即侵入式脑机接口、非侵入式脑机接口和介入式脑机接口。针对ASD患儿的治疗与康复，当下医疗体系中最常采用的是非侵入式脑机接口，通过可穿戴脑电波设备实现对患儿神经活动的记录、分析与调控，并借助脑机接口技术为患儿开展脑电波反馈治疗。脑电波反馈治疗是通过将患儿的脑电波与正常情况进行对比，找到异常脑区和异常情况；针对患儿的异常脑区，通过训练选择性强化某一频段脑电波以达到治疗目的。这主要体现在当脑电波符合要求时，仪器会以“奖励方式”的形式对患儿进行反馈，如以“音乐”为奖励方式，只有当患儿脑电符合健康标准时音乐才会持续稳定地播放。通过一段时间的训练与巩固，帮助患儿掌握自我调节能力，从而调节大脑功能状态，在一定程度上可以让患儿在面对焦虑、愤怒、社交不安等情绪时实现自我调整，从而改善病情。

99. 音乐疗法在孤独症治疗中的应用如何？

音乐疗法是一种无创且对患者友好的治疗形式，其是以音乐的适应性功能为基础，按照系统的治疗程序，应用音乐或音乐相关体验作为手段来治疗疾病或促进身心健康的过程。其作用机制主要是通过影响多巴胺释放、降低皮质醇水平、升高雌激素和睾酮水平等多种过程来激活大脑的奖赏机制。目前，比较成熟的用于孤独症治疗过程的音乐疗法主要包括以下类型。

（1）节律性音乐疗法（RBT）：音乐治疗师通过探索每个孤独症患儿所适应、需要的具体节奏，使患儿身心活动节奏与外在音乐节奏相协调。逐渐适应后，可以达到让患儿在外在音乐协助下自动地以相应节奏来协调生活的效果，帮助患儿重建有节奏的运动方式。

（2）奥尔夫（Orff-Schulwerk）音乐疗法：将唱、动、奏三种音乐表现融为一体，形成一种音乐游戏的模式，帮助孤独症患儿增强对身体的感知、提高肢体协调能力、发展社交和游戏技能、发展语言和非语言交流能力。

（3）诺道夫-罗宾斯（Nordoff-Robbins）创造性音乐疗法：音乐治疗师根据患儿的现场表现作针对性的即兴表演和创作音乐作品，帮助患儿将自己的内部冲动转化为合理的音乐活动，从而使患儿通过音乐活动发现自己及周围世界的最深层的感受，消除恐惧、压抑情绪和不健康的自我控制。

100. 游泳疗法在孤独症治疗中的应用如何？

在百余种孤独症患儿干预方法中，体育干预在孤独症幼儿早期的干预过程中取得了较好的效果，尤其是以游泳为主体的水中运动。孤独症患儿可表现出刻板运动行为、运动困难障碍、运动协调性障碍等问题，已有研究表明，结构化的水中运动（如技术训练型或游戏型）可以改善孤独症患儿的以上症状。研究者们认为，水环境的好处可以通过静水压与水的浮力特性来解释，水环境除了柔软、无定型、包裹性强等触感特性外，还会有闪烁、透明折射、清脆声响等视听特点。以Halliwick方法为例，目前Halliwick方法已经成为孤独症患儿水中运动干预有效性研究中使用的主要方法。Halliwick训练体系可分为两大部分——基础课程“十点程序”（the ten-point-programme）和高级课程“水中特殊治疗”（water specific therapy，WST）。WST中加入了许多实用的治疗技术，并已经形成了一系列独特的分析、评定、治疗、记录及回顾过程。以Halliwick方法为指导的水中运动可以改善孤独症患儿的躯体运动，并提高患儿的自我照顾能力。

101. 绘画疗法在孤独症治疗中的应用如何？

绘画艺术疗法是指以绘画为媒介，以心理学和艺术学为理论基础，利用绘画、拼贴、黏土等各种艺术活动帮助患者达到身心整合的目的。针对孤独症患儿在社会交往和语言功能方面存在的严重障碍，绘画艺术疗法可以帮助患儿抒发情感和宣泄情绪。研究发现，绘画疗法有助于增强患儿的自我意识、改善情绪管理技巧和社会化技能；除此之外，还可通过创作过程促进语言的发展与认知功能改善。绘画艺术治疗孤独症的理论基础主要基于“心理投射理论”和“大脑半球分工功能理论”：①心理投射理论是用非语言的象征性工具对自我潜意识的表达，例如，通过颜色的选择、构图的大小、线条的长短及排列等元素来反映患者的内心世界；②大脑半球分工功能理论是来源于美国神经生理学家Sperry的裂脑实验，该实验认为大脑左半球主要处理语言相关性功能，右半球则主要处理与知觉和空间定位有关，如视觉图像的感知和分析、艺术能力及情绪反应等。

102. 菌粪移植在孤独症治疗中的应用如何?

在肠道菌群异常的孤独症患儿中可以观察到黏膜免疫反应的激活，相关症状通常包括易怒、发脾气、攻击性和睡眠障碍。通过短期抗生素治疗调节肠道菌群可以暂时改善孤独症行为症状。益生菌也可以影响肠道菌群组成，因此，益生菌可能是一种新的行之有效的恢复正常肠道菌群、减少炎症和改善孤独症相关行为症状的方法。

益生菌一词来源于希腊语，意思是“为了生命”（for life），现用于描述“摄入足够数量时能够给宿主带来健康益处的活性微生物”。由于益生菌的功能特性与健康改善有关，人们对益生菌的兴趣在过去数年中呈指数级增长，并且已经开始渗透到各种文化之中。益生菌与公共健康的关系日益受到科学界和商业界的追捧。

肠道菌群、肠道疾病和孤独症是一个非常有潜力的研究领域。许多研究发现，孤独症患儿的肠道菌群与健康儿童存在明显差异。肠道菌群失调与孤独症之间的相关性及其可能的作用机制研究表明，调节肠道及肠道菌群健康可能是治疗孤独症的一种潜在方法。益生菌可能通过调节肠道菌群组成，改善肠道屏障完整性，进而减少特定肠道代谢产物的渗漏，重建血清中的代谢产物，改善与孤独症相关的行为异常；此外，绝大多数免疫系统集中在肠道黏膜内和黏膜周围，肠道微生物参与免疫系统的成熟，并参与免疫系统的调节和功能，特定益生菌菌株能够参与调节免疫反应；益生菌的使用还能影响中枢神经系统功能。以上均表明益生菌在治疗孤独症中的潜力。

2013年，美国加州理工大学的研究人员发现，对妊娠母鼠进行特殊的免疫刺激，让它们产下具有孤独症特征的小鼠，同时小鼠的肠道中拟杆菌的数量减少而梭菌的数量增加，小鼠的肠道通透性也明显增加。研究人员通过给孤独症小鼠补充一种从人类肠道中分离的脆弱拟杆菌（*Bacteroides fragilis*），结果发现，脆弱拟杆菌改变了小鼠的肠道菌群组成，改善了肠道通透性；更重要的是改善了它们的行为，使它们变得不那么焦虑，与其他小鼠的交流增多，并且表现出较少的重复刻板行为。

妊娠期肥胖会增加后代的神经发育障碍发生概率，包括孤独症。2016年，来自美国贝勒医学院的研究发现，母鼠妊娠期高脂肪饮食会对后代幼鼠肠道菌群造成负面影响，这些幼鼠表现出社交行为问题，如与同伴交往少，不主动发起互动。进一步分析发现，一种被称为罗伊氏乳杆菌（*Lactobacillus reuteri*）的细菌在吃高脂饮食的母鼠生产的幼鼠肠道中大幅下降。罗伊氏乳杆菌可以促进催产素产生，而催产素在社交行为中发挥关键性作用，且与人类孤独症相关联。研究人员给高脂饮食母鼠生产的幼鼠补充罗伊氏乳杆菌可在一定程度上逆转其社交行为缺陷。

2017年，埃及研究人员进行的一项前瞻性开放标签临床研究发现，益生菌对于孤独症患儿的行为和胃肠道症状具有有益作用。研究所使用的益生菌为嗜酸乳杆菌、鼠李糖乳杆菌和长双歧杆菌。益生菌干预3个月后，孤独症患儿的表达/语言沟通能力、社交能力、感知/认知能力和健康/生理/行为得到明显改善，同时患儿的便秘、粪便性状、胀气和腹痛症状也得到明显改善。

很多孤独症患儿存在胃肠道问题。近年来，肠道微生物及其代谢产物在孤独症患儿脑-肠-微生物轴中的作用机制逐步得到重视，恢复肠道细菌的健康平衡有助于有效减缓孤独症症状。此外，亦有研究表明，无麸质饮食及生酮饮食可在一定程度上改善孤独症症状。

在过去数年中，益生菌在孤独症患儿中的应用越来越受到关注，益生菌可以改善患儿的排便习惯、行为和社交功能。脑-肠-微生物轴在孤独症中发挥重要作用，通过益生菌或粪菌移植等方式重建肠道菌群的健康平衡可能帮助改善孤独症的症状。当然，益生菌对孤独症患儿的作用也可能因人而异，取决于患儿自身的肠道菌群状况、饮食习惯和生活习惯等。此外，不同的孤独症患儿也有不一样的胃肠道表现，有的表现出严重的胃肠道症状，如腹泻、便秘和腹痛等；有的则没有任何胃肠道症状，这也表明孤独症发病原因的复杂性。不管怎样，基于肠道菌群失调在孤独症中的作用，以及益生菌改善孤独症行为症状的现有研究发现，益生菌可以作为一种非药理学和低风险的辅助治疗手段推荐用于孤独症患儿。

第八章

家 庭 篇

1. 家庭对孤独症患儿的影响及干预措施有哪些?

家庭对于儿童的成长发展具有重大意义。家长既是孤独症患儿的早期发现者，也是其成长发育的影响者。孤独症患儿开始综合干预的年龄越小、综合干预持续时间越长，其交往、运动、语言、自理能力改善越好。有研究表明，孤独症患儿家长在提供患儿评估信息、帮助制订教育训练目标和计划实施等早期干预的各方面起着关键作用。

家长24h的陪伴，为随时随地进行干预提供了有利条件。具体干预方法如下。

（1）以行为管理为策略：及时奖励良好行为，强化对其训练目标的动作，温和惩罚不良行为，不打骂孩子，在矫正行为问题的同时不让孩子的心灵留下创伤。

（2）以社交训练为核心：通过设计多样化的游戏，提升孩子的参与积极性。在游戏过程中，训练孩子的眼神、指物、注意力、回应他人、表达需求、向人求助、社交礼仪、表情解读等；另外，指导家长多陪护孩子参与户外运动，引导其与陌生小朋友多进行沟通交流，提高其社交能力。

（3）以结构化教育为基本框架：以结构化教育的2个策略和3种形式进行环境安排，采用“ABA”训练策略，开展有组织有计划的认知理解、认知表达、模仿、躯体大小肌肉、情感互动、生活自理等训练。

（4）按照个性化家庭辅导计划：在自然情境下，帮助其掌握洗漱、穿衣、进食、如厕等日常生活技巧，同时训练孩子乘公交、过马路、购物等社会功能，促进孩子掌握进入社会的基本能力。

（5）家长培训：对家长进行15天全面系统的理论培训，每天2h，并让家长全程陪同训练且参与实操，手把手教会家长训练技术，让其在家里按照医院模式进行训练。

2. 孤独症患儿的生活质量如何?

健康相关生活质量是由个人或群体所感受到的躯体、心理、社会各方面适应状态的综合测量，是能够全面反映人体健康水平的多维结构，其由主观的满意程度和客观的生活功能状态等因素构成，良好的心理状态则是生活质量满意的体现。文献报道，孤独症患儿及其主要照顾者的生活质量较低，但对患儿的生活质量研究甚少。孤独症健康相关生活质量与疾病严重程度的相关系数为-0.317，即疾病越严重，健康相关生活质量越低。有研究发现，孤独症患儿健康相关生活质量的客观标准评分、主观评分均比健康儿童低，其与孤独症本身的疾病严重程度、社会支持、家庭每月最高收入、母亲学历、孩子出生时母亲的年龄、父母每天陪伴孩子时间等有关。具体为疾病越不严重，社会支持越多，家庭每个月最高收入越高，母亲学历越高，孩子出生时母亲年龄相对越小，父母每天陪伴孩子的时间越长，孤独症患儿健康相关生活质量越高。

孤独症患儿的生活质量明显低于正常儿童；孤独症患儿的情感功能及社会功能方面存在明显损害，且明显低于正常儿童。孤独症患儿的生活质量与病情严重程度及智力水平相关，病情越重、智力水平越低，则生活质量的损害越严重；智力正常及轻度低下患儿的生活质量明显高于重度及极重度低下患儿。

3. 孤独症患儿有哪些特点?

（1）孤独离群，沉迷自我，交际困难：缺乏与人交往、交流的倾向。有的患儿从婴儿时期起就表现出这一特征，如从小就与父母不亲近，也不喜欢人抱，不主动找其他小朋友玩，别人找他玩时表现躲避，对呼唤没有反应，总喜欢自己单独活动。有的患儿虽然不拒绝别人，但不会与小朋友进行交往，即缺乏社会交往技巧。他们的孤独还表现在对周围的事不关心，似乎是“听而不闻，视而不见”，自己想怎样做就怎样做；周围发生什么事似乎都与他无关，很难引起他的兴趣和注意，他们似乎生活在自己的小天地里。他们的目光不注视对方甚至回避对方的目光，日常活动时目光游移不定，常眯着眼或用斜视、余光看人，很少正视，也少微笑，也从不会与人打招呼。

（2）言语障碍突出，难以正常语言交流：大多数患儿言语很少，严重的患儿几乎终身不语。多数患儿会说、会用的词汇有限，并且即使会说，也常不愿说话，宁可以手势代替。有的会说话，但声音很小、很低，或自言自语重复一些单调的话。有的患儿只会模仿别人说过的话，而不会用自己的语言来交谈。很多患儿不会提问或回答问题，只是重复别人的问话。语言交流方面还常表现在代词运用的混淆颠倒，如常用“你”和“他”来代替他自己；还有不少患儿时常尖叫，这种情况有时能持续至5～6岁或更久。

（3）兴趣狭窄，行为刻板重复，反对环境变化：孤独症患儿常在较长时间里专注某种或数种游戏或活动，如着迷于旋转锅盖、单调地摆放积木块、热衷于观看电视广告和天气预报，面对大多正常儿童喜欢的动画片、儿童电视或电影则毫无兴趣；部分患儿每天要吃同样的饭菜，出门要走相同的路线，排便要求同样的便器，如有变动则大哭大闹，表现明显的焦虑反应，不肯改变其原来形成的习惯和行为方式，难以适应新环境；多数患儿同时还表现无目的的活动、活动过度，以及单调重复地蹦跳、拍手、挥手、奔跑旋转，或反复挖鼻孔、抠嘴、咬唇、吸吮等动作，有的甚至出现自伤自残。

（4）大多智力发育落后及不均衡：多数患儿的智力发育比同龄儿童迟钝，少数患儿智力正常或接近正常。但有的患儿在智力活动的某一方面出奇地好，令人不可思议。例如，有不少患儿的机械记忆能力很强，尤其对文字符号的记忆能力，3～4岁的患儿特别喜欢认字，见字就主动问念什么，并且只问一次就记住，因此能毫不费力地流利地阅读儿童故事书，说明他们掌握不少词汇；当他们需要用词来表达自己的意思时，则存在明显困难，说明他们存在理解语言和运用语言能力方面的损害。

4. 孤独症患儿的自我刺激行为如何干预?

自我刺激行为是孤独症患儿很常见的问题。自我刺激的目的很简单，就是为了满足感官刺激，如视觉、听觉、触觉、本体觉等。自我刺激行为是孤独症患儿表现的重复性刻板行为之一，在任何时间、任何地点都有可能发生。常见的自我刺激行为包括：①与视觉、听觉、触觉、嗅觉、味觉和本体觉直接相关，而且形式多样，躯体动作是其主要形式，包括摇摆、拍手、旋转、来回奔跑、不停地晃动手指、长时间盯着旋转的车轮、注视手部、长时间凝视发光旋转的物体；②利用物体进行感官刺激，如反复拍打纸张、旋转物体、转车轮、在指间绕线等；③仪式化行为和强迫行为，如排列物体、握持物体、穿相同的衣服、走相同的路线、反复谈论某一话题、坚决不让移动某物体等。

自我刺激行为需要进行专项干预，主要有以下3个原因：①自我刺激行为会干扰患儿的专注力；②自我刺激行为对于患儿来说等同于一种自然强化，这会使其他恰当正常的强化物变得不再那么吸引患儿；③自我刺激行为看起来异于普通患儿，在目前国内大环境中容易遭来非议和歧视。总之，患儿沉迷于自我刺激时，所有的注意力都集中于此行为，导致其不能关注外界、学习效率极低，对学习成绩有很大的影响。另外，自我刺激行为等同于自然强化，这会导致自我刺激行为很难被干预和减少。

5. 孤独症患儿有哪些学习问题?

孤独症患儿存在严重的学习问题，具体如下。

（1）不明白生活经验的意思：孤独症患儿的世界是由一个个独立的小节组成，他们无法将不同的事情组合或联系起来，从而形成有意义的概念；也不能明白事物形成的原因及相互间的关系。由于无法从生活经验中学习到事物的相关性，孤独症患儿往往认知困难。

（2）不恰当地注意事物的细节部分：孤独症患儿往往过于专注事物的不重要部分，而忽略了重要部分。部分患儿的视觉辨别能力较强，致使他们过于关注环境中的细节而忽略了其他部分；或者部分患儿听觉较敏锐，因而注意力集中在一些细微的声音上。

（3）专注力差：孤独症患儿的感观异常，因此很容易分心。

（4）思考方式较简单：患儿只能明白具体的概念，较难理解抽象的概念或比喻，也较难综合理解不同的概念。

（5）较难有组织及有次序地完成工作：患儿在同一时间内分析一个以上的资料十分困难，更难以按步骤有次序地作出行动。

6. 孤独症患儿学习的记忆能力如何?

孤独症患儿的记忆能力较差。不论功课多棒的孤独症患儿，都可能会上学忘记带铅笔或交作业。欲修正这个行为，最好采取比较没有压力的提醒方法，如在书包盖上贴铅笔的照片，或列一张工作表让他们逐项完成。当然别忘了在他们表现得比过去好的时候极力赞美，但千万不要在他们忘记或失败时责难他们，因为这只会使他们更相信自己是“绝对不会记得带东西或交作业的人”。此外，这类患儿的桌面通常不是最干净，就是最脏乱或把所有东西都锁在收藏柜中（这样他们才找得到东西）的。桌面乱并不是他们理性的选择，而是代表他们缺乏组织的技巧，经由逐步训练可以改善。

7. 孤独症患儿学习的思维和想象能力如何?

有学者认为，思维和想象是孤独症患儿最大的困难，他们不能或很难了解物与物、人与物、人与人的相互关系。孤独症患儿的思维多数是形象的，凭视觉图像来认识事物，他们理解一连串语言信息的能力很差，会过度模仿别人的语言。孤独症患儿无法理解非语言的沟通线索，对沟通情境理解有困难；他们在认知上缺乏弹性，自己不能对行动进行计划，需要一定的外力支持。他们的再造想象有一定发展，但很难从有意识到建立创造想象。

孤独症患儿抽象性与概念性的思考较差，有些患儿可以学会抽象性的技巧，有些则永远学不会。当教学内容需要时，可以借由视觉辅助，如绘图、文字等来加强抽象的概念。此外，在与此类患儿互动时，尽量把事情陈述清楚，避免使用含混不清的简单问句，如“为什么你要做这种事？”而采用清楚明白的问法，如“我很不喜欢当我说到体育馆集合时，你把课本重重摔上，下次能不能轻轻盖上课本，再告诉我你生气的理由，是你不想去体育馆，还是想要继续看书？”

8. 孤独症患儿学习时的注意力如何?

孤独症患儿的注意力过于分散，或极其专注而不能有效转移。孤独症患儿在听觉和视觉信息之间转移注意力时比别人需要更多的时间。他们对某些刺激过分敏感，对其他刺激则表现为“视而不见、听而不闻”，实际上是他们的注意力不能有效选择。

注意力训练是孤独症患儿训练的重要内容。随着我国随班就读的推广，越来越多的孤独症患儿进入普通班学习，而高功能孤独症患儿的语言能力较好、机械记忆能力强，良好的注意力是其适应普通班学习的重要前提。注意力训练能提高孤独症患儿的共同注意能力，并改善其注意的广度、稳定性、分配和转移能力，以保证其完成既定任务，学习科学文化知识，发展语言和社会交往能力。

孤独症患儿的三大核心特征决定了对他们进行注意力训练时必须把动和静的方式相结合，尽可能促使患儿主动参与，才能取得良好的训练成效。“动”即运动，通过运动，一方面，训练患儿的前庭功能，为良好的注意力奠定脑功能基础；另一方面，运动过程中需要注意力的参与，在运动中可以训练患儿注意力的各方面。“静”是指参与安静的活动，如画画、数字游戏、迷宫练习等，此类活动与课堂学习活动相近，患儿需安静地听指令完成相应任务。

家庭参与是提高孤独症患儿注意力的重要因素。专业人员的训练能针对患儿特点，采用综合方式为他们制订和实施良好的训练计划，但专业训练时间短、次数少。患儿大部分时间都在家中与其家庭成员相处，因此家庭成员若能积极参与患儿注意力训练，在生活中时时关注对他们注意力的训练，认真践行专业人员制定的康复计划，势必能提高孤独症患儿的注意力。

9. 孤独症患儿家长如何摆正心态?

对于一个孩子的成长，家长所起的作用至关重要。家长的期望、要求、教育方法、教育心态都直接影响着孩子的成长。孤独症患儿也不例外，家长对他们的影响甚至比正常儿童更为重要。因为孤独症患儿本身无法分辨是非，无自己的主动要求和想法，可以说，他们的行为都是受家长影响和作用的。因此，孤独症患儿家长的教育心态如何就决定了患儿今后的发展方向。孤独症患儿家长的心态十分复杂多样，主要有隐瞒实情、过分溺爱、过分呵护、过分心急及无谓的攀比几种。

对于孤独症患儿的家长而言，每位家长都是一个被动的接受者，只能去接受事实，去接受自己人生这样的一些意外改变。当孤独症患儿家长接纳这个事实以后，他们就要开始去学习新的知识和技巧，学习特殊教育，与专业人士为伴，去解决所遇到的问题和困难。与此同时，他们还要学会较好地照顾自己，调整自己的生活，学会运用自己身边的人脉和资源去帮助自己的孩子，这个时候家长就是一个自主者。积极主动的人永远比被动者要拥有更多的机会。当家长愿意积极主动地去正视这个问题时，会发现很多事情都会为其让路。

当孤独症患儿家长能经营好自己的家庭和人生的时候，可以将他们的一些经验告诉身边与其情况相似的家庭，从而变成一个利他的自助者，这样就会有更多的社会资源来帮助孤独症患儿家庭。慢慢地，他们就会从自助者变成助人者，再成为一个社群，然后走上去影响政策倡导者的道路。

孩子被确诊为孤独症并不可怕，可怕的是家长不能以一种健康向上的心态去面对，从而导致孤独症患儿的未来都在永远的“孤独”中。放下包袱，超脱出来，生活中将会有很多好心人向你们伸出手。

10. 综合训练对孤独症患儿有何意义?

孤独症患儿的核心症状为应用能力或语言发育障碍，多表现为不说话，并在语言、非语言交流理解方面存在困难。我国有研究表明，综合训练较听觉统合训练更能够全面地提高孤独症患儿的各项发展能力和行为表现，尤其可使异常行为减少、情绪更加稳定、听指令和模仿能力增强、认知理解和语言提高、大肌肉运动能力提高，并且随着训练时间的增加，进步更加明显。但是，无论是哪种训练方法，对孤独症患儿社交方面的改善都尚不乐观。也就是说，以结构化训练为基础的短期综合训练较听觉统合训练更能够明显改善孤独症患儿在异常行为、语言、听指令、运动、感知觉等方面存在的问题，并且训练时间越长，效果越明显；而社交障碍的改善需要更长时间、更持久的训练。

综合训练针对存在语言障碍的患儿，可利用图片交流方式让患儿逐渐理解表情、眼神、手势等肢体语言，进而循序渐进地提升他们的交流能力与语言理解水平。康复师示范、患儿模仿等一对一互动法可有效提高患儿对训练内容的服从性与理解能力，进而改善其社交障碍；并采用“引导式参与”法，让患儿在音乐疗法、游戏训练中逐渐体会到与小朋友和老师互动的乐趣，进而逐渐提升其社会交往能力；同时将感觉统合训练寓于游戏，在提升患儿运动能力、感觉能力的同时，增强其与康复师的情感互动，可在一定程度上纠正患儿的社交障碍。由于孤独症患儿的自理能力较差，为此，综合康复训练中强化了对其自理能力的训练，将日常活动进行分解训练，进而逐渐串联形成整套操作流程，并反复强化，最终提高患儿的生活技巧及其自理能力。

11. 如何使孤独症患儿的训练与生活相结合?

家庭生活对于孤独症患儿的康复起决定性作用，孩子与家庭成员的融合程度决定了他们与社会性群体的融合程度，家庭教育是社会融合教育的基础。也就是说，家长必须亲自对孩子进行干预训练和特殊辅助，才能让他们尽早地走向社会、融入社会。康复机构的老师、幼儿园的阿姨及中小学的教师，都无法替代家长的作用。很多孤独症患儿的家长会问“孤独症患儿在家怎么训练”，专家给出建议“生活就是训练”。

在孤独症家庭中，时间好像总是不够用，工作、家务、训练孩子，每一样都需要耗费大量时间。如果将干预训练融入生活中，坚持就等于每天进行至少8小时的康复训练。例如，在择菜时可以引导孩子帮忙，一边择菜一边给孩子描述“这是什么菜”；买菜时也可以带着孩子一起去，过红绿灯、过马路时，都可以和孩子说：“我们现在在过马路，哦，你看这是什么，那是什么……”虽然孩子刚开始可能听不懂，但在说了100遍之后，他们可以学会。可以先教与孩子的生活息息相关的东西，包括生活自理、交通、购物，孩子面对社会缺少什么就补什么。

孤独症师资级儿童行为管理师张红蕾老师给出以下几点建议。

（1）仔细观察，详细记录：父母是家庭训练的主要组织者和执行者，应仔细观察孩子的日常行为表现。例如，孩子的学习状况、玩耍表现、饮食状况、睡眠质量、语言表现、行为表现等，对孩子的点滴进步要详细记录，不断总结经验，解决孩子身上存在的问题。

（2）制订详细的家庭训练计划：在机构专业老师的帮助下，以孩子的个别化教育计划（individualuzed education program，IEP）阶段性长短期目标为基础，结合家庭资源的状况，制订详细的、有针对性的、具有可操作性的家庭训练计划。家长要按照家庭训练计划的内容切实地执行，以保证训练的效果。

（3）结构化训练与随机教学相结合：首先，父母要树立坚定的信念，家庭成员间密切协作彼此激励，确信通过不懈的努力，孩子一定能进步。其次，要合理安排孩子日常训练的时间，充分考虑孩子目前的生理阶段和学习特点，劳逸结合，避免疲劳战术。结构化训练与随机教学相结合，按照“三元训练体系”的指导原则，制定科学合理的训练时间表。

（4）努力创造出独特的家庭训练方法：家庭训练方法与机构训练方法虽然本质相同，但因环境和训练人不同而有很大差别。家长应学会根据自己的家庭状况及孩子特点去努力创造自己的方法。除学习机构教师的好方法外，还可以通过多种渠道去学习各种对孤独症患儿有帮助的方法，逐步形成自己独特的家庭训练方法。

孤独症患儿的训练是一个艰辛而漫长的过程，首先，要有坚强的意志和树立正确的教育观念；其次，要有相关专业指导，有效整合机构、家庭和社会三者的资源，才能使家庭训练顺利开展；最后，要提高孤独症患儿家长的专业水平，只有掌握家庭训练的要点才能避免误区，避免走不必要的弯路，达到事半功倍的效果。

12. 孤独症患儿家长容易走入哪些误区?

当孩子被诊断为孤独症以后，家长一般会经历否认、愤怒、交涉、沮丧和接受5个阶段，每个阶段都相当难熬且容易引发各种心理问题。家长一开始可能会自责，认为孩子生病是自己的过错（遗传？孕期不当？），曾经大行其道的“冰箱理论”又会加重家长的自责。之后，家长抱着侥幸心理又试图与医师或治疗师讨价还价，“你看，我的孩子在这方面（那方面）都是非常聪明的，他有这么多闪光点”；他们既不是炫耀，也不是分享，而是在潜意识里想告诉医师/治疗师“我的孩子不是孤独症”。然而，如果家长不接受“孩子是孤独症”的事实，接下来的干预治疗工作就很难顺利进行。然后是漫长的干预治疗阶段，需要家长具备一个坚韧的信念。如果迫切求成，家长会焦虑；如果悲观失望，家长则会忧郁。这也是孤独症家长群体中高发各种恶性问题，如遗弃、离婚、自杀等的原因。

对于孤独症患儿的认识方面，许多家长都有一定的误区。

（1）误区一：孤独症患儿一定是天才。

事实上，研究表明，孤独症患儿中仅有10%智力超常，大多数患儿的智力水平都要略低于正常儿童。

（2）误区二：孤独症是发育问题。部分孤独症患儿家长会把孤独症当成一种发育迟缓对待，认为孩子只是比别的孩子发育慢些。

事实上，就孤独症的原因来分析，孩子因为某种因素而将自己完全封闭起来，与其生长发育没有太大关系；并且孤独症患儿的身体各项功能都处于正常水平。因此，家长若将孤独症当成发育缓慢，就会耽误孩子的治疗。

（3）误区三：孤独症是心病，无须用药。

事实上，就孤独症的发病原因来说，孤独症不完全是心理疾病。孤独症的病因十分复杂，有遗传因素和/或非遗传因素共同参与。有研究发现，孤独症患儿大脑内脑神经递质紊乱，神经信号转导异常，甚至存在神经细胞受损的情况，因此，孤独症需要到医院接受正规治疗。

（4）误区四：孤独症患儿没有情感。

许多孤独症患儿将自己的世界封闭后，取而代之的也是脸上表情的消失。只有当自己一个人的时候，可能才会因为想到一些开心的事情笑一下。因此，许多家长认为孤独症患儿是没有情感的，这是完全错误的。他们不是没有情感，只是外界的事情不能打动他们，能让他们笑或哭的只有自己内心的世界，并且他们不会在他人面前展露自己的想法，哪怕是家长。因此，认为孤独症患儿没有感情是错误的。

13. 孤独症患儿的刻板重复行为如何进行家庭干预?

孤独症患儿具有刻板重复性行为，常要求事物保持原样甚至拒绝变动。例如，要固定地坐在某一位置上，走某个固定路线等。这种固执不变的行为，实质上是他们从感情上企图把事物的秩序引进他们混乱、封闭的世界中。他们不懂得事物变化的作用和意义，以及变化的规律；也不明白变动后将发生什么、带来什么，所以他们拒绝变化。当环境变动时，他们难以接受，会大哭、大闹，甚至长时间尖叫。家庭干预方法如下。

（1）拒绝配合他们的刻板僵硬的行为，将生活安排得有秩序、有模式，让他们在了解到发生了什么之后，会感到舒服、安全。应注意，要在孩子有准备之后再引进变更。在拒绝变更训练时，要和蔼、耐心，坚持不懈，始终一致地不允许孩子继续那种带来诸多不便于日常生活常规的行为。

（2）用塑性改变的方法，在朝着建设性的各项活动前进的时候，不妨有意识地在生活的每一天里，从许多方面都有一点小小的变化。如安排课程项目、时间或内容的变化；出门上街时，行走的路线的变化；家中摆放的家具或装饰的位置、形式的变化等。渐渐变动的生活环境可以让孩子慢慢习惯常规的变化，适应社会变化的规律。

（3）对孩子坚持从事特别的生活常规，拒绝配合孩子刻板不变的做法，需要家长（老师）的勇气和坚定不移。事实上，家长有方的训练会使孩子得以安慰而没有任何有害作用。一旦问题得以解决，家长与孩子之间的关系往往会得到进一步的改善。

（4）积极帮助孩子培养许多合理的适应变化规则的训练。

14. 孤独症患儿的人际交往障碍如何进行家庭干预?

为了改善孤独症患儿的人际交往障碍，家长可从以下几方面入手。

（1）情感体验是改善孤独症患儿人际交往障碍的基础

1）亲吻和拥抱：家长可以经常抚摸、拥抱孩子，并且引导他们学着用自己的双臂来回应家人的拥抱。

2）耳语：在拥抱孩子时，家长可以对着他们的耳朵轻声耳语。如呼唤孩子的名字或哼唱儿歌等。

3）认识家庭成员：可以经常与孩子一同翻阅生活回忆录或家庭相册，分阶段丰富他们的认识。

（2）从关注简单的人际反应开始

1）呼唤名字：在最初阶段，家长喊孩子的名字时，尽量与令他们高兴的事情相联系，而且最好固定使用一个称呼，以稳固孩子对自己名字的认识。

2）打招呼：家长在与别人打招呼时以身作则，起到示范作用。

3）情绪表达的简单方式：微笑、点头与摇头。此外，有语言能力的孤独症患儿，可以在教行为表达时，引导其说“要”或“不要”等表达个人意愿的词。

（3）建构简单的人际交往行为

1）协助参与：可依照专业训练者制订的活动计划，协助教师进行。家长选择一些可在生活中进行的游戏活动，创设一些小型集体活动环境。比如抛球游戏，由家人或周围邻居共同参与。

2）出外活动：通过郊游、旅行等方式让孩子在高兴的状态下接触不同环境，并渐渐喜欢外出，愿意体验新环境。

3）奇特动作的控制：以其他新奇事物来吸引孩子的注意力，在外出活动时，家长可以通过手势、语言、目光来制止这类行为的出现，以便让他们形成一种概念。

15. 如何帮助孤独症患儿克服特殊的恐惧?

部分孤独症患儿总是感到紧张和害怕。他们之中几乎所有人在某个时间对某些无害事物产生恐惧。人们通常难以理解这些恐惧的由来，但有时可能是由初始的恐惧引起也可能是环境刺激引起。

部分孤独症患儿的特殊恐惧最初是由恐惧经历引起的。例如，开始穿新鞋时，鞋子会磨痛他的脚，而引起他对穿鞋的恐惧；第一次洗手、洗澡时被烫而引起对洗澡的恐惧等。对这种由初始恐惧引起的行为，在恐惧消失后很长一段时间里作为日常生活的习惯而延续下来的恐惧问题，可采用以下方法处理：通过逐渐接触引起他害怕的环境来改变恐惧。具体训练时，要安排细微转化的程序，让他一点一点地逐步增加与恐惧事物的接触，渐渐地消除他的恐惧心理；也可以模糊感受，转移感触注意力，让他在不自觉中接受接触，消除恐惧。例如，那个对穿鞋产生恐惧的孩子很喜欢吃煮鸡蛋，在他吃鸡蛋时，把一双他喜欢颜色的鞋放在他身边，在他快吃完之前把鞋拿走，反复多次，便使他能平静地接受新鞋；时间长了，在吃鸡蛋的时候把鞋穿到他的脚上；时间再次加长，在他吃鸡蛋时高高兴兴地穿上鞋；适应这种反应后，就能在早晨起床后把鞋穿上；最后，买新鞋成了他所盼望的愉快的事。

有的孤独症患儿的特殊恐惧是对环境的刺激产生恐惧。例如，对响亮的噪声、明亮灯光、敏感的触摸（洗头、理发、剪指甲）等刺激产生恐惧。他们似乎对这些刺激感到很痛苦，引起强烈的恐惧和猛烈的抵制，而并不是他们小题大做、小怪大惊。针对此种问题可以采取以下方法处理：家长（老师）必须尽其所能地镇定，坚持用平静的安慰和转移注意力来帮助他。例如，可以让孩子坐汽车、火车、飞机使其适应噪声，也可以用听觉、视觉的统合训练帮助他们脱敏，消除恐惧。当孩子在夜间醒来时往往会感到困惑，显示出害怕和苦恼，这个问题似乎更为严重，持续时间更长，而且很难安慰，因为他们抵制抚摸和揉抱。一种令人安慰的态度、一种平静而温柔的声调、一首喜爱的歌曲或摇篮曲可能会使他镇静下来。

解决孤独症患儿的特殊恐惧的关键是信心和坚持。处理每种恐惧都应仔细考虑后做出决定，是通过慢慢增加孩子与某件东西接触的办法，还是立刻告诉孩子“没有什么可怕的”来安慰；让孩子避免这个情境，还是让他能够接受帮助克服这种恐惧。但考虑并不是犹豫不定，家长（老师）无论对孩子做什么，都必须有信心，相信自己解决困难问题的能力，有了这关键第一步，才可能继续推进。

对于孤独症患儿的治疗，父母的陪伴非常重要，应多陪伴孩子，带他去外面走走，多些耐心，用笑容去感染他，让他觉得安心。孩子是有自己的想法的，要试着走进他的世界，不要在孩子的面前抱怨、生气、不耐烦，如果孩子不愿说话也不要硬逼他。当然向心理医师咨询还是必要的。身边的亲人在孩子情绪不安时，不要凶他，安抚最重要。

16. 孤独症患儿不爱学习该怎样处理?

因社会交往及社会适应能力方面的障碍，孤独症患儿在学龄时往往不具备正常儿童的能力，学校也可能会因为难以适应孤独症患儿而无法接纳他们。为了缩小孤独症患儿与学校环境之间的差距，早期干预及学前训练非常重要。

学前训练可以帮助孤独症患儿获得基本的社会生活技巧，提高他们的社会适应能力，为他们进入学校打下必备的基础。由于孤独症患儿的障碍程度不同，进入学校时遇到的困难也不同。有的患儿已基本达到学校要求，只需要稍加辅助，便能随正常班就读；有的患儿则需要很多来自家庭、学校及专家的辅助，才能在正常学校的班级中坚持学习；但对于大多数孤独症患儿来说，进入正常学校上学是非常困难的。在欧美等发达国家和地区，都需要为孤独症患儿及智力障碍患儿提供特殊学校，或在正常学校中提供特殊的班级及教师。

17. 如何帮助孤独症患儿控制情绪?

孤独症患儿常因没有足够的言语去表达自己的愿望、需求或其他遭遇的感受，成人也往往揣摩不透孩子所有的想法，不能及时满足他们的愿望或需求，或者帮助他们及时解决困难，在这种情况下，孩子常会尖叫和发脾气。

孤独症家长能做的就是对孩子的表现做出正确的猜测，用合适的方法处理。比如当孩子为了得到糖果、糕点、冰激凌或想要（买）感兴趣的古怪的东西时，会持续数小时尖叫或大声叫喊、跺脚、踢东西、撞头、大发脾气等，这样的情况如在街上或商店等场所里发生，唯一的解决办法是尽快将其从现场带走（逃离现场）。当孩子发生尖叫、发脾气时，千万不要想以某种东西来“安抚”孩子，因为这样反而会让孩子“意识到”想要得到东西，就要用尖叫、大发脾气来达到目的；也不要用拍打、吓唬的办法来阻止。当孩子稍大些时，即在某种程度上懂得和使用词语时，若发脾气，家长用坚定的声音或态度对他们做出反应可能会有效。

18. 如何帮助过度安静的孤独症患儿?

（1）接纳你的孩子，接纳他/她的不完美：首先，请接纳孩子，认识到孩子的不完美，并且不要因为这些不完美而嫌弃你的孩子。每个孩子都有属于自己的气质，有自己的成长节奏，作为父母，需要尊重孩子的成长状态，按照孩子的节奏，陪伴着他/她一步一步地向前行走。你的孩子会感恩于你的陪伴，并最终给你丰厚的“报酬”。

（2）用你乐观积极的态度，带他/她游遍天下：很多家长会因为孩子小、孩子不爱跟陌生人玩等原因而不愿意带孩子出门，更不愿意带他/她去接触更多的环境与人际等方面的刺激。这种做法是不可取的。无论孩子是什么样的类型，他们都是需要探索的，需要接受来自社会、自然等各方面的刺激，如此，他们才能够认识到世间的各种事物与人物，即使当时他们没有给出我们期望的反应，但他们也会打开自己的感知觉，将这些刺激存放于心，在其认为的合适时机，再去打开、去应用。

（3）增强自信心，避免标签，避免比较：贴标签不可取。在人前，可以鼓励孩子去做事情，但如果孩子不做，也不去找借口。不把自己的孩子与别的孩子进行比较，若家长总是在孩子面前唠叨“别人家的孩子”，会激起他/她的逆反心理。反之，你总是鼓励他/她，信任他/她，他/她就会向着你的正面积极目标奔跑。自信提升是孩子打开心门的法宝！

（4）同伴关系会使孩子受益无穷：不要以为孩子不愿意跟陌生人接触，就意味着他们没有人际交往的意愿。每个孩子都是有一定的人际交往需求的，只是这些需求指向的对象有所不同。有些孩子喜欢和成人玩，有些只喜欢跟同龄人玩。对于过度安静的孩子，一方面，家长要提供给孩子同伴交往的条件；另一方面，成人不要过多干涉孩子之间的交往，不强逼他们跟小朋友一起玩，也不要跟别人比较。相信孩子总会用自己的方式，建立起属于自己的人际关系。

19. 如何制止孤独症患儿的自伤行为?

自我伤害行为（简称“自伤行为”）是问题行为的类型之一，影响孤独症患儿的身心健康和自身发展，而且对他人造成极大的精神压力，甚至会危及他人安全。

（1）自伤行为的具体表现：不断咬自己的手、用铅笔扎手、使劲用手指戳桌子、拍打或撞击头部、无休止地哭喊等。无论程度轻重，自伤行为都有可能出现在孤独症患儿身上。

（2）自伤行为产生的原因及应对方法

1）对外界刺激不敏感：孤独症患儿在日常生活中活动过少，空闲时间过多，无事可做。除普通的自我刺激外，个别患儿还会出现自伤、自残行为。分析原因，可充分引导他们去做有意义的事情，减少其沉迷和自我刺激的时间。

2）希望得到关注：孤独症患儿在要求未实现时，可能出现自伤行为以引起他人关注。当自伤行为出现时，旁人的不恰当处理可能会无意识地强化该行为，使他们感觉这种行为有效，以后还希望以此达到其目的。因此，要求家长无论何时都要平等对待患儿。矫正患儿的行为往往要从矫正成人的行为做起。无理要求从一开始就不能得到满足，无论他们怎样哭闹都不要妥协，并可以适当地转移注意力。

3）疏解内心压力：因孤独症多伴有语言发育迟缓、语言沟通障碍，患儿无法表达内心想法，或者表达后得不到反馈，便会通过自我伤害来表达自己的情绪。家长要多去理解患儿的内心，不要一味地施加压力。

4）周围变化使患儿感到困惑：家长需要帮助他们适应周围变化。

从事自伤行为矫治的心理学家强调，只要有可能，就应该替孤独症儿童或成人找出引发该行为的某种或某些功能，称为功能分析（functional analysis）。它是通过仔细观察和记录行为发生的环境来完成的。然而，一天中会有许多事件发生，因此难以一一做出记录并将至关重要的事件挑选出来。人们正在研发计算机方法以提高记录的精确度，以便于完成任务。运用这方面的信息，人们就可能制订日常计划，将孩子的自伤行为发生的次数降低到最少。一旦识别出引发某个自伤行为的功能，可以用另一种更为恰当的行为去达到通过自伤行为所能达到的同一目的。对于几乎没有或者根本没有沟通手段的孩子，应教会他们表明自己需求和愿望的方法，这也许是在自伤行为开始前进行预防的一种途径。

防护服可以用于预防严重的自伤行为。但只要有可能，最好避免使用，因为使用这种装置往往会限制孩子的动作，使其难以从事其他活动。而且，孤独症儿童或成人可能会因为希望穿上防护服而开始自伤行为。在不得不使用防护服时，穿着特殊衣服的时间应尽可能短暂。

人们已经尝试使用各种各样的药物。目前已试用过药物的主要作用都是去抵消人体内天然鸦片制剂的化学物质。从理论上讲，鸦片制剂的阻断剂能够减少体内鸦片制剂含量，使自伤行为真正引起疼痛。然而实践中，几乎没有证据来证明哪些药物可以发挥作用。防护服和药物作为短期措施应在必要时使用，同时与功能分析相结合，根据功能分析的结果来运用行为矫正方法。

严重的自伤行为是家长和照护者不得不去处理的最为苦恼、最难以处理的问题，一旦发生，应尽早去寻求对本领域有经验的心理学家的帮助。同孤独症的任何一类行为问题一样，自伤行为可能是不舒服、疼痛或疾病的一种征兆。因此，在自伤行为新近出现，或行为模式出现显著变化时，通常应首先考虑到这种可能性。还有少数几种先天性疾病，也可能导致自伤行为的出现，因此，需要进行专业检查来明确除孤独症外是否还合并其他先天性疾病。

20. 社会服务对孤独症患儿有何意义？

首先，家长应询问所在地社区或其他社会服务机构，弄清楚是否能获得某一特定问题方面的帮助。

其次，家长应在需要得到帮助之前，将家中有一个孤独症患儿的信息告诉当地的社会服务机构。社会服务机构的工作者可以就孤独症患儿及其养护者有权享受的复杂的福利体系提出建议。例如，在发达国家，地方当局的社会服务机构还负责为成人开办一系列日托中心和寄宿中心；提供在喘息驿站的看护；提供在看护机构里的实际帮助；提供在看护机构里使用的各种设备，如有需要，还要改建看护机构的结构；运送孤独症患者到专门机构中，从事各种休闲活动或度假等；他们不仅参与孩子的护理和保护，还提供一日三餐。社会服务机构还可能提供各类志愿团体的相关信息，以便家长从中获取帮助。社会服务机构有着法定职责去做出安排，在患者接近由学校向成年生活过渡时，会根据他们的需要进行评估。

为此，有孤独症患儿的家庭，在尚无任何社会工作者参与的情况下，应在孩子尚在学校时，就去接触当地的社会服务机构，这是非常重要的。

21. 孤独症患儿入学前做哪些准备?

大部分低龄孤独症患儿在康复机构和家庭中进行教育。家长应正视现实，看到患儿有利的方面，以极大的热情配合训练。有些孤独症幼儿能够从进入某类学前机构中受益。许多幼儿游戏组或幼儿园愿意接受孤独症患儿。在接受积极康复训练的同时，应鼓励患儿上幼儿园，与同龄人相处可让他们学习、模仿社交行为，学习如何与同龄人交往，以及如何遵守集体生活的规则等，但一定要与幼儿园老师积极沟通，避免发生忽视孤独症患儿，而使其病情加重的情况，这就需要幼儿园老师对孤独症患儿有更多的爱心与帮助，以帮助他们融入普通社会。通常情况下，孤独症患儿不会自愿地跟其他孩子混合在一起，但他们会逐渐习惯跟同龄孩子接近。起初，他们可能会因为被安排在一个小组而感到苦恼，或者会对接近自己的孩子做出攻击性反应。这种情况通常是能够克服的。在刚开始时，允许他们单独待在那里，远离其他孩子，只是跟工作人员建立起关系；接下来，他们可能在其所信赖的成人引导下，密切接触其他孩子。在学前阶段，跟正常孩子混合在一起通常是可行的，因为此时不存在任何压力会迫使患儿从事超越其能力的任务，而且幼儿还没有培养强烈的集体感情；在其年纪稍大的时候，这种感情可能导致他们排斥与自己不同的孩子。

在某些地区，有一些特殊的学前机构会对各类发育迟滞儿童，或者语言发展迟滞儿童进行观察和评估。是选择进入专门的机构，还是进入普通的幼儿游戏组或幼儿园，必须根据孩子的个人情况及他们的特殊需要来做出决定。少数招收孤独症患儿的学校也有学前儿童的保育班。

针对即将入学的孤独症患儿，首先，家长需要做的是培养患儿的规则性。在进入普通小学之前，孩子一定要具备规则性，对团体指令及老师的教导要有反应，并且正确应答，明白上课、下课的概念，听见铃声能够主动进入教室，在上课时能坐稳等，这一系列的行为规则对于孤独症患儿来说都需要提前教导。其次，家长要训练孤独症患儿的个人能力，熟悉并遵守小学规则，听懂并执行教师的指令，会使用文具、书包、课本等。

跟随能力、注意力等基本能力都需要培养。再次，患儿和家长均应做好心理准备；需要时刻注意，无论在何种情况下都不要将不好的情绪转嫁到孩子身上。当孩子达不到家长预期时，要正面面对。

此外，入学后应继续进行干预与康复训练。孤独症患儿的入学非常困难，要减少患儿在适应方面的困难；同时需要大家去接纳，家长、学校、社区均需给予孤独症患儿特别的关爱和帮助，使其融入正常的同龄儿童群体中。

22. 孤独症患儿的病情是否应该告诉老师?

孤独症患儿的病情应该告诉老师，老师需要对孤独症有所了解，才能避免一些孤独症患儿容易出现的问题，并且实时进行干预。孤独症患儿容易出现行为及情绪问题，当老师有预期时，可能会避免这些问题的出现。

除告诉老师外，家长还必须与老师和有关专业人员密切合作。接收孤独症患儿的学校老师则需要经过培训，积累经验，并需要同情和理解孤独症患儿。

23. 孤独症患儿怎样进行家庭预防?

由于孤独症病因不明，没有有效的预防方法，大多数家长担心会不会生出一个患孤独症的孩子，尤其是他们的第一个孩子是孤独症患儿时。现有证据表明，有孤独症患儿的家庭再生出一个孤独症患儿的风险确实会增加，除非第一个孩子的病因已经知道，而其是非遗传方面的原因。虽然部分孤独症基因已经被发现，但孤独症非常复杂，并非所有基因遗传学都明确，能做的只是做好婚姻指导，开展遗传咨询加强孕期保健；孕妇要做到良好的营养，避免有害物质摄入，避免接触放射线，预防病毒感染，更要保持良好的心情；做好产前检查，预防妊娠并发症；调整对孩子的态度，营造好的家庭氛围。

24. 家长为什么要对孤独症患儿的病情进行观察?

应早期、定期对婴幼儿及儿童进行发育评估以早期发现、早期治疗。孤独症患儿家长学会观察自己孩子的病情十分重要，他们要学会根据孩子在日常环境中的行为表现，以及家庭能够提供的资源及时给予孩子的照护制定计划。

孤独症患儿的病情会伴随其一生存在，孤独症的康复训练是一个漫长的过程，每当孩子解决一个问题后，可能又会出现一个新的问题，也就是进行新的努力目标。因此，作为孤独症患儿的家长，要学会观察孩子的病情变化，及时做好记录，及时调整康复训练的内容和速度。对于孤独症患儿，不可以设定过高的目标，要设定一个切合实际的目标，帮助患儿达到一个短期目标，进行一个评估，再进行下一个。这样可以更好地帮助患儿进步，增加患儿及家属的信心。当出现问题时，也可以及时发现，进行积极的干预。

社会对孤独症的健康宣教，让全社会关心、爱护和帮助孤独症患儿，不要歧视他们。作为家长及教师，更应了解该病的有关知识，辅助患儿学习及生活。一旦确诊，应尽快进行有计划的治疗和训练，并定期进行综合评估。

25. 为什么建议孤独症患儿家长写日记?

孤独症患儿的训练是一个漫长的过程，需要终其一生的努力。在努力的过程中，无论是患儿还是家长，都需要有强大的内心支撑。每一阶段的训练都会有不同的收获，每位家长都应在不断的训练中找到孩子的问题。对于正常儿童，注重看未来、看长远；而对于孤独症患儿的家长，应看着眼前，一步步走，一步步记下孩子的进步和自己的努力。当心情低落时，看看孩子的进步和全家的努力，可以更好地调整自己，同时也了解孩子的进步情况，增加信心。另外，写日记可以帮助孤独症患儿的家长理解孩子的病情变化及崩溃行为的原因，便于孤独症患儿的看护和康复教育。

26. 如何对待孤独症患儿犯错误?

当孤独症患儿犯错时，家长首先要做到尊重孩子，给孩子传达一个正确的讯息。当孩子正在很努力做某项活动时，家长千万不要责骂，因为责骂甚至责打会让孩子认为“即使我按指令去做，做得对、做得好，也会得到惩罚”，以后就会有意识地不配合、不愿意做、耍脾气等。

当孤独症患儿犯错时，有些家长会用力拉扯孩子，但这样会给孩子一种压迫、不平等不舒服的感觉。在与孩子一起行走时手拉手可以给孩子一种平等、友好的感觉，这样也能逐渐让孩子锻炼自控能力。有的孩子在家长拉着手时就会跑，这种情况下可以做一些尝试，如果现在抓的是他们整个胳膊，家长可以尝试慢慢地抓着孩子的大臂；如果一段时间后孩子没有跑，那就尝试逐渐抓靠近小臂的地方；如果过一段时间还没跑，则逐渐靠近手，最后变成手拉手；如果手拉手没有跑，则逐渐撤销辅助，让孩子能够独立跟随家长走。而有的家长在孤独症患儿犯错时不用正确方法纠正，而是一味心疼、溺爱，不计后果地满足孩子，看似“爱极了孩子”，实际家长的爱并没有用对地方。这样做非但帮不了孩子，反而会害了他们，掩盖了他们自己的能力，造成他们的动手、运动能力更差，最后导致身体功能退化。

很多孤独症患儿的家长不相信自己孩子的能力，所以会给其更多的提示和辅助，结果造成孩子真正的能力退化，未有的能力也得不到应有的训练。还有的家长，在老师在与其强调行为辅助问题的时候，家长总是会找其他原因，或者只找孩子的问题不认为自身有问题。这样都是不可取的。家长要有耐心，有些行为是需要数月甚至更长时间建立起来的，想要改变，则需要一定的时间。

当患儿犯错时不要马上批评，要进行过程分析，首先搞清楚患儿为什么会出现问题，这样才能更好地找到切入点和对策，即任何错误行为的纠正都要分清“解决什么问题”“为什么会出现这个问题”“出现的诱因是什么”“可能或已经存在的后果是什么”“可能与最佳的解决策略是什么”等。若不分析就加以批评，则会干扰训练的顺利进行。

27. 如何教育孤独症患儿与他人相处?

孤独症患儿的核心症状为其社交沟通障碍。家长需要辅助患儿与他人沟通，但要根据其障碍程度进行适当调节。比如，孩子拒绝与其他人处在同一个环境下，拒绝人多的环境，家长首先要做到使其适应有别人的存在，再逐渐融入，之后才能谈到进行交流。

孤独症患儿无法仅凭自己的经验来学习如何与他人相处，作为家长需要清晰、系统地告诉他们怎样与他人相处，以及与他人相处意味着什么。开始时，家长需要耐心指导和帮助孩子，不能任由他们自己行动。家长要知道的是，并不是每次尝试都能成功，同时家长需要注意是什么导致孩子在与人相处方面有困难，并知道怎样要帮助他们。有很多家长在看到自己的孩子非常吃力地学习与人交往时会有情绪上的变化，因此，让孩子与其他人交往前，家长自己需要先处理好自己的情绪起伏。孤独症患儿在与他人相处时，被拒绝和孤立会影响他们的情绪，这时家长要缓解孩子的情绪；随着孩子的长大，他们会对其他人带来的危机感更加敏感，这时更要照顾他们的情绪。家长要诚实地做出回应，但不要过激，在向孩子诚恳地提出建议时先控制好自己的情绪，才能帮助孩子渡过难关。

很多孤独症患儿能够成功交友是通过分享兴趣和一起参加活动实现的。家长可以通过让他们参加学校俱乐部、兴趣小组，跟与他们有同样爱好的同龄人一起相处，以提高他们的归属感，从中获益。在将孩子们聚集起来、建立联系之前，首先要确保孩子明白与其他人一起玩的好处和目标。他们会凭直觉认定，和别人一起玩是让自己愿望得到满足的另一种方式。他们会觉得有朋友就意味着这个人能陪他们玩自己想玩的游戏，并且能随着自己的心意制定各种规则；或者在他们的想象中，这个人能一直听自己滔滔不绝地讲某个特别的爱好，并且绝不会要求换话题。一起玩耍的确是一个机会，能让有相同兴趣的孩子们彼此认识、一起探索。这是让孤独症患儿能够主动互动的好方式。

28. 合并癫痫的孤独症患儿应注意哪些问题?

癫痫发作在孤独症患儿的临床表现中很常见。在有学习障碍和孤独症的患儿中，1/4 ～ 1/3的儿童在他们进入成年生活之前至少有过一次癫痫发作。在能力一般或具有较高能力的患儿身上，癫痫也可能发作，但较为少见。癫痫发作可能从婴儿期或儿童期开始，也可能从青少年时期开始，甚至在成年时期开始。在一些患者身上，癫痫发作只伴随着发热出现。部分少年可能出现1 ～ 2次，然后不再出现。还一些儿童或青少年可能会反复发作多年，或持续终身。在孤独症患儿身上，任何一种形式的癫痫发作都可能见到。

孤独症患儿大部分有发育迟缓的表现，以及社交沟通障碍。当出现癫痫发作后，要积极控制，否则频繁的癫痫发作会加重发育迟缓。在进行孤独症康复训练过程中，也需要避免引起癫痫发作的诱发因素，适当休息及训练，避免过度兴奋，定期咨询专业医师。

29. 合并注意缺陷多动障碍的孤独症患儿应注意哪些问题?

孤独症患儿多有多动、注意力问题，绝大部分伴有注意缺陷多动障碍（attention deficit and hyperactive disorder，ADHD）。正确做出孤独症与ADHD的共病诊断，可以帮助更具体地判断患儿的功能受损情况。孤独症与ADHD共病的患儿在认知功能、社会功能、适应能力、血液成就等方面的受损更加严重。对于许多孤独症患儿尤其是高功能孤独症患儿来说，注意缺陷、多动、冲动症状对他们的影响甚至可能超过孤独症本身的症状，在学校及家庭生活中产生更大的负面影响。一些病例报道也指出，具有ADHD症状的孤独症患儿更因为注意缺陷等原因造成学习问题，患儿家长、教师也应关注患儿的ADHD症状。

孤独症的康复训练也要针对其多动和注意力问题进行训练。对于孤独症患儿中的ADHD症状不能完全通过针对孤独症的治疗（如教育训练等）得到改善，但给予针对ADHD的药物治疗会有好转。无论是康复训练还是药物治疗，患儿只有控制住自己的多动，才有可能进入普通小学。此外，在注意力训练方面也要进行干预，综合康复。

30. 孤独症患儿及其家庭如何获得社会帮助?

一旦在医院得到确诊，可以去当地康复机构申请国家对于孤独症患儿的补助。在不同地区有不同的康复机构；同时可以加入孤独症患儿的康复群。随着网络发展，全国有很多的孤独症学习公众账号，定期有对孤独症家属的训练及教育，让家长能够在家庭中对患儿进行随时干预，以促进患儿的康复。

我国孤独症患者数量已超过百万，且有逐年上升趋势。在当前中国社会福利制度背景下，对孤独症患儿的支持仍局限在小范围的救助层面。拥有补贴资格的康复机构远远难以容纳患儿实际数量；配套的就学政策及安置机构也在设想中，尚未形成完善的养护体系；另外，孤独症患儿家庭尚未建立起全面、稳固的社会支持网络。孤独症患儿的日常照顾和康复开支都主要源自原生家庭。因此，为这一群体建立一个完善且持续的社会支持网络将为其缓解所面临的身心疲劳和经济压力。这个网络包括以大家庭为支撑的个人支持网络，同质性家庭相互提供信息和分享经验的家长自助互助网络，以及由服务机构、政府相关部门和社会大众提供持续支持的服务网络。其中，家长的互助网络是对这一群体提供支持和帮助的最有效途径，也是现阶段可行性较高的服务策略。

31. 如何培养孤独症患儿的如厕能力?

孤独症患儿的基本能力都需要进行训练和培养。首先需要让其知道正常如厕过程，以及在何种情况下需要如厕，并且要向家长或老师进行表达自己的想法；在去厕所之后，把如厕的基本过程进行分解，脱裤子、小便、大便、提裤子，之后洗手等，每一步都进行详细的示范。家长有时会说孩子不去看他怎么做，此时需要找到孩子感兴趣的方式。几乎所有孩子都对电子产品有兴趣，可以适当下载一些儿童生活视频帮助孤独症患儿学习及训练。

一些孤独症患儿在训练如厕的过程中毫无困难，有些甚至早于正常年龄就能够保持清洁。但很多患儿很晚才学会如厕，而且可能抵制任何对他们进行训练的企图。将训练其他儿童的方法应用于孤独症患儿身上有可能获得成功，但需要家长的极大耐心和坚持不懈的努力。一般的规则是，对孩子的错误不要大惊小怪，但要定期让他们坐到便盆或马桶上，尤其是在他们最可能需要大小便的时候，通常是在一个未尿床的晚上醒来之后、在白天睡觉醒来之后、用餐及两餐之间喝水之后。必须仔细观察，以便精确地计算吃东西或喝水的时间与大小便的时间间隔。如果他们顺利如厕，则应当给予他们很多赞扬、关注或其他适当的奖励；如果没有顺利如厕，也不要表露出任何情感。然而很多时候，对其他儿童有效的方法，对孤独症患儿可能不管用，有些患儿似乎不喜欢甚至害怕便盆或马桶。人们只能设法找出原因。例如，对于一个孩子来说，成人用的抽水马桶可能离地太高，所以在他们的脚底下垫上点东西，可能会有所帮助；冰冷的坐便圈也可能让些孩子担心；冲马桶的声音可能会吓着一些孩子，也可能会让另一些孩子迷恋不已；在已经建立起常规之后，孩子会拒绝改变，这也是如厕训练滞后的原因之一。许多孩子只有在穿上纸尿裤后才愿意撒尿、拉屎，或者两者兼而有之。他们对大小便的控制极佳，因为他们能够在包上尿布之前，保持清洁、干燥长达数小时之久。作为婴儿，他们学会了将大小便功能与穿上尿不湿联系起来，在婴儿期过后仍坚持这种常规。对于此种情况，可以去设法逐渐改变这种常规，例如，在给孩子穿上尿不湿之后，立即让他们坐到便盆或马桶上；要是孩子能够接受这样做，尿不湿可以兜得比较宽松，刚刚能够遮住便盆或马桶圈，尺寸越来越小，直到不需要穿上尿不湿为止。

32. 如何纠正孤独症患儿的饮食问题?

正常儿童也会有不同的饮食问题，孤独症患儿也是如此。对于部分喜欢对某些食物有特殊爱好的患儿要适当控制其饮食，并且可以饮食作为强化物，以促进其学习。对于有饮食困难的患儿，要寻找原因，若为咀嚼功能差，同时语言吐字不清，则需要进行口腔肌肉的训练；如果是不良的饮食习惯，则应养成良好的吃饭习惯，少吃零食。应当鼓励孩子自己吃饭，尽管他们可能吃得一团糟，或者可能在很长时间里只使用一把勺子或一把叉子。作为家长，应允许孩子用自己习惯的方式去进食。

家长在外表上要保持冷静，不要表现出对孩子吃多吃少的焦虑，这一点非常重要。有时可以在给孩子提供其愿意吃的食物的同时，加上一点其他食物，最好是外观上无明显差别的食物。要是孩子能接受该种食物，就可以逐步增加数量，然后再增加其他一些食物。但对一些立刻就注意到添加的食物而拒绝进食的孩子，这种方法是不可行的。通常局限的饮食只是一个阶段，虽然可能持续数年之久。在孩子上学后，他们大多时间都在学校用餐，虽然一些孩子还是会在家里保留特殊的饮食习惯，但在学校和其他地方选择食物的范围会扩大。

家长要通过观察孩子吃什么、在哪里吃、什么时候吃等，使之符合其特征性，就可能解决当前摄入足够食物的问题。鼓励采用传统进食方式是需要逐步处理的长期问题，有时需要本领域富有经验的心理学家来设计一份个体化饮食计划。家长也要注意，如果某个孩子原先的进食情况良好，但突然开始出现进食问题，应尽快弄清楚影响其进食的原因，如发热、咽喉疼痛或口腔问题等引起的食欲减退等，以便对症处理。

33. 如何训练孤独症患儿的注意力?

孤独症患儿对于那些令他们感兴趣的活动，通常能够在足够长的时间里保持注意力集中。相反，对于他们兴趣范围之外的活动或任务，注意力集中的时间就会短得多，可能稍纵即逝，也可能根本不存在。在受到监督的情况下，他们的注意力可能会保持长一点时间，一旦撤去指导，往往就无法做到。如果存在重度或极重度学习障碍，他们则可能根本不存在特殊的兴趣，也根本不会去持续注意任何事物。

孤独症患儿的注意力问题十分严重。他们的脑干不能有效地筛选、区别各种刺激，使其注意力范围缩小。例如，他们只注意到物品的颜色而忽略形状；只注意到某个单项，而没有整体及局部的概念。患儿注意力与他人不一致的问题也十分突出，就像与普通儿童说话没有沟通的焦点类似，孤独症患儿在注意力方面也会出现分散或极其专注而不能有效转移，注意力短暂、不受约束，易离开座位等现象，这些问题可通过后天的教育和治疗，随着学习习惯的建立而逐步改善。要正确提高其有意的注意，而非强迫性的注意。

34. 为什么要建立孤独症患者互助群?

孤独症患儿越来越多，随着医学及康复医学的发展，孤独症患儿的康复训练也在不断地更新和摸索中寻找对他们进步最有帮助的方法。孤独症患儿有很多相似的问题，且不同的患儿在不同的训练阶段可能会出现类似的问题。孤独症患者互助群可以给大家提供互相帮助的平台，有助于解决患儿的类似问题，为他们的康复提供更多的帮助。

35. 多感官训练对孤独症患儿的干预效果如何?

目前，不管是国内还是国外，行业专家和教育机构都非常重视对特殊儿童进行多感官训练，并且通过实践与理论结合对特殊儿童进行康复训练。

多感官训练主要是指通过各种方式，对特殊儿童进行包括听觉、视觉、运动、语言、感觉等感官的刺激和去体验，从而全方位地开发患儿包括体能、识别、感官、音乐、语言、人格和社交在内的七大潜能。多感官训练系统以游戏为平台，大胆尝试多样化的学习途径和学习方法，创造一个寓教于乐的环境，让特殊儿童在玩耍中去感受、探索、学习，从而建立对外面世界的认知和适应能力。这种训练方式对于诱发及培养患儿在主动探索环境、尝试适应环境的变化及积极参与、体验身边的转变等方面皆有正面而深远的影响，从而协助他们培养更有自信、更自主、更有乐趣的学习模式。

孤独症患儿多伴有多个系统的问题，沟通、感觉、行为等问题可能同时存在，而其在大运动、精细运动等方面的问题也是尤为明显。在综合提升孤独症患儿的能力方面，要进行全方位训练。

36. 不同干预模式对孤独症患儿的干预效果有无区别?

孤独症的症状十分复杂，每个患儿的表现也千差万别。如同为社会能力低下，有的患儿表现为退缩、自我封闭、生活在自我的无声世界中；有的患儿则表现为自伤、伤人、攻击行为、无法理喻，与外界也无有序的交往。语言障碍的差异更大，有的完全无语言能力，对语言的理解能力也很差；有的仅表现为不会使用语言与人交往，或语音语调异常、代词错用等。有的患儿有严重的智力低下；有的则智力正常，甚至有超常的记忆力。因此，必须根据每个患儿的具体情况，制订个性化的特殊的培训方案，选用不同的行为矫正方法，以及考虑是否要同时服用某些药物。必须对每个患儿有系统的治疗安排，即每周、每天的分解培训及行为矫正方案，由易至难、由少至多，并根据患儿对治疗的反应，每周调整具体治疗方案及治疗进展等。既不可操之过急，也不可随意放纵、听之任之。

目前有很多不同的孤独症患儿康复训练机构，训练模式也不尽相同，应根据儿童的具体情况进行评估，针对性地选择不同的干预模式。

37. 家长焦虑、抑郁状态对孤独症患儿有何影响?

既往研究表明，孤独症患儿的预后受多种因素影响，疾病严重程度、家长参与度和训练时间等均是相关因素。家长的焦虑、抑郁情绪对患儿康复干预效果影响显著。尤其是当母亲压力高时，患儿的焦虑水平较高。孤独症患儿给家长带来的负性心理损害可反过来对患儿产生消极影响，同时影响家庭互动模式，使家庭功能紊乱，康复效果降低，甚至抵消患儿的干预效果。

因此，孤独症患儿家长以何种态度看待孤独症患儿对其康复非常重要。对患儿来说非常无助，如果家长此时又以无奈的态度不管他或者抱着焦虑的心态不断逼迫他，那么最终会使效果大打折扣。家长一定要有信心、耐心和爱心，要有观察力和举一反三的能力，为患儿的康复做出良好的引导。切忌将自己的情绪强加到患儿身上，增加他们的心理负担。

38. 孤独症患儿照料者的压力及其影响因素有哪些?

孤独症患儿存在语言交流障碍、社会交往障碍及刻板行为等症状，通常社会功能严重受损，导致他们大部分不能融入社会，从而影响他们的生活，进而影响家庭生活。既往许多研究发现，孤独症患儿的照料者在照顾患儿时会面临巨大的压力，甚至较其他发育障碍患儿的照料者压力更大。照料者承受过高的精神压力，不仅会影响自身心理健康，也可能对患儿进行行为训练的效果产生负面影响。长期的高压力状态下，不仅可能使得家庭结构解体，甚至会发生一些如父母偕同患儿自杀的恶性事件。既往研究发现，很多因素会影响照料者压力水平，如患儿疾病严重程度、患儿性别、患儿年龄、家庭人均月收入、社会支持与否、一般自我效能感、应对方式、教养方式及照料者情绪问题等因素。目前国内相关研究表明，孤独症患儿照料者的压力显著高于正常对照组儿童的照料者。各种异常行为在孤独症患儿中普遍存在，且异常行为是加重孤独症照料者压力的重要因素。此外，孤独症患儿的父母关系差、照料者焦虑抑郁情绪、患儿目前接受特殊教育和训练情况，以及患儿存在行走及运动发育迟缓等因素也可加重患儿照料者的压力。

一旦子女确诊为孤独症，家长的心情会非常糟糕。并且该病不同于普通疾病，短时治疗无法看见效果，在很长一段时间内，他们都不能摆脱孤独症带来的阴影。有些家长不敢面对现实，逃避，意识不到患儿的严重问题，进而耽误训练；有的家长已经知道孩子问题所在，但不敢与周围的人谈及孩子的实际情况，不敢带孩子出门，生怕引起别人的歧视，这使患儿更加孤独，更加与社会脱节。在孤独症患儿融合和普小的阶段，他们与正常儿童的差距会很明显。可以与幼儿园老师沟通患儿的真实情况，与老师磋商训练患儿的思路和方法，请求老师在平时多予以关注和教导。当然在积极康复的过程中，会有来自社会和周围生活环境的压力，同时经济的压力也是非常大的，这些都会让照料者的压力倍增。

第九章

预 后 篇

1. 孤独症的预后如何?

关于孤独症预后的一些早期研究发现，只有1.5%的孤独症患儿在随访中表现为功能正常，35.0%的患儿介于功能“尚可与良好”之间，60.0%的患儿功能严重受损。1987年，Gillberg等的研究发现，23例孤独症患儿中只有1人长大后具有独立生活能力。这些研究说明，如果孤独症患儿得不到及时有效的治疗，他们的预后就很不乐观。所以在相当长的一段时期内，孤独症被普遍认为是不可治愈的终身性疾病。但随着时间的推移，近年来，孤独症的预后状况正在逐渐好转，越来越多的患儿获得了较为理想的结果。1992年，Venter等发现，孤独症患儿长大后能够完全独立生活并具有正常人际关系的比例在增加。2008年也有研究显示，3%～25%的孤独症患儿可以达到正常水平的认知、适应能力和社交技巧。也就是说，只要经过坚持不懈的康复训练，越来越多的孤独症患儿能够达到生活自理，甚至是独立生活，并展示出良好发展状态。

孤独症领域对康复的定义尚缺乏统一的认识，故导致各界人士对孤独症的预后状况难以达成共识。对于评价孤独症的指标主要有以下4种。

（1）以智商作为预后评价指标：Lovaas等最早于1987年使用智商作为孤独症康复与否的指标。他们发现，在长期密集型的应用行为分析法干预学龄前孤独症患儿后，47%的患儿在小学阶段达到智力正常水平并可以在普通班参加学习，即认为这些患儿获得了康复。然而，后续研究者认为，将智商作为康复衡量标准的观点失之偏颇，他们通过后续的调查发现，Lovaas研究中的大部分患儿虽然后续达到智力正常水平但仍符合孤独症诊断。因此，将智商作为孤独症的康复评价标准在后期逐渐被其他指标所取代。

（2）以医学诊断作为预后评价指标：智商作为孤独症评价指标的方式逐渐被弃用后，研究者逐渐开始使用医学诊断作为判断孤独症患儿是否达到康复的指标，即通过对孤独症患儿的障碍表现进行评价，从而判断其是否达到康复，如达不到ABC等诊断量表的诊断标准，即意味着孤独症患儿康复。以此作为评价指标的早期，孤独症患儿康复的比例极低，只有1.5%的患儿在后续随访中没有明显的障碍表现。但随着干预措施的改善及康复教育质量的提升，近年来，已有研究发现孤独症成人患者不符合孤独症诊断标准的比例正在逐渐增加。

（3）以社会适应作为预后评价指标：有研究者认为，医学的治愈只是预后的其中一方面，孤独症患者不表现出症状并不代表其能够适应社会。2004年，Howlin等对孤独症预后标准做出修订，将社会适应作为预后评价的指标，并将预后划分为5类：良好预后（能够从事工作或参与高等学习，并且能够独立生活或拥有2个以上关系稳定的朋友）、较好预后（能够从事工作或参与高等学习，或者能够独立生活或拥有2个以上关系稳定的朋友）、局限预后（不能从事工作或参与高等学习，或者不能够独立生活或拥有2个以上关系稳定的朋友，但不能达到除孤独症外其他精神障碍诊断标准，即没有良好的预后，但障碍在同龄人或人群中并不明显）、较差预后（严重障碍，无法独立生存或存在一种主要精神障碍，但具有一些明确的语言和非言语沟通技能），以及不良预后（明显的严重障碍，无法独立生存，也无明确的语言和非言语沟通能力）。

利用该标准，研究者发现27%的阿斯伯格综合征患者预后良好、47%预后较好、23%预后局限、3%预后较差、0预后不良；相较而言，典型孤独症患者的预后更差，0达到预后良好、7%预后较好、17%预后局限、20%预后较差，剩下56%的典型孤独症患者预后不良。以社会适应为预后评价指标能够对孤独症患者的适应性功能进行整体评估，但该标准较为抽象，缺乏具体可操作的评价方法，导致评估结果主观性较大。

（4）以“最佳结果”作为预后评价指标：2013年，有研究学者提出使用最佳结果（optimal outcome，OO）作为评定孤独症康复与否的指标。OO综合了之前对孤独症“治愈”的各项指标，如临床诊断、社会适应等综合维度对孤独症的状况进行评价，并且给出具体评价方法。

满足OO的患者需符合以下条件：①根据ADOS量表和临床检查结果均确认不符合孤独症的诊断；②社会适应量表的社会和沟通维度分数都高于77；③父母能提供患儿成功发展友情的资料；④能够在没有针对孤独症的特殊支持下在普通班级学习，即能在无孤独症有关教学或辅导支持（如社交技巧训练）的普通班学习。

以OO作为预后评价指标的一项研究中对90例具有孤独症高危因素的幼儿进行追踪和调查（其中73例被确诊）。经过2年的干预，发现有13例原先被诊断为孤独症的患儿达到OO，这些患儿在社交和生活适应等方面与非孤独症者未表现出显著差异，OO的比例达17.81%。虽然具有OO的儿童不再符合孤独症的诊断标准，在社会适应和沟通上等都与正常人差异不大，但一些研究者发现，OO儿童和青少年在语言上仍存在一定缺陷。还有一些研究者发现，OO组患儿可能存在抑郁、焦虑、多动等非孤独症核心症状，其在面孔识别上也存在一定的不足。

通过上述研究可见，虽然长期以来人们对孤独症康复的评价标准存在差异，但从发展趋势上看，目前对孤独症预后的评价已经逐渐转向采用综合维度进行评价。从整体研究结果来看，仍有部分孤独症患者可以达到比较良好的预后，如可以建立友谊、拥有比较好的社会适应性和独立生活等。但纵使拥有最佳结果的个体也不能实现在各个领域上达到正常水平，其不可避免地存在一些较轻微，或者非孤独症特征维度上的不足。

2. 影响孤独症预后的因素有哪些?

孤独症的病因尚未明确，其预后效果也受到多方面因素的影响，包括干预方式、个体自身状况及家庭中亲子关系等。

（1）干预方式对预后的影响：在对孤独症的干预方面，目前缺乏特效的干预手段和治疗药物。长期的教育干预被认为是孤独症干预最行之有效的方式。据统计，针对孤独症的干预方法有上百种，其中有影响力的定向干预方法约20种，综合干预模式约30种。其中，定向干预方法可判定为具有循证支持的有效的孤独症干预方法，这些方法分别对于减少孤独症患者的问题行为及帮助孤独症患者习得社交沟通技巧、增强社交动机、适应日常生活的改变等方面具有积极效果。然而著名的听觉统合训练和感觉统合训练被列为“不确定”的治疗方法。目前，大多数综合干预模式缺乏随机对照组实验的验证。少部分干预模式，如早期高强度行为干预模式（EIBI）和早期丹佛模式是其中得到较充分循证支持的综合干预模式。EIBI模式能显著改善孤独症患者的社会适应行为，ESDM训练可使孤独症患儿在语言理解、语言表达及社会适应能力上得到显著提高。

总体而言，选择恰当的、具有循证支持的教育干预方式将对孤独症的预后带来积极影响。但无论选择定向干预方法还是综合干预模式，都应尽早开始干预。越早对孤独症患儿进行干预，获得良好预后的可能性越高。

（2）个体自身状况对预后的影响：研究显示，患者自身的认知能力（智商）、症状程度、是否存在共病、自我意识等因素在一定程度上起到预测孤独症病程发展的作用。

Kanne等的研究发现，智商对于孤独症适应性行为的影响最大。Eaves等发现，言语智商是预测孤独症预后效果最好的指标，并且使用儿童期的智商作为预测指标优于使用成人期的智商。语言发育较好患者的预后较好。有研究表明，孤独症患者的言语智商和感受性语言能力可能会部分改善；自幼有严重语言障碍但未得到及时纠正者，常提示预后不佳。

另外，Ben-Itzchak等的研究发现，只有高认知水平的孤独症患儿才可以将其习得的社交技能顺利转移到日常生活中。Fein等发现，最佳结果的出现与被试者的社交能力密切相关，社交能力越好则更容易出现最佳结果。5%～17%的孤独症患者预后良好，能正常或接近正常地生活，并表现出令人满意的功能，但他们在人际关系和古怪行为方面仍存在问题；1/6～1/4的患者预后中等，他们具有一定的独立能力，行为方面只有轻微问题，但不能胜任工作。

孤独症患者常共患其他疾病，其中约22%的患者共患癫痫，16%的患者共患另一种精神疾病，如强迫症、情感障碍、注意缺陷，还有50%以上的孤独症患儿共患睡眠障碍。研究者对共病对孤独症预后影响的研究发现，使用文兰适应行为量表对个体适应性行为进行评估，并据此作为预后评价指标时，共患癫痫、精神疾病或睡眠障碍的孤独症患儿的预后效果显著差于无共患疾病的患儿。也有研究发现，孤独症患儿自我意识的高低与社交技能的提升存在显著相关性，自我意识越高，干预后社交技能提高越明显。

（3）家庭环境对预后的影响：研究者发现，如果孤独症患者的家长不能控制好自身压力，将增加家庭中负性情绪的表达，从而促使孤独症患者问题行为的增加，长此以往，还将导致孤独症症状程度加剧。

患者内外部多种相关因素都可能影响孤独症的预后，应根据具体情况对患者预后状况进行预测。此外，除采用具有循证支持的干预方法尽早进行干预外，还应积极改善患者自身状况（如采用一些物理方法促进睡眠、对共病进行治疗等），并且致力于改善孤独症家庭的亲子关系，从而提升孤独症患儿的预后水平。

3. 孤独症患儿能上学吗？

我国一些政策文件中已经开始提倡孤独症的干预和服务，“十一五”残疾人事业规划、关于进一步发展残疾人事业的若干建议中倡导孤独症的教育和服务。2009年国务院办公厅转发教育部等部门《关于进一步加快特殊教育事业发展的意见》，明确提出促进包括孤独症患儿在内的重度残疾患儿的义务教育问题，从过去的“三类残障儿童”逐渐拓展服务对象外延，将孤独症患儿纳入义务教育。两期“特殊教育提升计划”鼓励各地积极探索举办孤独症儿童、青少年特殊教育学校（部）。目前，我国的孤独症教育服务主要分为3类：①普通学校跟班就读；②特殊教育学校，以培智和综合类特殊教育学校为主；③各类康复机构，包括残联主导建立的残疾人康复中心、民办孤独症康复机构等。其中，学龄前孤独症患儿（7岁前）主要集中于各类康复机构，以训练干预为主。7岁以后处于义务教育阶段的孤独症患儿主要安置在随班就读和特殊教育学校，以教育为主，兼顾康复训练。

孤独症患儿具有法律保护的就学权利。各类型学校，无论是特殊学校还是普通学校，无论是公立还是私立学校，都有招收孤独症患儿的义务。有少量学校、单位或班级是专门从事本领域教育的，大多数是由全国或地方的孤独症协会创办的，这些学校只能满足一部分孤独症患儿的需要。其他特殊学校，尤其是那些为有严重学习障碍患儿开办的特殊学校吸收了大量孤独症患儿，有一些患儿则安置在普通学校，随班就读。由于客观存在的社会交流和沟通障碍，孤独症患儿需要进行科学的康复训练，以及融合环境的支持。康复训练效果越好，接受教育的障碍就越小。通过设立一些专业特殊教育的学校和班级，针对孤独症患儿实施特殊的教育内容、运用个别化的教育方法，许多孤独症患儿在这种教育模式下取得了高等学历。对孤独症患儿的教育目标不是使他们回到正常，而是使他们自立。高智商、高功能孤独症患儿通过教育，最后可以上大学；一般的孤独症患儿通过教育，症状有部分缓解，可以从事一定的社会劳动；中度孤独症患儿通过教育，症状改善很少，对他们的教育和矫治应通过对他们的生活护理来提高其社会生活质量。

我国孤独症患儿的教育康复已经初步形成了“以康复训练机构为主，特殊教育学校与随班就读为辅，公办与民办相结合”的多种形式的教育康复服务模式。这种模式是在孤独症患儿教育与康复刚刚起步时的一种过渡性模式，更能体现我国公立教育的性质，即特殊教育是国民教育的重要组成部分，是政府的责任与残疾儿童的权利。对于建立孤独症学校这种安置模式目前争议很大，国内外学者几乎全部反对。目前看来，无论哪种教育模式，融合教育都是一个过程与发展趋势，多元教育模式共存是各国的共同选择，随班就读需要支持，还要充分考虑学生的需求。

4. 孤独症患儿与他人如何交流？

孤独症患儿的社会交往能力方面非常缺乏，他们很少与其他人有眼神交流；不懂得与人拥抱、握手、打招呼等；不知该怎样参与游戏，更不懂得做扮演游戏；无法分辨别人的面部表情；身体不舒服也不会表达，更不会去关心、安慰别人。所以，通过社会交往能力的培训，提高患儿已有的社会交往能力，塑造他们没有的社会交往能力，让他们更加贴近社会大环境是使孤独症患儿学会与他人交流的重要手段。具体训练方法如下。

（1）对视：目光接触是最重要的体语沟通方式，其他体语沟通也与目光接触有关。

（2）面部表情：面部表情是一种可完成精细信息沟通的体语形式。

（3）用手势与人交流：手势在体语中占有十分重要的位置，通过手势可表达个体的心态，实现与人沟通。

（4）拥抱：触摸是人际沟通的有力方式，人在触摸和身体接触时的情感体验最为深刻。

（5）表达自己的不舒适感。

（6）表达自己的情感。

5. 孤独症患儿有哪些情绪特征?

儿童的情绪发展取决于遗传和环境因素的共同作用。在整个儿童时期，情绪的分化在不断增加，儿童情绪的发展不断受到认知行为结果的影响。正常儿童在出生后就会哭闹，即表现有了情绪的反应，但此时的情绪尚未分化。随着年龄的不断增长，与人交往的机会增多，接触的社会环境不断增加，儿童情绪的变化与社会需求的联系更加紧密。人们常说的喜、怒、哀、乐等“七情六欲”也明显地表现出来。

孤独症患儿却不同，由于存在明显的语言发育落后及社会交往能力障碍，他们往往只会哭闹、叫喊、发脾气，以及自伤、攻击他人，或用冲动来表达他们的情绪反应。当父母离开或家庭变故时，他们不会表现出焦虑、恐惧、害怕或紧张；对父母的离去，他们也不会表现出任何的依恋，而是不关心、毫无反应，如同没看见一样。有的孩子把父母看成是陌生人，如果父母因工作需要暂时离开，再次相见时，他们就好像从来不认识一样。他们在幼儿园或集体中不能与伙伴发展友谊，周围环境的改变也难以引起他们的注意。相反，也有少部分患儿对环境的改变表现出烦躁不安、难以适应。由于他们的语言发育落后，只能通过哭闹、叫喊或以饮食、睡眠的改变代替他们的情绪反应。他们多数缺乏与人对视、交流、沟通的眼神，而且很少去关心和体验亲人的表情及情感反应，他们与正常儿童有着明显不同的情绪体验。

6. 孤独症患儿长大后适合何种职业?

孤独症成人患者在离开学校后，有一份固定的、日常的职业是十分必要的。在依赖他人的孤独症人群中，有少数人能够得到有报酬的就业机会，能从事一些简单的、常规性的工作。大多数患者则需要在日托中心从事受保护的工作。如同在生活的其他方面一样，他们能够得到的工作必须适合个人能力、兴趣及能集中注意力的时间长度。每天的时刻表必须结构化而且能以看得见的界限陈列出来，还应能够得到受过训练的工作人员的足够的帮助及监护。他们的工作环境应当平静、安宁而且应提供充足的个人活动空间。应该为孤独症患者提供一定的社会福利，并进行各种职业训练和培训，特别是为孤独症患者的职业收入在税收上提供优惠，并提供一定的居住条件援助。

在美国，对孤独症者职业培训项目的研究虽然刚刚起步，但已有许多成功案例。例如，在一个高中转衔计划项目（该项目服务于全美国数十个地方的成年孤独症者）的临床试验中，参加者完成了嵌入一个大社区商业之中的为期9个月的实习计划，如在一所医院中轮换不同的工作岗位并学习实用技能，又如搭乘公共交通去上班。他们还得到了孤独症专业人士的个性化支持。对照组则接受所在学区提供的标准服务。研究结果令人鼓舞，在24名参加实习计划的成人中，有21人在完成该习计划以后得到雇用，而对照组中的16人中仅有1人，并且这种差别一直持续到3个月以后。或许更重要的是，那些参加实习组的人随着时间的推移逐渐变得更加独立。在日本，有一家由政府和家长共同组建的“榉之乡”，是专门接纳18岁以上孤独症患者的托养机构。“榉之乡”的设施包括：①初雁之家，负责基本工作训练，包括4个作业室；②制作所，包括钉木质包装箱底托和废旧物体分解两项作业；③多功能型设施，负责贩卖面包、设施清扫等；④组合家庭，负责下班后的生活起居照料；⑤发育障碍支援中心，负责接待来访、委托事业及启发与研修。2013—2015年，我国追加投入孤独症患儿的康复教育试点专项资金，协调教育等部门对孤独症患儿的融合教育。针对孤独症患儿的救助体系还需要更加完善，解决他们在教育、培训及就业等方面的支持。

通常情况下，孤独症成人适合在农场、菜园里劳作，也可以做木匠、园艺一类的工作，或者在超市里进行一些简单的工作。智商比较高的孤独症者可以做一些资料整理、车辆修理，或与艺术相关等工作。无论如何，他们的工作需要有安全性保障。

7. 孤独症患儿语言障碍的预后如何?

孤独症患儿的语言障碍表现是各不相同的。根据孤独症患儿的语言发育状况，从重到轻，有以下不同级别的语言能力，代表着病情程度的不同。

（1）第一级：没有任何语言，或仅有一些他人完全听不懂的语言；有可以听懂的发音，如发出“bɑ”“mɑ”的声音，但没有指向性，没有交流意义。

（2）第二级：有语言，无交流。有自言自语，常是电视广告语，如反复说“送礼就送脑白金”；有“鹦鹉学舌”的语言，如妈妈说“叫妈妈”，孩子也说“叫妈妈”。

（3）第三级：有交流语言，但过于简单。有提简单要求的能力，如“糖”“吃饼”“上街”“尿尿”等。孩子可能会说“你、我、他”，但会混用，把“我”说成“你”。有些孩子还会背唐诗、说广告词等。

（4）第四级：可以对话，回答姓名、年龄、性别、爸爸妈妈的姓名等；可以叙述外面发生的事情或在幼儿园发生的事情，会说很长的句子；会用商量的口吻提出要求，如“妈妈带我上街，好吗？”；说话滔滔不绝，但不注意说话对象，语言互动性差。

需要注意的是，高级别语言能力的患儿通常可以有低级别语言能力的语言表现，但低级别语言能力的患儿不会出现高级别语言能力的表现。这个语言级别的划分也是很多孤独症患儿语言发育的过程，即患儿的语言是遵循这样的轨迹从低级别到高级别而发展。

语言能力级别可作为孤独症患儿病情严重程度的一个依据。然而，正常发育的儿童也是从没有语言逐渐发展到有语言的，因此，在根据这个语言能力级别进行判断时，要与年龄结合来慎重判断。

早期的语言交流能力对孤独症预后起着关键作用，语言发育水平及其症状行为可有效预测孤独症患儿的预后。研究发现，孤独症患儿在2～3岁时的语言交流评估分数可以预测其9岁时的语言发育水平及症状的转归。尽管疾病本身使他们发展语言的潜能受到限制，但使用规范的语言训练效果比语言功能差而未接受语言康复训练的患儿预后效果更好。通过语言康复训练可以改善孤独症患儿语言障碍预后，与此同时，也可以改善孤独症本身病情的预后。

8. 孤独症患儿最终学业成绩如何?

孤独症患儿如果能持续接受2年的学校教育就会有明显发展。根据儿童5周岁时的智商来判断，智商高者受教育程度较高。智商是预测孤独症患儿最终学习成绩及受教育程度的指标。儿童进入学校以后，进步快者最终学业成绩较好，特别是智商在100～120的孤独症患儿可以接受高等教育并获学士学位，尤其是女性患者，也有获硕士、博士学位的先例。对智力低下的孤独症患儿的教育目标主要是生活上自立和社会适应，可以教授他们一些不需要与人交流的学科，如数学、化学、制图、艺术、计算机操作等。

在特殊学校学习的患儿可以在学校待到19岁。教育方案的制定应有助于培养其在成年生活中有用的技能。家庭与学校合作安排好各项活动，并对不适当行为做出一致的反应，这一点非常重要。他们的行为在这2种环境中有可能很不相同。若两者有差别，通常的情况是，他们在学校的行为可能比在家里更平静，较为合作，但情况也可能相反。在出现困难的环境中去追求谁该对此负责是不公平的，交换想法、相互支持才会更有益。

9. 孤独症患儿身体其他器官功能有何变化?

30%～75%孤独症患儿有多种神经系统异常体征，如肌肉张力增强或减低、动作笨拙、舞蹈样动作、病理反射、肌阵挛、姿势和步态异常、颤抖和眼斜视等较多异常体征和病理反射。这些征象提示基底节额叶中间部位及边缘系统功能失调。有些学者认为，孤独症是由于出生时病毒感染等引起的基底节功能失调的结果，但尚有待证实。

少数孤独症患儿的磁共振成像检查发现显著异常，如两侧大脑半球不对称、脑室扩大、脑体积增大等。脑体积增大可能系脑组织和侧脑室共同增大的结果，可能机制是神经细胞增加，神经细胞死亡减少，或非神经细胞性脑组织和血管的产生增加。有些研究还发现，大脑半球偏侧优势化倒转，较多发现脑室扩大。但多数患儿无此现象。

10. 孤独症患儿的智力发育水平如何?

从前认为孤独症患儿的智力是正常的，只是存在人际关系障碍问题，他们一般记忆力很好。少数智力正常或接近正常的患儿中有一小部分人是高智商，有学者认为他们属于阿斯伯格综合征，这类孤独症患儿在智力活动的某一方面出奇地好，令人不可思议。有不少患儿的机械记忆能力很强，尤其对文字符号的记忆能力，但当他们要用词来表达自己的意思时存在明显困难，这说明他们虽然智力活动突出，但存在理解语言和运用语言能力方面的损害。

11. 孤独症患儿的社会发育水平如何?

典型孤独症幼儿看上去很孤独，对他人漠不关心，除非受到某些人干扰，否则他们很乐意待在自己的天地里。阻碍与这类患儿接触的原因是他们不喜欢被抚摸，但他们又通常喜欢乱打乱闹的游戏，通过利用这类游戏可以让他们感到与他人的身体接触是愉快的。这类躯体接触还可以与他们喜欢的其他体验相联系，如在上午间食期间用饮料或饼干等配合进行。他们在某种体力活动之后，或在洗澡之后，可能比较能够接受身体接触。尽管他们只会机械地运用社会行为，但仍可以教给他们某些恰当的行为。对视问题确实会随着年龄的增加而趋向改善，但也可以鼓励他们尽量改善对视。可以把家庭内部成员之间非常亲热的表达教给患儿，引导他们用双臂去回应别人对他们的拥抱，而不是被动地接受拥抱和亲吻。虽然孤独症没有与生俱来的社会交往本能，但随着时间的流逝，他们确实会以自己的方式依恋养护他们的人。部分原因是他们熟悉了父母或其他养护者，部分原因是父母及养护者能够提供他们需要的东西，这种“有所企图的亲热”确实会成长为某种较深层次的感情。

5% ～ 17%的孤独症患儿预后良好，能正常或接近正常地生活，并表现出令人满意的功能，但他们在人际关系和古怪行为方面仍存在问题。1/6 ～ 1/4的患者预后中等，他们具有一定的独立能力，行为方面只有轻微问题，但不能胜任工作。

12. 心理精神因素对孤独症患儿的预后有何影响？

心理精神因素包括不良的家庭环境、教养不当等。半个世纪以来，医学界已进行大量研究。早期曾认为父母教育不当导致儿童焦虑和心理问题是引起孤独症的重要病因学因素；也有学者认为家庭因素对预后有一定影响，如多数孤独症患儿的父母具有孤僻、冷漠、不合群、不善交际、要求完美、亲子关系疏远、缺乏同情心等。虽然近年来一系列研究已经推翻了这一观点，但并不是说家庭环境与教养方式对孤独症的预后无足轻重。

良好的家庭氛围、和睦的双亲关系对孤独症患儿的培养教育、促进社会化有积极作用。相反，不良的家庭环境对孤独症患儿的预后不利。不良的家庭环境主要是指父母不和、分居、离异、家庭气氛紧张等因素。教养不当包括过分保护、溺爱、惩罚及母爱剥夺等。家庭环境不良与教养方式不当使患儿情绪和行为障碍，以及品行障碍的发生率明显增加，使孤独症患儿的沟通与交往障碍更加突出，预后也相应受到影响。

13. 家庭因素对孤独症患儿的预后有何影响？

早先认为孤独症患儿的父母都是中等以上文化程度，经济条件较好，从事科技、行政、工商企业、教师及管理服务方面的职业。现代研究认为，这可能与父母知识水平较高、经济条件较好者能更早识别患儿的问题并能及时求医有关，而与父母的文化程度及经济条件并无必然的联系。早先Kanner认为，孤独症患儿的父母都是比较冷淡、超然离群、冷酷无情的。某些精神分析学家则认为，孤独症患儿体质较弱、易遭受伤害是重要的一方面；而家庭环境引起的心理创伤是另一方面，患儿由此产生退缩。这些观点给人的印象就是儿童早年出现的与外界全面隔离是由婴儿与母亲之间的某种病理性沟通形式所致的。目前，对孤独症是由于“养育方面不尽如人意”的说法已经被摒弃，更多的社区调查已经证明孤独症与父母文化程度、职业、家庭经济地位等无关。

父母是帮助孤独症患儿最关键的因素和力量。孤独症患儿的父母通常有3种态度：①自责、内疚，自己完全作为照料患儿的角色，让患儿随心所欲。若患儿不愿出门、不接触外人，就长期让他们禁锢在小小天地里，年复一年，患儿更难接纳变化的环境和其他成员，这是不可取的。②父母相互埋怨、指责对方的责任，以致相互推诿不管，甚至离婚分手。患儿在不完整、不稳定的家庭生活中，显然不利于疾病的好转。③父母在经过惊愕、悲痛、失望之后，能冷静接纳患儿的现实，平心静气，以坚定、稳定的心态来不断地帮助孩子走出孤独，享受美好而愉快的人生。

14. 先天性或遗传性神经系统疾病合并症对孤独症患儿的预后有何影响?

孤独症可合并苯丙酮尿症、结节性硬化及癫痫等。孤独症的预后与其共病有一定关系，孤独症患儿常共患其他的疾病，其中约22%的孤独症患儿共患癫痫，16%的孤独症患儿共患另一种精神疾病，如强迫症、情感障碍、注意缺陷，还有50%以上的孤独症患儿共患睡眠障碍。研究者对共病对孤独症患儿预后的影响进行了长期纵向探究发现，有些共患癫痫、精神疾病或睡眠障碍的孤独症患儿的预后效果显著差于无共患疾病的患儿。如3% ～ 5%起病涉及结节性硬化，它有进行性衰退的病程，同时伴有癫痫及心、肾损害，青春前期的死亡率较高。孤独症的共病中还有一些儿童期的临床表现是活动过度、神经质、回避凝视、害羞等，并有明显智力低下。若同时存在苯丙酮尿症，严格的饮食治疗可以改变病程和预后。这些共病与孤独症是否有因果关系，目前尚不能完全肯定。但如果能及时积极治疗合并症，可减少对大脑的进一步伤害，无疑对患儿的大脑功能发育大有益处。

15. 病情转归对孤独症患儿的预后有何影响?

Gillberg于1989年指出，约50%的孤独症患儿在青春期出现暂时性或永久性的症状加重，其原因不明。Kobayashi等于1995年的随访研究发现，149例孤独症患者中有47例曾有明显症状恶化，但无特别年龄特点，未报道恶化原因。景晓路于2001年也有报道，约34%的孤独症患儿症状曾有恶化，年龄多在1 ～ 6岁；同时报道32例病情曾有较明显好转，好转年龄多在7 ～ 9岁。Korkmaz于2000年报道，随着年龄增长，孤独症的核心症状不会发生质的改变，但大部分患儿症状有所改善，特别是适应能力逐渐增强。成人孤独症的表现、鉴别诊断均不同于婴儿孤独症，如孤独症患儿进入青春期后更多表现为抑郁、癫痫和行为问题（攻击与易激惹），诊断上需要排除人格障碍、学习困难和情绪障碍等。

16. 社会接纳程度对孤独症患儿的预后有何影响?

中国残疾人联合会将“消除误区，倡导全纳”确定为第12个“世界孤独症日”主题。近年来，全社会对孤独症问题的认知在逐步提升，宽容度在逐步提高。孤独症问题也在逐步触及社会共同体最核心的要素。直面孤独症不仅是孤独症家庭的责任，也不仅是对弱势人群的关怀，更是整个社会的共同责任。孤独症家庭需要的不仅仅是经济上的救助或解决上学难问题，而是社会的接受程度，孤独症患者作为社会中特殊的一员，不应被边缘化和排斥。当前对孤独症问题的关注中，如何在经济上和教育上帮助孤独症患儿，集中了最多的社会资源倾斜。相对而言，如何理性接纳孤独症患者，帮助其家庭生活正常化，但这方面问题的解决进展尚不尽如人意。

学校和社会是理解、接纳孤独症患儿，真正地关怀他们，还是拒之门外，疏远、忽视甚至鄙视他们，显然是两种截然相反的态度。两种做法理所当然会有不同的结果。应该把他们当成家庭成员的一个幼者、弱者，更多地给他们一份理解、一份关怀和一份爱，他们才会在大家庭的爱的呵护下茁壮地成长。

17. 早期发现对孤独症患儿的预后有何影响?

孤独症是发生在儿童早期的一种发育障碍性疾病，关键在于诊断是否及时准确，治疗是否坚持不懈。早期发现并及时采用综合性教育和训练，辅以药物治疗，孤独症患儿的预后可有明显改善，相当一部分治疗可能获得独立生活、学习和工作的能力，尤其是非典型孤独症、轻症孤独症和高功能孤独症治疗。如果错过了2～3岁的语言能力学习关键期，恢复起来则比较困难。因此，对于语言有障碍的患儿若能在3岁之前发现且开始培训治疗，并且坚持下来，大多数患儿的语言能力有不同程度的恢复，甚至可以上小学。但若在5～6岁后才发现并开始训练，则语言能力恢复的可能性较小。随着医疗保健水平的提高，越来越多的儿童保健人员和父母了解了孤独症的相关知识。有些细心的父母在患儿只有1岁左右时，便能发现他们的孩子对周围人及父母的反应表现冷淡，不活跃、不热情、不容易被逗笑，并且笑时目光不注视父母的脸等。如果此时他们将观察结果与医师详细讨论，并在医师指导下进行科学的早期干预矫正，那么这些孤独症患儿的预后会向着良好的方向发展。早期行为和教育干预能增强孤独症患儿的适应技能，促进家庭内的交流，干预越早，预后越好。

18. 早期干预对孤独症患儿的预后有何影响?

早期干预是一种有目的、有系统、有组织的教育措施。越来越多的文献与报道确认，早期干预是决定预后的最重要因素。2～3岁是儿童语言发展的关键时期，也是塑造行为方式、采取特殊教育弥补智力障碍的重要时期。早期干预的关键因素之一是尽早干预，从而抓住儿童发育过程中可塑性最强的时期。错过这一关键时期，对于孤独症患儿日后的康复，其损失是无法弥补的。尤其对伴有精神发育迟滞的孤独症患儿，采用早期干预的结果较好，而3岁后的治疗极为困难。

如果患儿在早期接受强化行为训练，很大比例的孤独症患儿可以从这些早期干预中获益，使其智力、社交能力、语言表达能力、生活自理能力等得到不同程度的提高，甚至有些患儿可以恢复到正常或接近正常。Lovaas报道，对19例孤独症患儿采用应用行为分析疗法进行早期强化干预，在对试验组进行为期2年的每周40 h的一对一干预后，有9例基本恢复正常，可以进入普通学校学习，其他患儿中也有8例有不同程度的好转，这一报道引起了轰动，为早期强化干预可能是帮助孤独症患儿的最有效方法提供了最好和最直接的证据。

19. 孤独症患者能像正常人一样生活吗?

到了青春期，30%的孤独症患儿可能会有癫痫发作，应及早预防。孤独症患儿到13～14岁时，在行为异常方面会出现分化：一部分人的症状会得到一定缓解，极少数人的症状会有很大程度的消失。在国外，重度孤独症患者将在福利院里度过其一生，轻度患者将在福利工厂就业，从事适度的劳动。

一般而言，孤独症患者的平均寿命不会比有其他障碍的人寿命短。大部分重度患者将在特别的福利设施中生活；轻度和部分重度患者一般能从事木匠、艺术、农业、园林、园艺、养殖等工作；一些高智商的患者可能成为不与人交流的画家、雕塑家或演奏家。

对于孤独症患者的感情状况，目前仍不清楚。全世界孤独症患者中结婚者很少，该问题还涉及婚姻是双方其中一个孤独症患者还是两个都是孤独症患者的问题。若在极端情况下，即结婚双方均为孤独症患者，他们如何维持日常生活也成为一个重大问题。一般而言，若孤独症患者能够结婚，且婚姻双方中一个是正常人，那么男性是孤独症患者、女性是正常人比男性是正常人、女性是孤独症患者的生活质量要好。

20. 高功能孤独症患儿的预后如何?

高功能孤独症是孤独症的一种特殊形式，与阿斯伯格综合征相似。孤独症属于一种广泛的发育障碍，高功能孤独症是高功能群体，比其他孤独症患者的智力要好，甚至超过正常人，高功能孤独症占孤独症人群的10%。其症状与阿斯伯格综合征极其相似但也有不同，例如，阿斯伯格综合征患者对交友持主动态度而高功能孤独症患者属于自我封闭。高功能孤独症儿童与正常儿童的区别不是他能做什么、不能做什么，因为往往他们能力所能做的正常人不一定能做到，他们的真正问题在于他们不理解自己的行为是什么。高功能孤独症患者虽然看起来与正常人没区别，甚至有的比正常人更聪明，比如是音乐、数学、绘画天才，但只有他们身边的人能察觉他们很怪，有很多特别的刻板行为，主要表现是不愿跟人交往、缺乏亲情、行动略显笨拙、不愿意改变等。虽然是高功能，但他们仍很难融入社会，有社会交往障碍，不能理解家庭、朋友这些概念。

约3/4以上的孤独症患儿伴有智力发育落后。多数报道预后的好坏与患儿的智力水平（特别是语言能力的有无）关系较大。研究显示，智商高的患儿预后良好的比例明显高于智商低的患儿。国外有专家提出，高功能孤独症患儿预后良好的数量可能相当高。有试验表明，高功能孤独症患儿中有半数比例可达到大学文化程度或可进一步学习或独立生活，但罕见有完全正常的适应者。有不少患儿的机械记忆能力很强，但当他们需要要用词来表达自己的意思时存在明显的困难，这说明他们虽然智力活动突出，但存在理解语言和运用语言能力方面的损害。

第十章

家庭康复训练篇

1. 孤独症谱系障碍的超早期干预理念与家庭康复有何意义?

孤独症谱系障碍（autism spectrum disorder，ASD）是一种影响儿童身心发展的神经发育障碍性疾病，早期诊断、早期干预已成为目前医患双方的一致共识。随着医学知识和检测手段的进步，越来越多2岁以下的幼儿被家长带至具有资质的专科医院进行诊治，同时也有越来越多的2岁以下幼儿被确诊为ASD或被考虑为高危ASD疑似病例（一般会把ASD患儿的兄弟姐妹定义为高危ASD）。因此，ASD超早期干预非常重要。

目前国内外公认，4～30个月被诊断为ASD的患儿称为超早期诊断；4～30个月前开始的干预治疗则称为超早期干预。超早期干预的目的是确保ASD患儿能够在发展的最佳时期获得有效、持久的干预。我国从2016年起研发ASD的超早期干预方案，称为以游戏为基础的促进交流与行为的干预（play-based communication and behavior intervention，PCBI），适用于8～30个月的ASD婴幼儿，目前已经编制成统一的操作手册。PCBI以发展理论和行为管理策略为基础，“P”强调干预以适应儿童发展水平的游戏的方式进行；“C”强调采用促进沟通的策略，改善ASD婴幼儿的言语交流、非言语交流及亲子间的双向沟通；“B”指运用行为管理的策略处理不良行为及塑造好的行为。PCBI的主要内容包括行为管理及训练和基于游戏的社交技能训练。PCBI的工作模式为“培训-练习-反馈”，先由治疗师培训家长，然后由家长在以家庭为主的自然环境中进行每天2.5～3.5h的家庭干预训练，再进一步与治疗师进行沟通与指导，不断提高家长的操作技能。家庭康复训练可以在日常生活情境下展开训练，其过程更自然、更实用、更有利于家庭生活正常化。

2. 家长参与孤独症谱系障碍患儿超早期干预要面临哪些问题与困难?

客观地说，让毫无医疗背景且没有医学知识支撑的ASD家长参与到ASD患儿的超早期干预中并不是一件容易的事情。一般来说，患ASD的原因多与环境因素、家长对ASD的认知混乱（如认为这种情况是永久性的）、自身经历情绪问题、负担过重的家庭等因素有关。目前已公认ASD患儿家长的观念、情绪状态及其他社会文化因素与患儿的远期结局密切相关。因此，家长参与ASD患儿超早期干预十分重要。

家长参与ASD患儿超早期干预可能面临以下几个问题。

（1）如何确保家长能正确地掌握核心技术并在患者身上有效实施：不同病情需要个体化的干预方案，同时也需采取不同的质量控制办法。常用的办法是通过家长与正规康复机构治疗的“评估-反馈”的模式来考核并提高家长技能的掌握水平，但如果家长没有进行正规培训，或者家长没有能力接受自身去参加培训等问题也值得关注。

（2）不是所有家长都能胜任治疗者的角色：除时间、经济、精力及文化水平等客观因素外，家长自身的情绪状态，是否能成功地应对如此诸多的压力，是否有足够耐心、爱心和毅力来坚持长时间的家庭康复训练也是影响干预治疗效果的关键之一。虽然在ASD的超早期干预中家长参与是至关重要的部分，但由医疗卫生部门同步提供家庭支持性服务问题需要全社会（如教育系统、残联民政系统及社会组织等多部门）的参与，社会需要构建起一个完整的支持系统。

（3）因地制宜：康复训练不一定都需要正规的方法与计划，家长的康复理念非常重要。家长的干预方法可能不正规，但也会比不进行康复训练更好。任何形式的康复干预都有效果，当然如果进行正规康复训练会更易获得较好的结果。

3. 0 ~ 12个月幼儿嗅觉与味觉发育正常的里程指标有哪些？

（1）1个月：新生婴儿的嗅觉和味觉已经有了相当的发展，且在出生最初数天就存在味觉的性别差异，女宝宝比男宝宝更喜欢甜味；1周后能区别母乳香味，对刺激性气味表示厌恶；味觉发育成熟较早，偏爱甜味。

（2）2个月：可区分酸、甜、苦、辣，对刺激气味会产生排斥反应。此时可以适当给孩子闻一些成人可以闻到的任何气味。

（3）3个月：嗅觉和味觉继续发展，能辨别不同味道，并表示自己的好恶，遇到不喜欢的味道会退缩、回避。在棉棒上沾少许稀释过的醋，让孩子舔舐，观察其是否出现回避、退缩等行为。

（4）4 ～ 5个月：喜欢尝试，想把所有东西放进嘴里，借由舌头学习与物品间的关系，对食物的微小改变很敏感。留意孩子拿握在手里的物品，观察是否有口水痕迹。在喂辅食的时候，仔细观察便可以发现孩子对不同味道的细微反应。

（5）6 ～ 9个月：味觉处于发达状态，6个月之后最为发达，过了婴儿期会慢慢衰退。

（6）9～12个月：这阶段会表现出对甜味和盐味的爱好，分辨复杂气味的能力也会进一步提高。

4. 如何对孤独症患儿进行视觉注意力训练？

孤独症患儿一般很难维持与人和物的眼神交流，因此，家人或看护者及周围人都觉得患儿无视他人的存在。针对患儿注意力短暂、目光对视障碍、追视能力差的问题，家长自身应先正视、重视这个问题，在日常生活中进行循序渐进的训练。举例如下。

（1）先在家中干净无其他杂物的墙面上固定一个色泽鲜艳的物品，如适合孩子年龄的玩具、图片、实物等。通过语言或动作吸引孩子目光，逐渐延长孩子停留在感兴趣物品的时间。

（2）当孩子可固定看物品10s左右后，家长逐渐移动物品，如滚动的球、飞行中的彩蝶、移动的灯光等让孩子目光跟追物品移。

（3）逐渐增加物品的难度，如让孩子看较为复杂图案，从图中寻找指定物品。

（4）教会或督促孩子与家长目光对视，深情地用手抚摸孩子的面颊或耳朵，以及孩子的头部，亲切地呼唤孩子的名字，指出面部五官位置，深情地互望。

（5）当孩子能够注视一段时间后，拿出他们感兴趣的物品给他们看，更换不同物品，在游戏中通过固定物品位置或移动物品，让其目光追逐着物品。

（6）当孩子注意力提高一些后，可与孩子一起讲故事、做游戏、读喜欢的书、看识字图片等提高其维持追视和注意力时间。

5. 如何对孤独症患儿进行听觉训练？

很多家长反映孤独症患儿对多数声音的反应很差，似乎听不见妈妈叫他/她，只是生活在自己的世界，令家长束手无策。在这种情况下，应先到医院进行听力检查，因为确实部分患儿会有听力障碍。对此类患儿可进行听觉训练。

（1）首先，家长通过播放各种声音来发现孩子喜欢听的声音，如某个广告、某支歌曲等。然后在孩子不经意间放出这个声音让其作出反应。反复多次，训练孩子对声音的注意力。

（2）把孩子喜欢或敏感的声音藏起来，让其寻声音去寻找。开始时先听简单的声音，一段时间后再播放复杂的声音或歌曲、故事。

（3）训练孩子听懂简单的指令，如帮家长取个物品，或送某个东西到指定目标。

（4）训练孩子听或寻找移动中的声源，反复播放，甚至1天或连续数天。

（5）在熟悉喜欢或感兴趣的声音后，指导及训练孩子模仿声音，如自然界发出的声音、小动物叫声等练习发声。

对孤独症患儿进行听觉训练的初始过程十分辛苦，考验家长的毅力和耐心。然而在坚持一段时间后，家长和不常见面的亲属一定会体会到孩子的进步。

6. 如何对孤独症患儿进行味觉训练?

有些孤独症患儿由于面部和口咽部肌肉协调运动障碍，经常流涎，吃饭不会咀嚼或不会吞咽食物；有时不知饥饱、狼吞虎咽。因此，有的家长怀疑孩子的味觉有问题。出现这些症状的可能原因包括智力低下产生味觉忽略；反应缓慢，囫囵吞枣；表达障碍，不能描述或表达自己的感觉；家长护理粗糙，没能了解孩子喜好等。应对孩子进行味觉训练。

（1）找一些不同的味觉瓶，让孩子体会味道的不同，然后让其品尝各种味道。经过反复多次训练后，家长会在这个过程中发现孩子的喜好。

（2）进行单一味道的训练。拿出单纯味道，如酸、甜、苦、辣、咸的调味品进行尝试，同时告诉孩子每种味道的名称。日常生活中，通过水果、饮品、饼干等不同食物训练，唤起孩子对喜好味道的向往。

（3）辨别2种以上味道。通过吃饭、菜、间食等，让孩子体会多种味道混合在一起的感受，如饼干、水果、锅巴、鱼片、炒菜、拌菜等。

7. 如何对孤独症患儿进行嗅觉训练?

孤独症患儿对嗅觉的反应通常比较迟钝，需要进行嗅觉训练。

（1）1岁内，通过加辅食、果汁、吃药等，家长可以发现孩子对味道的感觉。

（2）1岁后，先让孩子看美丽色泽鲜艳的花，然后闻花的气味，尤其在春夏季节带孩子到户外闻闻各种花的气味，边闻边说“花香、花香”。

（3）闻生活用品的味道。可以将孩子每天使用的生活用品，如香皂、爽身粉、面霜等让其闻一闻。经常训练可以增加孩子对物品的认识度，逐渐促进孩子嗅觉的灵敏度。

（4）加入好闻和不好闻的概念，让孩子闻一闻香油、香醋和臭豆腐的味道，感受不同味道对人心情的影响。

家长在训练过程中不能过于心急，要顺其自然，因为孤独症患儿的认知能力有限，尤其是明显智力低下患儿。当他们自己在玩耍中体会到味觉和嗅觉不同后，在生活上也会喜欢与家人一起享受训练游戏的乐趣。通过一段时间训练后，家长一定要带孩子去认识新的气味，如感觉大自然的气息，泥土的味道、秋天树林的味道、春天草地的味道，以及秋天水果、蔬菜成熟的味道等。通过反复持久地训练，孤独症患儿的嗅觉水平可以得到提高。

8. 如何对孤独症患儿进行触觉训练？

孤独症患儿家长经常发现自己的孩子不喜欢被人触摸或抚摩；不喜欢碰触某些粗糙的衣料或物品；不愿意理发、洗头或洗脸等。随孩子年龄增长，家长有时发现孩子下手没有深浅，有时握不住东西，容易摔东西、丢东西等。触觉训练的重要原则就是增加刺激。利用身体和手与外界物体的接触，让孩子感觉客观事物的存在与变化。

（1）日常生活训练。让孩子体会冷热水刺激、梳头游戏、麻布刷身游戏、毛巾卷动游戏，训练身体的触觉敏感性。

（2）有目的地让孩子的手去触摸物体，告诉其分辨物体的大小、多少、形状、软硬、干湿、轻重、粗糙与光滑等。

（3）通过与家人的肢体接触，对人体的抓、拍、打、掐、捏、挤、压、刷、绑及按摩等方法有所理解。尤其锻炼孩子在身体接触中体会到痛、痒和舒服等感觉。在家庭中进行触觉刺激训练的时间最好在30 min以上。因为人体触觉刺激对神经系统产生影响的时间一般在30 min以上，而且时间越长，效果越好。但在实际操作中要根据孩子的耐受程度进行。

9. 如何对孤独症患儿进行口部活动训练？

口部活动训练是语言训练的一部分，可以帮助没有语言的孤独症患儿学会发音、说话。同时，口部活动训练可以帮助患儿进行吞咽训练。建议家长在生活中发现适合自己孩子的语言训练方法，在玩耍中进行训练。长久地坚持训练会对孩子有明显的帮助。

语言训练操共分五个部分：①口部运动，有噘起嘴、咧开嘴、鼓起腮和咂咂唇四节；②舌部运动，有伸收舌、舔嘴唇、舔嘴角、弹响舌、舔绕唇和顶两腮六节；③下颌运动有张口闭口、左右移动、前后移动和上下叩齿四节；④发音儿歌，根据发音时舌的位置编写了一首儿歌，儿歌中涉及舌尖音、舌面音、舌根音及卷舌音等；⑤口部按摩有抹口轮、擦下巴、弹颧腮、揉面颊和轻拍面部六节。

在进行口部活动训练时，除语言训练操外，还可以带孩子们一起吹泡泡、吹蜡烛、吹毛毛、吹飘带、用吸管喝水、伸舌舔口边的糖汁等方法。

10. 家长在孤独症患儿语言训练过程中应注意哪些事项?

孤独症患儿的语言训练是非常重要且非常困难的一件事。在训练过程中，作为家长应注意以下几点。

（1）首先应自身学习相关专业知识、参加专业康复机构的培训；孩子在机构康复过程中，仔细观察、揣摩、练习治疗师提供给孩子的行为和沟通、训练模式。

（2）协助、配合治疗师让孩子完成训练计划，回家后再巩固和熟练训练内容。

（3）寻找训练中孩子的不足，教导孩子学会如何配合治疗师，学会在日常生活中和课堂上与治疗师沟通，与治疗师一起完成训练项目。

（4）发扬团队精神，与其他患儿家长沟通语言训练心得体会、技巧与经验，也可以让孩子们一起在活动中进行非口语和口语模式的训练。

（5）根据治疗师反馈的孩子训练中的不足，在家庭生活中刻意进行某些单项训练。

11. 怎样改变孤独症患儿不合群的窘境?

孤独症患儿不合群即表现为不与人沟通；或是生活自己的世界里，孩子不懂与其他人沟通的方法。家长应重视此种情况，并尽早予以康复训练。

首先，家长先自己学习并熟练掌握孤独症患儿的特点，了解自己孩子的智力发育水平（发育商），同时学习一些与孩子年龄相匹配的沟通技巧。其次，了解孩子需求，设计恰当的游戏课程，在充分了解孩子的基础上开始实施家庭康复的训练计划。

（1）通过不同的玩具和游戏引起孩子兴趣，让其主动参与游戏和争抢玩具。

（2）家长在孩子玩感兴趣的玩具和游戏时，与孩子一起做同时平行的活动，让孩子习惯身旁有人游戏或陪伴。

（3）家长模仿孩子正在做的活动，并作出说明或解释旁白，解释孩子的需求和想法。用孩子已经熟悉或习惯的方式进一步扩大家长与孩子沟通的内容和范围，逐渐使之成为自然而然的行为。

（4）游戏过程中引导孩子注视家长的面部、眼神或行为，将孩子下一步需求的物品或玩具放到其眼前，此时进一步询问孩子“要”“不要”，力争在游戏或玩耍中让孩子体会语言的重要性。

12. 如何训练孤独症患儿在游戏情境中发声?

因存在脑发育相关基因或结构性问题，孤独症患儿在发音上需要进行训练及矫正。

并非所有患儿均有相同的发音缺陷，因此，语言训练时应该遵循个体化训练的原则，通过实地实施、反复训练、逐一问题突破，以达到正确发声的目的。

在练习发音阶段，家长首先需要创造融洽和谐的、适合孩子情绪需求的环境或情境。在初期发音阶段先发出单音，然后发出单个字，会说单字后再进行2个字的训练，具体如下。

（1）练习发出“啊”音：家长让孩子张开口，打开下颌，舌头在口中平放，张开软腭，让其自然发声。如果孩子不能完全配合或理解，家长握住孩子双侧腮部，用汤匙或筷子压住孩子舌体外侧约1/2处，反复练习发“啊”音；也可以家长反复演示后再让孩子练习，这样成功的可能性更大。

（2）练习发出“欧”音：家长令孩子把口张开，呈圆形，下颌打开一半；舌头前半部分在口中平放，后半部分抬高；张开软腭，让其自然发声。如果孩子不得要领，家长辅助其把口置“O”形，用筷子或压舌板压住舌后部，做呕吐状，辅助孩子发出“欧”音。

（3）练习发出“一”音：让孩子先练习咧嘴，然后将下颌半开不咬牙状；舌头前半部分在口中平放，后半部分抬高；张开软腭，让其自然发声。单音发音练习好后，可扩展为“阿姨”的练习。

（4）练习发出“呜”音：让孩子口做噘嘴状，下颌轻松闭合状态，舌头向舌后部移动。家长可用筷子或压舌板辅助孩子将舌头向舌后部推动。

在练习语音发音阶段没有规律可言。首先家长可仔细体会自己在发音时口腔各个器官在口中的位置，然后摸索合适孩子的练习方法，举一反三，反复练习，重要的是坚持、毅力、恒心和爱心，不言放弃。

13. 正常儿童怎样与人沟通？

一般来说，正常儿童与人沟通的发育是与个人智能发育相伴行的。儿童与人沟通发育大致分为以下5个阶段。

（1）自我时期：孩子对成人没有兴趣，生活在自己的世界里，对外界没有反应，表现为独自望天棚、注视自己的手或一个物体，或摆弄一件玩具。此时家长最好不要打扰他们，配合他们在其活动环境中置放各种色泽鲜艳的物件。

（2）前意图时期：此时期孩子有了自己的想法，通过哭、看、笑对外界人或物体作出反应。此时期家长最好配合他们，一起在他们的生活空间或活动环境中玩耍、与之说话，如问问题等，通过面部丰富的表情作出成人的反应。

（3）需求时期：孩子开始有意图地与人进行初始的沟通，抓取东西、眼神跟人走、咬啃物件等。此时孩子可能伸手取物、作出各种手势、发出声音等。此时期家长可用自己的语言与孩子进行沟通，如“要不要”“好吗”“对不对”等，让孩子在玩耍中学会发出声音。

（4）早期沟通阶段：此阶段主要是孩子与成人或其他孩子进行沟通，如打招呼、叫名字、从住处回应等。

（5）伙伴时期：不用家长或看护者陪伴，孩子自己已经与其他孩子在一起玩耍，与其他人作出互动，包括简单的互动、重复性话语、自发性说话及做“过家家”游戏等。

最后强调的是，孩子与人沟通的能力是与其智能发育相匹配的，因此，发育迟缓的孩子应找与之智力相当的伙伴一起玩耍。家长要不定期对自己的孩子进行智力或发育商评估，尤其对于发育迟缓的孩子更加重要。应每半年或1年做一次智力或发育商评估，以便制订正确的治疗与康复方案。

14. 孤独症患儿总是自言自语该如何处理？

孤独症患儿的家长经常跟医师反馈，孩子经常说着听不懂的“火星语”，且不断嘀嘀咕咕，也不知道在说着什么；无论在家里玩耍、吃饭、睡觉或是来学校上课，就像丢了“魂儿”似的，经常像复读机一样复述着与当下场景无关的话。其实以上种种都是自言自语的行为表现。一般而言，只要不妨碍他的日常学习和社交活动，那么自言自语本身没有任何问题，家长可以选择忽略孩子的行为。但过于频繁地自言自语可能无法被社会或同伴们所接受。

面对孤独症患儿自言自语的行为，家长可从以下几个方面进行干预。

（1）根据当时所处的情境，把孩子的注意力转移到他们感兴趣或符合所处的情境的话题；同时与孩子对话，增加他们在对话话题维持及交流的能力。

（2）提升孩子沟通和表达的能力，教会孩子在目前场合下应该说什么；或是当听到别人的问题后，孩子应当回应什么。如果孩子语言表达匮乏，家长需要多与他们开展有意义的活动以替代自言自语，多教孩子指认和命名生活常用物品，增加更多样的表达方式。当孩子能够正确理解和表达的时候，自言自语的频率就会减少了。

（3）通过视觉教育，如图片、画册、电视等让孩子知道当下应该干什么，让其学会安静下来，提高注意力，向家长倾诉自己内心的想法。

（4）减少自言自语的现象要建立在孩子认知理解和表达，以及社交能力训练的基础上，家长对于孩子好的表现应当及时给予强化和奖励。

自言自语是孤独症患儿干扰性很强的自我刺激行为之一。当孩子在将自己所思考的东西大声说出来时，会表现出自言自语的行为。随着他们认知理解能力逐步提高，孩子学会控制自己内心的想法，让自己安静下来，学会在不同场合用恰当的话去表达自己的想法。

15. 孤独症患儿多用肢体语言表述需求该如何纠正?

孤独症患儿没有有意义的语言，多用肢体语言表达自己的需求，这种情况非常普遍，家长应在生活中多加引导。

（1）首先，家长要让孩子有自主选择权。在家长与孩子相互交流中，让孩子主动表达其意愿，喜欢还是不喜欢，选择哪一个。

（2）用生活中的情境引导孩子主动发音的动机，例如，孩子饥饿要喝奶时，家长问孩子要不要，让其学会说“要”来表达自己的愿望，反复练习。家长不能像服侍“皇帝”一样，孩子发出一个眼神就立即满足其要求。

（3）设计生活情境，在情境中练习发声。家长要注意，每项活动的任务一定要很明确，正确和不正确的反应必须有所不同。只有家长自己要求明确，才能让孩子知道在什么情况下能得到奖励，什么情况下不能得到奖励，这样才能始终如一，这在教育孤独症孩子时十分重要。

16. 孤独症患儿眼神不追视或注视该如何训练?

目光对视也称眼神对视，是人类很重要的一种交流与表达情感的技能。通过目光对视，我们可以与人目光交流、建立情感、表达感情，同时也可以学到技能。因此，人们之间的对视可以传递很多信息，具有重要作用。对于孤独症患儿眼神不追视或注视可以进行以下训练。

（1）摆好对视训练的姿势。首先，家长准备一张桌子，与孩子在桌子两侧面对面坐下，家长的眼睛保持和孩子的眼睛在同一水平线上，切忌让孩子仰头后才能看到家长的眼睛。然后叫孩子的名字，如果孩子不看家长，家长可以用手轻轻扶住孩子的头面部，使其与家长对视。如果仍不奏效，家长可拿一件孩子喜欢的物体，如最喜欢的食物、玩具、物品（强化物）等。这样反复重复多次练习后，约90%的孩子可以实现与家长的对视。

（2）当孩子经过训练，能够逐渐实现与家长的对视后，慢慢拿掉家长扶住其面部的手；然后将孩子喜欢的物件放在其眼前，同时叫孩子的名字，在孩子注视时及时移动强化物，进一步练习孩子的注视或追视范围。

（3）慢慢撤掉孩子对强化物的依赖。家长叫孩子的名字，同时家长用手指着自己的面部。在孩子与家长对视的时候，给予孩子喜欢的夸赞、笑容、亲吻等，之后家长停止手指的指向动作，逐渐缩小范围；最后拿走手指，仅直接呼喊孩子名字令其与家长对视。

（4）当孩子状况改善后，尽量进行提升泛化性训练，重点在孩子的前方左右两侧和后面叫孩子的名字，观察其反应。之后逐步用其他的识别刺激来锻炼孩子的对视反应，如“看看妈妈穿什么衣服”“看爸爸干什么呢”“看这里的花多好看”等。

（5）随着孩子对视问题的改善，家长可与孩子一起做藏猫猫游戏或找丢失物体游戏，让孩子主动参与游戏当中来，主动寻求帮助和与家长的交流，引导孩子产生有效沟通。

最后，应当指出的是，眼神对视训练绝对不是一个短期的行为，不能急功近利、急于求成。训练期间需要家长的耐心及时间积累，并在日常生活中经常强化，反复练习注视和对视，同时加上语言的训练，如“妈妈好看吗？”“跟妈妈笑一下”“张开口让我看看有几颗牙”等。

17. 孤独症患儿仅会说单字该如何训练?

孤独症患儿的语言发育障碍非常明显，部分患儿甚至到6～8岁时还只会说单字。家长应该早期关注这方面问题，训练也需要循序渐进。

（1）家长与孩子玩耍时，带领孩子说出他会说的单字部分。然后家长将单字组成句子，反复说多次；或孩子要表达一件事时，孩子说出前部分，家长补充句子后半部分。

（2）在游戏中肯定孩子的表现，让其对与家长一起玩文字游戏充满兴趣。

（3）在情境中，在孩子熟悉单字的基础上，增加孩子的沟通意愿，逐渐增加字数，如“妈妈抱”“妈妈抱我”“妈妈抱我取苹果”等。

18. 孤独症患儿不愿写字该如何训练?

由于孤独症患儿手精细运动发育差、理解力不好或由于自制力差而不能专注做一件事情等多种因素，很多孤独症患儿不会写字或不愿意写字。对这样的孩子进行训练是一件非常困难的事情，需要家长坚持不懈地努力。

（1）训练孩子的注意力：家长和孩子面对面地坐一段时间，时间最少5 min，若孩子想离座，可以用手按住其肩膀说“乖，坐下，望着妈妈，和妈妈一起玩游戏吧”；也可以让孩子坐在母亲大腿上，抱紧孩子不让其离开，给孩子讲故事，唱歌，维持坐的时间越长越好。

（2）从小事做起：在孩子能维持一定时间的注意力后，可以让他们做一些仅需要短暂注意力的事，例如，让孩子用手指来捡小物体（糖豆、奶豆、珠子、小积木块等）；妈妈用手辅助孩子的手，用彩色蜡笔画些简单的图，如圈圈、逗号、三角形、正方形；一起玩游戏，如钓鱼、将小皮球投进篮球网、拼图、叠积木，或者用乒乓球投掷，投中者给予奖励，如微笑、鼓掌、给喜欢的零食、物件、玩具等。

（3）教会孩子自己执笔：刚开始先教会孩子握笔，允许孩子在画板上乱画，逐渐给其划出规范范围，例如，在方格内画画，在范围内给予奖励；超出范围给予一定惩罚，如再画几次等，但要保护孩子玩耍乐趣和学习兴趣。家长先手把手地教孩子写字，之后逐渐让孩子独立完成任务。

（4）先认识单字后再写字：家长与孩子一起学习识字，调动其学习积极性，在玩耍中识字。识字后，用画板练习写横、竖、撇、捺。先从简单字开始，如一、二、天、人等，要注意奖励机制。以此类推，逐渐过渡到写规定单字或句子。

19. 孤独症患儿不合群该如何训练？

社会交往障碍是孤独症儿童的特征之一，家长一定要早期注意此问题。不合群患儿的康复训练应注意以下几点。

（1）建立与家长的亲情关系：家长和孩子面对面玩贴脸、对额头、拍手等游戏。教会孩子与家长对视、眼神交流，学习人和物体的区别。

（2）教育孩子初步学会与人交流的打招呼行为：外出遇到其他人时要有打招呼、握手、问好等这些礼貌行为，家长应亲自示范，然后握住孩子的手，与其他孩子打招呼、握手、问好；告别时应该学会说“拜拜”“再见”，或用手势告别。也可在家反复多次练习，让孩子有初步的感觉后再外出实践。

（3）与其他人玩游戏：当孩子对与人交往有了初步的认识后，家长加大交往程度。如与其他孩子握手后玩拍手游戏，与其他孩子拥抱，与其他孩子共同玩一件玩具、一起唱首歌等。每逢外出，家长必须用手拉着孩子的手，这样既安全又有亲情，尽量进行身体接触使孩子不排斥交朋友。尽量带孩子到游乐园、公园等场所与其他孩子一起玩骑跷跷板（双人）、碰碰车、骑旋转木马、过家家等。

（4）学会分享，练习主动交友：让孩子懂得礼貌，学会握手、问好、谢谢。对人友善，减少大吵大闹。主动将玩具或小食品分给小伙伴，邀请好朋友来家里一起玩耍。学会谦让，不能动手打人。与其他孩子分享快乐、忧伤和困苦。对于爱捣乱、逞能、惹是生非的孩子，家长应及时批评，告诉他们正确与人交流的礼貌，逐渐改正，做一个和善的孩子。除此之外，应尽早让孩子去幼儿园、康复班等接触更广泛的各类人群。

20. 孤独症患儿的精细肢体活动该如何训练？

孤独症患儿需要进行较长时间的肢体运动能力训练，包括粗大运动训练和精细运动训练。精细运动可影响孩子的日常生活及精准活动的实施，故其在训练中占主要部分。

（1）手部精细动作训练：教会孩子用手指进行物件的拿、放、捡、穿、插、捏、拧、摆、写、画、撕、拔等简单手部动作。手指精细运动协调后，可以学会自己吃饭、捡珠子，使用剪刀、锤子、瓶起子、笔等简单工具。

（2）上肢复杂精细动作训练：用双侧或单侧上肢进行抱、拍、打、投、接、传、抛、推、拉、拽、扛等能力的训练。

（3）下肢复杂精细动作的训练：练习单腿或双腿站立、行走、踢、跳跃、跑步、蹦、拍打物品、上下楼梯等。

（4）全身协调运动能力训练：在玩耍中让孩子学习四点支撑爬、钻洞、左右翻滚、身体前后移动、攀高、荡秋千、旋转、上下滑动、游泳等。

训练刚开始应该是割裂的，当熟练到一定程度后，孩子可以进行一系列连续性活动。例如，先手指精细运动训练，再观察纸张，再撕纸，然后揉纸，揉纸后制作纸球，之后玩纸球、向地面踢纸球、向天空中扔接纸球、与其他孩子传递纸球等。举一反三的训练终究会得到喜人的结果，家长的恒心和毅力必不可少。

21. 孤独症患儿皮肤敏感，不愿让人触碰该如何训练？

孤独症患儿由于神经兴奋性增高，常出现皮肤感觉超过敏或痛觉过敏的现象，从而不愿意被别人抱、触摸或拉扯等。对于这样的孩子，家长应在日常生活中加强与孩子肌肤的接触刺激，减少触觉、痛觉防御反应。

（1）轻柔触碰：在洗澡或日常活动中有目的地触碰孩子，如揉手心、拍后背、揉搓肢体皮肤等，让孩子感知家人的爱护与亲情，减轻其对他人的防备心。

（2）加大刺激力度训练：家长可用手或软刷子先刷孩子的手背、手指等触觉防御性较少的部位，然后渐渐过渡到刷孩子的手心，最后刷孩子的脚部，可以先刷脚趾、脚跟，然后逐渐过渡到脚底中心部位。起初孩子可能会抗拒，先每次只轻轻刷一下，反复地尝试，直至孩子习惯这些触觉刺激。

（3）让孩子给家长或他人进行皮肤刺激：可以在玩耍中训练。先让孩子给家长进行皮肤刺激，如挠痒痒、捶捶腿、按摩后背等。家长此时做出舒服的姿态，告诉孩子这是非常惬意、愉快的事情。最后可以练习孩子自己洗澡，与家长相互挠痒痒、捶捶腿、按摩后背等。如此练习可减少孩子对外界刺激的恐惧心理，对其与其他人交流过程发生的躯体摩擦不会过于敏感。

22. 家庭感统训练的注意事项有哪些?

在进行家庭感统训练时，家长应该根据自己孩子在感觉统合方面存在的主要缺陷，制订一套合适的康复计划，必要时可请专业治疗师进行指导。在训练过程中要注意以下原则。

（1）快乐体验原则：训练时应尽量让孩子感到快乐而不是感到痛苦、压力和恐惧。

（2）以孩子主体的原则：训练中孩子是主要角色和活动中心，家庭成员起辅佐、教导、带教的作用。

（3）注重刺激原则：要尊重孩子对感觉刺激的需要和选择，按照循序渐进的原则，刺激由轻至重。通过控制康复技巧给孩子舒服而适当的感官刺激，以达到改善其感觉统合能力，使其对外界刺激做出适应性反应，切忌单纯教孩子如何做。

（4）积极反馈、赞赏的原则：训练过程中，不断给孩子积极的反馈，一边训练一边了解孩子对训练项目的感受，加强亲子沟通。

（5）共同分享原则：主张多鼓励，少批评和打骂。对孩子要多重鼓励，进行必要的奖赏，避免训斥、体罚，并与孩子一起分享成功的快乐。

（6）适度与安全原则：在实施训练过程中，可根据孩子具体情况（体能、智能、技能、兴趣、注意力等）制订合适计划并随时调整。家长首先要掌握各项目动作要领，注意安全，避免伤害事故。在实际操作时根据孩子的耐受程度来进行确定。训练时间一般在30 min以上，而且时间越长，效果越好。当然，训练一定要遵循个体化原则。

23. 孤独症患儿不听指令该如何训练?

孤独症患儿不听指令是非常普遍的，而且很多时候孩子根本没有听到或没有注意到家长说的指令。尤其是在训练时，如果家长进行听指令训练的方式不当，或者孩子无法有效地理解训练的指令，训练目的则无法达到，更谈不上相应的训练强化，久而久之，家长和孩子都会失去练习的愿望和行动。不会“听令行事”是孤独症患儿交往障碍的主要表现之一，具体表现为“三不反应”：①听不懂指令；②听到指令但不懂其意；③听懂了指令但不执行。

家长可从以下几个方面进行训练。

（1）家长给出的指令要明确、简单扼要、容易懂。

1）可以从促进孩子沟通表达能力开始，先简单后复杂。例如，“给”“要”等指令对于孩子来说是一种输入性语言，如果孩子智力低下就会听不懂，家长要不厌其烦地反复重复。

2）可以通过家长与孩子的互动游戏让其理解指令的意义，如“把玩具给我”“这个玩具你要不要”等，以此类推，对日常生活中常见的行为动作进行指令训练。

3）通过指令教学，促进孩子认知功能的发展。例如，“找一找玩具放在哪里了”“把玩具收起来吧”等。

4）通过指令训练提高孩子与家长的交流配合度，如妈妈说：“睡觉”“穿鞋”等。

（2）注意听指令练习的方式、方法：发指令时要与孩子面对面，首先获得孩子的注意，保持近距离，用适当的音量、温柔的语气、较慢的语速发出指令。发指令时，要避免用问句，而是用肯定的语气。去除导致孩子注意力不集中的干扰物。当孩子对一个指令没有完全掌握时，避免一次性给予频繁、连续、过多的指令。

（3）训练要有计划、有目的：家长应制订训练计划，用简洁的语言列出指令清单，构思合适的训练活动。在孩子能理解的范围内给予恰当指令引导有助于提升训练的效果。应根据孩子个人的能力水平和性格特点，预估其所需辅助类型。训练的原则是从最少到最多，按照口语辅助→视觉提示辅助→示范辅助→半肢体辅助→全肢体辅助的顺序，尽量提供较少的干预，让孩子独自完成。

（4）训练示范

1）第一步：靠近孩子，保持面对面姿势；然后发出指令，重复指令，确保孩子听到，进行自然引导。若孩子仍无反应，则进入下一步训练（口语辅助）。

2）第二步：反复重复指令，并拿一张具有视觉提示的玩具卡片，让孩子明白玩具是什么，拿玩具的意思代表什么。若孩子仍没有反应，则进入下一步训练（示范辅助）。

3）第三步：重复指令。家长做示范拿出玩具，放在孩子眼前重复动作数次，进行模仿动训练。若孩子仍没有反应，则进入下一步训练（示范辅助）。

4）第四步：再次重复指令。家长轻触或轻握孩子的手臂朝向玩具方向，告诉孩子拿起目的玩具。若孩子仍没有反应，则进入下一步训练（半肢体辅助）。

5）第五步：再次重复同一指令。家长手把手辅助孩子拿起玩具（全肢体辅助）。

在训练过程中，家长一定要耐心辅导，注意不发脾气、不打骂孩子，在愉快轻松的环境中进行训练，这样训练儿童听指令的概率将会增加。有时孩子故意闹情绪、不配合，此时家长也要坚持，等待孩子情绪平复后继续执行指令。慢慢地，孩子将会明白，“家长的指令不管我愿不愿意、哭不哭都一定要执行”。切不可让孩子以为只要哭闹就可以“为所欲为”。在训练中应及时给予赞美与奖励。这项能力的训练不是一蹴而就、立竿见影的事情，而是细水长流、日积月累的结果，在孤独症患儿的康复训练中，最忌讳的就是“揠苗助长”或者“破罐子破摔”。

24. 孤独症患儿容易被声音惊吓该怎样训练?

听觉过敏在孤独症患儿身上较为常见，他们对某些音域的声音或某些噪声的耐受性很低。那些声音就像经过一个放大器一样，传到患儿耳朵里时显得特别大声或刺激，给他们造成痛苦。实际上，这类儿童通常分为两类：①听觉不敏感，表现为孩子对其他人的语言和声音极其不敏感，没有回应，像没听见一样；②对一些特定的声音特别敏感，类似过敏，但这种过敏不是身上起疙瘩的那种皮肤过敏，而是在听完某些声音之后做出一些异样的反应。听觉过敏通常表现为对某种声音特别反感，听到后会尖叫、哭闹、捂耳朵、逃跑。如何改善孤独症患儿对声音特别紧张、害怕的听觉过敏现象，家长应认识理解问题所在，避免或减少刺激，尽量提供帮助，进行系统的声音脱敏训练。

（1）首先找出让孩子听觉过敏的声音是什么，尽量减少这种声音刺激。

（2）进行普遍性声音适应训练。鉴于孤独症患儿对声音敏感的特点，有的家长在生活中尽量保持安静的环境，这是不恰当的。孩子将来要走出家庭进入外界环境中，所以应先在家里做普遍性声音适应训练，即孩子清醒时，家里一直有声音，无论内容如何，目的都是让孩子适应环境中的普遍性噪声。

（3）有目的地进行选择性听觉统合训练。首先寻找出孩子对哪一种声音敏感，然后把这种声音从小到大、从远到近播放。开始时孩子可能会紧张、恐惧；当反复播放后，孩子会逐渐放松心情，逐渐消除自己的紧张、害怕；经过反复训练，直至孩子听到大声也不紧张、害怕为止。这种方法称为系统脱敏法，是将孤独症患儿逐级暴露于他们所恐惧害怕的事物或情境中，并使其放松，逐渐消除对该事物或情境恐惧的方法。

孤独症患儿的病情、智力与语言等不尽相同，因此，训练中遵循个体化原则，家长要站在孩子的角度去思考。虽然这个训练过程很漫长，对孩子未来成长却有重要的意义。

25. 孤独症患儿经常流口水该怎样训练?

孤独症患儿流口水现象非常普遍。一般来说，流口水多与以下3个因素有关：①双唇力量差，不能保持闭嘴状态；②口腔感觉异常，体会不到有口水流出来；③口腔肌肉肌张力差，不能有效将口水吞咽下去。面对这种状况，家长不能坐视不管或听之任之，可以进行家庭康复干预训练。

（1）口唇力量提升练习

1）家长用自己的拇指和示指夹住孩子上下口唇后，让其发“M”的声音，反复练习20～30次，每天3次，之后逐渐增加练习次数。

2）让孩子用双唇夹住吸管，但不能用牙齿咬住吸管。

3）家长用手或孩子自己用手轻轻拍打双唇。

4）让孩子闭紧双唇，做出鼓腮、吹气球状，但保持鼓腮后口腔鼓起不漏气。

5）家长给孩子做上唇、下唇按摩。可以将孩子的上唇向下拉、下唇向上拉，同时孩子可与家长做对抗训练。

6）教会孩子做“亲嘴”“努嘴”“咧嘴”“龇牙”等复杂动作，以增加口唇力量。

（2）练习口腔感觉敏感度

1）用棉签触碰孩子口腔内面的黏膜，同时用小勺轻按孩子的舌尖、舌体和舌根部。

2）分别用棉签蘸淡盐水、糖水、柠檬水、白开水涂抹孩子口腔内侧面和舌头，练习其了解口味的不同，有分泌物流出时让其吞咽下去。

3）练习漱口。不同口味的漱口液可以令孩子产生不同的感觉，然后出现不同的反应。

（3）口腔肌张力练习

1）咀嚼力量差的孩子，可以通过用咀嚼棒反复练习咬肌力量，或者通过撕咬较硬的、需要力量咀嚼的食物练习口腔肌肉力。

2）舌肌力量差的孩子，可以让其用舌头推压触碰舌头的汤勺或压舌板，或用舌尖舔泡泡糖，或让孩子用舌头将食物在口腔中的不同部位移动。若孩子不能配合，上述动作可以由家长帮助其完成，如用手牵拉孩子的舌头做伸舌和回缩动作等。

3）提高面颊部力量。家长用手轻拍孩子的面颊部；家长戴手套后用手指在孩子口腔内按摩面颊部；让孩子在喝水后闭紧双唇防止水流出，然后做反复漱口动作。

26. 如何帮助孤独症患儿提高社交能力和沟通能力?

孤独症患儿大多存在语言交流困难，甚至不会说话，但这不代表他们没有交流的愿望和想法，只是有时他们交流的方式和方法不被其他孩子所接受。因此，正确辅导孤独症患儿社会交往行为规范十分必要。

在早期干预训练中，首先教会孩子用肢体语言和手势来表达自己的需求；也可以用图片、实物，或者带领患儿到目的地再结合手势和肢体语言等进行初级的沟通与交往。随年龄的增长，练习让孩子阅读视频课件和观看节目等，教会其与小朋友们见面问好、点头示意对错、摇头表示要与不要等。当孩子掌握一定沟通与交往能力后，家长可设计不同的情境、不同的状况、不同的环境，让孩子练习与他人进行沟通和交往。可以先从家人开始，逐渐过渡到邻居或外界环境中的其他孩子。

在干预训练过程中，家长不断地修正孤独症谱系障碍患儿的行为，帮助其产生与人交往的兴趣，不再惧怕与人交往。

27. 孤独症患儿的固执行为该如何纠正？

很多孤独症患儿非常固执，如玩同一样玩具、吃同样食物、走同样的路线等，且不改变。当他们想做一件事得不到满足时就会哭闹不止、打人、丢东西等，甚至有一些孩子会以拒食、砸东西、罢睡等行为来发泄不满情绪。纠正固执行为需要一个慢性过程，要遵循循序渐进的原则，尤其是智力低下的孤独症患儿。

（1）根据孩子的年龄特点，恰当地满足孩子的合理要求，而不是等到孩子哭闹后才满足，这样会让孩子认为只要哭闹就能满足自己的一切愿望。当孩子哭闹时，父母可以先走开或者站到另一边，不理睬他一段时间，让其自己平复不良情绪。

（2）建立一套可行的规矩。正确的可以满足，错误的无论怎样哭闹也不行。等到孩子哭闹没劲了，或感到再闹下去也没意思了，家长再启发、诱导孩子改掉好发脾气的毛病。父母在教育孩子时，一定要用简明、易懂的语言告诉孩子为什么不能满足他的要求，并说明用哭闹这种方式来要挟父母不能达到自己的目的。

（3）惩罚孩子的第一次固执任性行为。家长及时责罚不良行为，奖励正确行为，给予孩子及时的教育和引导。即使孩子心中不明白其中的道理，但也可以让其明白怎么做才会让父母高兴。即使以后不良行为再次出现，家长稍作劝阻，孩子就会听从了，出现三次、四次的可能性更小，甚至不会再出现。

（4）找到令孩子产生固执行为的原因，尽量避免类似情形出现，减少刺激。

（5）家长学习和掌握纠正孤独症患儿固执行为的方法，并合理使用。纠正方法通常包括开头教育法、管放教育法、奖惩教育法、冷处理教育法、转移注意力教育法。坚决杜绝孩子“要什么给什么”“想干什么就干什么”，不能让孩子养成“不达目的不罢休”的习惯。如果家长听不得孩子有哭声，孤独症患儿未来的行为问题会更加棘手。

28. 孤独症患儿的便秘问题该如何解决？

很多孤独症患儿有便秘问题，有时若不用开塞露就不大便，严重时会导致孩子哭闹不止，家长也束手无策。

（1）孤独症患儿便秘的原因

1）不良生活习惯和饮食习惯造成。孤独症患儿咀嚼和吞咽能力差，平时很少吃纤维素多的食物。

2）生活能力低下，家长没有给患儿养成排便习惯。

3）胃肠系统存在先天发育性、结构性异常。

大多数儿童每2～3天排便一次，当超过7天不排大便时才称为便秘，需要干预治疗。

（2）解决方法

1）改善饮食结构，增加饮食中的膳食纤维量。膳食纤维可以改变粪便性状，增加排便量。纤维素不被人体所吸收，对挑食、偏食的孤独症患儿尤为合适。

2）养成定时、规律排便的习惯。从1岁左右就开始训练孩子定时、规律排便的习惯，建立良好的排便条件反射。便盆放在固定位置，每天固定时间让孩子排便或坐便盆，强化排便的条件反射。

3）选择合适的训练排便时间。如果家长白天上班，就在早晚训练。训练过程中，禁忌家长经常训斥或打骂孩子，以避免日后孩子产生抑制便意和讨厌排便心理。

4）锻炼腹肌力量。运动障碍患儿的肺活量小、肌肉力量差，运动锻炼可以增加其全身性力量。家长也可以辅助孩子排便，如按顺时针方向按摩腹部，让孩子练习鼓肚子、收缩肛门括约肌等。

5）药物治疗。不提倡用药物治疗便秘。家长应首先寻找便秘产生的原因，尤其注意排除器质性疾病导致的便秘，如先天性巨结肠、肠道狭窄、肛门狭窄、甲状腺功能减退、胃肠神经功能障碍等。如果用药则不建议全身性、终身性用药，而是局部用药，如使用开塞露。长期用药必须在医师指导下进行，不可擅自用药治疗。

29. 孤独症患儿大喊大叫的行为该如何纠正？

孤独症患儿经常会出现大喊大叫的行为，尤其是带他们到外界场合时。当孩子大喊大叫时，家长正确的干预方法如下。

（1）家长养成安静的习惯，家庭成员间和平共处：家长不要对孩子大叫，而要用温和、平静的语气和孩子说话，用平静的语气教育孩子和要求孩子遵守你所说的话。轻声轻语与孩子相处，可以使孩子更容易平静下来听家长说话。家长是孩子第一位老师，榜样的力量不可忽视。

（2）确认孩子听力有无问题：当孩子不能理解家长说的话，对声音刺激反应差或只有大的响动才有反应时，建议家长带孩子去正规医院儿科或小儿神经内科就诊，查找原因。

（3）在日常生活中慢慢缓解孩子的急躁情绪，养成安静习惯：平时多让孩子看书、写字、画画或听广播、玩积木、练习拍手说话等，促使孩子习惯安静行为，培养他们的忍耐能力、自制力和逆商。

（4）注意力转移：当孩子正在大喊大叫时，家长可换一种游戏方式或换另一种情景，待孩子宁静下来后，家长给其讲一些易懂的道理，有意识地培养并锻炼孩子的自控能力。

（5）情绪障碍的调节：由于智力低下并有社交和沟通能力障碍，孤独症患儿多合并情绪障碍、焦虑、恐惧、抑郁甚至躁狂。如果孩子的情绪障碍非常严重，甚至影响日常生活，可以到正规医院小儿神经内科或心理科进行情绪障碍评估，必要可用药物治疗3～6个月，同时配合家庭干预及训练。

30. 如何训练孤独症患儿学会独立吃饭?

孤独症患儿在进食方面的问题很多，有的偏食、有的挑食，有的手和上肢运动障碍，有的咀嚼困难。诸多原因导致孤独症患儿不能自己独立吃饭，甚至还需要家长喂饭。培养孩子独立吃饭的训练方法如下。

（1）建立良好吃饭习惯：固定三餐吃饭时间和吃饭地点，养成规律的吃饭习惯；通过家长具体的行动或语言帮助孩子理解“吃饭”的意义，让其接受喜欢吃的食物，拒绝不喜欢吃的食物，欢迎引进一种新的食物。

（2）养成独立吃饭习惯：家长不要喂饭。平时对孩子进行手部肌肉运动功能和手眼协调能力的训练，以增进机体功能发育；同时针对性地辅助和训练吃饭的技巧。

（3）减少和控制餐前零食：减少或控制正餐前的零食，以免孩子挑食、拒食。此外，某些食品不适合孤独症患儿食用。

（4）创造良好的进食环境：吃饭时不说话，不播放音乐和电视，保持环境不嘈杂。

（5）训练遵循循序渐进原则：刚开始训练时，孩子的吃饭速度可能较慢，吃饭过程中可能会弄撒饭粒、弄翻饭碗等，但坚持下去，日后定能看见效果。在孩子确实难于自己吃饭时，家长可用手帮扶其手臂，教其握汤匙的姿势、如何盛饭、如何往嘴里送饭等。避免批评孩子，善于鼓励表扬，增强孩子的自信心，逐一攻破难点，孩子就能独立吃饭了。

附　　录

1. 0 ~ 6岁儿童心理行为发育问题预警征象筛查表

年龄	预警征象		年龄	预警征象	
3个月	1.对很大声音没有反应	□	2岁半	1.不会说2～3个字的短语	□
	2.逗引时不发音或不会微笑	□		2.兴趣单一、刻板	□
	3.不注视人脸，不追视移动人或物品	□		3.不会示意大小便	□
	4.俯卧时不会抬头	□		4.不会跑	□
6个月	1.发音少，不会笑出声	□	3岁	1.不会说自己的名字	□
	2.不会伸手及抓物	□		2.不会玩“拿棍当马骑”等假想游戏	□
	3.紧握拳松不开	□		3.不会模仿画圆	□
	4.不能扶坐	□		4.不会双脚跳	□
8个月	1.听到声音无应答	□	4岁	1.不会说带形容词的句子	□
	2.不会区分生人和熟人	□		2.不能按要求等待或轮流	□
	3.双手间不会传递玩具	□		3.不会独立穿衣	□
	4.不会独坐	□		4.不会单脚站立	□
12个月	1.呼唤名字无反应	□	5岁	1.不能简单叙说事情经过	□
	2.不会模仿“再见”或“欢迎”的动作	□		2.不知道自己的性别	□
	3.不会用拇、示指对捏小物品	□		3.不会用筷子吃饭	□
	4.不会扶物站立	□		4.不会单脚跳	□
18个月	1.不会有意识叫“爸爸”或“妈妈”	□	6岁	1.不会表达自己的感受或想法	□
	2.不会按要求指人或物	□		2.不会玩角色扮演的集体游戏	□
	3.与人无目光无交流	□		3.不会画方形	□
	4.不会独走	□		4.不会奔跑	□
2岁	1.不会说3个物品的名称	□			
	2.不会按吩咐做简单的事情	□			
	3.不会用勺吃饭	□			
	4.不会扶栏上楼梯/台阶	□			

2. 儿童孤独症评定量表

儿童孤独症评定量表（childhood autism rating scale，CARS）是一个具有诊断意义的经标准化的量表，是由美国Schopler等于1980年所编制。CARS的评分标准如下：总分＜30分，初步判断为无孤独症。30～60分，有孤独症；其中30～37分为轻到中度孤独症；37～60分并至少有5项的评分高于3分，为重度孤独症（注：本量表总分为60分。可有1.5分、2.5分等，介于1分和2分之间的症状评为1.5分，以此类推）

CARS制定后经专家学者们修订2次，目前是使用最广的孤独症测试评定量表之一，适用于2岁以上儿童。其信度、效度较好，不仅能区分孤独症和智力低下，而且能判断孤独症的轻重程度，故有较大的实用性。在临床操作中，医师、心理师及其他专业研究人员等应通过直接观察、与家长访谈、分析已有病历记录等多种方式收集资料，在此基础上再作出评定。

一、人际关系	
1分	与年龄相当：与年龄相符的害羞、自卫及表示不同意，或者家人诉说的或观察到的一些轻微的害羞、烦躁、困扰，但与同龄孩子相比程度并不严重
2分	轻度异常：缺乏一些眼光接触，不愿意、回避、过分害羞，对检查者反应有轻度缺陷，有时过度依赖父母
3分	中度异常：有时儿童表现出孤独冷漠，引起儿童注意要花费较长时间和较大的努力；极少主动接触他人，常回避人，要使劲打扰他/她才能得到反应
4分	严重异常：强烈地回避，总是显得孤独冷漠，毫不理会成人所作所为；儿童对检查者很少反应，只有检查者强烈地干扰时才能产生反应
二、人模仿（词和动作）	
1分	与年龄相当：与年龄相符的模仿
2分	轻度异常：大多数时间内能模仿简单的行为，偶尔在督促下或延迟一会儿能模仿
3分	中度异常：部分时间能模仿，但常在检查者强烈要求下才模仿
4分	严重异常：很少用语言或运动模仿别人
三、人情感反应	
1分	与年龄相当：与年龄、情境相适应的情感反应（愉快、不愉快）和兴趣，通过面部表情姿势的变化来表达
2分	轻度异常：偶尔表现出某种不恰当的情绪类型和程度，有时反应与客观环境或事物毫无联系

续表

3分	中度异常：不适当的情感示意，反应相当受限或过分，或往往与刺激无关
4分	严重异常：对环境极少有情绪反应，或反应极不恰当
四、人躯体运用能力	
1分	与年龄相当：与年龄相适应的利用和意识
2分	轻度异常：可见一些轻微异常，如笨拙、重复动作、协调性差等情况
3分	中度异常：有中度特殊的手指或身体姿势功能失调征象，摇动、旋转，手指摆动，脚尖行走
4分	严重异常：出现与中度相同的一些异常运动，但强度更高、频率更多，即使受到制止，或儿童在从事另外的活动时均持续出现
五、人与非生命物体的关系	
1分	与年龄相当：适合年龄的兴趣运用和探索
2分	轻度异常：轻度的对东西缺乏兴趣或不适当地使用物体，像婴儿一样咬东西，猛敲东西，或者迷恋于物体发出的吱吱叫声或不停地开灯、关灯
3分	中度异常：对多数物体缺乏兴趣或表现有些特别，如重复转动某件物体、反复用手指尖捏起东西、旋转轮子或对某部分着迷，这些行为可部分或暂时地被纠正
4分	严重异常：严重的对物体不适当的兴趣、使用和探究，如上述情况频繁发生，很难转移其注意力
六、人对环境变化的适应	
1分	与年龄相当：对环境改变产生与年龄相适应的反应
2分	轻度异常：对环境改变产生某些反应，倾向维持某一物体活动或坚持相同的反应形式，但很快能改变过来
3分	中度异常：儿童拒绝改变日常程序，对环境改变出现烦躁、沮丧的征象，即使受到干扰也很难被吸引过来
4分	严重异常：对改变产生严重的反应，若坚持将环境的变化强加给他/她，该儿童可能会生气或极不合作，以暴怒作为反应
七、人视觉反应	
1分	与年龄相当：与年龄相适应的视觉反应，可与其他感觉系统反应整合
2分	轻度异常：有时必须被提醒去注意物体，有时全神贯注于“镜像”，有时回避眼光接触，有时凝视空间，有时着迷于灯光
3分	中度异常：经常要他人提醒正在干什么，喜欢观看光亮的物体，即使强迫也只有很少的眼光接触，凝视空间
4分	严重异常：对物体和人存在广泛严重的视觉回避，也可能表现出上述的特异性视觉模式，着迷于使用“余光”

续表

八、人听觉反应	
1分	与年龄相当：与年龄相适应的听觉反应
2分	轻度异常：对听觉刺激或某些特殊声音缺乏一些反应，或反应可能延迟，有时必须重复声音刺激，有时对大的声音敏感或对此声音分心，有时会被无关声音搞得心烦意乱
3分	中度异常：对声音的反应常出现变化，往往必须重复数次刺激才产生反应，或对某些声音敏感（如很容易受惊、捂上耳朵等）
4分	严重异常：对声音全面回避，对声音类型不加注意或极度敏感
九、人近处感觉反应	
1分	与年龄相当：对疼痛产生适当强度的反应，有正常的触觉和嗅觉
2分	轻度异常：儿童可能不停地将一些东西塞入口中，或一次又一次地闻、尝不能吃的东西，对捏或其他轻微痛刺激出现忽视或过度反应
3分	中度异常：儿童可能比较迷恋触、闻、舔物品或人，对痛觉也表现出一定程度的异常反应，过度敏感或迟钝
4分	严重异常：儿童迷恋嗅、舔物品，而很少用正常的方式去感觉、探索物品，对痛觉可能过分敏感或迟钝
十、人焦虑反应	
1分	与年龄相当：对情境产生与年龄相适应的反应，并且反应无延长
2分	轻度异常：轻度焦虑反应
3分	中度异常：中度焦虑反应
4分	严重异常：严重焦虑反应，儿童在会见的一段时间内可能无法坐下，或害怕，或退缩，且安抚他们是极端困难的，有时又会不辨危险
十一、人语言交流	
1分	与年龄相当：与年龄相适应的语言
2分	轻度异常：语言迟钝，多数语言有意义，但有一点模仿言语或代词错用
3分	中度异常：缺乏语言，或有意义的语言与不适当的语言相混淆（模仿言语或莫名其妙的话）
4分	严重异常：不能应用有意义的语言，而且儿童可能出现幼稚性尖叫或怪异的、动物样声音，或者类似言语的噪声
十二、人非语言交流	
1分	与年龄相当：与年龄相符的非语言性交流
2分	轻度异常：非语言交流迟钝，交往仅为简单或含糊的反应，如指出或去取他/她想要的东西

续表

3分	中度异常：缺乏或不会利用非语言交往，或不会对非语言交往作出反应；也许会拉着成人的手走向自己想要的东西，但不能用姿势来表明自己的愿望，或不能用手指向想要的东西
4分	严重异常：特别古怪和不可理解的非语言的交往
十三、人活动水平	
1分	与年龄相当：正常活动水平，不多动亦不少动
2分	轻度异常：轻度不安静，或有轻度活动缓慢，但一般可控制
3分	中度异常：活动相当多，并且控制其活动量有困难；或者不活动或运动缓慢，检查者很频繁地控制或以极大努力才能得到反应
4分	严重异常：极不正常的活动水平，要么是不停，要么是冷淡的，对任何事件很难有反应，基本需要大人不断地控制
十四、人智力功能	
1分	与年龄相当：正常智力功能，无迟钝的证据
2分	轻度异常：轻度智力低下，技能低下表现在各个领域
3分	中度异常：中度智力低下；某些技能明显迟钝，其他的接近年龄水平
4分	严重异常：智力功能严重障碍；某些技能表现迟钝，另外一些在年龄水平以上或不寻常
十五、人总的印象	
1分	与年龄相当：不是孤独症
2分	轻度异常：轻微的或轻度孤独症
3分	中度异常：中度的孤独症征象
4分	严重异常：非常多的孤独症征象

3. 儿童行为问卷——父母用量表

本量表使用范围为3～16岁儿童。

每个项目按“无”“稍有”“相当多”“很多”不同程度进行评价。具体项目如下。

1. 某种小动作（如咬指甲、吸手指、拉头发、拉衣服上的布毛）
2. 对成人粗鲁无礼
3. 在交朋友或保持友谊方面存在问题
4. 易兴奋，易冲动

5. 爱指手画脚
6. 吸吮或咬嚼（拇指、衣服、毯子）
7. 容易或经常哭叫
8. 脾气很大
9. 白日梦
10. 学习困难
11. 扭动不安
12. 惧怕（新环境、陌生人、陌生地方、上学）
13. 坐立不定，经常“忙碌”
14. 破坏性
15. 撒谎或捏造情节
16. 怕羞
17. 造成的麻烦比同龄儿童多
18. 说话与同龄儿童不同（像婴儿说话、口吃、别人不易听懂）
19. 抵赖错误或归罪他人
20. 好争吵
21. 噘嘴和生气
22. 偷窃
23. 不服从或勉强服从
24. 忧虑比别人多（忧虑、孤独、疾病、死亡）
25. 做事有始无终
26. 感情易受伤害
27. 欺凌别人
28. 不能停止重复性活动
29. 残忍
30. 稚气或不成熟（自己会做的事也要人帮忙，依缠别人，常需别人鼓励、支持）
31. 容易分心或注意不集中成为一个问题
32. 头痛
33. 情绪变化迅速、剧烈
34. 不喜欢或不遵从纪律或约束
35. 经常打架
36. 与兄弟姐妹不能很好地相处
37. 在努力中容易泄气

38.妨害其他儿童

39.基本上是一个不愉快的儿童

40.有饮食问题（食欲不佳、进食中常跑开）

41.胃痛

42.有睡眠问题（不能入睡、早醒、夜间起床）

43.其他疼痛

44.呕吐或恶心

45.感到在家庭中被欺骗

46.自夸和吹牛

47.让自己受别人欺骗

48.有排便问题（腹泻、排便不规则、便秘）

父母问卷原有48条可归纳为6个因子，基本上概括了儿童常见的行为问题，其信度、效度已经过广泛的检验，能满足一般需要。

因子	行为	项目
Ⅰ	品行行为	2 8 14 19 20 21 22 23 27 33 34 39
Ⅱ	学习问题	10 25 31 37
Ⅲ	心身障碍	32 41 43 44 48
Ⅳ	冲动-多动	4 5 11 13
Ⅴ	焦虑	12 16 24 47
多动指数		4 7 11 13 14 25 31 33 37 38

记分法：无，记0分；稍有，记1分；相当多，记2分；很多，记3分。

比如：多动指数≥1.3作为划界分，得分大于此分就有多动症的可能。

量表的记分及计算方式比较简单，用$X\pm 2SD$来代表正常范围（将项目得分相加除以项目数即X分）。

父母用量表因子常规模型

年龄/岁	性别	样本数/例	因子Ⅰ 品行问题		因子Ⅱ 学习问题		因子Ⅲ 心身障碍		因子Ⅳ 冲动-多动		因子Ⅴ 焦虑		多动指数	
			X	SD	*X*	SD	*X*	SD	*X*	SD	*X*	SD	*X*	SD
3～5	男	45	0.53	0.39	0.50	0.33	0.07	0.15	1.01	0.65	0.6	0.61	0.72	0.40
	女	29	0.49	0.35	0.62	0.57	0.10	0.17	1.15	0.77	0.51	0.59	0.78	0.56
6～8	男	76	0.50	0.40	0.64	0.45	0.13	0.23	0.93	0.60	0.51	0.51	0.69	0.46
	女	57	0.41	0.28	0.45	0.38	0.19	0.27	0.95	0.59	0.57	0.66	0.59	0.35
9～11	男	73	0.53	0.38	0.54	0.52	0.18	0.26	0.92	0.60	0.42	0.47	0.66	0.44
	女	55	0.40	0.36	0.43	0.38	0.17	0.28	0.80	0.59	0.49	0.57	0.52	0.34
12～14	男	59	0.49	0.41	0.66	0.57	0.22	0.44	0.82	0.54	0.58	0.59	0.62	0.45
	女	63	0.39	0.40	0.44	0.45	0.23	0.28	0.72	0.55	0.54	0.53	0.49	0.34
15～17	男	38	0.47	0.44	0.62	0.55	0.13	0.26	0.70	0.51	0.59	0.58	0.51	0.41
	女	34	0.37	0.33	0.35	0.38	0.19	0.25	0.60	0.55	0.51	0.53	0.42	0.34

4. 儿童语言发展的里程碑

年龄	语言
1～2个月	听到声音会转头，发出各种无意义声音
3～4个月	发出“a”“u”等牙牙学语声，笑出声音，偶尔模仿大人的声调
5～6个月	会因高兴而尖叫，开始出现母音a、i、u
7～8个月	正确转向声源，发出“ba”“ma”“la”声音，注意听熟悉的声音
9～10个月	会随着成人的手或眼神注视某样东西，模仿成人说话，对叫自己名字有反应
11～12个月	会挥手表示再见，知道别人的名字，有意义地叫爸爸、妈妈，用摇头、点头表示要或不要

年龄	语言表达	语言理解
12～14个月	会模仿听过的声音，会用一些单字	知道大部分物品的名称，熟悉且位置固定的东西不见了会找
14～16个月	会说10个单字，会说一些2个字的词	在要求下，会指出熟悉的东西，会遵从简单的指示
16～19个月	会哼哼唱唱，至少会用10个单字	了解一般动作，如亲亲、抱抱
19～21个月	会说谢谢，会用言语要求别人做什么	回答一般问话，如那是什么？了解动词＋名词的句子，如丢球
21～24个月	会重复句子的最后2个字，会讲50个词汇	知道玩伴的名字，认得出电视上常见之物
24～27个月	懂得简单数量（多少）、所有权（谁的）、地点（里面、外面）等观念，稍微有一点“过去”的观念	了解“上”“下”“里面”“旁边”等位置观念，知道在什么场合通常做什么事
28～30个月	会问“谁”“哪里”“做什么”等句子，会用“这个”“那个”等冠词	知道“明天”指不是“现在”，会回答“谁在做什么”的问句
31～36个月	会正确使用“我们”“你们”“他们”，会用“什么”“怎么会”“如果”“因为”“但是”等词句	会回答有关位置、所有权及数量的问话，会接熟悉的语句或故事
3岁～3.5岁	会用否定命令句，如“不要做……”，会用“这是……”来表达，会用“什么时候……”的句子	了解“大小”“上下”“前后”“里外”，能回答“这是谁的”“为什么”等问题
3.5岁～4岁	可解释简单图画，图画字汇至少可以说出14种	能回答“有多少”“多久”的问题，了解“昨天”“今天”的意义
4岁～4.5岁	正确使用“为什么”；为引起别人的注意，会用夸张的语调及简单语句，至少能唱完一首完整的儿歌，用“……和……”“靠近……”“在……旁边”	了解“多远”，会区分相同或不同形状

续表

年龄	语言表达	语言理解
4.5岁～5岁	会用“一个”，会说出简单相反词，会由1数到10或以上	懂得“加多一点”及“减少一点”，会在要求下指出一系列东西中的第几个是哪一个
5岁～5.5岁	可说出物品的用途，如：帽子是戴在头上的；会说6个单字的意思，会说出3种物体的成分	会区分“最接近”“最远”“整个”“一半”，能依要求正确找出1～10所要的数字
5.5岁～6岁	能很流利地表达，可经由点数区分两堆东西是不是一样多	了解“以前”“以后”，区分“左右”，能认识一些注音符号及国字

5. 孤独症行为评定量表

患儿姓名：____性别：____ 年龄：______
填报人：______与患儿关系：__________
（注：填报人指患儿父母或与患儿共同生活达2周以上的人）

项目	评分				
	S	R	B	L	S
1.喜欢长时间的自身旋转			4		
2.学会做一件简单的事，但很快就“忘记”					2
3.经常没有接触环境或进行交往的要求	4				
4.往往不能接受简单的指令（如坐下、来这儿等）				1	
5.不会玩玩具等（如没完没了地转动或乱扔、揉等）			2		
6.视觉辨别能力差（如对一种物体的特征——大小、颜色或位置等的辨别能力差）	2				
7.无交往性微笑（不会与人点头、招呼、微笑）		2			
8.代词运用颠倒或混乱（如将“你”说成“我”等）				3	
9.长时间总拿着某件东西			3		
10.似乎不在听人说话，以致怀疑他／她有听力问题	3				
11.说话无抑扬顿挫、无节奏				4	
12.长时间摇摆身体			4		
13.要去拿什么东西，但又不是身体所能达到的地方（对自身与物体距离估计不足）		2			
14.对环境和日常生活规律的改变产生强烈反应					3

续表

项目	评分				
	S	R	B	L	S
15. 当他/她和其他人在一起时，对呼唤他/她的名字无反应				2	
16. 经常做出前冲、脚尖行走、手指轻掐轻弹等动作			4		
17. 对其他人的面部表情或情感没有反应		3			
18. 说话时很少用“是”或“我”等词				2	
19. 有某一方面的特殊能力，似乎与智力低下不相符合					4
20. 不能执行简单的含有介词的指令（如把球放在盒子上或把球放在盒子里）				1	
21. 有时对很大的声音不产生吃惊的反应（可能让人想到儿童是聋人）	3				
22. 经常拍打手			4		
23. 发大脾气或经常发点脾气					3
24. 主动回避与别人进行目光接触		4			
25. 拒绝别人接触或拥抱		4			
26. 有时对很痛苦的刺激（如摔伤、割破或注射）无反应	3				
27. 身体表现很僵硬，很难抱住（如打挺）		3			
28. 当抱着他/她时，感到他/她肌肉松弛（即他/她不紧贴着抱他/她的人）		2			
29. 以姿势、手势表示所渴望得到的东西（而不倾向用语言表示）				2	
30. 常用脚尖走路			2		
31. 用咬人、撞人、踢人等来伤害他人					2
32. 不断地重复短句				3	
33. 游戏时不模仿其他儿童		3			
34. 当强光直接照射眼睛时常不眨眼	1				
35. 以撞头、咬手等行为来自伤			2		
36. 想要什么东西不能等待（想要什么就要马上得到什么）					2
37. 不能指出 5 个以上物体的名称				1	
38. 不能发展任何友谊（不会与其他儿童来往、交朋友）		4			
39. 有许多声音的时候常盖住耳朵	4				
40. 经常旋转碰撞物体			4		
41. 在训练大小便方面有困难（不会控制排尿）					1
42. 一天只能提出 5 个以内的要求				2	

续表

项目	评分				
	S	R	B	L	S
43.经常受到惊吓或非常焦虑、不安		3			
44.在正常光线下斜眼、闭眼、皱眉	3				
45.不是经常帮助的话，不会自己给自己穿衣					1
46.一遍一遍重复一些声音或词				3	
47.瞪着眼看人，好像要“看穿”似的		4			
48.重复别人的问话和回答				4	
49.经常不能意识自己所处的环境，并且可能对危险情况不在意					2
50.特别喜欢摆弄并着迷于单调的东西或游戏、活动等（如来回走或跑，没完没了地蹦、跳、拍、敲）					4
51.对周围东西喜欢触摸、嗅和/或尝			3		
52.对生人常无视觉反应（不看来人）	3				
53.纠缠在一些复杂的仪式行为上，就像缠在“魔圈”内（如走路一定要走固定的路线，饭前、睡前或做什么之前一定要将某样东西摆在某个地方或做某种动作，否则就不睡、不吃等）			4		
54.经常毁坏东西（如玩具、家里的一切用具，很快就弄破）			2		
55.在2岁半以前就发现发育延迟					1
56.在日常生活中至今仅会用15个但又不超过30个短句来进行交往				3	
57.长期凝视一个地方（呆呆地看某一处）	4				
小计分数					
总分：S＋R＋B＋L＋S					
该儿童还有什么其他问题请详述：					

注：感觉能力（S）、交往能力（R）、运动能力（B）、语言能力（L）和自我照顾能力（S）。

本量表列出患儿的感觉、行为、情绪、语言等方面异常表现共57个项目，请在每项做“是”与“否”的判断，判断“是”就在每项标示的分数打“√”符号，判断“否”不打号，不要漏掉任何一项。

每项评分是按其在量表中的负荷大小，分别评1分、2分、3分、4分。如第4项是3分，即只要患儿有该项表现，无论症状表现轻重都评3分。总分158分。原作者提出该量表的筛查界限分为57分，而诊断分为67分。总分53～66分为疑似孤独症，总分≥67分高度怀疑为孤独症。

后续的修改版本后，我们看到的评分主要如下。

总分≥31分为孤独症筛查界限分；总分＞53分作为孤独症诊断界限分（参考值）。

1.如果受测者的量表总分≥31分，可怀疑为患有孤独症。

2.如果受测者的量表总分≥62分，可以诊断为患有孤独症。

3.本量表得分只能表明孤独症倾向程度，建议进行更专业检测。

孤独症行为评定量表（ABC）是Krug等于1978年编制，1989年由北京医科大学杨晓玲教授将其引进并进行了修订，主要用于孤独症儿童的筛查。ABC由57个描述孤独症儿童的感觉、行为、情绪、语言等方面异常表现的项目，可归纳为5个因子：①感觉；②交往；③躯体运动，④语言：⑤生活自理。其评分方法是按每项在量表中的负荷大小而分别给评1分、2分、3分、4分。如第×项是3分，即只要儿童有该项表现，无论症状表现轻重都评3分。本量表项目数量适中，评定只需要10～15min便可完成，对不同年龄、不同性别者使用无差异，其信度、效度均较好。

使用时，首先让家长根据儿童近期的表现，在量表上每个项目的相应数字上画“√”，然后计算各测验的分数和量表总分。

注意：后面的分数值都是固定的，不需要填写，只需要打对勾，然后看后面的评分是多少即可。

6. 幼儿发展里程碑

能力	3岁水平	4岁水平	5岁水平
思考、推理及解决问题	积极探索周围的世界	探索当下的环境，探索家庭和教室以外的环境	在探索家庭、学校、社会方面显示出兴趣
	参与装扮游戏，模仿成人的角色、任务，以及成人在生活中的情境	进行逐渐复杂的装扮游戏来表明自我和他人的角色、关系以及责任	进行更复杂、更有计划的有剧本的装扮游戏，经常有很多幼儿共同讨论和协商扮演角色
	在装扮游戏中以物代物（“这把扫帚是消防水喉”）	在装扮游戏中使用各种各样物品代替其他物品	
	关注物体和事情可观察和可感知的方面	关注物体和事物可观察和可感知的方面	用各种各样的材料进行实验，发现应用它们的创新途径
	通过观察，不断地试误，以及重得来解决新任务和新问题	开始发表自己的主意和建议，当被要求时，能够做出计划和预测	对任务保持兴趣，为了独自或者在成人的指导和支持下解决问题而努力工作

续表

能力	3岁水平	4岁水平	5岁水平
	将相同的物体和图片相匹配，在简单的范畴里给物体归类	能使用2个及2个以上的属性来给物体归类（如大小和颜色）	在更高的范畴里给物品分类
		在解决问题时，能说出自己对原因和结果的解释	使用量词并进行测量工作（如尺子、卷尺、比例尺）
	能够数物，但还不能将数字与物体一一对应	开始将数字与物体一一对应进行数物	能够数物，参考物体的性质来谈论，经常将数字与物体一一对应进行数物
情感及社会性发展	独自玩或在别人旁边玩（独自游戏或平行游戏），有时模仿别人或听从别人的建议	仍在别人旁边玩（平行游戏），但开始合作游戏，"交朋友"变得越来越重要	更多地和"最好的朋友"一起玩
	以自己的需要作判断，开始和同伴协商冲突	开始愿意轮流，确保可以和别人"交朋友"	在集体游戏和活动的大多数时间里能够合作
	表达强烈的感情，如喜欢或者高兴	在成人的帮助下，努力使用语言来表达情感、协商和解决争端	使用语言来表达情感、协商和解决争端，成人只需要非常少的干涉
	和熟悉的成人分离时表现得自如	在一段时间后，对陌生人和陌生环境感到放松	在一段时间后，对陌生人和陌生环境感到放松
	可以感受别人的感情，显示出同情	开始自觉地提供帮助，安慰别人，或者把东西给别人	能够感受别人的感情，能想出一些帮助别人的方法
	在一些日常事务中可以独立，如自己穿衣服，使用卫生间，在玩耍和吃饭后清洁干净	经常独立完成、处理好日常事务，如自己穿衣服、上厕所，在玩耍和吃饭后能清洁干净	几乎独立完成、处理好日常事务，如自己穿衣服、上厕所，在玩耍和吃饭后能清洁干净
		开始理解某种行为会产生某种结果	开始理解自己和他人行为产生的后果
语言和交流	词汇量稳步增加，能够使用3～4个词汇的句子表达需要	能和别人谈论自己的熟人、经历及自己的东西（在小组和大组中）	使用复杂句子结构或使用词汇来表达自己的需要和解释时没有困难
	开始听和注意别人说话	听别人的谈话，并试图参与谈话	主动参与谈话，能专注、耐心地听别人的意见
	学习词汇，通过简单的手指游戏、歌谣和歌曲（特别是带有大量重复句型和手部动作的）	能复述多步骤的说明	能够听从多步骤的指导和要求
	能讲述简单的故事，但常仅关注于自己最喜欢的部分	能够按照故事的基本顺序重述故事	能够记忆和背诵诗歌，会唱歌和讲故事，能讲出电影的进程，并能装扮出来

续表

能力	3岁水平	4岁水平	5岁水平
		使用一些方位词（如在……下、在……上）	使用方位词（如在……下、在……上）
大肌肉发展	很好地控制走、跑、旋转及停下来	很好地控制走、跑、旋转及停下来	敏捷、快速地换脚跳和跑
	正在各种情境下发展协调性	开始换脚跳	在游泳、滑冰或骑车时能够协调动作
	具有明显的平衡能力		能很好地平衡、单足跳、跳高、攀爬
	积极主动地玩耍，然后需要休息	表现出逐渐增长的肌肉的持久忍耐力	表现出更旺盛的精力
小肌肉发展	熟练操作大钉子、珠子、齿状拼图或类似拼贴片	使用小片的拼图、小钉子、珠子、油泥、滴眼药器等	使用多片的拼图，自如地使用小型操作玩具
	倾倒液体时会有一些液体洒落	能将沙或液体倒进小容器	
	简单地搭建积木	用积木搭建复杂的结构	用积木进行三维立体的搭建
	用手指而不是整个手掌抓握住蜡笔或记号笔	画出成人能理解的形状和物体的组合	画出人物和几何图案
	能画出彼此相互关联的物体和形状	画人物时，至少画出人物的4个部分	不太熟练地书写名字和一些字母，但成人能看懂
	不太熟练地使用剪刀	逐渐熟练地使用剪刀	无须帮助地使用锤子、剪刀螺丝起子和打孔机
	在协助下穿脱衣服	可以不用协助穿脱衣服	自如地穿脱衣服，在成人指导下穿鞋子
阅读和书写的发展	对外界环境中的文字很好奇	能“认读”一些外界环境中的文字（名字、字母、标记、标签、标识语）	能“认读”一些外界环境中的文字（许多同学的名字、字母、“出口”和休息室的标记、标签、标识语）
	阅读时通过阅读图画进行游戏	阅读时通过阅读图画进行游戏	强烈地依赖记忆、图画和/或一些词汇的再认，自己阅读图书
	能听大声朗读的故事，会提出问题	能听大声朗读的故事，会提出问题，做出中肯的评价	能听大声朗读的故事，并能讨论故事中的情节和角色
		对于字母、文字及一些书写习惯（从前往后、书的方向性）很好奇	对于字母、文字及一些书写习惯很好奇，会询问如何拼写单词
	边玩边写，将写和画混合在一起	边玩边乱涂乱画，写一些随意的符号和字母，一些常规的词汇和名字	边玩边乱涂乱画，写一些随意的符号和字母，一些常规的词汇和名字

续表

能力	3岁水平	4岁水平	5岁水平
创造性发展	尝试借用各种各样的工具，通过随意的标记、涂画，或者建构活动来表达自己	借用各种各样的工具，通过图案、涂画，或者建构活动来表达自己，并逐渐增强自我表达的控制力	有规律地借用各种各样的工具，通过随意的标记、涂画，或者建构活动来表达自己，并有自我表达的控制力
	开始在图画中给人物、地点、物品或者行为命名	有时在图画中给人物、地点、物品或者行为命名	有时在图画中给人物、地点、物品或者行为命名，绘画和艺术作品中出现细节
	通过自发的身体动作对音乐做出回应	通过有节奏的身体动作对音乐做出回应	通过有节奏的、有控制的身体动作对音乐做出回应
	进行装扮游戏	自然地、没有困难地进行装扮游戏	进行装扮游戏时能和别的孩子合作，并显示出丰富的想象力和兴趣
	对表达性媒介（颜料、粉笔、蜡笔、铅笔、泥土、拼贴纸材料、木头等）的使用和性质进行探索	探索各种各样的表达性媒介（颜料、粉笔、蜡笔、铅笔、泥土、拼贴纸材料、木头等）	有目的地探索各种各样表达性媒介，经常已经想好要创造的产品（颜料、粉笔、蜡笔、铅笔、泥土、拼贴纸材料、木头等）

7. 注意缺陷多动障碍筛查量表

姓名________ 性别____ 年龄____ 出生日期________ 年级______

请根据你孩子的表现回答下列问题，在符合你孩子的情况的表格里画“√”。

（1）注意力不足		从不（0分）	偶尔（1分）	经常（2分）	总是（3分）
1.	在学校做作业或者其他活动时，无法专注细节的部分或出现粗心的错误	□	□	□	□
2.	很难持续专注工作或游戏活动	□	□	□	□
3.	看起来好像没有听到别人对他说话的内容	□	□	□	□
4.	没办法遵循指示，也无法完成学校作业或家事	□	□	□	□
5.	很难组织规划工作及活动	□	□	□	□
6.	逃避，或表达不愿意，或很难从事需要持续性动脑的工作（如学校作业或家庭作业）	□	□	□	□
7.	会弄丢作业或活动所必需的东西（如学校作业、铅笔、书、工具或玩具）	□	□	□	□
8.	很容易受外在刺激影响而分心	□	□	□	□
9.	在日常生活中忘东西	□	□	□	□

续表

（2）多动/冲动	从不（0分）	偶尔（1分）	经常（2分）	总是（3分）
10.　在座位上玩弄手脚或不好好坐着	□	□	□	□
11.　在教室或其他必须持续坐着的场合，会任意离开座位	□	□	□	□
12.　在不适合的场合，乱跑或爬高爬低	□	□	□	□
13.　很难安静地玩或参与休闲活动	□	□	□	□
14.　总是一直在动，像是装了个马达似的动个不停	□	□	□	□
15.　话很多	□	□	□	□
16.　在问题还没问完就急着回答	□	□	□	□
17.　在游戏或团体活动中，无法排队或等待轮流	□	□	□	□
18.　打断别人或干扰别人（如插嘴或打断别人的游戏）	□	□	□	□

采用4点计分：每题0～3分，分4个等级；0分＝从不，1分＝偶尔，2分＝经常，3分＝总是，合计受试者在各分量表上即为总得分，用总得分除以题目数即为平均分。0～1.0分为正常，1.1～1.5分为边缘，1.6～2.0分为中度，2.0分以上为严重。

如果孩子上述问题的汇总得分为1.6分或以上，基本可以确定为注意缺陷多动障碍。

如果孩子汇总得分为1.1～1.5分，则必须至少有5项评分为2分（中度）和/或3分（重度），才可以确定为注意缺陷多动障碍。

8. Weiss功能缺陷量表（父母版）

在过去的1个月里，您的情绪和行为方面存在什么问题？请认真阅读下面每一项的描述，在代表相应程度上画圈：0＝从不，1＝有时，2＝经常，3＝ 总是或频繁，□表示不适用于您的孩子。

项目	评分				
A. 家庭					
1. 和兄弟姐妹有矛盾	0	1	2	3	□
2. 因孩子使父母间产生矛盾	0	1	2	3	□
3. 家人常因为孩子的事情请假	0	1	2	3	□
4. 在家庭中引发纠纷	0	1	2	3	□

续表

项目	评分				
5.由于孩子的原因，家人难以与朋友交往和参加社会活动	0	1	2	3	□
6.孩子使家人在一起时难有乐趣	0	1	2	3	□
7.孩子不听父母的话，教养困难	0	1	2	3	□
8.因为孩子而难以估计其他家庭成员	0	1	2	3	□
9.因触怒他人而遭打骂	0	1	2	3	□
10.家庭因为孩子花费了很多钱	0	1	2	3	□
B.学习和学校					
1.很难跟上功课	0	1	2	3	□
2.需要学校补课	0	1	2	3	□
3.需要请家教	0	1	2	3	□
4.在课堂上给老师找麻烦	0	1	2	3	□
5.被中途停课或逐出教室	0	1	2	3	□
6.在学校课外活动时出问题	0	1	2	3	□
7.在校期间或放学后被滞留受罚	0	1	2	3	□
8.被学校停课或开除	0	1	2	3	□
9.旷课或迟到	0	1	2	3	□
10.能力虽好却得不到好的分数	0	1	2	3	□
C.生活技能					
1.过度看电视、玩电脑、打游戏	0	1	2	3	□
2.保持清洁，牙刷、梳头、洗澡等	0	1	2	3	□
3.上学前的准备工作做不好	0	1	2	3	□
4.睡觉前的准备工作做不好	0	1	2	3	□
5.饮食习惯不好（挑食、喜食垃圾食品）	0	1	2	3	□
6.睡眠有问题	0	1	2	3	□
7.常受伤	0	1	2	3	□
8.不喜欢体育锻炼	0	1	2	3	□
9.常需要去医院就诊	0	1	2	3	□
10.吃药、打针或看医师/牙医有麻烦（如不遵守时间等）	0	1	2	3	□
D.自我管理					
1.孩子的自我感觉不好	0	1	2	3	□

续表

项目	评分				
2.孩子缺乏足够的乐趣	0	1	2	3	□
3.孩子对自己的生活感觉不幸福	0	1	2	3	□
E.社会活动					
1.被其他孩子取笑或欺负	0	1	2	3	□
2.取笑或欺负其他孩子	0	1	2	3	□
3.与别的孩子相处不好，常有矛盾	0	1	2	3	□
4.参加课外活动（如运动、音乐、兴趣小组等）	0	1	2	3	□
5.很难结交新朋友	0	1	2	3	□
6.很难与朋友长期保持友谊	0	1	2	3	□
7.不能很好地参加社交聚会（如不被邀请、不愿参加、在聚会时举止失当等）	0	1	2	3	□
F.冒险活动					
1.很容易听其他孩子的指挥（迫于同龄或同伙孩子的压力）	0	1	2	3	□
2.弄坏或损毁东西	0	1	2	3	□
3.做违法的事情	0	1	2	3	□
4.招来警察	0	1	2	3	□
5.吸烟	0	1	2	3	□
6.用一些非法药物（如毒品）	0	1	2	3	□
7.做一些危险事情	0	1	2	3	□
8.伤害他人	0	1	2	3	□
9.说一些刻薄或不恰当的话	0	1	2	3	□
10.（对同性或异性）有不当的骚扰行为	0	1	2	3	□

评分方法：C生活技能中“保持清洁”和E社会活动中“参加课外活动”为反向计分。各分量表每一个项目得分相加后得到各维度的量表分，并计算量表总分和平均分。含有不适用条目，计算平均分、总分时，不参与评分。

评分标准：当任一功能领域至少有2项得2分，或1项得3分，或平均得分＞1.5分时，可认为临床上存在功能损害。

这是注意缺陷多动障碍量表中唯一一个评定特定领域功能损害的工具，可用于治疗效果评估。

9. 耶鲁大体抽动严重程度量表

耶鲁大体抽动严重程度量表（Yale global tie severity scale，YGTSS）旨在通过一系列量纲（如数量、频度、强度、复杂性和干扰）评估抽动症状总的严重程度。应用此表的评定者需要具有多发性抽动症的临床经验。

最终评定是基于全部现有的资料并反映出临床医师对每一评定项目总的印象。形式是半组织的。接诊者应先填写抽动观察表（一份上周内发生运动性和发声性抽动，根据父母或患者的讲述及评定过程中的观察填写）。然后按照各个项目进行提问，用参考点内容作引导。

1.运动性抽动的描述（上周出现的运动性抽动情况）

a.简单运动性抽动（快的、突然的、无意义的）：

眨眼

眼睛转动

鼻子动

嘴动

做怪相

头动

耸肩

臂动

手动

腹部紧张

腿或脚或趾动

其他____________

b.复杂运动性抽动（较慢的、有目的的）：

眼的表情和转动

嘴动

面部动作和表情

头部姿势和动作

肩的姿势

臂和手的姿势

书写抽动

续表

肌张力障碍姿势

弯曲（屈身）或转体

旋转

腿、脚或脚趾动

与抽动相关的强迫行为（触摸、轻拍、修饰发鬓、起夜）

猥亵行为

自我恶习行为（具体说明）____________

阵发性抽动（具体说明）____________，持续______秒钟

不能抑制的行为（具体说明）____________

其他____________

说明任何管弦乐队的模式或运动性抽动的顺序____________

2. 发声性抽动的描述（上周出现的运动性抽动情况）

a. 简单发声性抽动（快的、无意义的声音）：

声音、喧叫声（周期性咳嗽、清嗓子、嗅、吹口哨、动物的声音或鸟叫声）

其他（具体说明）____________

b. 复杂发声性抽动（语言：单字、短语、句子）：

句子（具体说明）____________

单字（具体说明）____________

秽语（具体说明）____________

模仿言语

重复言语

言语中断

言语不规则（具体说明）____________

不能抑制地说话（具体说明）____________

说明任何管弦乐队的模式或发声性抽动的顺序 ____________

适用范围：多发性抽动症的临床研究。

评分：该量表分别评估运动性抽动和发声性抽动，且对每类抽动进行5个方面的评价，即抽动的数量、频度、强度、复杂性、干扰，每项分六级为0～5分；独立评估抽动障碍所导致的损害，并加入抽动总分中，最后得出量表总分。

结果解释：＜25分为轻度，25～50分为中度，＞50分为重度，以此对患儿抽动

严重程度进行判断。同时，该量表还可用于疗效判断，减分率＞60%为显效，减分率在30%～59%为好转，减分率＜30%为无效。

10. 孤独症相关网站

（1）英国孤独症国家中心：https：//www.autism.org.uk/

（2）美国孤独症国家中心：http：//www.nationalautismcenter.org/

（3）孤独症之声（美国民间组织）：Autism Speaks：https：//www.autismspeaks.org/

（4）孤独症相关链接汇总网站 AutismLink：https：//www.autismlinks.co.uk/

（5）每日科学：孤独症相关新闻网页：ScienceDaily：tps：//www.sciencedaily.com/news/mind_brain/autism/

（6）美国康纳洲孤独症家庭支援中心：http：//www.cafsn.org.cn/

（7）99孤独症网站：http：//www.99zbz.com/（公益组织，发布内容仅供参考）

（8）北京孤独症论坛：http：//www.bjzibizheng.com/（公益组织，发布内容仅供参考）

（9）北京市孤独症儿童康复协会官网：http：//www.autism.com.cn/

参考文献

[1] FUENTES J, HERVÁS A, HOWLIN P. ESCAP practice guidance for autism: a summary of evidence-based recommendations for diagnosis and treatment [J]. Eur Child Adolesc Psychiatry, 2021, 30 (6): 961-984.

[2] REYES-LIZAOLA S, LUNA-ZARATE U, TENDILLA-BELTRÁN H, et al. Structural and biochemical alterations in dendritic spines as key mechanisms for severe mental illnesses [J]. Prog Neuropsychopharmacol Biol Psychiatry, 2024, 129: 110876.

[3] ZHU F, SHI Q, JIANG Y H, et al. Impaired synaptic function and hyperexcitability of the pyramidal neurons in the prefrontal cortex of autism-associated Shank3 mutant dogs [J]. Mol Autism, 2024, 15 (1): 9.

[4] JARAMILLO T C, ESCAMILLA C O, LIU S, et al. Genetic background effects in Neuroligin-3 mutant mice: Minimal behavioral abnormalities on C57 background [J]. Autism Res, 2018, 11 (2): 234-244.

[5] HENDAM A, AL-SADEK A F, HEFNY H A. Molecular dynamic simulation of neurexin1α mutations associated with mental disorder [J]. J Mol Neurosci, 2022, 72 (11): 2252-2272.

[6] BASU S, RO E J, LIU Z, et al. The mef2c gene dose-dependently controls hippocampal neurogenesis and the expression of autism-like behaviors [J]. J Neurosci, 2024, 44 (5): e1058232023.

[7] KAMAL N, JAFARI KHAMIRANI H, DARA M, et al. NRXN3 mutations cause developmental delay, movement disorder, and behavioral problems: CRISPR edited cells based WES results [J]. Gene, 2023, 867: 147347.

[8] O'CONNOR M, QIAO H, ODAMAH K, et al. Heterozygous Nexmif female mice demonstrate mosaic NEXMIF expression, autism-like behaviors, and abnormalities in dendritic arborization and synaptogenesis [J]. Heliyon, 2024, 10 (3): e24703.

[9] NELSON A D, CATALFIO A M, GUPTA J P, et al. Physical and functional convergence of the autism risk genes Scn2a and Ank2 in neocortical pyramidal cell dendrites [J]. Neuron, 2024, 2024, 112 (7): 1133-1149.

[10] BROWN C O, UY J A, MURTAZA N, et al. Disruption of the autism-associated gene SCN2A alters synaptic development and neuronal signaling in patient iPSC-glutamatergic neurons [J]. Front Cell Neurosci, 2023, 17: 1239069.

[11] MAHMOUD A H, ELHEFNAWEI D M, EL-DESOUKY M A, et al. Reciprocal crosslink among MeCP2/BDNF / CREB signaling pinpointed in autism spectrum disorder [J]. Toxicol Rep, 2024, 12: 91-99.

[12] WU J, HU Q, RAO X, et al. Gut microbiome and metabolic profiles of mouse model for MeCP2 duplication syndrome [J]. Brain Res Bull, 2024, 206: 110862.

[13] XU Q, LIU Y Y, WANG X, et al. Autism-associated CHD8 deficiency impairs axon development and migration of cortical neurons [J]. Mol Autism, 2018, 9: 65.

[14] GABELLINI C, PUCCI C, DE CESARI C, et al. CRISPR/Cas9-induced inactivation of the autism-risk gene setd5 leads to social impairments in zebrafish [J]. Int J Mol Sci, 2022, 24 (1): 167.

[15] NAKAGAWA T, HATTORI S, NOBUTA R, et al. The autism-related protein SETD5 controls neural cell proliferation through epigenetic regulation of rDNA expression [J]. iScience, 2020, 23 (4): 101030.

[16] YAN Y, TIAN M, LI M, et al. ASH1L haploinsufficiency results in autistic-like phenotypes in mice and links Eph receptor gene to autism spectrum disorder [J]. Neuron, 2022, 110 (7): 1156-1172.

[17] GUO H, ZHANG Q, DAI R, et al. NCKAP1 disruptive variants lead to a neurodevelopmental disorder with core features of autism [J]. Am J Hum Genet, 2020, 107 (5): 963-976.

[18] GĄSSOWSKA-DOBROWOLSKA M，KOLASA-WOŁOSIUK A，CIEŚLIK M，et al. Alterations in tau protein level and phosphorylation state in the brain of the autistic-like rats induced by prenatal exposure to valproic acid [J]. Int J Mol Sci，2021，22（6）：3209.

[19] STAAL W G. Autism，DRD3 and repetitive and stereotyped behavior，an overview of the current knowledge [J]. Eur Neuropsychopharmacol，2015，25（9）：1421-6.

[20] VOJINOVIC D，BRISON N，AHMAD S，et al. Variants in TTC25 affect autistic trait in patients with autism spectrum disorder and general population [J]. Eur J Hum Genet，2017，25（8）：982-987.

[21] SHIN KC，ALI G，ALI MOUSSA H Y，et al. Deletion of TRPC6，an autism risk gene，induces hyperexcitability in cortical neurons derived from human pluripotent stem cells [J]. Mol Neurobiol，2023，60（12）：7297-7308.

[22] YU L，WU Y，WU B L. Genetic architecture，epigenetic influence and environment exposure in the pathogenesis of Autism [J]. Sci China Life Sci，2015，58（10）：958-967.

[23] VEENSTRA-VANDERWEELE J，COOK EH. Molecular genetics of autism spectrum disorder [J]. Mol Psychiatry，2004，9（9）：819-832.

[24] TICK B，BOLTON P，HAPPÉ F，et al. Heritability of autism spectrum disorders：a meta-analysis of twin studies [J]. J Child Psychol Psychiatry，2016，57（5）：585-595.

[25] BAILEY A，LE COUTEUR A，GOTTESMAN I，et al. Autism as a strongly genetic disorder：evidence from a British twin study [J]. Psychol Med，1995，25（1）：63-77.

[26] WERLING D M，GESCHWIND D H. Sex differences in autism spectrum disorders [J]. Curr Opin Neurol，2013，26（2）：146-153.

[27] NGUYEN T A，LEHR A W，ROCHE K W. Neuroligins and neurodevelopmental disorders：X-linked genetics [J]. Front Synaptic Neurosci，2020，12：33.

[28] GUNEYKAYA D，UGURSU B，LOGIACCO F，et al. Sex-specific microglia state in the Neuroligin-4 knock-out mouse model of autism spectrum disorder [J]. Brain Behav Immun，2023，111：61-75.

[29] PIZZARELLI R，PIMPINELLA D，JACOBS C，et al. Insulin-like growth factor 2（IGF-2）rescues social deficits in NLG3（-/y）mouse model of ASDs [J]. Front Cell Neurosci，2023，17：1332179.

[30] DELL'OSSO L，AMATORI G，MUTI D，et al. Autism spectrum，hikikomori syndrome and internet gaming disorder：is there a link [J]. Brain Sci，2023. 13（7）：1116.

[31] KAWABE K，HORIUCHI F，MIYAMA T，et al. Internet addiction and attention-deficit / hyperactivity disorder symptoms in adolescents with autism spectrum disorder [J]. Res Dev Disabil，2019，89：22-28.

[32] MAZUREK M O，ENGELHARDT C R. Video game use in boys with autism spectrum disorder，ADHD，or typical development [J]. Pediatrics，2013. 132（2）：260-266.

[33] MAZUREK M O，WENSTRUP C. Television，video game and social media use among children with ASD and typically developing siblings [J]. J Autism Dev Disord，2013，43（6）：1258-1271.

[34] PAULUS F W，SANDER C S，NITZE M，et al. Gaming disorder and computer-mediated communication in children and adolescents with autism spectrum disorder [J]. Z Kinder Jugendpsychiatr Psychother，2020，48（2）：113-122.

[35] MAZUREK M O，SHATTUCK P T，WAGNER M，et al. Prevalence and correlates of screen-based media use among youths with autism spectrum disorders [J]. J Autism Dev Disord，2012，42（8）：1757-1767.

[36] DARNAI G，PERLAKI G，ZSIDÓ A N，et al. Internet addiction and functional brain networks：task-related fMRI study [J]. Sci Rep，2019，9（1）：15777.

[37] SADEGHI S，TAKEUCHI H，SHALANI B，et al. Brain structures and activity during a working memory task associated with internet addiction tendency in young adults：a large sample study [J]. PLoS One，2021，16（11）：

e0259259.

[38] SUN J T, HU B, CHEN T Q, et al. Internet addiction-induced brain structure and function alterations: a systematic review and meta-analysis of voxel-based morphometry and resting-state functional connectivity studies [J]. Brain Imaging Behav, 2023, 17 (3): 329-342.

[39] CHANG M Y, DOPPEE D, YU F, et al. Prevalence of ophthalmologic diagnoses in children with autism spectrum disorder using the optum dataset: a population-based study [J]. Am J Ophthalmol, 2021, 221: 147-153.

[40] LAU C, TONG J, TANG E, et al. Ocular features and autism spectrum disorder: a 10-year retrospective review[J]. Indian Pediatr, 2022, 59 (7): 581-582.

[41] GUTIÉRREZ C, SANTONI J, MERINO P, et al. Ophthalmologic manifestations in autism spectrum disorder [J]. Turk J Ophthalmol, 2022, 52 (4): 246-251.

[42] BOGATOVA D, SMIRNAKIS S M, PALAGINA G. Tug-of-peace: visual rivalry and atypical visual motion processing in MECP2 duplication syndrome of autism [J]. eNeuro, 2024, 11 (1): ENEURO. 0102-23. 2023.

[43] SPIEGEL A, MENTCH J, HASKINS A J, et al. Slower binocular rivalry in the autistic brain [J]. Curr Biol, 2019, 29 (17): 2948-2953.

[44] FALTER C M, BAILEY A J. Perception of mirror symmetry in autism spectrum disorders[J]. Autism, 2012, 16(6): 622-626.

[45] MING N R, NOBLE D, CHUSSID S, et al. Caregiver-reported dental manifestations in individuals with genetic neurodevelopmental disorders [J]. Int J Paediatr Dent, 2024, 34 (2): 145-152.

[46] ULIANA J C, DEL' AGNESE C C, ANTONIAZZI R P, et al. Autistic individuals have worse oral status than neurotypical controls: a systematic review and meta-analysis of observational studies [J]. Clin Oral Investig, 2024, 28 (2): 137.

[47] MARRA P M, FIORILLO L, CERVINO G, et al. Dental problems in children with autism: a 5-year study [J]. J Clin Pediatr Dent, 2024, 48 (1): 26-31.

[48] KUREK M, BOROWSKA B, LUBOWIEDZKA-GONTAREK B, et al. Disturbances in primary dental enamel in Polish autistic children [J]. Sci Rep, 2020, 10 (1): 12751.

[49] KURTZ-NELSON E C, REA H M, PETRICEKS A C, et al. Characterizing the autism spectrum phenotype in DYRK1A-related syndrome [J]. Autism Res, 2023, 16 (8): 1488-1500.

[50] VERBINNEN I, PROCKNOW S S, LENAERTS L, et al. Clinical and molecular characteristics of a novel rare de novo variant in PPP2CA in a patient with a developmental disorder, autism, and epilepsy [J]. Front Cell Dev Biol, 2022, 10: 1059938.

[51] NEWMAN R S, KIRBY L A, VON HOLZEN K, et al. Read my lips! Perception of speech in noise by preschool children with autism and the impact of watching the speaker' s face [J]. J Neurodev Disord, 2021, 13 (1): 4.

[52] MALHOTRA A S, KULESZA R. Abnormal auditory brainstem responses in an animal model of autism spectrum disorder [J]. Hear Res, 2023, 436: 108816.

[53] JAMES P, SCHAFER E, WOLFE J, et al. Increased rate of listening difficulties in autistic children [J]. J Commun Disord, 2022, 99: 106252.

[54] RUIZ CALLEJO D, BOETS B. A systematic review on speech-in-noise perception in autism [J]. Neurosci Biobehav Rev, 2023, 154: 105406.

[55] TSUJI Y, IMAIZUMI S. Autistic traits and speech perception in social and non-social noises [J]. Sci Rep, 2024, 14 (1): 1414.

[56] RUIZ CALLEJO D，WOUTERS J，BOETS B. Speech-in-noise perception in autistic adolescents with and without early language delay [J]. Autism Res，2023，16（9）：1719-1727.

[57] SCHELINSKI S，VON KRIEGSTEIN K. Responses in left inferior frontal gyrus are altered for speech-in-noise processing，but not for clear speech in autism [J]. Brain Behav，2023，13（2）：e2848.

[58] SCHELINSKI S，VON KRIEGSTEIN K. Brief report：speech-in-noise recognition and the relation to vocal pitch perception in adults with autism spectrum disorder and typical development[J]. J Autism Dev Disord，2020，50（1）：356-363.

[59] SAUDER K A，COHEN C C，MUELLER N T，et al. Identifying foods that optimize intake of key micronutrients during pregnancy [J]. J Nutr，2023，153（10）：3012-3022.

[60] RASHAID A，ALQHAZO M T，NUSAIR S D，et al. Profiling plasma levels of thiamine and histamine in Jordanian children with autism spectrum disorder（ASD）：potential biomarkers for evaluation of ASD therapies and diet [J]. Nutr Neurosci，2023，26（9）：842-849.

[61] GUSSO D，PRAUCHNER G，RIEDER A S，et al. Biological pathways associated with vitamins in autism spectrum disorder [J]. Neurotox Res，2023，41（6）：730-740.

[62] SINGH S，SANGAM S R，SENTHILKUMAR R. Regulation of dietary amino acids and voltage-gated calcium channels in autism spectrum disorder [J]. Adv Neurobiol，2020，24：647-660.

[63] JENNINGS L，BASIRI R. Amino Acids. B Vitamins，and choline may independently and collaboratively influence the incidence and core symptoms of autism spectrum disorder [J]. Nutrients，2022，14（14）：2896.

[64] ROUFAEL M，BITAR T，SACRE Y，et al. Folate-methionine cycle disruptions in ASD patients and possible interventions：a systematic review. Genes（Basel），2023，14（3）：709.

[65] PRADHAN N，SINGH C，SINGH A. Coenzyme Q10 a mitochondrial restorer for various brain disorders [J]. Naunyn Schmiedebergs Arch Pharmacol，2021，394（11）：2197-2222.

[66] INDIKA N R，FRYE R E，ROSSIGNOL D A，et al. The rationale for vitamin，mineral，and cofactor treatment in the precision medical care of autism spectrum disorder [J]. J Pers Med，2023. 13（2）：252.

[67] TURPIN V，SCHAFFHAUSER M，THABAULT M，et al. Mice prenatally exposed to valproic acid do not show autism-related disorders when fed with polyunsaturated fatty acid-enriched diets [J]. Sci Rep，2023，13（1）：11235.

[68] DREMENCOV E，JEZOVA D，BARAK S，et al. Trophic factors as potential therapies for treatment of major mental disorders [J]. Neurosci Lett，2021，764：136194.

[69] DERBYSHIRE E，MAES M. The role of choline in neurodevelopmental disorders-a narrative review focusing on ASC，ADHD and dyslexia [J]. Nutrients，2023，15（13）：2876.

[70] ZHU H，SUN Y，ZENG J，et al. Mirror neural training induced by virtual reality in brain-computer interfaces may provide a promising approach for the autism therapy [J]. Med Hypotheses，2011，76（5）：646-647.

[71] PEARCE S，BOGER J，MRACHACZ-KERSTING N，et al. Evaluating the effectiveness of different external cues on non-invasive brain-computer interfaces [J]. Annu Int Conf IEEE Eng Med Biol Soc，2017，2017：2782-2785.

[72] LAMARCA K，GEVIRTZ R，LINCOLN A J，et al. Brain-computer interface training of mu EEG rhythms in intellectually impaired children with autism：a feasibility case series [J]. Appl Psychophysiol Biofeedback，2023，48（2）：229-245.

[73] BHANDARKAR S，SALVI B V，SHENDE P. Current scenario and potential of music therapy in the management of diseases [J]. Behav Brain Res，2024，458：114750.

[74] SRINIVASAN S M，PARK I K，NEELLY L B，et al. A comparison of the effects of rhythm and robotic interventions on repetitive behaviors and affective states of children with Autism Spectrum Disorder（ASD）[J].

Res Autism Spectr Disord，2015，18：51-63.

[75] GHASEMTABAR S N，HOSSEINI M，FAYYAZ I，et al. Music therapy：an effective approach in improving social skills of children with autism［J］. Adv Biomed Res，2015，4：157.

[76] KIM Y. The early beginnings of Nordoff-Robbins music therapy［J］. J Music Ther，2004，41（4）：321-339.

[77] BREMER E，CROZIER M，LLOYD M. A systematic review of the behavioural outcomes following exercise interventions for children and youth with autism spectrum disorder［J］. Autism，2016，20（8）：899-915.

[78] MORTIMER R，PRIVOPOULOS M，KUMAR S. The effectiveness of hydrotherapy in the treatment of social and behavioral aspects of children with autism spectrum disorders：a systematic review［J］. J Multidiscip Healthc，2014，7：93-104.

[79] MARZOUKI H，SOUSSI B，SELMI O，et al. Effects of aquatic training in children with autism spectrum disorder［J］. Biology（Basel），2022，11（5）：657.

[80] SHARIAT A，NAJAFABADI M G，DOS SANTOS I K，et al. The effectiveness of aquatic therapy on motor and social skill as well as executive function in children with neurodevelopmental disorder：a systematic review and meta-analysis［J］. Arch Phys Med Rehabil，2024，105（5）：1000-1007.

[81] VODAKOVA E，CHATZIIOANNOU D，JESINA O，et al. The effect of halliwick method on aquatic skills of children with autism spectrum disorder［J］. Int J Environ Res Public Health，2022，19（23）：16250.

[82] HUILI S，XIAOLIN C，GUANGSEN G，et al. Research on the design of somatosensory interactive games for autistic children based on art therapy［J］. Front Psychiatry，2023，14：1207023.

[83] 罗伯特·凯格尔，琳·柯恩·凯格尔. 孤独症谱系障碍儿童关键反应训练掌中宝［M］. 胡晓毅，王勉，译. 北京：华夏出版社，2015.

[84] Lorna Wing. 孤独症谱系障碍家长及专业人员指南［M］. 北京大学医学出版社，2008.

[85] 洛娜. 温. 孤独症谱系障碍家长及专业人员指南［M］. 孙敦科，译. 北京：华夏出版社，2022.

[86] 罗恩·利夫，约翰·麦克伊钦. 孤独症儿童行为管理策略及行为治疗课程［M］. 蔡飞，译. 北京：华夏出版社，2020.

[87] 陈艳妮. 孤独症的诊断与康复［M］. 西安：第四军医大学出版社，2008.

[88] SALOMONE E，PACIONE L，SHIRE S，et al. Development of the WHO caregiver skills training program for developmental disorders or delays［J］. Front Psychiatry，2019，10：769.

[89] ROGERS S J，DAWSON G. Early start denver model for young children with autism：promoting language，learning，and engagement［M］. New York：Guilford Press，2010.

[90] SCHREIBMAN L，DAWSON G，STAHMER A C，et al. Naturalistic developmental behavioral interventions：empirically validated treatments for autism spectrum disorder［J］. J Autism Dev Disord，2015，45（8）：2411-2428.

[91] PICKLES A，LE COUTEUR A，LEADBITTER K，et al. Parent-mediated social communication therapy for young children with autism（PACT）：long-term follow-up of a randomised controlled trial［J］. Lancet，2016，388（10059）：2501-2509.

[92] 中华医学会儿科学分会发育行为学组，中国医师协会儿科分会儿童保健专业委员会，儿童孤独症诊断与防治技术和标准研究项目专家组. 孤独症谱系障碍儿童早期识别筛查和早期干预专家共识［J］. 中华儿科杂志，2017，55（12）：890-897.

[93] 邹小兵. 孤独症谱系障碍干预原则与BSR模式［J］. 中国儿童保健杂志，2019，27（1）：1-6.

[94] 庞秀明，王晓敏，陈琪，等. 孤独症谱系障碍儿童听觉特征分析［J］. 中国学校卫生，2019，40（4）：4.

[95] 高峰，贾美香，董静怡，等. 孤独症谱系障碍儿童语言/言语情况分析［J］. 临床精神医学杂志，2020，30（1）：1.

[96] 赵爱珍，耿德勤. 述情障碍临床研究现状综述［J］. 中华护理杂志，2001，36（2）：2.

[97] 林力孜，张喆庆，戴美霞，等．高孤独特质学龄儿童的智力结构及其特征的测试分析［J］．中国儿童保健杂志，2018，26（4）：5．
[98] 蒋军，孙玉静．孤独症儿童沟通能力的认知行为干预研究［J］．社会科学前沿，2019，8（3）：7．
[99] 秦金亮．儿童发展概论［M］．北京：高等教育出版社，2008．
[100] 中华医学会儿科学分会发育行为学组．孤独症谱系障碍儿童早期识别筛查和早期干预专家共识［J］．中华儿科杂志，2017，55（12）：890-897．
[101] 中国抗癫痫协会共患病专业委员会．儿童癫痫共患孤独症谱系障碍诊断治疗的中国专家共识［J］．癫痫杂志，2019，1（5）：3-10．
[102] MENOLD MM，SHAO Y，WOLPERT C M，et al．Association analysis of chromosome 15 gabaa receptor subunit genes in autistic disorder［J］．Neurogenet，2001，15（34）：245-259．
[103] SEBAT J，LAKSHMI B，MALHOTRA D，et al．Strong as sociation of denovo copy number mutations with autism［J］．Science，2007，316（5823）：445-449．
[104] DEVLIN B，SCHERER S W．Genetic architecture in autism Spectrum disorder［J］．Curr Opin Genet Dev，2012，22（3）：229-237．
[105] BERG A T，PLIOPLYS S．Epilepsy and autism：is there a special relationship? Epilepsy Behav，2012，23（3）：193-198．
[106] BUCKLEY A W，HOLMES G L．Epilepsy and Autism．Cold Spring Harb Perspect Med，2016，6（4）：a022749．
[107] HERMAN G E，BUTTER E，ENRILE B，et al．Increasing knowledge of PTEN germline mutations：two additional patients with autism and macrocephaly［J］．AmJ Med Genet A，2007，143（6）：589-593．
[108] CAGLAYAN A O．Genetic causes of syndromeic and non-syndromic autism［J］．Dev Med Child Neurol，2010，52（2）：130-138．
[109] 中华医学会儿科学分会发育行为学组，中国医师协会儿科分会儿童保健学组．中国低龄儿童孤独症谱系障碍早期诊断专家共识［J］．中华儿科杂志，2022，60（7）：640-646．
[110] YOUNG S，HOLLINGDALE J，ABSOUD M，et al．Guidance for identification and treatmentof individuals with attention deficit/hyperactivity disorder and autism spectrumdisorder based upon expert consensus．BMC Medicine，2020，18：146-175．
[111] 占红，白淑霞，王金堂．儿童孤独症谱系障碍发病机制的研究进展［J］．中国中西医结合儿科学，2021，13（2）：112-116．
[112] 盛倩倩，蔡春泉，赵澎．孤独症谱系障碍的病因研究进展［J］．继续医学教育，2019，33（2）：96-99．
[113] 张玉，刘芸，黄浩宇．孤独症病因学的研究进展［J］．中国全科医学，2017，20（11）：1392-1397．
[114] 万国斌．孤独谱系障碍的临床诊断及其影响因素［J］．中国儿童保健杂志，2015，23（9）：897-899．
[115] 李洪华，单玲，杜琳，等．儿童孤独症谱系障碍的治疗研究进展［J］．中国当代儿科杂志，2015，17（8）：886-892．
[116] 静进．孤独症谱系障碍诊疗现状与展望［J］．中山大学学报（医学科学版），2015，36（4）：481-488．
[117] 马居飞，匡桂芳，衡中玉，等．孤独症谱系障碍病因影响因素分析［J］．中国儿童保健杂志，2015，23（6）：647-650．
[118] 路晴，牟英峰，吴慧丽，等．孤独症谱系障碍儿童胃肠问题与核心症状及预后的相关分析［J］．国际精神病学杂志，2019，46（3）：474-480．
[119] 张红霞，徐俊冕．创伤后应激障碍诊断的研究进展［J］．世界临床药物，2019，40（5）：359-363．
[120] 贾美香．孤独症儿童早期干预操作手册［M］．北京：北京大学医学出版社，2016．
[121] 王梅．孤独症儿童情绪调整与人际交往训练指南［M］．北京：中国妇女出版社，2009．
[122] 李雪荣，陈劲梅．孤独症诊疗学［M］．长沙：中南大学出版社，2004．

[123] 贾美香，鲍秀兰. 孤独症儿童早期发现 [M]. 北京：华夏出版社，2014.

[124] CHASTE P，LEBOYER M，et al. Autism risk factors：genes，environment，and gene-environment interactions [J]. Dialogues in clinical neuroscience，2012，14（3）：281-292.

[125] LAI M C，LOMBARDO M V，BARON-COHEN S. Autism [J]. Lancet，2013，383（9920）：896-910.

[126] BHANDARI R，PALIWAL J K，KUHAD A. Neuropsychopathology of autism spectrum disorder：complex interplay of genetic，epigenetic，and environmental factors [J]. Advances in neurobiology，2020，24：97-141.